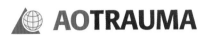

手术室操作原则与技术

Techniques and Principles for the Operating Room

主编　[英] Matthew Porteous
　　　[瑞士] Susanne Bäuerle
主审　张长青　朱唯一　许方蕾
主译　王晓宁　庄　敏　姚　英

U0250252

山东科学技术出版社

图书在版编目（CIP）数据

手术室操作原则与技术 /（英）马修·波蒂尔斯（Matthew Porteous），（瑞士）苏珊娜·鲍尔勒（Susanne Bäuerle）主编；王晓宁，庄敏，姚英主译. —济南：山东科学技术出版社，2019.11

ISBN 978-7-5331-9971-5

Ⅰ.①手… Ⅱ.①马… ②苏… ③王… ④庄… ⑤姚… Ⅲ.①骨折 – 外科手术 Ⅳ.① R687.3

中国版本图书馆 CIP 数据核字 (2019) 第 229178 号

版权登记号：图字 15-2019-152

手术室操作原则与技术
SHOUSHUSHI CAOZUO YUANZE YU JISHU

责任编辑：韩　琳
装帧设计：孙　佳

主管单位：山东出版传媒股份有限公司
出 版 者：山东科学技术出版社
　　　　　地址：济南市市中区英雄山路 189 号
　　　　　邮编：250002　电话：（0531）82098088
　　　　　网址：www.lkj.com.cn
　　　　　电子邮件：sdkj@sdcbcm.com
发 行 者：山东科学技术出版社
　　　　　地址：济南市市中区英雄山路 189 号
　　　　　邮编：250002　电话：（0531）82098071
印 刷 者：青岛嘉宝印刷包装有限公司
　　　　　地址：山东省青岛市即墨区大信镇普东国泰路 2 号
　　　　　邮编：266229　电话：（0532）83530927

规格：16 开（210mm×285mm）
印张：32.5　字数：500 千　印数：1~1500
版次：2019 年 11 月第 1 版　2019 年 11 月第 1 次印刷
定价：400.00 元

主 编

Matthew Porteous, FRSC, FRCS(Orth)
West Suffolk Hospital
Hardwick Lane
Bury St Edmunds
Suffolk IP31 2LW, UK

Susanne Bäuerle, RN
ORP Manager
AO Trauma International
Clavadelerstrasse 8
7270 Davos, Switzerland

编 者

Theerachai Apivatthakakul, MD
Associate Professor
Department of Orthopaedics
Faculty of Medicine
Chiang Mai University
110 Intavaroroj Road
Chiang Mai 50200, Thailand

Michael R Baumgaertner, MD
Professor
Department of Orthopaedics & Rehabilitation
Yale University School of Medicine
PO Box 208071
New Haven, CN 06520-8071, USA

Shaul Beyth, MD, PhD
Orthopedic Surgery Department
Hadassah–Hebrew University Medical Center
PO Box 12000
Jerusalem 91120, Israel

Piet de Boer, MA, FRCS
Medical Education Consultants GmbH
Oberdorfstrasse 1
8305 Dietlikon, Switzerland

Christine Booth, SRN, MA (Medical Ethics and Law)
University Hospital of North Staffordshire
Royal Infirmary
Princes Road
Hartshill, Stoke-on-Trent
Staffordshire ST4 7LN, UK

Mariusz Bonczar, MD, PhD
Intermed Medical Center
UI Rydlowka 44
30-363 Krakow, Poland

Richard Buckley, MD, FRCS(C)
Department of Surgery
Division of Orthopaedics
University of Calgary
1403–29 Street NW
Calgary AB T2N 2T9, Canada

Doug Campbell, ChM, FRCS(Ed),
FRCS(Orth), FFSEM(UK)
Consultant Hand and Wrist Surgeon
Leeds Teaching Hospitals NHS Trust
Leeds LS9 7TF, UK

Peter Campbell, MBBS, FRCS(ED)Orth
Consultant Orthopaedic & Trauma Surgeon
York District Hospital
Wiggington Road
York, YO3 7HE, UK

Fabio Castelli, MD
Dirigente Medico I Livello
Dipartimento Emergenza ed Accettazione
DEA Ospedale Niguarda–Milan
20122 Milan, Italy

Sari Cohen
AO ORP Course Manager
Geula 9 app, 11
Kfar-Sabba 44254, Israel

Klaus Dresing, MD
Clinic of Casualty Surgery, Trauma, Plastic and
Reconstructive Surgery
University Medicine Goettingen,
Georg-August-Universität
Robert-Koch-Str. 40
37075 Goettingen, Germany

Rossana Fornazzari, RN
Ambulatory Surgery
Hospital del Trabajador Santiago
Ramon Carnicer 201
Providencia
750-0000 Santiago, Chile

Peter V Giannoudis, MD, FRCS
Professor
Academic Department of
Trauma & Orthopaedic Surgery
Clarendon Wing, Floor A
Leeds General Infirmary University Hospital
University of Leeds
Leeds LS1 3EX, UK

AF Graeme Groom, MA, MB FRCS
Consultant Orthopaedic Surgeon
King's College Hospital
Denmark Hill
London SE5 9RS, UK

Roshdy Guirguis, BSc, MBBS, FRCR
Consultant Radiologist
Radiology Department
West Suffolk Hospital
Hardwick Lane
Bury St Edmunds
Suffolk IP33 2QZ, UK

David J Hak, MD, MBA
Associate Professor
Orthopaedic Surgery
Denver Health/University of Colorado
777 Bannock Street, MC 0188
Denver, CO 80204, USA

Ian Harris, MBBS, MMed(Clin Epid), PhD,
FRACS(Ortho)
Professor of Orthopaedic Surgery
University of New South Wales
Sydney NSW 2052, Australia

Jessica Hayes, BSc(Hons), PhD
Post-doctoral Research Associate
Implant Bioperformance Group
AO Research Institute Davos
Clavadelerstrasse 8
7270 Davos, Switzerland

James F Kellam, BSc, MD, FRCS(C), FACS, FRCS(I)
Carolinas Medical Center
1000 Blythe Blvd
Charlotte, NC 28232, USA

Nicola Kildea, BA (Nursing), Grad Dipl
Nursing Perioperative
Royal Adelaide Hospital
North Terrace
Adelaide SA 5000, Australia

Mamoun Kremli, MBBS, FRCS
Department of Orthopedics 49
College of Medicine
King Saud University
PO Box 2925
Riyadh 11461, Saudi Arabia

Siew Hong Lau, RN, OTNC, CM, BA
Singapore General Hospital
Outram Road
Singapore

David Limb, BSc, FRCSEd(Orth)
Consultant Orthopaedic Surgeon
Leeds General Infirmary
Great George Street
Leeds, LS1 3EX, UK

Paulo R Barbosa Lourenço, MD
Chief Orthopaedic Trauma Service
Hospital Quinta D´or
Coordinator Orthopaedic Trauma Department
Hospital Ipanema
Rio de Janeiro, Brasil

Benjamine Ollivere, MBBS, MD, MA(Oxon)
MRCS
Specialist Registrar Trauma & Orthopaedics
Addenbrookes University Hospital
Hills Road
Cambridge CB2 0QQ, UK

Chris Moran, MD, FRCS
Professor of Orthopaedic Trauma Surgery
Nottingham University Hospital
Nottingham NG7 2UH, UK

Judy Orson, RN, BSc
The Princess Alexandra Hospital NHS Trust
Hamstel Road
Harlow
Essex CM20 1QX, UK

AD Patel, MBBS, FRCS
Department of Orthopaedics
Norfolk and Norwich Hospital
Colney Lane
Norwich, NR4 7UY, UK

Rodrigo Pesántez, MD
Professor
Chief of Orthopaedic Trauma
Fundación Santa Fé de Bogotá
Avenida 9 No. 117–20
Bogota, Colombia

Isabel van Rie Richards, BSc(Nursing)
Assistant Manager ORP
AOTrauma
Clavadelerstrasse 8
7270 Davos, Switzerland

Judith Roberson, RN
Orange Base Hospital
Sale Street
Orange NSW 2800, Australia

Nigel D Rossiter, MBBS FRCS(Ed)
FRCSEd(Tr&Orth)
Consultant Trauma & Orthopaedic Surgeon
Basingstoke & North Hampshire Hospital
Aldermaston Road
Basingstoke RG24 9NA, UK

Donna Russell-Larson, RN, CNOR
Ronald Reagan/UCLA Medical Center
757 Westwood Blvd
Suite 2400
Los Angeles, CA 90095, USA

Thomas P Rüedi, MD, FACS
em. Professor of Surgery
Founding and Honorary member of
AO Foundation
Schellenbergstrasse 20, Im Brisig
7304 Maienfeld, Switzerland

Myriam Sanchez, RN, MSc
Ambulatory Surgery
Hospital del Trabajador Santiago
Ramon Carnicer 201
Providencia
750-0000 Santiago, Chile

Daniël BF Saris, MD, PhD
Department of Orthopaedics
University Medical Center Utrecht
Heidelberglaan 100
3508 GA Utrecht, The Netherlands

Steven R Schelkun, MD
Chair, AO Trauma Education Commission
800 Pomona Avenue
Coronado, CA 92118-2340, USA

Rogier KJ Simmermacher, MD, PhD
Department of Surgery
University Medical Center Utrecht
Heidelberglaan 100
3584 CX Utrecht, The Netherlands

Raymond Malcolm Smith, MBCHB, MD
Associate Professor in Orthopaedics
Harvard Medical School
Chief, Orthopaedic Trauma Service
Massachusetts General Hospital
55 Fruit Street, YAW 3600-C
Boston, MA 02114, USA

Edward Paul Szypryt, MBBS, FRCS
Consultant Trauma & Orthopaedic Surgeon
Nottingham University Hospitals
Queens Medical Centre
Nottingham NG7 2UH, UK

Wa'el S Taha, MD
Assistant Professor of Surgery
King Abdul Aziz Medical City
PO Box 22490
Riyadh 11426, Saudi Arabia

Bruce C Twaddle, BHB, MBChB, FRACS
Director of Orthopaedic Trauma
Auckland City Hospital
Park Road, Grafton
Private Bag 92-024
Auckland 1001, New Zealand

David Volgas, MD
Chief of Orthopaedic Trauma
University of Alabama at Birmingham
510 Twentieth Street South FOT No. 960
Birmingham, AL 35294, USA

Anna Wilkins, BA (Nursing)
Hawkes Bay Hospital
Omahu Road,
Hastings, New Zealand

Martin Wood, MA, FRCS, FRCS (Tr & Orth)
Department of Orthopaedic Surgery
West Suffolk Hospital
Bury St Edmunds
Suffolk IP31 2LW, UK

Merng Koon Wong, MD, MBBS, FRCS, FAMS
Director Orthopaedic Trauma Service
Director AO Center
Department of Orthopaedic Surgery
Singapore General Hospital
Outram Road
Singapore

Poh Yan Lim, BA, RN
Singapore General Hospital
Outram Road
Singapore

4

主　审

张长青　上海交通大学医学院附属第六人民医院

朱唯一　上海交通大学医学院附属瑞金医院

许方蕾　上海同济大学附属同济医院

主　译

王晓宁　上海交通大学医学院附属瑞金医院

庄　敏　上海交通大学医学院附属第六人民医院

姚　英　上海同济大学附属同济医院

译　者

刘敬锋　上海交通大学医学院附属瑞金医院

虞　佩　上海交通大学医学院附属瑞金医院

张　胤　上海交通大学医学院附属瑞金医院

刘　佳　上海交通大学医学院附属瑞金医院

吴雪蕾　上海交通大学医学院附属瑞金医院

芮碧宇　上海交通大学医学院附属第六人民医院

林　森　上海交通大学医学院附属第六人民医院

朱振中　上海交通大学医学院附属第六人民医院

姜晨轶　上海交通大学医学院附属第六人民医院

杨云峰　上海同济大学附属同济医院

饶志涛　上海同济大学附属同济医院

樊　健　上海同济大学附属同济医院

钱莹珊　上海同济大学附属同济医院

简　介

创伤手术的教科书传统上是为外科医生所编写的。然而，手术室人员（ORP）与一起工作的外科医生一样，也参与创伤手术的技术工作。事实上，外科医生在手术前完全依赖于他们以了解手术需要什么以及在需要的时候拥有合适的设备，手术室人员也应在手术过程中理解正在发生的操作及预测外科医生的需求。

《手术室操作原则与技术》一书的编写目的是在外科医生与手术室人员之间搭建一座桥梁。第一部分由来自世界各地经验丰富的创伤手术室人员编写，概述了构成高效创伤手术室的要素。第二部分，由著名的 AO 外科医生撰写，讨论了现代创伤管理的原则，以使手术室人员了解为什么某些骨折是以特定方式来管理的。本节的目的不为求全面，而是提供骨折管理理论的简要概述，并在扩展阅读部分提供建议，供希望深入理解者阅读。最后一部分描述了各种常见手术。这些手术均以标准的逻辑方法提出，主要是写给面临不熟悉某手术的手术室人员，不过，低年资外科医生可能也会发现其助益。在每个手术中，均详细描述了一种固定方法，并且在外科医生注意事项中提到了常见的替代方法。这种类型的教科书不能做到面面俱到地涵盖所有相关的手术。我们试图选择普遍或具有代表性的手术，但不够全面是不可避免的。我们期望这本书能够为那些希望了解手术技术的选择及其深层的原因、充满此方面好奇的阅读者提供具有趣味性和信息量的阅读与学习体验。我们相信，此书也将有助于手术室人员去准备和参与陌生的手术操作。

致 谢

本书最初由已故的 Anne Murphy 在她作为 AO 基金会手术室人员 / 护士教育的负责人时构思的。她最初的设想在本书出版的漫长的酝酿过程中经历了许多修改，但如果没有她的想法，便不会有这本书。我们感谢所有杰出的作者分享了他们的经验和贡献，正是他们使 Anne Murphy 最初的想法成为现实。在此特别感谢 Thomas Rüedi 先生，他不仅撰写了一个章节，还为两位经验不足的编者提供了宝贵的帮助和建议。我们感谢 AO Education 的出版团队，特别是 Vidula H Bhoyroo（项目协调员和编辑）、Jecca Reichmuth（插图画家）和 Roger Kistler（排字师），如果没有他们的不懈努力，就不可能制作出如此复杂的教科书。本书的术语表是从第二版《AO 骨折处理原则》中复制的，稍加修改，我们感谢该书的编辑和 Christopher L Colton，正是在他们的努力下最初创建了该术语表。我们感谢 Synthes UK 的 Katy Drury 耐心地回答了关于器械的无数看似微不足道的细节问题，并感谢她对于初稿的建议。我们非常感谢 Synthes 为在瑞士索洛图恩的摄影工作提供了所有器械和内植物。

最后，我们要感谢我们的家人和朋友在成书过程中给予的帮助和支持。

Matthew Porteous

Susanne Bäuerle

中文版序

骨折的治疗包括很多环节，其中手术是成功治疗的最重要的环节。手术医生在术前要花费很多时间和精力用于术前计划，手术室人员要在术前做好充分的准备，最终需要手术医生和手术室人员完美配合，才能使手术获得成功。如何做到完美配合，这中间存在一个很大的空间，只有使这个空间最小化甚至消失，才会使手术医生和手术室团队达到无缝对接，也就是完美配合。要消除这个空间的最好办法就是手术医生充分了解手术室的环境和所有设备及人员，同时手术室人员要充分了解手术操作的全过程，这就需要一本综合的教科书来进行全面介绍。

当看到由 AO 出版的 *Techniques and Principles for the Operating Room* 一书时，我十分高兴。该书全面介绍了创伤骨科手术的每个环节，为手术医生及手术室人员提供了丰富的知识，同时也为手术医生和手术室人员之间的完美配合架起了一个很好的桥梁。

本书分为三部分：第一部分由世界各地的优秀手术室团队编写，介绍了创伤手术室的构成，以及建立高效率创伤手术室的注意事项及要点；第二部分由 AO 著名的外科医师们编写，阐述了现代创伤技术的基本原理和手术原则，不仅能帮助手术室团队理解手术怎么做，更有助于手术室团队理解手术为什么要这样做；第三部分选取了临床常见的手术，每一章节都按照统一的格式编写，包括介绍、术前准备、麻醉、患者及透视体位、皮肤消毒和铺巾、手术室设置、手术器械、手术步骤和技术、围手术期特殊护理、术后特殊护理、手术室人员注意事项、手术医生注意事项。这非常有助于手术室团队在手术前做好充分准备，并帮助手术室团队理解外科医生在手术时进行到了哪一步，下一步需要什么器械，以协助外科医生更好、更有效地完成手术。

作为一名创伤骨科医生，我在阅读该书后深感受益，由衷感谢 AO 编写的这部优秀的教科书，也感谢翻译团队将这本优秀的著作译为简体中文版，相信该书可以让我们国内的手术室团队更多地理解创伤手术的原则和手术的每一个步骤，让手术室团队和创伤骨科医生完美配合，使每一个手术都获得成功，使每个创伤患者都获得最佳的治疗结果。

吴新宝

2019 年 10 月

目　录

1　手术室操作原则

1.1　患者 …………………………………… 2

1.2　人员管理 …………………………… 13

1.3　环境 ………………………………… 21

1.4　器械 ………………………………… 30

1.5　植入物 ……………………………… 37

1.6　设备 ………………………………… 45

2　创伤护理原则

2.1　骨折问题 …………………………… 66

2.2　骨折分型 …………………………… 72

2.3　软组织损伤 ………………………… 78

2.4　器械 ………………………………… 84

2.5　骨干骨折 …………………………… 110

2.6　关节内骨折 ………………………… 114

2.7　诊断方法 …………………………… 119

2.8　OPR 术前计划——团队方法 ………… 123

2.9　多发骨折 / 多发伤患者 …………… 128

2.10　复位技术 ………………………… 132

2.11　微创技术 ………………………… 138

2.12　植骨 ……………………………… 143

2.13　并发症 …………………………… 148

2.14　内植物移除 ……………………… 152

3　手术室操作技术

3.1　介绍 ………………………………… 158

3.2　锁骨骨折 …………………………… 161

3.3　肱骨近端骨折 ……………………… 168

3.4　肱骨干骨折 ………………………… 187

3.5　肱骨远端骨折 ……………………… 203

3.6　尺骨鹰嘴骨折 ……………………… 214

3.7　前臂骨干骨折 ……………………… 229

3.8　桡骨远端骨折 ……………………… 238

3.9　手部骨折 …………………………… 259

3.10　骨盆环骨折 ……………………… 281

3.11　股骨近端骨折 …………………… 297

3.12　成人与儿童股骨干骨折 ………… 340

3.13　股骨远端骨折 …………………… 368

3.14　髌骨骨折 ………………………… 397

3.15　胫骨近端骨折 …………………… 405

3.16　胫骨骨干骨折 …………………… 429

3.17　胫骨远端骨折 …………………… 451

3.18　踝关节骨折 ……………………… 467

3.19　跟骨骨折 ………………………… 478

术语 ………………………………… 487

1 手术室操作原则

1.1	患者	2
1.2	人员管理	13
1.3	环境	21
1.4	器械	30
1.5	植入物	37
1.6	设备	45

1.1 患者

原著　Judy Orson，Donna Russell-Larson
翻译　王晓宁　　审校　杨云峰

1.1.1 引言

患者来到手术室进行手术，便把他（她）的健康与安全交给了围手术期团队。这个团队通过运用他们的知识和技能为患者提供一个安全的环境，保护每个患者不受伤害，并尽其所能减少术后感染的风险。

本章节向手术室人员（ORP）提供了在手术室期间针对患者的工作原则与实践指南，并可将其运用于更多的手术室实践环境中。

1.1.2 到达手术室

患者进入手术室的安排方式在各地有所不同。例如，一些机构有指定的手术前区域用来接待患者，而有时患者可以被直接带到麻醉室或者自己直接进入手术室。无论在哪种方式下，患者初次到达的环境应是安静平和的，在那里，手术室护士可以与患者融洽沟通，并完善各种重要的核查工作以确保患者在手术室期间的安全。

手术室是一个拥有高科技设备和高技能人才之处。那些手术室护士习以为常的声音、气味和设备可能会让刚到手术室的患者感到害怕甚至恐惧。在患者到达时，首位接待他（她）的手术室护士可以采用友好和专业的方法帮助他（她）放松。以姓名问候患者、自我介绍并介绍其他相关人员不仅礼貌而且能使人安心，减轻患者焦虑。然而，由于手术室人员与患者接触时间有限，他们必须有足够的洞察力以迅速确定每位患者的心理需求。手术室护士亦有必要向陪同患者的亲属及照护者做自我介绍。

转运至手术床

手术室护士应在转运前评估患者的病情。可能的情况下，应允许患者在最少的协助下转移至手术床（OT），但是大多数创伤患者需要协助其转运。无论采取何种方式，手术室护士必须确保转运过程是安全的。转运开始前，手术床与转运车应正确定位，固定刹车。安全转运患者所需的人员和设备要到位，例如带滑轮的转运装置。患者应该保持适当的覆盖，以保持尊严和温暖。在搬动之前，必须告知患者，以确保转运过程顺利并得到其配合。必须注意一切动静脉管路、导管、胸腔引流管等，并给予受伤肢体足够的支撑保护。

术前核查

围手术期团队最重要的任务是保护患者免受伤害。因此，手术室护士必须确保所有所需的文件、程序、检查均已完善，并根据医院规定，在患者麻醉前执行一系列核查工作（表 1.1-1）。

患者应该被当作个体来对待。虽然这些术前核查对保护每位患者至关重要，但有时围手术期团队还应注意到一些附加情况。例如，患者的伤情和活动受限情况可能会影响到患者转运与体位安置，而患者怀孕的情况可能会影响到放射成像及麻醉的效果。

必须为有特殊需要的患者提供援助，如残

表 1.1-1　术前核查表（此项应包括但不局限于以下内容）

正确的患者姓名	■ 以姓名问候患者 ■ 确认患者身份：对照手术单、医疗/护理文件及标有患者姓名、住院号、出生日期的手标带（建议全麻患者在不同肢体上佩戴 2 个身份识别手标带）
正确的手术部位标记	■ 与患者、医疗记录及手术单核对手术部位 ■ 目检正确手术部位的标记
确认手术文件完善	■ 确保患者理解并同意手术步骤 ■ 手术知情同意书已完善，正确签署并注明日期（注意患者隐私与保密协定）
过敏	■ 患者过敏情况应标注于另一单独的身份识别手标带上
术前用药	■ 核查术前用药是否完成
禁食	■ 确认患者末次禁食与饮水时间
假牙/牙齿情况/假体	检查患者是否有： ■ 任何假牙、松动的牙齿/牙套 ■ 助听器 ■ 眼镜或隐形眼镜 ■ 起搏器或内置自体心脏除颤器 ■ 假体植入
文件	检查所需文件是否均已带入手术室，包括： ■ 含有组织活检结果的医疗和护理记录 ■ 化验检查结果 ■ X 线检查结果 ■ 用药记录：显示近期用药与手术日用药情况
首饰与体环	■ 如无法去除，则必须覆盖包裹并以胶布固定 ■ 全麻前必须去除舌与唇上的首饰

疾人、视力或听力障碍者、需要翻译的患者。护理人员可能需要陪伴这些患者直至麻醉诱导，在此期间帮助进行沟通和转运，并在术后再次提供帮助。

儿童患者需要特殊考虑。在麻醉诱导和一些特定阶段之前，他们应该由父母或护理人员陪同。应允许患儿带入一件私人物品，如安抚玩具。手术室护士应用一种友好而专业的方式与家长及患儿沟通，作为术前核查的一部分，确认手术知情同意书已由父母或监护人在正确位置签名。父母可能会变得情绪化，需要手术室护士的帮助和安慰。

术前确认手术部位无误

确认正确的手术患者已到达，并将按照手术排程单进行正确的手术，且确认手术部位无误是一个持续的过程，应该在患者护理的全程中进行。

必须对手术部位错误这一风险进行有效管理。凡行手术之处，均应有确认手术部位正确的流程和预案。

手术部位错误的危险始终存在。术前对手术部位的标记对于促进正确的手术是很重要的，而手术室护士在进行术前核查时必须确认正确的部位做有标记。请记住，麻醉后的患者不能说话，必须依靠围手术期团队来确保在正确的手术部位进行正确的手术。

即使石膏或其他夹板有时会带来困难，仍应在手术切口处或附近用不褪色的标记笔进行标记并画有箭头，且此标记应在皮肤消毒之后依然可见。手术部位的标记应在术前、最好是在病房进行，并且在患者接受任何术前药物之前。在患者到达手术室之前，外科医生应检查标记。

每次患者转运交接时都必须将手术部位与文件核对。

知情同意

知情同意书记录了患者同意医生所提议的手术，并在患者到达手术室时经过确认。在签署知情同意书之前，患者应得到有关手术的相关信息，并在能够理解该信息的基础上做出决定。

可能存在患者不能签署知情同意书的情况，例如当患者失去知觉或没有能力理解所给出的信息时。原则上，任何成年人都不能为另一个成年人签署知情同意书，建议手术的外科医生有责任评估患者签署或拒签知情同意书的能力。尽管在任何可能的情况下，都应该征求近亲和家庭成员的意见，并让他们参与决定，但最终决定在于外科医生。当患者不具备为自己做出这一决定的能力时，责任医生应该始终以他们认为符合患者最佳利益的方式行事。

同意程序可能是复杂的，必须遵守每个国家有关的立法。例如，儿童被视为有知情同意权的年龄可能因国家而异。因此，手术室护士必须具备对其本国法规关于患者知情同意的知识和意识。

急诊直送手术室

多发性创伤患者需要紧急治疗，可能在缺少通知的情况下送达手术室。在紧急情况下，以挽救生命和患者肢体为最高优先，可能无法按常规获得所有信息并进行例行的安全核查。

例如，不应因为肢体没有标记而延迟挽救生命的手术。应收集尽可能多的信息，以保护患者免受进一步伤害，如患者的过敏情况和任何可能影响当前治疗的现病史。应尽一切努力确定无意识患者的身份，特别是在牵涉到 1 个以上的受伤人员时。手术室护士则应准备好应对可能赶到手术部后焦虑和不安的亲属。

感染控制

在照护进入手术室的患者时，手术室护士必须具备感染控制的意识以最大限度地减少感染在工作人员之间及患者间传播的风险。他们应将标准感染控制措施应用于所有接触到的患者。

WHO 手术安全核查表

对患者安全的关注是一个全球性的问题。手术室护士应了解世界卫生组织（WHO）以提高全球外科护理的安全性为目的而制订的手术安全核查表。手术过程被划分为 3 个阶段，在每阶段执行的一系列的核查工作已经被证明可有效降低那些严重的却可以避免的对患者伤害的可能性。同时，核查可促进围手术期团队内更好的沟通和团队合作。在麻醉诱导前，手术团队应确认第一阶段核查（见表 1.1-1）完成。

麻 醉

本节仅简要概述麻醉医生在处理骨科手术患者时所面临的挑战。患者的危重程度、气道管理、手术时长和类型，有时也包括外科医生对麻醉方式的偏好都会决定对麻醉药物的选择。对于麻醉选择、气道管理和必要的循环支持的理解是骨科手术团队的一项基本要求。此外，基于对患者面对麻醉和手术存在焦虑的认识，手术团队应采取行动以减少患者焦虑。例如，允许患者表达他们的恐惧或顾虑，在麻醉诱导期间与患者在一起，并且如果可能，确保手术室安静并调暗灯光，这些都是在诱导期间使患者焦虑和恐惧最小化的有效措施。能够对麻醉师的需要进行评估和预测的手术室人员将有助于给患者提供最佳的术中管理。

患者危重程度

接受小手术的健康患者的麻醉需求与有合并疾病的多发性创伤患者的麻醉需求之间存在巨大差异。美国麻醉医师协会（ASA）对所有患者的标准监测包括脉搏血氧测定、无创血压袖带、心电图（EKG）和体温监测。必要时，更多的麻醉监测可包括动脉压和／或中心静脉压、肺动脉压和经食管超声心动图。是否需要更多的监测设备取决于患者是否有严重的心血管或肺部病史、患者受伤的严重程度、外科手术的类型和持续时间以及患者的体位。与麻醉医生和外科医生就这些问题进行术前讨论有助于对患者的管理。

气道管理

在任何外科手术前，正确评估患者的气道和禁食状况，是确保患者安全的必要措施。患者是否有正常或困难气道？当患者具有明显的困难气道，如不稳定的颈部损伤，患者戴有颈托或颈部牵引，术前准备时应额外准备纤支镜气管插管设备。然而，意外的困难气道可能出现在任何时候，需要快速获得专门的插管设备。即使是在正常的气管插管中，麻醉师也可能需要手术室护士的帮助，对喉部进行下压或侧压以协助插管。

为防止肺部吸入胃内容物，必须明确患者禁食状态。当患者有肠梗阻史、食管或胃出血史、近期进食、无法控制的胃食管反流病史或急性创伤时，需要特殊的技术才能安全完成气管插管。其中包括建立一个可靠的静脉通路，应用所有必要的监测，并在麻醉开始前进行预吸氧。然后，手术室护士可能被要求在麻醉诱导期间按压环状软骨（图1.1-1）。环状软骨的按压应尽可能用2根手指用力，直接向后方（朝向脊柱）按压，应持续按压直到麻醉医生指示压力可以释放。

某些类型的骨科手术可能需要特殊的气管导管。例如，在对俯卧位的患者进行手术时或者当头部大角度转向手术部位对侧时，如前路颈椎椎板切除、上肩或锁骨手术，最好使用钢丝强化气管导管。即使弯曲成直角，这种类型的导管也不会扭结。

麻醉选择

骨科手术患者有4种可选择的麻醉。

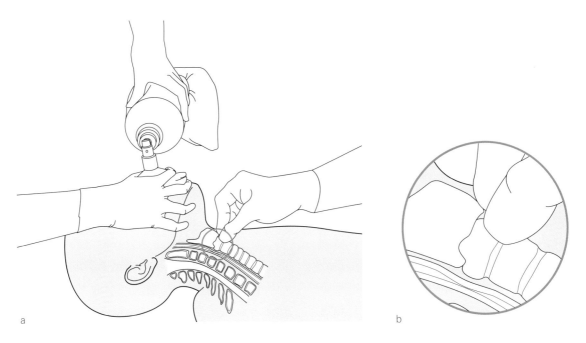

图1.1-1　环状软骨压迫法的应用。注意，环状软骨压迫应尽量用2根手指固定，直接向脊柱后方按压

局部麻醉：外科医生在手术部位注射局部麻醉药。对于这种类型的麻醉，手术室护士可能被要求准备局部麻醉药，根据医院规定应用监测设备，通过塑料面罩或鼻导管提供氧气。局部麻醉可与清醒镇静相结合。

清醒镇静（监护性麻醉）：使用镇静/催眠药（咪达唑仑、异丙酚、氯胺酮）和/或阿片类药物（芬太尼、哌替啶），以缓解焦虑，并在患者进行如单纯骨折复位和石膏固定或关节脱臼复位等短小手术时提供缓解疼痛的措施。如果不仅仅是手法操作，而是有手术切口时，例如腕管松解术，外科医生还必须联合使用局部麻醉药（利多卡因、丁哌卡因，加或不加肾上腺素）。

区域麻醉：将麻醉药注入蛛网膜下腔、硬膜外间隙（腰麻、硬膜外麻醉、骶管麻醉）或神经周围，如臂丛神经（腋路、锁骨下入路、锁骨上入路、斜角肌间隙）、坐骨神经、股神经、胫神经或远端外周神经（指、腕部、踝部）。局部麻醉药利多卡因、丁哌卡因或罗哌卡因单独使用或更为常见的是与肾上腺素、阿片类药物联合使用，近期常与可乐定（β肾上腺素能受体拮抗剂）联合使用，以延长术后的镇痛时间。

区域麻醉药可以联合监护性麻醉或全身麻醉。区域麻醉对老年人有利，可减少术后定向障碍的发生频率、强度和持续时间。区域麻醉药与全麻药物联合使用的优点是，维持麻醉状态所需的全身麻醉药较少，术后疼痛管理更容易控制。有合并疾病如心脏/肺病的患者接受如股骨转子间骨折 ORIF 术或全关节置换术，便可以从这种麻醉剂的组合中获益。然而，区域麻醉药并不是没有风险的，因为意外血管内注射区域麻醉药可能会导致癫痫发作、心律失常甚至死亡。

Bier 阻滞麻醉是一种用于肢体手术的区域麻醉。在肢体上放置双止血袖带，并在肢体远端获得静脉通路。使用 Esmarch ™绷带对肢体进行驱血，并将 2 个袖带充气到所需的压力，然后将远端袖套带放气，以使袖带下的组织能够麻醉。

去除 Esmarch ™绷带，并将局部麻醉药注入肢体。当患者开始感受到来自近端袖带的疼痛时，位于远端袖带的组织已经建立麻醉，将远端袖带充气，而将近端袖带放气，这样可以减轻近端止血袖带造成的疼痛。

如果在注射麻醉药后不久，近端止血带意外放气，患者可能会出现血压突然下降、头晕、失去知觉，甚至由于大量局麻药进入血液循环而癫痫发作。因此，如果手术时间少于 1 h，止血袖带应间歇性放气并重新充气，以防止局部麻醉药过快释放进入全身循环。如果手术时间超过 1 h，袖带可以安全放气，而不必重新充气。在使用 Bier 阻滞麻醉时，手术室护士应充分了解以上并发症发生的可能性。手术室护士也应该了解，如果手术时间可能超过 2 h，这种技术是不合适的。

全身麻醉：使用多种药物来提供遗忘、镇痛、神经肌肉阻滞并消除不必要的反射。这种麻醉形式可以通过喉罩或气管内插管进行。如上所述，手术室护士可能被要求协助气管插管。有时，区域麻醉转变为全身麻醉，手术室护士可能被要求在这一过渡期间协助麻醉医生。

止血带相关问题

当手术过程中需要止血带时，最好在止血袖带充气前 10 min 使用抗生素，以确保手术部位药物达到治疗浓度。肌松药物也应在袖带充气前给药，以达到最佳的神经肌肉阻滞效果。当止血带放气时，由于血管床的突然增大以及合成代谢废物突然释放到静脉循环导致的酸中毒，患者有发生低血压的潜在风险。手术室护士应该意识到这一点，并准备协助麻醉医生。

潜在并发症

手术室护士应了解术中可能影响麻醉管理的与骨科手术相关的并发症。例如，扩髓腔可能导致患者血压严重下降，甚至脂肪栓塞导致肺通气困难，极少数还会引起成人呼吸窘迫综合征。麻醉医生可要求手术室护士协助快速静脉输液或输血或紧急取用特定药物。在严重出血（如躯干骨开放性骨折伴大面积软组织撕脱伤或严重骨盆骨折）时，可能需要额外的工作人员来帮助麻醉师支持患者的血液循环。在预计失血量大的手术过程中知道如何使用自体血回收设备是非常有帮助的。

麻醉苏醒

从全身麻醉中苏醒的患者在去除喉罩、气管内导管后可能出现喉痉挛，需要麻醉团队给予处理。在骨科病例中，外科医生和麻醉医生之间必须建立沟通，以确保患者麻醉时间足够长，以便能够在需要时应用石膏或夹板和/或进行术后 X 线检查。

儿童问题

接受骨科手术的儿童比大多数成年人面临更多的挑战。与父母的分离、对未知的恐惧、对术前和手术环境的了解很少，以及感受到父母的担忧，这些都导致患儿的焦虑，经常哭泣，有时甚至完全不合作。手术室护士的安慰，允许父母其中之一陪同患儿到手术室，让他／她一直陪在患儿身边直到麻醉诱导完成，以及将连接监护设备的过程设计成一个与患儿进行的游戏，这些都有助于减轻大多数患儿的恐惧和焦虑。

如果不能静脉给药，麻醉医生将使用七氟醚进行吸入诱导。在这种情况下，手术室护士应协助保持室内安静并调暗灯光，在患儿兴奋期握住他／她的手或手臂，并在诱导完成后帮助麻醉医生建立静脉通道。气道管理、诱导和苏醒、氧饱和度快速下降和热量丢失，所有这些情况下，手术室护士必须能够快速有效地反应，以确保患儿的安全。

进一步考虑

骶管麻醉可用于下肢手术。为有效控制疼痛，切皮前或手术后，麻醉医生都可能需要手术室护士的支持。麻醉医生和手术室护士之间的沟通，内容涉及患者的危重程度、计划的气道管理方式和麻醉方式的选择、止血带的使用、预期的并发症、麻醉苏醒和儿童相关问题，以确保实现对骨科患者的最佳管理。

1.1.3　术前准备

外科手术是侵入性的，有可能使患者遭到感染，因为人体的自然防御系统——皮肤在此过程会被破坏。做好手术准备的目的是减少术后伤口感染的风险。

正常情况下，皮肤上存在各种各样的微生物。有些是暂居菌，易于用肥皂和水去除，而另一些则是常居菌，难以根除。

患者自身的皮肤菌群是术后手术部位感染最常见的来源。因此，重要的是采取措施，以减少外科手术前的皮肤菌群水平。

切口周围的皮肤应做到清洁。由于受损或破损的皮肤是微生物定植的理想场所，每个患者的皮肤状况和完整性必须在手术前进行评估，手术部位周围是否存在伤口、擦伤、皮疹或其他皮肤状况。例如，在使用抗菌皮肤制剂之前，石膏或绷带下的皮肤可能需要用肥皂和水清洗以去除污垢或皮屑。开放性创伤可能受到严重污染，在进行皮肤消毒前，应始终用生理盐水或其他适当的溶液，并使用无菌海绵或软刷冲洗和清洗伤口。

术前备皮

在可能的情况下，最好不要在术前去除毛发，因为这一过程本身就有伤害患者皮肤的风险，为微生物进入和定植提供了机会。

只有当毛发浓密或较长，并且会妨碍切口或污染伤口时，才需要去除毛发。

如果需要去除毛发，应该避免用剃刀剃除，

因为这种方法会损伤皮肤，留下微小的伤口和擦伤，细菌可以通过这些伤口进入皮肤。应尽可能使用带有一次性或可重复使用的可消毒头端的电动或电池驱动的剪刀（图 1.1-2）。脱毛的时间应尽可能靠近手术时间，最好是在一个单独的房间，因为毛发碎屑可能散落并影响无菌区域。

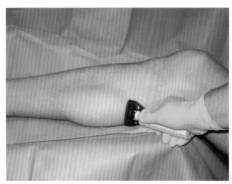

图 1.1-2　电动剪刀去除毛发

1.1.4　手术体位

创伤患者在术中所安置的体位必须利于手术介入，方便麻醉师安全管理气道，同时，术中体位应考虑到血管设备、监测设备和任何其他设备的位置，例如图像增强器。

大多数身体系统，包括心血管系统、呼吸系统、神经、肌肉、关节和皮肤都会受到患者在手术台上的位置的不利影响。因此，移动和处理创伤患者需要有计划的、良好的沟通和团队合作，以保护已经受伤的患者免受进一步伤害。

外科医生、麻醉师和手术室护士之间的有效沟通是至关重要的，这样就可以在安置手术体位时预测到患者的个体需求。在安置手术体位之前，多学科小组的所有成员都应进行风险评估，他们必须了解需要考虑的任何因素，包括以下方面。

- 患者受伤的临床细节，手术的时长和性质，麻醉的类型，所需的手术体位，是否需要任何额外的设备
- 患者的年龄和身体状况，包括任何先前存在的

情况、任何可能导致行动受限的植入物 / 假体或活动限制
- 多发性创伤患者预计的手术程序，以便能够计划每个手术步骤的体位安置

必须有足够的训练有素的工作人员使用正确的操作程序来移动和安置患者体位，因为不良的操作技术可能会伤害患者和工作人员。

麻醉后患者的任何动作都必须得到管理气道的麻醉师的同意。通常这样的搬动需要一个协调人，一般是负责的麻醉师，由其进行统筹，用倒数或命令指挥搬动过程。导尿管和静脉输液等设备必须解开原有固定，并随患者转移。在患者移动和体位安置时，受伤的肢体必须得到照顾和适当的支持；如果有任何脊柱损伤的可能，必须对患者进行轴向翻滚以保持脊柱稳定。出于对患者体位安全与手术安全的负责，手术医生应该积极参与手术体位的安置。

患者的安全和健康是体位安置时最重要的考虑因素，手术室护士在此期间的作用包括以下方面。

- 做好手术室及相关设备的准备工作，如牵引设备；在移动患者之前，确保设备清洁和安装正确，必要的设备齐全
- 体位安置后应检查患者的皮肤没有接触任何手术室内的金属部件，以保护患者免受灼伤
- 预防低体温，保持患者的尊严，避免在放置体位过程中过度暴露患者
- 在皮肤消毒和铺单前，确认患者的手术体位是正确的
- 注意受压部位护理

有意识的患者会根据疼痛和不适改变体位，但麻醉的患者无法做出这种反应，只能依赖术中团队来帮助他防止受伤。因此，手术室护士必须了解与定位相关的生理问题，包括以下方面。

- 皮肤和软组织损伤：移动过程中施加于皮肤的压力、剪切力以及在粗糙表面的摩擦都可以对皮肤造成压力性损伤

- 麻醉患者需要小心移动和护理；足跟、骶骨、肩胛骨和枕部的受压点应由衬垫良好的支撑面和适当的减压装置保护
- 由于角膜干燥、摩擦或受压造成的眼部损伤
  - 眼睛应闭合后使用保护垫，必要时涂抹保湿剂
- 关节和四肢损伤：麻醉患者在安置手术体位时需要非常小心，以避免任何不自然的身体运动，这通常是清醒患者所不能忍受的
  - 必须保持正确的身体姿势，并始终支撑关节和四肢，以防止关节过度伸展损伤
  - 在放置体位时，必须对已行关节成形术的患者给予特殊护理，以避免脱位
- 周围神经损伤：这可能是由于直接创伤、压迫和牵拉，以及止血带和血压监测袖口的压力造成的
  - 使用衬垫良好的上肢和下肢支撑装置以尽量减少压迫
- 循环系统影响：全麻和区域麻醉引起血管舒缩性的缺失，加上患者在手术室内不可活动，肌肉张力减弱，会导致血液淤积、血栓的风险增加、局部缺血，甚至发生筋膜间室综合征
  - 可预防性地使用弹力袜或间歇气动压缩装置以帮助静脉回流

在移动和安置患者体位时，手术室护士应将他们对这些问题的理解付诸实践，并且认识到患者在进行创伤类手术时需要安放的不同体位有其特殊的安全考量（表 1.1-2）。

表 1.1-2　不同手术体位的安置要点及注意事项

体位	安置要点	注意事项
仰卧位	■ 身体顺轴线安置 ■ 两腿平行不交叉 ■ 保护手臂 　– 置于体侧 　– 折放胸前 　– 固定于手臂板上（图 1.1-3）	■ 保护骶骨、胸椎、肩胛骨、枕部 ■ 衬垫足跟 ■ 手臂外展小于 90°，以防损伤臂丛神经
牵引床	■ 由填充良好的会阴柱提供反牵引 ■ 未受伤的腿由腿托支撑 ■ 手术侧手臂用吊带固定（图 1.1-4）	■ 会阴柱应靠手术侧耻骨支 ■ 避免压迫外生殖器和神经
侧卧位	■ 翻转时保持脊柱轴线方向 ■ 稳定骨盆、肩部和脊柱，防止患者翻滚 ■ 保护手臂和腿部免受压力和神经损伤	■ 有衬垫的支撑物或特殊的床垫，防止患者翻滚 ■ 用腋窝垫保护下侧肩部免受胸部重量的影响 ■ 上侧手臂安放于有衬垫的槽架上 ■ 两腿间放置软垫 ■ 衬垫受压点：臀下部、肩部、膝部、踝部
俯卧位	■ 麻醉期间保持颈椎和脊柱的轴线方向 ■ 搬运及安置体位时有足够的人员进行躯干、臀部、手臂和腿部的支撑 ■ 使用软垫头枕，避免对眼睛造成压力 ■ 腹部避免受压以保证呼吸功能	■ 翻身后检查气管导管 ■ 手臂同时移动。若手臂弯折放于头侧则外展不可大于 90° ■ 使用衬垫保护眼睛 ■ 使用中间部位有为腹部留出孔洞的特殊床垫或者使用枕头将胸部和盆腔托起防止腹部内容受压上移 ■ 衬垫受压点：额部/面部、髂前上棘、膝部和脚

（续表）

体位	安置要点	注意事项
沙滩椅卧位	■ 半卧位 ■ 保持颈椎中立 ■ 确保头部妥善安放在头枕上 ■ 手术侧肩部与手臂自由位 ■ 固定和保护对侧手臂 ■ 衬垫臀部、背部和骨盆 ■ 膝关节弯曲并支撑住 ■ 保护足跟避免受压	■ 保护头部、颈椎和气管导管 ■ 避免颈部过伸 ■ 衬垫保护点：头、手臂、臀部、膝部、足跟 ■ 微微弯曲膝关节以保持坐骨神经张力

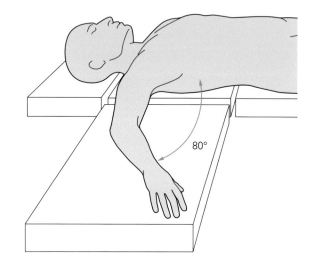

图 1.1-3　手臂放置在搁手板上，与肩水平成角小于 90°

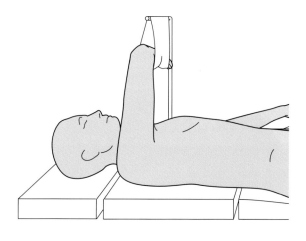

图 1.1-4　手臂放置在手术侧的吊带上

护理文件

护理文件为患者提供了可靠的护理记录，其中应包括以下方面。

■ 手术患者手术前和手术后的皮肤状况
■ 手术体位，包括所使用的支持和减压装置的类型
■ 参与患者体位安置工作的工作人员的姓名和角色

1.1.5　消毒与铺巾

皮肤消毒

术前使用的皮肤消毒剂对皮肤上的常驻微生物和瞬态微生物起作用。它们能迅速降低微生物水平，并在一段时间内抑制再生，以降低患者自身皮肤菌群污染伤口的风险。

抗菌溶液的选择不仅应根据外科医生的偏好，而且还应根据患者的皮肤状况、任何已知的对该溶液的过敏反应以及准备使用的区域来选择。例如，在黏膜或开放性伤口上应避免使用含乙醇的溶液。

消毒剂可盛装在一次性、随时可用的小容器中或供多次使用的容器中，后者理论上可能因每次瓶盖的打开与闭合而受到污染。如果使用多次开启的容器，其中的任何溶液必须在过期日期之前使用或到期即丢弃，并且容器禁止重新填充。

使用以乙醇为基础的消毒剂，例如聚维酮碘或氯己定乙醇溶液，会给手术室护士带来以下这些应注意的风险。

- 以乙醇为基础的制剂是易燃的，其蒸气有可能在火源存在的情况下点燃，例如，来自电刀的火花
- 如果溶液流淌到患者下方，如充气止血带袖套或电刀电极贴片下，可能会发生化学烧伤

因此，在使用乙醇类消毒剂时要谨慎；在铺巾前，让溶液晾干，以避免在铺巾下积聚。在铺巾前让消毒剂晾干，其消毒效果也是最好的。在皮肤准备过程中，要小心避免溶液在患者身下积聚；可在消毒区周围放置吸附性材料，以吸收多余的溶液，然后在铺巾前除去。防水屏障，如在止血带填充物下放置环绕肢体的塑料单或在皮肤准备前将止血带与手术部位隔离，可防止溶液在止血带下方汇集。

在消毒皮肤准备开始之前，围手术期团队应该确认患者已经正确和安全地放置好体位，支架和减压装置已经就位，有必要的话，止血带已经在肢体上充气。手术部位的准备人员应了解皮肤消毒的原则，并接受相关技能的培训。从切口部位开始，使用消毒剂，采用无接触技术，避免无菌手套污染，溶液应向着手术周边区域涂抹。该过程至少重复 2 次，每次都要使用新的海绵/刷头，并且任何被认为受到污染的地方，如耻骨、腋窝或开放性伤口，都应该在最后消毒。请注意，皮肤消毒的区域应该满足扩大切口的需求，包括放置引流的需求，并要考虑手术铺巾的意外移动。如果需要获取移植骨，应同时消毒供骨部位。

皮肤准备的细节应记录在患者记录中，因为这提供了对每个患者的个人护理的准确描述。最低限度应包括以下方面。

- 患者术前皮肤情况
- 去除毛发的区域和去除毛发所使用的方法
- 皮肤消毒使用的消毒剂类型
- 消毒皮肤者的姓名

外科铺巾

无菌巾被放置在切口周围，以提供一个屏障，保护暴露的组织免受来自非无菌区域的微生物污染，以及靠近无菌区域的任何非无菌设备的污染。手术巾在保护手术团队免受患者体液污染方面也有重要作用。

铺巾可分为两大类。

- 可重复使用的铺巾：由紧密编织的纺织品制成，如传统的棉花或亚麻织物，经过化学处理以防止微生物和液体的侵袭，也可以是较新的超细纤维纺织品
- 一次性铺巾：一次性，无纺布材料

手术室护士会发现，虽然铺巾类型的选择受到当地政策和条件的限制，但仍应该了解铺巾的性能及其对预防术后感染的能力。无菌铺巾应该符合以下要求。

- 作为一个抗流体的屏障，即使在潮湿的情况下也能有效防止穿透性污染
- 无论潮湿或干燥，都要对微生物的渗透有抵抗力
- 尽可能少用棉絮
- 是无毒的
- 强度足以抵抗撕裂，无论是湿的还是干的
- 使用简单
- 能够贴合患者和设备
- 防火、防静电

在外科手术中，尽管传统的机织织物具有良好的强度和悬垂性，但与目前最常用的一次性材料相比，它们对微生物转移到切口部位的抵抗力较低。经过反复使用和净化处理，织物铺巾会变得多孔，失去阻隔作用。然而，新一代开发的可重复使用的铺巾纺织品，如单层微丝纱线，较之传统编织铺巾显示出更好的性能，可以在防止微生物渗透方面提供更好的保护。

一旦皮肤用消毒剂处理好，就可以使用无菌铺巾。进行铺巾的手术小组成员应了解无菌概念，接受过培训，并能熟练操作。

- 铺巾前患者皮肤应是干燥的
- 拿取无菌巾时应尽量接触较少的区域，高高举在患者上方，以避免被非无菌区域污染
- 通过将无菌巾覆盖在手上来避免无菌手套被污染
- 手术切口周围应先放置无菌巾，然后小心地向外围铺

无菌巾应固定牢固，一旦定位，在手术期间不应移动，直到手术结束。

无菌巾有各种形状和大小，可以为大多数手术提供必要的保护。一次性使用的铺巾也有一系列特殊的设计，以满足特定的悬垂要求，例如专门用于牵引手术台上患者铺巾的塑料隔离帘，可在完成铺巾的同时将 C 臂隔离在外。

然而，创伤手术对于手术铺巾的要求可能会产生一些挑战，这就需要术前计划，以确保有效和安全的铺巾（图 1.1-5），例如对可能同时进行多个手术的多创伤患者进行复杂的铺巾。

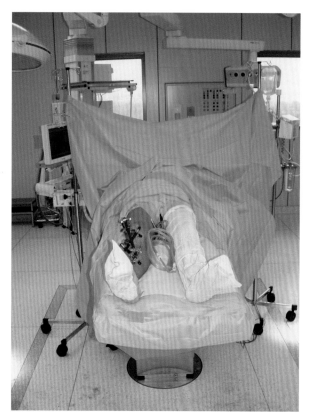

图 1.1-5 复合伤患者对后续手术铺巾的挑战

术前正确手术部位的最终确认

作为正在进行的术前核查过程的一部分，建议在手术或操作开始之前立即进行最后检查以确认患者的身份、正确标记手术部位和正确的手术。

WHO 手术安全核查表第 2 阶段的"暂停"应在皮肤切口前完成，整个围手术期团队均应参与核查。手术室护士必须了解处理核查中发现的任何问题的预案，因为在任何不确定性得到解决之前，手术都不能进行。

结 论

围手术期团队的目标是确保患者免受伤害，并将术后感染的风险降到最低。手术室护士作为团队的重要成员，当患者无法独立行动时，手术室护士可以通过提供全面护理来保护他们，以满足每个患者的个体需求，并确保进入手术室的每位患者的手术都能安全、成功地进行。

1.1.6　扩展阅读

Association for Perioperative Practice (2007) Standards and Recommendations for Safe Perioperative Practice. Harrogate: AFPP.

AORN (2008) Perioperative Standards and Recommended Practices. Denver: AORN Inc.

Fortuna NM (2000) Berry & Kohn's Operating Room Technique. 9th ed. St Louis: Mosby.

Kurkowski CM, Hawk D (2003) Orthopaedic aspects of the operating room. In: Jannetti AJ (ed), NAON Orthopaedic Operating Room Manual. 2nd ed. New Jersey: Pitman Publishing.

World Health Organization Surgical Safety Checklist (2009) Available at: www.who.int/patientsafety/safesurgery/en

致 谢

感 谢 Anita Bolt、Regina Dries 和 Alexander Motzny 对本章初稿撰写所做的贡献。

1.2 人员管理

原著　Rossana Fornazzari, Myriam Sanchez
翻译　王晓宁　　审校　杨云峰

1.2.1　引言

"对一家公司来说，最重要的资源是在那里工作的人。"

这句话特别适用于手术室，手术的成功取决于 3 个因素的同步。

- 患者
- 人员
- 环境

手术室人员作为这一过程的主要支柱，必须具有积极负责的态度，并通过系统的培训以培养技术能力。

本章将介绍创伤外科手术中手术室人员所需的技能，这些技能可使其发展成为关键的团队成员，并提供一个安全、高质量和高效的手术环境。

1.2.2　沟通

沟通是手术室人员所有的技能中最重要的。医疗过程产生了大量关于患者和手术的信息，其中大部分是技术性的。在这方面，加上外科手术传统上的等级结构并不总是鼓励客观提问，这可能是对患者最大的风险之一。

尽管已有安全措施用以保护患者免受错误的伤害，但对出现错误的外科手术的调查显示，这些错误主要是团队成员之间沟通失败造成的。

安全要素

这涉及手术室里的安全程序和核查程序，其用来确保正确的患者接受正确的手术。仅仅执行和记录这些核查是不够的，关键是对手术室人员进行教育，使其了解这些核查的重要性。手术室人员必须清楚自己的角色和职责，以及如何准确地执行它们。

技术结构

为了保障患者的安全，必须有书面协议和核查表，以确保没有遗漏任何内容。当发生错误或接近失误后需要进行根本原因分析时，可以使用这些文档作为证据，还可以对它们进行审计和检查，以确定符合率。

外科医生各不相同，为了保证手术的顺利进行，手术室人员需要了解外科医生的偏好，例如可能使用的植入物类型、所需的特殊器械以及首选的缝合材料。

同时，还必须有检查手术室排程及特殊设备使用状态的方法，特别是在只有一套特定类型的设备时。手术室人员还必须检查是否已经预定了可能需要的外借设备。发现潜在问题越早，导致流程中断的可能性就越小（图 1.2-1）。

口头沟通

口头沟通作为一项主要单一因素可降低手术室风险并能提高所有人的工作满意度。一个令人

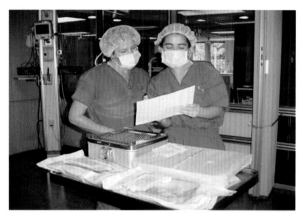

图 1.2-1 手术室工作人员检查外借设备是否齐全

满意的手术室团队中员工之间在互相交流时，如果每个人都觉得交流很舒服，那么出错的可能性就会小得多。如果初级员工感到无法表达他们可能有的任何担忧，则情况正好相反。

良好的口头沟通不需要财务上的投资，而需要所有人投入时间和精力。初级职员倾向于从他们的前辈那里学习。工作人员的资历越高，他们就需要做出更多的努力来树立良好的榜样，他们必须意识到别人可能会把他们当作榜样。这不仅适用于高年资医生，也适用于高年资手术室人员。

面对面的接触在以下方面特别重要。

- 人员教育方面，无论是教授特定的协议和文件或者如何处理和维护手术室的设备或材料
- 纠正工作人员即将犯的错误，及时干预以防止对患者的伤害，同时最大限度地为个人和团队提供学习经验，这是高级工作人员需要发展的一项重要技能
- 与外科医生沟通，确保手术室人员确切地知道每个手术都需要什么，如果不是常规手术，可能会如何进行。团队成员提前知道得越多，他们就能越多地进行预测和计划。理解已经做了什么以及为什么做，也是一种有用的教育经验
- 发展手术室人员间的关系，同时尽可能自然地维持等级结构

正式的沟通与反馈

质量控制措施的正式监测是手术室团队收到的反馈中越来越重要的一部分。其提供了关于业绩和患者安全的一些可衡量的指标，其日益增加的价值是可以统计的，例如手术部位感染（SSI）的发生率、手术排程计划的完成情况、术中风险事件和手术取消情况。

手术室工作人员也可能参与范围更广的统计工作，例如联合注册，甚至参与研究项目。

这些都是有用的工具，用以确定关注的领域，并在其成为一个重大问题和患者的安全受到损害之前采取纠正行动。要求工作人员收集额外的数据似乎是不必要的额外工作，但这些措施的准确性正是反映在记录的数据中。当发现问题时，让员工参与进来会产生一种共同拥有的感觉，若结果是积极的时候，会给每个人带来额外的满足感。

1.2.3 行为与纪律

手术室人员的首要任务是患者的健康和安全，每个团队成员都有责任报告任何可能危及这一点的事情，比如无菌技术的失误或安全核查的遗漏。

每个团队成员的角色和职责，以及如何处理任何违反标准程序的行为，都应该以"手术室规章"或"医院程序手册"的形式清楚地写下来。这些规定的性质因医院而异，取决于人员构成、科室规模和病例构成等因素。

手术室是一个工作压力非常大的地方。对个人和团队的责任要求很高，工作量不能超过团队的能力，这样每个人都能感到高效和安全的工作，没有人会敷衍了事。

让每个手术室人员认识到他有压倒一切的道德责任来确保患者在任何情况下的安全是一个至关重要的教育内容。严格遵守无菌原则和无菌技术的自律和外科意识的培养，不仅要从一开始就

教育，而且要通过正式的教学课程定期加强，更重要的是要由高级团队成员树立良好的榜样。好的领导能力在一定程度上是要识别出那些工作态度冷漠并对患者和团队造成风险的个体，并在他们成为问题之前对他们进行教育。

承认错误是大多数人都觉得困难的事情，但在手术中，错误有可能会导致患者受到伤害。因此，在手术室创造这样一种环境很重要，在这种环境中，任何错误，例如不正确的棉拭子清点或丢失的仪器，都应立即承认，而且所有人，特别是外科医生，都认为这是符合道德的行为。

有人提出，减少手术室错误的一种方法是培训工作人员掌握多种技能，从麻醉助手到洗手护士，涵盖手术室的任何角色。这提高了个人技术能力，并可确保每个团队成员都知道其他成员所扮演的角色。这可以增加人员的灵活性和工作满意度，但是这可能以减少手术人员单一领域的个人专业知识为代价。

复杂的技术

当前科技进步的步伐加快给手术室带来了一系列的挑战：如何引入新技术，如何培训员工正确使用新技术，正确维护设备使得新技术能最大化地为手术所用，对于精密设备如何减少意外的损坏。

计算机网络的引入也会带来问题。软件常常不能正常工作，而且常常很复杂，对用户也不是特别友好。一些医院收集了足够的数据来制订绩效指标，这无疑将成为质量控制的监控方式之一。这意味着所有手术室护士必须学习如何管理医院的计算机系统，高级管理人员需要具备一定的能力来理解和评估计算机系统生成的信息。

在手术室中，每种新的复杂技术的出现都会增加组织和教育的难度，并且可能使得员工以牺牲原本该花在手术上的精力为代价，转而花费过多时间在新的技术上。因此，必须定期进行团队实践和管理。

法律责任

手术室护士在一个诉讼越来越多的社会中工作，患者和工作人员对医院采取法律行动的威胁越来越大。所涉及的金钱和人力成本使得管理者热衷于让员工了解最新的实践和职责，从而降低这种风险。

新的管理模式

现今，讲求服务质量必不可少。公共卫生保健用户要求改进标准，而在私营部门，用户希望他们能用钱换来更好、更个性化的服务。

变化的步伐是如此之快，以至于单单对工作人员进行专业和职责培训已经不够了，还必须给予他们必要的工具，以训练、发展他们适应所处的快节奏工作环境，并处理这种变化所带来的各种冲突和人际问题。

这类培训的一个主要特点是优先级判断能力的培训。在同时面对多个方面压力时，很容易忘记自己的目标，而通过适当的培训可以大大增强判断力，以确保在保证患者安全的同时处理多项任务，并识别哪些任务具有优先级。

外界的影响

人事管理的范畴不仅局限于手术室工作人员，也包括管理不熟悉手术室环境的其他人，例如维修保养人员和其他来访者。这些非手术室工作人员必须被告知在手术室中工作的基本要求，哪些应该做，哪些不应该做。可以邀请其他专业人士，如时间管理和行动管理专家、心理学家和社会学家，进入手术室研究这里的工作情况，以了解如何提高效率和患者的舒适度及健康状况。所有这些手术室的"局外人"对建立一个秩序良好的手术室做出了宝贵的贡献，应当受到欢迎和接待。这有时是具有挑战性的，特别是当他们的活动被一些工作人员视为对既定工作惯例的威胁时。其实，他们的来访应该被视为一个帮助员工适应日益复杂和变化的手术室环境的机会，因为随着时间的变化，手术和麻醉都会变得越来越复杂，文字记录工作的要求也会越来越高。

手术室只是组成医院的复杂系统的一部分，医院各部门之间不可避免地存在着很大的相互依赖性。在不忽视安全、高质量手术的主要功能的前提下，将这些千丝万缕的联系组织起来，并与其他部门建立好关系，保证手术室的基本功能，这或许是管理方面最大的挑战。

1.2.4 标准预防

保护医护人员不受生物制品危害而制订的预案被称为"血液和其他体液的标准预防"。这些预案（技术和程序）旨在当卫生保健人员与患者的血液或体液直接接触时给予保护。

标准预防是指在以下操作时使用机械屏障（手套、护眼、防护服等）：操作时会接触血液和某些体液，接触锐器，处理生物废弃物，以及对污染的器械进行消毒。

手　套

手套提供了一个屏障，用于防止在手术过程中或操作手术器械时手和前臂与血液、分泌物、黏膜接触。

它们用于外科手术和其他侵入性操作中。手术手套用伽马射线灭菌，有时用环氧乙烷灭菌。它们采用单独包装，一次性使用，不可重复使用。

使用无菌手套不能代替洗手。在保护使用者和患者的同时，手套不能抵抗针或尖锐器械的穿透。

在获知患者有感染性因素存在时，在时间较长的外科手术中或在处理骨等较硬的组织时，以及在有严重出血的情况下，建议工作人员使用双层手套。这会降低渗透的风险，并提供额外的保护，免受污染。一些骨科医生在处理骨时使用棉质或凯夫拉纤维手套来加强保护。乳胶的保护作用会随着时间的推移而减弱，因此在时间较长的

操作中建议常规更换手套。

建议穿戴合适尺寸的手套，尤其是在外科手术中。不适合的手套会减少对使用者的触觉反馈，并会在长时间使用时造成手指麻木。

大多数手术手套是由乳胶制成的。如果有任何迹象表明患者或工作人员对乳胶过敏，必须使用无乳胶手套。

戴无菌手套

进行外科洗手，选择尺寸合适的手套。

闭合式戴手术手套法是在最初穿戴无菌手术衣和手套时选择的技术。

- 打开内包装，在你面前辨认出手套的左右手
- 隔着无菌手术衣，用右手抓住左手手套的边口，将其从包中取出（图 1.2-2a）
- 将手套放在左手腕上（图 1.2-2b）
- 在握紧手套边口的同时，手握拳并把手套边口套到手上，握拳的目的是在拉直左手的手套袖口之前使手套盖住拇指关节和其余指关节（图 1.2-2c~d）
- 调整手指的位置使手套妥帖（图 1.2-2e~f）
- 戴手套的左手拿起右手手套（图 1.2-3a）
- 与之前一样，将手套戴在手腕上，握拳，用手套套住无菌衣袖，并进行调整使手套妥帖（图 1.2-3b）
- 现在，两只手套可以自由调整，不用担心污染（图 1.2-3c）

在脱手套时，最好确保手套外部受污染的表面不接触裸露的无保护的手。脱下手套后一定要洗手或涂抹乙醇。这样可以保护手部皮肤。要知道，手套上经常有未被注意到的穿孔。

手术衣

手术衣在使用者和患者之间建立了一道机械屏障，从而保持患者的无菌保护层，并保护使用者。外科手术建议使用一次性防水手术衣，因为它们是不透水的，在极端条件下不易渗漏。如果

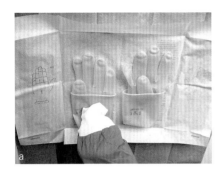 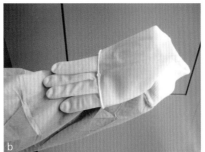 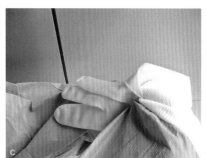

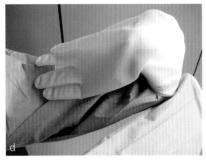 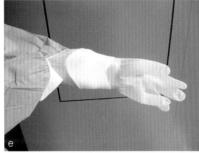 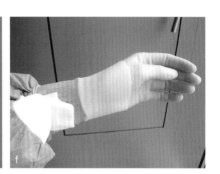

图 1.2-2 左手闭合式戴手套技术

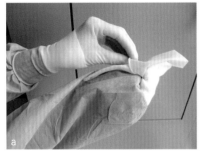 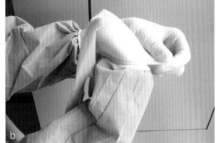 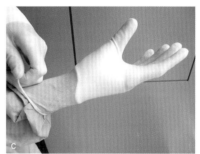

图 1.2-3 右手闭合式戴手套技术

没有条件，可以使用专业防水布制成的可以反复清洗和消毒的手术衣。

推荐从后面打开的衣型；手术衣应该使用接触式粘扣或者颈部及腰部系带达到完全覆盖背部。手术衣的尺寸应该适合一般身高者到较高者。

穿无菌手术衣

手术人员行外科洗手后穿无菌手术衣。

■ 抓取手术衣，离开无菌桌。紧紧地抓住领口，

完全展开，内侧面朝向穿着者

■ 将双手放入打开的袖孔中，保持双手与肩同高，远离身体。将双手和前臂伸入袖子，只将手伸到袖口的近端，以便使用闭合式戴手套技术（图1.2-4）

■ 不戴手套的手永远不要碰手术衣的正面

■ 巡回护士应系好颈部和腰部的系带，在系的时候只接触手术衣的内侧

■ 戴上无菌手套后，可将手术衣围上并系好

口 罩

口罩是一个过滤器，在使用者和患者之间形成一个保护屏障，防止微生物传播。它们是一次性的，有不同的型号，不同类型的材料之间没有发现效率上的实质性差异。口罩必须同时遮住鼻子和嘴。

即使戴上口罩，咳嗽和说话也会增加对患者的感染风险，因而咳嗽和说话应该保持在最低水平。一些口罩配有一个附加的眼睛保护装置，以保护使用者免受飞溅体液的污染（图 1.2-5）。

防护眼镜

这些都是专为保护使用者免受结膜污染和体液带来的感染，这是一种罕见但公认的风险。它们应该用于高危患者的手术和任何可能溅起液体的手术。重点是，任何眼睛保护装置都要舒适和安全，这样它就不会在手术过程中落入术区。

个人防护

实施标准预防措施可降低感染性病原体向患者和医护人员传播的风险，无论患者是否被视为高危人群。标准预防适用于每一位患者，每一次操作。

在处理可能受感染的物质，包括体液时，必须采取以下预防措施。

- 最高风险：血，含有可见血液的液体，伤口引流液或渗出液
- 其他：精液，阴道分泌物，组织，痰，粪便，脑脊液，胸膜液，腹膜液，羊膜液

除非有血液存在，标准预防不适用于以下物质：眼泪、鼻分泌物、唾液、汗水、尿液、呕吐物。

锐器管理

在外科手术过程中，所有锋利的器械都应采取以下预防措施。

- 不要弯曲针头或回套针帽
- 不要用手触摸尖锐的接触过血液或其他体液的器械，如针或手术刀刀片
- 使用安瓿开瓶器或纱布打开药物安瓿

小而锋利的器械，如手术刀刀片、针等，必须放在无菌的器械台上，放置在一个"安全区"，这个"安全区"是手术团队都认可和了解的。外科医生将拿起护士放置在那里的锋利物品，以避免因手与手传递这些物品而受伤的风险。

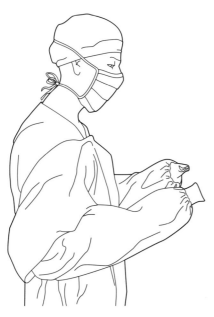

图 1.2-4　手藏在手术衣袖子里

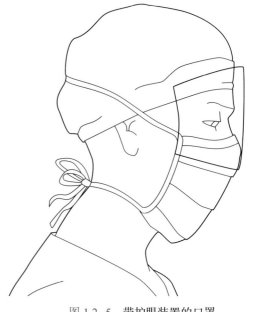

图 1.2-5　带护眼装置的口罩

无论何时，安全区只放一件锋利的器械，放置这些器械是为了方便外科医生用惯用手拿起它们。手术室护士可以选择用一个小托盘传递这样的器械。

所有锋利物品必须放置在特殊的、防刺穿的、防泄漏的容器中，这些容器要么是红色的，要么贴上了生物危险的标签。当它们达到 3/4 容量时，应该密封并更换。

无菌操作过程中有助于安全操作的项目清单如下。

- 避免徒手操作针头
- 切勿在持有其他器械的同时，在同一只手上拿着已装载的刀架或任何锋利物品
- 使用口头警告通知转移锋利的器械
- 使用可拆卸缝线或安全装置，以方便取针
- 避免手指与正在缝合或切开的组织接触
- 注意所有正在使用的锋利物品，直到它们回到安全区
- 使用器械替换套管针的保护装置，而不要用手
- 当注射器需要再次抽吸时，可以将针头留在组织中，取出注射器进行抽吸，然后重新接上针头
- 从缝线上取下针时，请将针安全放置或用持针器保护针尖

大多数伤害（56%）发生在护士和手术室工作人员身上。超过 80% 的污染事件与锋利的器械造成的穿透性伤口有关，大多数是针刺伤，而且经常没有上报。大约 30% 的针刺伤是由操作针头的人自己造成的。据估计，39% 的手术刀损伤是自己造成的，有些是在人员之间传递手术刀时发生的。

30% 以上的乙肝感染是由针刺伤传播的，这一比例是艾滋病病毒感染的 6 倍。

1.2.5　手术室安全

手术区域的安全问题可以聚焦在以下 3 个方面。

- 患者
- 手术团队
- 手术过程

患　者

员工文化的目标应该是披露患者住院期间可能发生的所有不良事件，因此有必要制订风险管理程序以便（当出现不良事件时）记录发病率、评估趋势、确定原因和评估后果。这些措施旨在改进和防止再次发生不良事件。

在麻醉过程中，患者处于不熟悉的环境中，当他们无法为自己辩护并对工作人员的行为提出质疑时，这种做法尤其重要。

手术团队

手术队伍的安全和保障有 2 个目标，即员工的健康和员工的培训。

工作人员的健康管理应针对个人在其工作环境中所受到的伤害和疾病的预防。其主要目标是拥有一支健康的劳动力队伍，他们既不需要因为生病而休假，也不存在将疾病传染给患者或被他们所护理的患者感染的风险。

一个全面的健康计划应该包括以下方面。

- 计划免疫（乙肝、流感）
- X 线监控程序
- 刺穿伤的预防和治疗计划
- 过度运动预防计划

正式培训的目的是实现工作人员的能力，其中能力的定义是负责任和有效地采取行动的能力，以产生使患者满意的结果。

实现能力是指发展技能和知识，这些技能和知识可以被使用、转移，并与他人的技能和知识相结合，从而建立一种安全而明智的"工作风格"。

培训计划的目的应该是确定工作所需的能力，评估个人的教育和培训需求，然后提供适当的培训计划来满足这些需求。所有这些计划都必

须经过正式的计划和评估。

手术过程

外科手术是一系列相互联系的过程，其中一些过程是显而易见的，而另一些过程则涉及基本上不为人知的支持服务，例如采购部订购植入物以及消毒供应中心负责器械消毒灭菌。重要的是，整个团队对支持过程的每个步骤都有信心。

这一点特别适用于无菌器械供应方面，这些手术器械不仅必须正确清洗和灭菌，而且必须妥善保养。确保器械的正确性和完整性，为每次手术做好准备十分重要。

无菌植入物在骨折治疗中的可用性也同样重要。在一些国家，随着使用预包装无菌植入物的趋势，较之术前确保所有必要的设备都准备就绪，物品的灭菌已不再是一个问题。

1.2.6 结论

总之，手术室工作人员的表现需要许多因素的协调，特别是人际沟通、手术教学、环境因素（必须考虑人员和患者的安全），以及手术技术的发展。

所有这些方面都必须在一个合理的结构中发展，以平衡这些因素，为患者和高质量的手术创造一个安全的环境。

1.2.7 扩展阅读

Stokowoski LA Preoperative nurse: dedicated to a safe operating room. Available at: www.medscape.com

Firth-Cozens J (2004) Why communication fails in the operating room Qual Safe Health Care; 13:327.

Awad SS, Fagan SP, Bellows C, et al (2005) Bridging the communication gap in the operating room with medical team training. Am J Surg; 190:770–774.

Davis MS (2001) Advanced Precautions for Today's OR. Atlanta: Sweinbinder Publications LLC.

Patient Safety Institute. Canadian Patient Safety Institute. Available at: www.patientsafetyinstitute.ca/. Accessed March 24, 2006.

Joint Commission on Accreditation of Healthcare

Organizations (2006) Universal Protocol for Preventing Wrong Site, Wrong Procedure, Wrong Person Surgery. Available at: www.jointcommission.org

致 谢

感 谢 Lucia Alves、Ivany Nunes 和 Margaret Weedon 对本章初稿撰写所做的贡献。

1.3　环境

原著　Christine Booth

翻译　吴雪蕾　　审校　杨云峰

侵入性手术是在手术室进行的，目的是改善患者的身体状况。这些手术的范围从轻微的小手术到急性的挽救生命或肢体的手术。虽然其中一些对手术室工作人员来说似乎微不足道，但即使是很小的手术对患者来说也是重要的生命事件。

手术室的设计、施工和位置对于提供安全、高效和有效的护理至关重要。

本章探讨的是手术室安全问题，包括手术室的设计、环境控制和清洁的必要要求。

1.3.1　先决条件

过去的手术室与今天的已经大不相同。早期的手术是由外科医生穿着一般外出穿着的服装，在未经消毒灭菌的条件下进行的，且经常有大量参观者（因此有了英文中的"operating theatre"一词）。

随着抗生素的出现和对消毒和无菌条件的必要性的了解，患者的预后开始改善。

现代手术室设计的目的是为患者和工作人员提供最佳的条件。

设　计

在建设新的手术室时，需要考虑许多因素，但有以下几个指导原则决定着设计。

- 地理位置
- 消毒灭菌的需要
- 患者和员工的安全
- 资源的有效利用

地理位置

理想情况下，手术室应该位于建筑的终端位置，以尽量减少不必要的访客、患者和工作人员的通行。但是，它应该接近诸如急诊科、重症监护室和其他这样的特殊部门。为方便患者进出手术室，与外科病房之间的通道也是必要的。病房与手术室之间的距离较远可能导致接患者的时间较长，而且，长距离的转运或长时间在电梯里等待会增加术后患者在运输途中发生麻醉并发症的风险。另外，应考虑到手术室的位置应尽量靠近消毒供应部门。当然，目前一些医院采用的是统一外送消毒灭菌，就不存在这个问题了。

考虑到上述这些问题，可能有必要在医院内的不同地点建设多个手术室，例如将创伤手术室设置在急诊科旁边。这样会带来关于效率和成本效益的异议，有些人认为，将所有手术室放在一个地点可以更有效地使用资源。一个中央存储区域可以在一个部门内为所有手术室提供服务，如果手术室位于医院的不同区域，则需要增加物资供应的工作量。工作人员的排班也会更加困难。

手术室在建筑内的位置也需要斟酌。从历史上看，建筑物的顶层被认为是不够理想的位置，因为它有最多的灰尘颗粒沉积，其原因是灰尘在大气中运动时往往会随着热空气上升。随着现代通风系统的出现，这在现代建筑中不再是一个问题。

无论设计单个手术室或一个手术室部门，原则都是相同的。手术室必须符合无菌要求，必须为患者和工作人员创造安全的环境，资源的使用必须高效。

无 菌

无菌要求是手术室建设设计的核心，凌驾于所有其他因素之上。无菌的基本原则是将洁净区和污染区分开。有各种各样的设计可以做到这一点，但是所有的工作都是基于将内部"清洁"和"污染"区域划分开。通过完善的设计可以将这些区域之间的交叉污染风险降到最低。

手术部门可根据在其中进行的活动划分为不同的"区域"。

外部或接待区位于手术部门的入口。工作人员和访客可以穿着户外服装进入这个区域，可以运送物资，患者可以在这里进出。

更衣区应从该接待区进入，当工作人员和访客换好手术室制服后，有单独的入口由此进入洁净区（图1.3-1）。

不同医院的科室布局会有很大差异，然而在所有情况下，手术室本身和仪器储存区域应该是最干净的区域。必须避免一切不必要的交通，并

设计相应的通风系统（见下文）。

手术室所需的物资和设备应储存在附近。一些设备，如显微镜、清创车、内镜手术的监控系统，体积庞大，占用空间，应存放在手术室外。

手术室的设备精细昂贵，储存设施不足会造成损害，这不仅代价高昂，而且在修复过程中还会延误手术。

手术部门内部也需要有一个"污染"区域。这个区域必须与手术区域清晰地隔离开来。这是对器械进行清洁和再处理的区域，也是手术室废弃物清运的出口。

手术部门内还应该设有麻醉恢复室。部门内的所有手术间都可以通往这里。在这里，患者将从洁净区进入，并有单独的出口将患者送回病房。

安全的环境

手术团队有责任为患者提供高标准的护理，为此，手术室应该具备最佳的相应条件。手术环境必须对患者和工作人员都是安全的，因此在设计时必须考虑兼顾双方的心理和身体安全。手术室的空间应以有效的方式使用，并需要创建适当的工作界面，以减少过度负荷造成的物理压力。

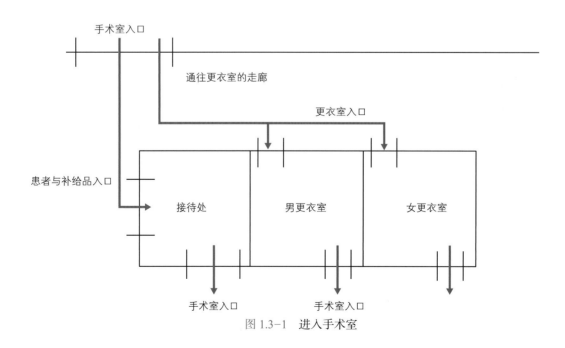

图 1.3-1 进入手术室

资源的有效利用

手术室的设计应该帮助团队以最少的精力获得最佳的结果，同时考虑到最小化资本和运行成本。智能化的设计限制了人员在手术室的流动，减少了不必要的人员和设备的移动。

1.3.2　建筑结构与设计

为了获得最好的结果，设计团队应该由多学科组成。团队应包括外科和手术室工作人员、感染控制小组的代表、医院工程和维修人员以及保洁小组的成员。所有成员都应该能够利用他们的实践和专业知识提供有价值的建议。建筑师还应该熟悉设计手术室的特殊要求，包括手术室在声学、热学和照明标准方面的高要求。

除了无菌要求、安全的环境、易于维护和资源的有效利用外，还存在其他影响建筑结构的因素。

该部门拟定的用途很关键，必须考虑到要进行的手术的数量和种类、使用手术室的专科的数目及其多样性、择期和急诊手术各自的比例，以及手术室的使用时间。日间手术占多数的手术室与大手术占多数的手术室的设计要求不同。通常情况下，日间手术部门是独立的，因为他们有特定的需要。需要额外的患者等候区，手术室的大小一般不需要像复杂手术的手术室那么大。

经费预算、医院面积、当地环境、未来的扩展能力和技术进步也将影响手术部门的设计和位置。

如果要扩展手术部门而不是新建手术室，那么必须制订周详计划，以确保扩建过程对手术室工作的干扰最小化。如果在装修期间无法关闭该手术室，则工作区域必须完全隔离在仍在使用的手术室之外。患者和工作人员的安全必须始终放在首位。

手术室面积

手术室的面积必须慎重决定（图 1.3-2）。这在一定程度上取决于手术的类型。例如，用于创伤或骨科手术的手术室面积需要大于用于小型普通外科手术的手术室面积。这取决于前者所需设备和仪器的数量：创伤牵引床、图像增强器，以及关节镜的影像设备。关节置换和创伤手术通常需要大量的器械，这意味着洗手护士、手术团队和器械台占据的"无菌区"比简单的"单套器械"的手术要大。还需要为"流动"人员提供空间，以便他们在不破坏无菌区域的情况下履行职责。同时，需要根据手术室的用途斟酌建造一个正方形还是长方形的手术室。

手术室的地板

手术室的地板应该具备以下要求。
- 光滑
- 坚硬
- 无缝
- 防滑
- 防静电
- 无孔，不易沾污
- 墙与地板弯曲连接

以上条件均符合安全及无菌的要求。很重要的一点是，用于地板的材料应易于清洁和维护。地板应足够坚硬，以承受来自重型设备的重复使用。光滑的地板不太可能有灰尘，而且更容易清洁，但是出于健康和安全考虑，它必须有防滑表面。墙面和地板之间的弯曲连接处以及墙面上地板材料的延伸部分也应该便于清洁（图 1.3-2）。

手术室的墙壁

手术室的墙壁和天花板应该具备以下要求。
- 无孔的表面
- 无接缝和缝隙
- 不反光

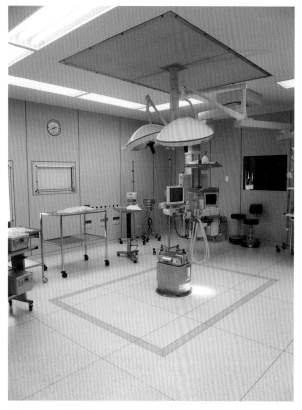

图 1.3–2　手术室

- 耐高温
- 容易清洁
- 色彩合适
- 墙壁与天花板的连接应是圆钝的

　　墙壁不能有接缝和裂缝，这一点很重要，因为这些地方可能有灰尘，很难清理，导致感染风险增加。墙面的覆盖层也很重要；粉刷过的灰泥墙表面光滑，容易清洁，但容易受损，裸露的灰泥多孔，无法有效清洁，是细菌和孢子的理想滋生地。有 1~1.5 m 防护层的墙面可防止此类损伤，且无孔，易于清洗。

　　如果是油漆的墙壁，应该使用无光泽漆来减少眩光。颜色的选择也很重要。一些颜色，结合了人工照明会改变患者的肤色，这可能会带来问题，特别是在麻醉室和术后复苏室。灯泡的选择和相关配件的选用也会有类似的效果。

手术室的门

　　理想的手术室的门应该是滑动的，电动的，并且密封的。这种类型的门有助于确保手术室内空气的合理压力。摆动式打开的门会对手术室内的空气造成较大的影响。在一些国家，如果要在手术室使用 X 线，门必须内衬铅板。

储存室

　　在该部门的清洁区域内，需要为大型设备提供方便存取的储存空间，并需要有足够的空间储存无菌器械和无菌植入物。每个房间都需要储存空间，用于存放手术中需要的消耗品和其他无菌物品，例如缝合线、棉签或敷料。手术室内的任何储存室在设计时都应该是封闭的，以减少污染存储在其中的物品的风险。

照　明

　　手术室中的照明必须满足每个人的需求。整个手术部门内的光线水平应该保持一致，没有黑暗区域或阴影处。

　　手术室一般没有窗户，因为它们可能会分散注意力。由于外部天气条件的影响，透射光的变化会导致室内照明不一致，而当使用视频屏幕和显微镜时，来自窗外的强光也会干扰和分散注意力。

　　在员工休息区安装窗户是个好主意，因为它们能让员工在工作时间内接触到自然光。然而，这些窗户不应打开，以免影响内部的通风系统。

　　荧光灯是手术室常见的选择，因为它们产生的光一般是均匀的，无阴影，产生的热量比其他品种的照明设备少。灯泡有不同的颜色可供选择，应该尽可能选择产生接近日光条件的照明。灯泡的颜色应该在手术室的所有区域保持一致，以避免外科医生和麻醉师不得不适应不同的照明。例如，麻醉诱导室的照明应与手术室内的一般照明相同，因为在不同的照明条件下，患者的肤色可能会有所不同。

天花板上的照明设备应该是内置的，以避免灰尘聚集在悬挂装置上。每个房间都应该配备调光装置，以便在必要时调暗灯光，例如在进行关节镜手术时，调暗室内光线可以使显示器的显示效果更好。

手术灯必须提供一个没有阴影的明亮区域，手术灯应该足够大，且能够在不同的平面上都轻易移动。许多现代的手术灯使用发光二极管（LED）来产生高质量的光。手术灯的质量将直接影响到手术团队的效率，其选择应考虑手术的类型，如腔隙较深的手术等。灯的焦点应该是可调的，以允许大强度的定向光需要。在创伤和骨科手术中，两盏手术灯通常比一盏手术灯更便于照亮手术区域。

在手术过程中，应该可以安装无菌灯柄，使手术团队能够调整手术灯的方向。这样可以最大限度地降低台下工作人员在调整灯时污染手术区域的风险。当在主手术灯无法照到手术区域时，一些外科医生会选择使用头灯，以更好地控制光照的方向。

供电、供气、负压

提供足够的电源供应点是至关重要的。手术室内大部分设备是由电力驱动的。电源点应该分布在手术室周围且确保数量充足，以减少多次使用接线板延长的情况。这不仅可以降低连接过程中断电的风险，还可以防止插座过载。可以通过利用天花板上安装的下垂吊臂减少接线板的使用。

在手术室断电时可使用应急发电机。这些通常与医院其余部分的主要备用发电机一起安装，而不是安装在手术室内。它们需要定期接受测试，以确保在紧急情况下正常工作。

手术室设计时应考虑到麻醉气体、负压吸引和压缩空气的供应。像电源插座一样，这些可以通过悬挂在天花板上的吊臂系统或墙壁端口来传输，从而最大限度地减少拖缆和管道的使用。

设计中应该考虑到麻醉机的位置。它是否固定位置或需要在手术室内移动位置取决于手术的类型。有鉴于此，麻醉气体能从手术室的多个位置获取是明智的设计。每个手术室都应该有单独的气体关闭点。这不仅使维修工作能够在单独的手术间中进行，也是必要的安全要求。

麻醉和外科手术都需要一定的负压吸引。在严重出血的过程中，手术团队可能需要用到 2 套吸引装置，最好能在满足手术医生的同时不影响麻醉师对负压吸引的需求。

每个手术室都应供应压缩空气。麻醉机和气动止血带需要 400 kPa 压力的空气，因此手术室内应该设置端口，以便为此提供足够的空气。电动工具一般由电池或压缩空气驱动，如遇后者，则需要 700 kPa 压力的空气。同样，出口端口应该分布在手术室内，使空气软管易于接近手术台的任何位置。

X 线和 IT 设备

手术室应备有足够的 X 线透视屏，以便手术团队在手术过程中有良好的视野。随着数字图像使用率的增加，手术室内有必要提供与医院网络相连的大型计算机显示器。越来越多的用于手术室管理所需的计算机被安装进了每一个手术间。

仪器设备

手术室所需的设备取决于其手术的类型，一般来说，某些设备是标准配置。

麻醉设备

这包括麻醉机、呼吸机和患者监测设备。其他麻醉设备则取决于是否有单独的麻醉诱导室（图 1.3-3）。

手术床

手术床的类型取决于手术的类型。不同的手术床有不同的特殊用途。例如，创伤外科手术床有大量的组件和附件用于体位安置。所有的手术床都应该有一个由不透水表面覆盖的减压床垫。应定期检查床垫的完整性，如果床垫损坏，应更换床垫，以防止手术期间液体泄漏，因为这会带来感染的风险。无论何种类型，无论是手动或电动控制，所有手术床都必须能够在麻醉紧急情况下快速、轻松地将患者置于"头低脚高位"。

推车与器械台

一般来说，不锈钢是器械台和其他小车的首选材料。这种材料经久耐用，不易沾污，在不同工序之间易于清洗（图 1.3-4）。这种材料也适用于静脉输液架和盆架。

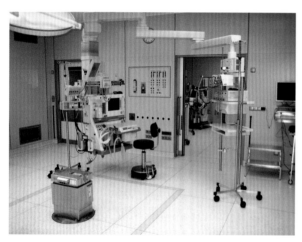

图 1.3-3　手术室内的麻醉设备及独立的诱导室

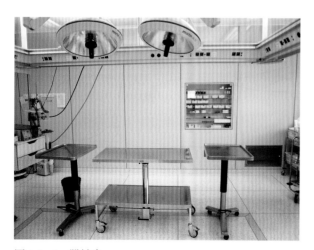

图 1.3-4　器械台

储物车

这是储存物品时需要的，如拭子、缝线，需要在手术室内随时提供，以免手术期间工作人员不必要的奔走。这些储存车应该关闭，以防止意外污染储存的物品。

手术室应备有废弃物收集容器和可重复使用的亚麻布收集袋。这些收集装置应便于移动，以便在每台手术完成后将废弃物运送到污染区进行处理。

其他常规设备包括坐凳（或椅子）、站立平台、热透治疗仪和吸引装置。

1.3.3　着装

在手术室内的着装十分重要。《工作人员医院内卫生和操作要求》指明："手术室内的着装及患者的覆盖材料必须形成一个有效的屏障用以防止感染从工作人员和患者传播到伤口，与此同时防止感染从患者传播到工作人员。"

每个手术间都应该有专门的着装规定。所有在清洁区域内的工作人员必须穿外科洗手服。这种洗手服不能穿到手术室外去，并且一旦污染应该及时更换。在手术室内，应戴上帽子遮住头发，并佩戴口罩。关于口罩的有效性有很多争论，许多医疗机构要求在开放性伤口或无菌手术器械打开时佩戴口罩，一些医院则并不这样做。然而，洗手上台的工作人员使用口罩、面罩或护目镜，保护的不仅是患者，也是他们自己。

手术室内的鞋子应保护穿鞋者免受各种液体的污染。鞋子应该舒适和牢固，趾部封闭、有鞋跟带或脚背面封闭。它们必须是定期清洗的，最好是用机器清洗。

应提供额外的防护用品，必要时巡回护士应佩戴如非无菌的手套和围裙等防护用品。当暴露于 X 线辐射时，手术室的所有工作人员，包括麻醉组的工作人员，都必须穿着铅衣。激光手术中必须使用专门的眼睛保护设备。

手术衣和手套

洗手上台的工作人员穿戴无菌手术衣和手套以保护自身和患者。它们应该由不透水的材料制成，可以是一次性的或可重复使用的。

手术铺巾

《工作人员医院内卫生和操作要求》建议："患者的手术铺巾必须防止病原体从皮肤进入手术伤口。因此，铺巾的材料应该足够抵抗来自器械和手术者的机械压力，即使是在有液体存在的情况下。"一般来说，铺巾应兼具吸水性和不透水性。

许多医院现在选择使用一次性的而不是可重复使用的铺巾。棉制品几乎停止使用，因为它吸水且很难有效保护患者及工作人员。

1.3.4　通风

通风是手术室设计中的主要考虑因素之一。通风是一种将空间中的空气抽走并替换的方法。首先，通风必须为患者和工作人员提供安全舒适的环境。空气质量与手术感染之间的联系已经明确，因此，通风必须达到降低患者风险所需的标准。

《供暖和通风系统》中的"医疗场所专用通风"规定手术部门的通风要达到以下要求。
- 能去除、承载/稀释特定的污染物和烟雾
- 确保一个空间与另一个空间的隔离
- 保持理想的空气流通路径：从一个干净的地方到一个不太干净的地方
- 能够控制空间的清洁度
- 能够控制温度
- 能够控制湿度

任何手术室通风系统都应确保污染的空气从污染处到污染较轻或较干净处尽可能低。这是通过保持清洁区域处于较高的压力来实现的，这样，即使门打开也可以防止空气回流到清洁区域。

空气污染的方式多种多样。
- 通过送风系统
- 通过手术间内的人员
- 通过工作活动
- 通过相邻空间的转移

空气中含有存在于空气播散的微颗粒上的微生物，如皮肤鳞片、灰尘、棉絮或呼吸道飞沫。造成空气污染的主要原因是房间里的人员。房间内人员的死皮脱落可以通过限制人员进入、衣服的选择和房间换气率来最小化。

决定通风要求的因素包括以下方面。
- 相关活动，例如释放气味、气溶胶、蒸气、烟雾和灰尘的活动
- 稀释和控制空气中的病原体
- 人体的热舒适度

在手术室中有2个主要的通风系统。常规的通风即使在门打开时也能保持房间之间特定的气流，而超净通风则为操作区域提供了大量经过清洁过滤的空气。

常规通风系统在差压下输送经过过滤的空气。空气在空气处理装置（空气调节装置）中被过滤，并通过向下的位移输送。转换格栅使空气能够在压力和清洁程度相同的房间之间双向流动。压力稳定器允许空气向一个方向流动——从干净的地方流向不太干净的地方。每个区域都有一个推荐的换气率，区域越干净，每小时换气的次数就越多。空气通过管道排入外部大气，一些空气被过滤并在手术间内循环。

手术室内的温度应该为18~25℃。如果房间温度过低，会导致患者（和工作人员）体温过低。过高的温度不仅会让工作人员感到不舒服，还会增加微生物的生长。工作人员应该能够通过位于手术室内的控制面板将室温控制在此限制范围内。面板应清楚地显示室温、湿度和通风设备的状态。

由常规系统提供的通风，在规定压力下，每小时提供的换气次数应达到的要求见表 1.3-1。

超净通风系统较之于传统系统，显著提高了稀释污染物的效果。这是通过向外科手术区域和暴露的无菌器械的区域提供大量清洁过滤空气来实现的。该系统通常用于较大的骨科手术，如关节置换和骨折固定，以清除其下方的清洁区域的污染物。此外，清洁区域的压力可以防止外部污染物进入。

其空气的流动是单向的，而且要经过较高的过滤。这种通风系统并不适用于所有类型的手术，因为高风量会导致组织水分流失增加。但是，它的确显著降低了骨科手术中手术部位感染的发生率。

表 1.3-1　常规系统通风的压力和每小时换气次数

区域	换气次数/小时	压力（帕斯卡）
灭菌准备室（打包间）	>25	35
无菌包存贮室	10	25
手术间	25	25
麻醉间	15	>10
洗涤/污物处理间	>20	-5
术后复苏室	15	0

湿　度

在过去，为了控制可燃麻醉气体的风险，湿化是必要的。由于此类麻醉气体现在已经停用，因此不再有必要保持这种严格的控制。湿度在 35%~60% 之间波动是可以接受的。

麻醉废气

麻醉气体是受到工作场所暴露限制的，必须通过适当的气体清除系统加以控制和清除。所有麻醉系统都会发生一些泄漏，特别是在患者转移时，呼吸系统可能会断开。

通风系统的空气流动应确保这种泄漏被稀释并从空气中消除。麻醉剂比空气重，因此，高水平面送风和低水平面排风可以将工作人员面临的风险降到最低。

应定期维修通风系统，确保其正常运作。工程人员应监测换气率和压力，并有定期的程序来清洁/更换过滤器和管道。

1.3.5　环境清洁

2004 年 7 月，英国卫生部发表了一份题为《迈向更清洁的医院和更低的感染率》的报告，指出："清洁的环境为优质的患者护理实践和优质的感染控制提供了良好的环境，这对高效的医疗保健十分重要。"

环境清洁需要一个团队的努力，这是手术人员和保洁人员的责任。手术室工作人员建立的清洁的手术环境，连同优质的通风系统、良好的手术技术，都有助于减少患者发生感染的风险。清洁环境的规章和程序必须写下来，定期审查，并随时提供给员工。每个部门都要有自己的清洁规章，会因不同的手术类型和当地感染控制指南的不同而有所不同。下面是一个清洁要求的范例。

总　则

- 与患者直接接触的表面，如手术台及任何其他设备，必须在不同病例之间用洗涤剂清洗，以便为下一个患者重建一个安全、清洁的环境
- 地板上的血或其他污染物应尽快处理
- 所有区域，包括手术室、麻醉诱导室和一般区域应保持无杂物，以便于清洁
- 物品不应存放在地板上。物品放在地上而不是架子上，会有碍地板的清洁，并可能带来污垢和灰尘堆积
- 手术室看起来应该是清洁、一尘不染的
- 墙壁或门上的通风格栅不应被阻挡或阻塞
- 物品和耗品的存储量应尽可能小，以帮助库存

周转和防止灰尘积聚

■ 手术间内的构造应该完好无损。任何缺陷、损坏的墙壁或地板都应上报并修复

日常清洁

地板应使用地板擦洗机清洗，并使用经批准的清洁剂和水。这应该在每天的开始进行，并在一天的操作完成后再做一次。整个地板包括边角都要打扫干净。

所有水平表面和固定设备都应使用无尘布湿式打扫。所有的清洁工作都应使用无尘布，以避免带来纤维。绒布会导致纤维沉积，在清洁后仍留在表面，并可能导致空气中额外的灰尘污染。

所有其他固定装置，包括手术灯，都应使用经批准的清洁剂清洗，要确保彻底检查过是否存在飞溅和污染。

每次使用前和使用后，器械推车都应该用手工清洗或在清洗流水线上进行处理。

在使用拖把时，它们应该用颜色编码或标记，以减少从一个区域到另一个区域的交叉污染。拖把应存放在指定的地方。存放时应直立拖把头，使拖把头风干。桶使用后应倒空、清洗并倒置存放。用过的拖把头应退回洗衣房，如果是一次性的应丢弃。

所有区域，包括手术间、无菌准备区、麻醉诱导室、刷手间和杂物间应每天彻底清洁。

维护安排

即使墙壁每天清洗污染物和飞溅物，仍应有一个清洁墙壁和天花板的安排。这项工作应由环境清洁服务部门完成，并应至少每 6 个月进行 1 次。

这必须在每个手术室的计划停工时间内完成，可以是在晚上或周末手术室不使用时。对于急诊 /24 小时手术室，清洁时，手术必须安排在其他手术间或手术部。其他任何的保养计划或修理也可以在手术室停工期间进行。

1.3.6 员工

员工是一个部门最重要的资源。无论何种建筑设计、手术室是新是旧、设备和技术是多是少，没有团队合作，任何部门都不能有效或高效地发挥作用。建筑物的结构需要维护和管理，工作人员也需要关注。专业技能需要传授，经验丰富的员工是宝贵的财富，无论他们的级别如何。应提供培训方案和教育资源，使工作人员能够实现高质量护理的共同目标。患者在手术过程中被委托给医疗团队，所有的工作人员（水电保障人员、保洁人员、维修人员、洗手护士、巡回护士、复苏室工作人员、外科医生和麻醉师）都参与了患者照护的过程。

1.3.7 扩展阅读

Association of Scientific Medical Societies (2005) The Working Group Hygiene in Hospital and Practice. 3rd ed. Wiesbaden: mhp-Verlag GmbH.

Phillips NF (2004) Berry and Kohn's Operating Room Technique. 10th ed. St Louis: Mosby.

UK Dept of Health (2004) Towards cleaner hospitals and lower rates of infection. In: Heating and Ventilation Systems HTM 03-01. United Kingdom: Dept of Health.

致谢

感谢 Suganya Boonrab、Martin van Dijen、Tanudsintum Surasawadee 和 Pauline Lee 对本章初稿撰写所做的贡献。

1.4 器械

原著 Isabel van Rie Richards
翻译 吴雪蕾 审校 樊 健

外科手术器械是在外科手术过程中用来进行特定操作的工具。外科植入物被设计用于留置在患者体内以达成特定功能（如骨折的固定）。所有医疗器械，无论是器械还是植入物，都必须符合一系列法规和标准，以确保它们能够达到预期的目的。医疗器械的目的是改善患者的医疗状况，促进手术的进行。它们的使用还必须符合患者和卫生保健专业人员的安全标准。

本章解释了器械在术前、术中和术后阶段的处理和维护标准。本章同时介绍了清洁去污过程的标准以及手术室组织和规划的指南。

1.4.1 术前准备

获取信息

手术相关信息必须在术前获得。外科医生向团队详细介绍将要进行的手术。他们必须提供清楚和足够的信息，包括患者的姓名、性别、年龄和一般情况、受伤的性质和手术类型。外科医生还必须将患者的个人意愿告知手术室人员（ORP）。手术团队凭借检查表和充足的知识准备手术所需的器械、设备和植入物。相互沟通和获取这些信息是有效准备和成功手术的关键。此外，患者和手术团队成员之间的相互尊重是必不可少的。必须查明和注意个别工作人员的长处和短处，以便在必要时弥补知识或专业经验方面的任何不足。当这一点很明显时，必须提供额外的培训和资料。

手术准备

器械的准备

手术室使用时间是医院最昂贵的资源。手边有足够的、功能正常的器械和设备可以提高患者的安全性、防止延误、节省资金、增加工作人员和外科医生的满意度，因此非常重要。设备的选择取决于患者、手术、外科医生的偏好和设备的可用性。设备、器械和植入物是根据机构惯例准备和设置的。

每一家医院在准备手术时都应该有检查表，以简化手术室人员的任务，特别是在紧急情况下，由于压力可能会忘记项目或由于不熟悉手术程序的手术室人员操作误时。应定期更新这些核对表，并正确、清楚地确认和标记所有项目，以简化设置过程。

使用借用的手术器械时，必须经过检查以确保其完整性。在到达手术室时，运输时用的外包装必须拆除。由于此时材料通常不是无菌的，收件人必须检查内容物，以确保没有丢失或损坏。此外，强烈建议洗手护士与外科医生在器械送去消毒之前熟悉手术中使用的器械及其使用顺序。在特殊情况下，借来的整套器械在到达时是无菌的（例如器械是从邻近的医院借来的）。在这种情况下，必须确定包装的完整性，并在术前彻底检查内容物。

检查与保存无菌器械的完整性

一旦消毒和灭菌过程完成，无菌器械就被

储存起来。包装、搬运、运输和储存器械的方法决定了材料的保质期。器械的存储寿命是指一个设备在其包装完整性受到损害之前被认为是安全无菌的时间长度。由于包装和储存方法的巨大差异，不可能对所有无菌物品的保质期提出统一的建议。

所有灭菌设备的包装必须使用耐湿抗菌的材料，并可保持内容物的无菌性。通过包装渗透的高压蒸汽达成了对内容物的消毒。其他的消毒方法包括使用各种气体，如环氧乙烷、甲醛或等离子体。有些公司对一次性物品使用高剂量辐射灭菌，但这种方法不适合对设备的再消毒。包装的选择取决于内容物的重量和形状。较重和较长的仪器和设备通常放在金属容器中消毒，较轻和较小的物品用双层灭菌纸或袋包装，双层包装的意义在于便于将无菌内容物打开交给洗手护士。不推荐使用棉麻包装，因为它们不能屏蔽微生物，尤其是当其与液体接触时。棉花可用作保护层，仅仅是为了防止包装纸穿孔。尖锐的仪器必须小心保护，以避免在灭菌、运输或储存过程中因操作造成损坏。包装和包装过程必须按照机构指导方针进行，符合国家和国际标准。这是通过使用合适的胶带进行包装、采用包装袋的密封程序或使用容器的锁定标签来完成的。灭菌胶带的使用具有三重功能。首先，它密封了包装。二是胶带上颜色的变化表明产品已经过灭菌处理，但这并不能证明灭菌过程已经成功进行。第三，胶带也可以作为包裹的封条。如果使用前胶带不完整，包装必须被认为不是无菌的。

每一种医疗器械在灭菌前、灭菌中、灭菌后的任何时候都必须小心处理。沉重的仪器托盘不应放在较轻或易碎的器械上。运输过程中保持无菌用品的完整性也很重要。在运输过程中，托盘和器械必须放在密闭的容器或小车中进行保护，以减少意外损坏和暴露于灰尘及其他外部影响的风险。手术器械的存放也必须符合规定的标准和规范。必须存放在干燥的房间里，没有外来气流

和紫外线；温度在 20~25℃ 之间。这些器械绝对不可暴露在极端温度变化中。在储藏室里，较重的托盘应该放在较低的架子上，较轻的放在较高的架子上。如果储物空间不足，较重的物品必须存放在较高的地方时，那么使用机械升降辅助装置可以方便转移。不建议堆放器械盒，不必要的移动和人工搬运灭菌盒不符合人体工程学，还可能导致背部疼痛。此外，必须限制过度移动整套器械所产生的气流，以尽量减少灰尘颗粒在储存区域的积聚。遵循先进先出原则，避免无菌物品过期。必须定期检查有效期和包装的完整性。非无菌设备必须存放在与无菌设备不同的地方或不同的供应室。

手术室布局

手术室内的布局是在挑选完手术物品之后的步骤。在大多数情况下，手术室工作人员自己安排各种推车的位置。为了使工作能够有效地进行，在手术室内固定了为特定操作所需的手推车、设备、容器、器械和植入物的数量。例如，手术的类型和位置决定了手推车和设备的位置和组织方式。所有的小车都放置在层流气流的下方。无菌设备应与非无菌设备及清洗消毒手术部位所需的液体分开放置。手术中不需要的设备应从手术室中取出，但应保留患者的病历和 X 线片。

在打开包装前，必须对整个器械包装的完整性进行最后检查。包装袋或包裹必须完好、干燥，胶带和锁紧标签完好，灭菌跟踪标签有效。巡回护士负责完成房间的布局，并负责按照要求以符合无菌且合理的方式向他/她的同事呈递所有材料。因此，对手术程序的丰富知识和对手术步骤的密切关注是先决条件。巡回护士还负责对患者相关的无菌技术和要求进行持续的监督。在一个好的团队中，洗手护士和巡回护士的专业性是相辅相成的。

巡回护士必须完成所有的文件书写。洗手护士会核对确认。手术前后要清点所有的器械、棉

签、针和其他小物件。如果手术结束前第二次清点与第一次清点不相符，则必须停止关闭伤口。洗手护士根据无菌器械的使用和操作步骤，对桌上的无菌器械进行整理。如有不完整的器械要立即报告，如果有可替换的器械，应立即更换。如果一件或多件器械受到污染，必须将整套器械放弃，并需要进行进一步的清洁程序。每一件遗失、损坏或不洁器械的事故都必须报告，以避免再次发生。

1.4.2 术中护理

一名专业的洗手护士可通过高效的团队合作，严格的无菌操作，改善患者的健康状况，减少并发症的风险，如手术部位感染，对减少手术时间做出重要贡献。他/她应该能够比外科医生至少提前一步思考和工作，并预测外科医生的需求。这需要对整个手术及其可能出现的并发症有良好的工作知识，并具备专注、自律和有序的工作方法。

手术室护士负责器械的保养。经验表明，定期和专业的术中护理、正确使用和良好的仪器维护可显著延长每一件器械的使用寿命。例如，手术室工作人员应该反对外科医生不专业和不正确地使用任何器械，如随手拿起任一器械进行锤打。

如果时间允许，强烈建议在手术过程中清洗器械。这样可以保证器械的良好功能（被血迹严重覆盖的器械可能无法正常工作），并将简化之后的去污过程。过量的血液应被清除，中空器械的管腔应冲洗干净，铰刀、钻头和丝攻中的骨屑应清除掉。损坏的器械应与设备分开，并确定要进行维修。损坏的器械的所有部件和任何取出的植入物（接骨板、螺钉和垫圈）的每个部件都必须被识别和计数。在手术结束时，洗手护士将所有锋利的物品取出并放入一个特殊的容器中，该容器能不可逆地锁定，一次性材料应被丢弃。所有器械都被放回正确的套件中，并放在封闭的运输容器中。根据当地的政策，应拆除和打开所有的工具，以促进去污过程。当多套器械堆叠时，必须特别注意个别器械。沉重的托盘和器械必须放在底部，较轻的放在顶部。同时也要小心不要压碎脆弱的镜头、导光线或外科手术电凝线。

未使用过的无菌材料，如果它们的完整性没有受到损害，可以放回到它们的标准存储位置。

所有使用的植入物都被精准地记录存档下来（根据机构惯例）并重新排序。如果有非无菌的植入物（如螺钉或接骨板），则必须在去污过程开始前补充入该套器械，以便在灭菌前清除植入物表面的不可见灰尘层和任何污垢。

在整个手术过程中，手术室团队必须以正确的方式工作。在整个手术过程中，门必须保持关闭，以保证层流的最佳功能。必须避免不必要的人员进出。接近手术现场或无菌车和设备的非无菌人员必须保持最小限制距离，并远离层流罩。

手术结束时，注意力必须集中在患者转运上。只有麻醉医生和他/她的团队得到必要的支持，并完成手术的最后简报后，护理团队才可以为中期或最终的清洁准备房间。

1.4.3 术后护理

一旦器械到达消毒供应中心，就开始对器械进行再处理。器械从使用到重用的所有步骤都在器械的生命周期图中进行了说明（图 1.4-1）。每一步都必须完全完成，以保证无菌。如果在任何一个阶段没有令人满意的满足条件，必须认为这些器械是非无菌的，并且必须重复整个净化过程。

去污过程

去污是一个严格和标准化的程序。它是包括清洁、消毒和/或灭菌在内的一系列过程的组合，以使医疗设备在再次使用时更加安全。其目的是维护器械的功能，减少器械表面的微生物、污物、化学物质、腐蚀和其他潜在的碎片，使患者和团队使用该器械时是卫生安全的。这一过程的质量保证降低了感染的风险。

腐蚀可能是不正确的去污过程的结果。高质量的手术器械是耐腐蚀的（见章节 1.5）。这种耐腐蚀能力取决于保护底层金属的器械表面钝化层的条件。由于不专业的操作，这一层可能被机械力、化学因素或热损伤破坏。

器械所用的材料决定了所需要的净化过程的类型。

只有可重复使用的产品才应重新进入净化循环。虽然一些一次性物品可以消毒和灭菌，但应禁止重复使用。它们可能在第一次使用或再消毒过程中受损。

建议在器械进入回收过程前查阅器械说明书，因为有些器械，特别是摄像头和电动工具，对去污和保养有特殊要求，如果不进行清理和保养，会造成严重的损坏。

材料分类

去污过程从使用后立即进行的初洗开始。然后将所有器械和套件分类，进行手动或自动清洗和消毒。

必须小心处理这些器械，以防止损坏。必须拆卸带有若干部件的器械（虽然也有例外，例如电动工具的仪器，必须关闭清洗并打开消毒）。不适合机洗的物料需要分离。锋利的器械必须放在一个单独的托盘里。检查空心器械是否有遗忘的导丝或残留的异物。腐蚀的器械将被移除，因为它们可能"污染"其他仪器。损坏的器械，如果无法修复，应放置在一个密封的垃圾容器中。待维修的器械必须在维修前进行充分处理。必须避免托盘超载和压碎精密仪器。

参与去污过程的人员必须穿上合适的防护服来保护自己，包括帽子、面罩、护目镜、完全保护手臂和身体的防水围裙，以及结实的聚乙烯手套（图 1.4-2）。

清洁—消毒过程

清洁是指清除器械表面所有可见的碎片，如灰尘、污渍、血液、组织和其他物质。

消毒是将可能引起感染的病原微生物从表面除去。

对于充分的清洁消毒程序，有 4 项因素必不可少。

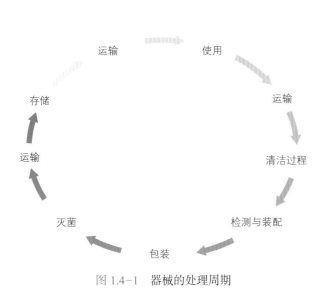

图 1.4-1　器械的处理周期

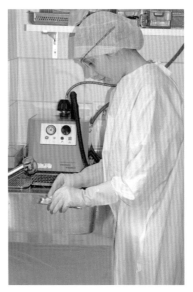

图 1.4-2　个人防护

- 水
- 机械作用
- 化学作用
- 热
- 要除去器械上的主要污物，水是必要的
- 去除污垢的机械动作包括用超声波擦拭、擦洗、冲洗或振动。自动化清洗过程中的机械作用通过冲洗和喷洒实现
- 化学作用是由洗涤剂和水混合来杀灭病原体。脂肪和蛋白质被洗涤剂溶解。洗涤剂可含有保护器械表面的添加剂
- 热量提高了水和洗涤剂的稀释力。必须选择正确的温度来优化清洗消毒程序。如果温度高于45℃，血液和组织残留物容易凝结。但是，碱性洗涤剂需要更高的温度来水解蛋白质。

清洗程序以彻底的冲洗和干燥收尾，以达到完全清除一切剩余的碎片和洗涤剂。最好是用高质量的水（低矿物质）冲洗，这样可以减少器械上的污渍和腐蚀的风险。

自动清洗

与手工技术相比，自动化去污技术的优点是可以进行验证，并将事故风险限制在人员范围内。验证是一种文件化的程序，用于获取、记录和解释为确保一个过程始终产生符合预定条件的产品而必需的结果。整个过程用可测量的标准清晰地定义。为了满足这些标准，必须进行准确和定期的质量控制。

自动清洗是用清洗机/消毒器进行的。清洗后进行消毒。规范装载清洗车以使所有的器械表面都暴露出来是非常重要的。

首先，用冷水冲洗负载，以便清除所有主要污物。在清洗过程中加入洗涤剂，并根据使用的洗涤剂类型选择温度。通常温度保持在45℃以下，尽管碱性洗涤剂需要更高的温度。如果使用碱性洗涤剂，水会被中和以防止腐蚀。消毒的时间和温度取决于负载，但在大约90℃的温度下可持续10 min。

最后，干燥过程将限制表面的再污染，并将腐蚀和水斑形成的风险降到最低。

有几种类型的清洗机/消毒器。例如隧道式（图1.4-3），所有受污染的设备由中央消毒单元不洁净一侧的机器进入，然后在清洗机/消毒机清洁一侧消毒并烘干。

所有的清洗机/消毒器根据不同的器械和负荷提供不同的程序。它们对用户友好，可以处理高负载容量。隧道式清洗机/消毒器分为若干间室，每一间室负责循环的一部分。

手工清洗

手工清洗应仅限于那些不能在自动清洗器中处理的物品。由于很难从器械中去除干燥的血液和组织残留物，因此强烈建议术中及使用后立即进行"快速清洗"。如果器械不能立即进行最后的去污程序，则可以将其浸入适当的洗涤剂溶液中，浸泡预定的时间或在自来水下冲洗。应避免溅水。蛋白质在45℃凝结，所以水温应该低于这个温度。

在某些国家，手工清洗是唯一的选择。一些工具可以帮助简化这个过程。毛刷有软毛和硬毛2种，大小和形状各异，可用来清除器械表面或中空器械腔内的碎片。禁止使用金属刷，因为它们会损坏仪器的钝化层。海绵和毛巾应该用在更精密的器具上。

气枪是清洗中空器械腔体的有效方法（图1.4-4a）。有不同的喷嘴可以选用，可以根据器械和需要清洗的表面来选择（图1.4-4b）。

清洗完毕后，所有器械均在充足的优质水下冲洗干净。任何时候都必须穿合适的防护服。

动力工具

动力工具的类型、供应商和医院的消毒设施决定了使用哪种清洁方法。如果自动过程是可选方案，那么应该使用自动方式。如果电动工具可

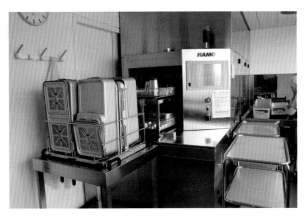

图 1.4-3　清洗 / 消毒隧道

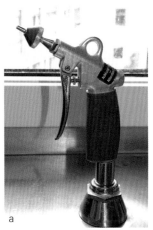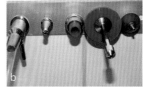

图 1.4-4
a. 喷枪。b. 喷头

以通过自动清洗，那么软管连接处或电池接触板上必须覆盖相应的保护装置。

超声波清洗

　　清洗也可用超声波进行。超声波清洗机的超声波能分解器械表面的一切碎片，即使很难接近的器械表面，也能被彻底清洗。波浪是由"震动"水产生的，其频率高于声音。温度应保持在 45℃以下。

　　使用超声波时，器械的整个表面必须与水接触。当不适合自动化处理时，建议使用超声波清洗机清洗小型和精密的不锈钢器械。内镜、电动工具和电气设备的电缆不应浸入超声波或任何其他盆内。但是，这些设备部分由不锈钢或其他金属制成的部件可以浸在水中，从而可用超声波清洗。较软的材料，如 Esmarch 绷带，能吸收声波并中和其功能，因此不适合超声波清洗。

控制和组装

　　一旦清洁消毒程序完成，要检查其结果。如果有任何异常，整个过程必须重复。在消毒装置的清洁一侧操作器械和设备时，也必须穿防护服。

　　检查所有设备是否有污迹、损坏及其功能和完整性，并确保其干燥。湿的器械要擦干。损坏的、无功能的和不完整的器械必须取出并更换。注意，有些器械在高温下不能正常工作，此类器械必须在检查前冷却。

　　使用放大镜可以对器械进行更详细的检查（图 1.4-5）。因此，可以检测到轻微的损伤、腐蚀、非功能性接头等。如果需要，可以使用推荐的润滑油进行润滑。手术用油必须无硅酮，具有抗菌

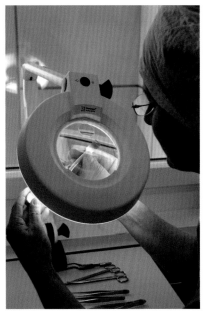

图 1.4-5　使用放大镜进行细致检测

功能，并能渗透蒸气。然后根据机构要求将器械装入器械托盘。锋利和精致的器械必须受到保护，不能被较重的工具压碎。带有棘轮的器械必须在打开（解锁）的状态下消毒。多组分器械应松散地重新组装。一旦托盘装载完毕，应填写一份器械托盘清单，签字，并记录任何缺少的器械。

包　装

可以用夹子或标签密封的容器包装器械托盘。包裹和包装袋可用于较小的设备或单个的器械。为单个器械选择的包装袋必须具有适当的大小和正确的密封方式。

在所有情况下，外包装必须注明灭菌日期、过期日期、内容物以及所有缺失的器械或植入物。包装必须使用适合灭菌的专用标记和标签。

灭　菌

选择适合待灭菌设备的灭菌工艺。高压蒸汽灭菌法在大多数情况下是合适的。对于少数设备来说，气体灭菌是唯一合适的方法。

整个灭菌过程必须符合作为一个有效的消毒程序需达到的众多严格规定的标准。定期的质量控制保证了灭菌器的良好性能。要记录每个单独负载的灭菌周期。灭菌过程的任何中断，无论是什么原因，都必须注明并登记，并使得所有机组重新开始整个灭菌过程。

由于整个消毒灭菌过程的复杂性和必须满足的严格条件，越来越多的医院倾向于将这项任务外包。这个过程的专门化不仅降低了成本，而且在很大程度上转移了验证和跟踪的责任。对外部承包商的依赖既有积极的一面，也有消极的一面，调查显示，用户并不总是对返还器械的能力和状态感到满意。在很多情况下，原因是医院和外部承包商之间沟通不畅。

所有参与手术器械护理和维护的医护人员都有责任保护自己、患者和其他人的健康和安全，并协助减少感染的风险。

1.4.4　扩展阅读

AWMF Working Group for Hygiene in Hospital and Practice (2005) Hygiene in Hospital and Practice. 3rd ed. Wiesbaden: mhp-Verlag GmbH.

Gilmour D (2008) Instrument integrity and sterility: the perioperative practitioner's responsibilities. J Perioper Pract 18(7):292-296.

Weinig F, Hahnen K (1999) Handbuch Sterilisation. Rüschlikon, Switzerland: 3M Innovation.

World Forum for Hospital Sterile Supply. Available at: www.wfhss.com

Huys J (2004) Cleaning of Equipment and Materials to be Sterilized. Renkum, the Netherlands: HEART Consultancy.

致谢

感谢 June Pindard、Anne Kari Bo、Ma-Li Lee 和 Ling Fu Shaw 对本章初稿撰写所做的贡献。

1.5　植入物

原著　Nicola Kildea, Jessica Hayes, Judith Roberson, Anna Wilkins
翻译　刘　佳　　审校　杨云峰

通过植入物治疗骨折固定的目的是重建受损骨骼的结构和功能完整性，同时加速愈合。实现这一目标取决于材料的特性、工具的设计、生理需求、植入物的处理和患者的健康状况等一系列复杂且互相作用的条件。

1.5.1　材料

用于骨折复位植入物的材料包括但不限于金属、可降解和不可降解的聚合物、陶瓷、可吸收的磷酸钙骨水泥和不可吸收的骨水泥。新的植入材料通常在这些类别中，且一直持续研发。

用于骨折内固定的植入材料必须满足某些机械和生物学要求。选择植入材料时，必须考虑生物安全性（生物相容性）、耐腐蚀性、延展性、强度、刚度和抗疲劳等特性。金属具有以上这些特性，是制造内固定植入物最常用的材料。目前用于骨折固定的金属是不锈钢，商业纯钛（cpTi）或钛合金，例如钛混 6% 铝混 7% 铌的钛铝铌合金（TAN）和钛混 15% 钼的钛钼合金（Ti15Mo）。

植入材料的选择

材料的选择主要取决于要完成的功能以及植入物的应用方式。解剖位置和工具所需的功能，例如高强度或低强度的承重要求，单件式或多件式系统，也将决定要使用的材料类型。内固定所用材料必须满足各种基本的机械要求，主要考虑因素是材料的刚度和强度以及延展性，生物活性也很重要。这些将在随后的章节中讨论。其他因素，例如经济性、植入物的可使用性、医生喜好以及患者的需求和偏好在最终使用的材料中也可能是重要的。

不锈钢

如今，不锈钢是最常用于内固定植入物的生物材料之一。不锈钢是一种良好的植入材料，因为它具有优异的机械性能，与其他金属相比，它具有耐腐蚀性和经济性（虽然例如 LCP 或胫骨髓内钉，它的设计成本较高，但是金属的材料成本与制造和设计工具的成本相比还是比较小的）。金属作为植入材料已成功用于人体多年，因此也具有极佳的使用反馈。

不锈钢估计含有 1%~2% 的镍。然而，有研究报道了人体对镍的过敏反应，但是这方面的临床意义尚不清楚。相对而言，cpTi 及其合金具有不含镍的优点，因此对镍过敏就不是问题了。而且，最近正在研发新的无镍不锈钢来解决这个问题，当然这些不锈钢比传统的不锈钢更昂贵。

商业纯钛（cpTi）

多年来，钛也被安全地用作植入材料。由于纯钛具有高强度、耐腐蚀性、骨骼和软组织的顺应性（良好的生物相容性），在反复使用下优于不锈钢和优异的生物活性，纯钛近年来在欧洲（不在北美，除髓内钉外）作为内固定装置的先驱出现。非合金的纯钛密度低于不锈钢。当相似体积的材料相比时，密度降低相当于重量减少约 50%。这可以使更大的钛植入物在植入患者体内时更加舒适。与不锈钢相比，钛在磁共振成像（MRI）中产生的图像伪影更少。

钛合金

围绕使用纯钛的一个问题是当它在高强度承重区域中使用时其缺点明显，在引入钛合金后已解决了这一问题。在过去 25 年左右时间内，钛铝铌合金（TAN）走在了前列。与纯钛相比，TAN 的微结构提供了更好的植入强度，但它降低了拉伸强度和延展性，例如 TAN 不适用于环扎线，因为延展性差意味着它不具有线材所需的韧性。由于可能发生微裂纹，钛合金不倾向放置于内固定装置的边缘和需操纵的区域。相比之下，钛合金的高强度和低韧性使其成为要求高度抗应力植入物的理想选择。这些合金具有与纯钛相似的生物相容性，并且产生的 MRI 伪影比不锈钢少得多。

耐腐蚀性

"腐蚀是一种电化学过程，通过金属离子的释放破坏金属结构。"

腐蚀分为单件腐蚀和多组件腐蚀（例如接骨板和螺钉）。如果对不锈钢、纯钛、TAN 和 Ti15Mo 进行单元素测试，即使在存在生物流体的环境下也都具有高度耐腐蚀性。然而，多组件腐蚀才更严重（图 1.5-1）。

所有这些金属的抗腐蚀力可归因于在其表面上形成的氧化物层（对钛及其合金来说更为容易）。钝化层通过防止氧气过度扩散到基底材料中，从而保护大体材料免受有害元素的腐蚀。该氧化层的组成和厚度随材料的不同而改变。由于这些差异，在钛及其合金上形成的氧化物钝化层比在不锈钢上形成的氧化铬更耐腐蚀，并且在热力学上更稳定。

对于内固定装置，主要的受侵蚀方式是在 2 个相邻植入组件之间发生微动时发生的磨损（例

图 1.5-1　不锈钢接骨板的腐蚀

如当螺钉头部相对于钉孔移动时）。这种微动可导致小金属"微动"颗粒移动到邻近组织，如果严重则可导致内固定失败。对于纯钛及其合金，由微动产生的金属碎屑通常导致相对较大的几毫米大小的金属颗粒，并且经常产生周围局部组织的变色。相反，由于不锈钢磨损产生的是纳米级别的较小颗粒，颗粒经常会到处播散，甚至在肝脏、肾脏和淋巴系统中都可以发现来自不锈钢的金属颗粒。

延展性

"材料的延展性是它在断裂前可以承受的永久性或塑性的变形程度。"或者换句话说，是植入物（例如接骨板）可被安全成形的程度。高强度材料，如钛合金和纯钛，其延展性比不锈钢低。这意味着通常钛板不能像不锈钢接骨板那样容易被弯曲或成形。然而，纯钛及其合金的韧性比不锈钢的韧性更接近于骨组织，因此，使用这些材料可以减少骨组织上的局部应力集中。钛板最好能一次弯曲成形，过度或多次弯曲可能会导致该区域的强度下降。建议外科医生不要弯曲预弯过的钛板。

强　度

强度是材料抵抗施加的力而不变形的特性。因此,强度决定了植入物可抵抗负载的水平。"对于内固定来说,植入物的反复载荷,可能由于疲劳而导致对抗力失效,这是一个关键问题。"纯钛的强度比不锈钢低约10%,然而植入物横截面和厚度的增加补偿了材料强度的差异。虽然不锈钢比纯钛更耐单一负荷,但后者在高强度重复负荷下更优越。

1.5.1.1　生物相容性

生物相容性是材料用于身体暴露的组织或体液的适用性,即身体对植入材料的反应。体内多种电解质环境可导致植入物受腐蚀。非生物相容性材料可能导致伴随纤维包绕或炎症的异物反应。

材料影响机体的方式必须通过测试和分析证明,然后才能获得监管委员会的批准植入体内。如今用于骨折处理植入物的主要材料被认定具备生物相容性,且被批准用于人体。然而,实际上没有材料真正具有生物相容性。事实上,大多数用于骨科植入物的材料都具有一些有害成分,但其表面上天然存在的氧化物钝化层有助于机体抵御这些有害成分。这些都可能潜在发生腐蚀并导致体内并发症。通常来说,纯钛和钛合金被认为具有比不锈钢更好的生物相容性,这归因于材料的氧化层,并且有一些证据表明钛植入物可能比不锈钢更抗感染。

植入物—组织界面

植入物—组织界面是植入物与软组织和骨之间的接触面。根据使用的不同金属植入物,存在不同的组织反应。迄今为止,不锈钢植入物是为光滑、镜状表面的临床需求制造的;相比之下,纯钛及其合金是用标准的微粗糙表面生产的。这些材料表面的差异由于其植入物—组织界面的不同而产生不同的生物反应。由于不锈钢的表面光滑,可能发生植入物—组织界面内的微动。这种微动可导致形成厚而致密的、间隙充满液体的纤维囊。纤维囊产生的无效腔可抵御机体的细胞防御机制;在间隙内提供安全的空间,以防止可能发生的细菌生长和感染。然而,在一些情况下,防止软组织粘连于植入物是有益的,例如在手外科,需要肌腱能够在植入物上自由地滑动。肌腱的活动度大至几毫米,这可以防止形成液化空腔。在儿童中,移除植入物更常见,一般来说,移除新抛光的不锈钢植入物比未抛光的钛植入物更容易(图 1.5-2)。

相反,纯钛及其合金的表面(从目前在临床使用情况看)可以促进组织直接黏附到植入物上,并且通常不会在植入物周围形成液化空腔。这减少了感染的概率,并加强了植入物与周围骨组织和软组织的结合,这可能使这些植入物难以移除(图 1.5-3)。

抛光纯钛和钛合金植入物的研发提供了这些材料的机械和生物学益处,但是这些材料的可移除性正在被评估中。植入材料的选择标准必须根据情况进行评估,因为二者各有优缺点(图 1.5-4)。

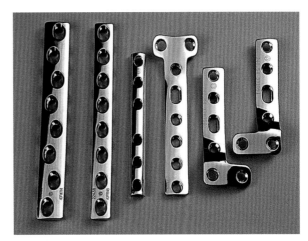

图 1.5-2　不锈钢植入物的高抛光表面

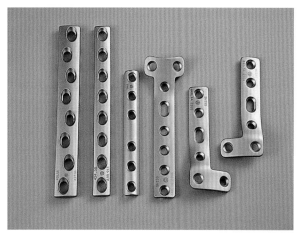

图 1.5-3　钛植入物的粗糙表面

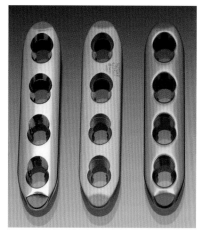

图 1.5-4　从左到右：不锈钢材料，TAN 材料，抛光 TAN 材料

成　像

磁共振成像（MRI）是骨科和许多其他医学方面的重要诊断工具，因为其所提供的关于组织结构和病理实体的信息优于传统的放射线成像和计算机断层扫描。然而，在患者进入 MRI 设备时，MRI 对已植入的金属装置的影响已经引起了患者的安全性问题，有研究特别报道了髓内钉发生移位的情况。另外，影像读取可能受到磁敏感伪影的严重影响。当设备试图在目标区域成像时，在植入物位置处可能存在信号失焦，也称为黑点，这是由于金属对磁场的扭曲而发生的。这些伪影的严重程度与磁敏感率以及植入物的质量成比例。

不锈钢和纯钛及其合金的磁性能存在很大差异。据报道，不锈钢产生的伪影率比纯钛高 10 倍。

其他植入物

钴合金

这些合金的一般性质为非磁性、耐磨、耐腐蚀和耐热。即使在高温下它们也能保持高强度。然而，钴合金难以制造，这就是为什么虽然它们在关节置换中很常见，但它们通常不被用于创伤手术。此外，钴金属离子已被证明是毒性最大的

并且已经涉及各种不良反应，因此它们在多组件体系中产生高微动磨损，其使用是值得商榷的。

可生物降解的植入物

在某些情况下，金属植入物可能不是植入物的最佳选择，例如在复杂性颅颌面骨折手术中，当难以剥离金属边缘时，那最终要求可能移除植入物。在诸如这些非受力区域，当聚合物有限的机械性能不影响骨折稳定性时，可生物降解的材料可以发挥作用。在植入一段时间后，聚合物被吸收，产生无害产物，例如水和二氧化碳，然后通过正常的代谢途径从体内排出。可生物降解的聚合物也被研究作为载体支架，用于控制释放成骨物质以增强骨的愈合或抗生素的局部转运。然而，骨折固定容易受到感染，与抗感染力强的金属植入物相比，可生物降解的材料有时表现出较差的抗感染性，这可能限制它们的使用。

不可生物降解的植入物

不可降解的聚合物植入物，例如聚醚醚酮（PEEK）和聚醚酮酮（PEKK），因为它们对不利机体位置的高抵抗性，也用于某些特定区域。然而，它们是疏水的，即它们排斥蛋白质或细胞附着，因此在不改变表面结构、化学性质或覆盖

涂层的情况下，不会发生组织粘连。此外，它们制造昂贵，这限制了它们的应用。迄今为止，它们主要用于复杂性颅颌面骨折手术中的特殊植入物和脊柱椎间融合器。PEEK 等聚合物是可透视且无磁性的，因此不会由 MRI 产热或导致 MRI 磁性伪影。尽管这些聚合物在理论上不会被腐蚀，但是可能存在其原始成分（单体等）泄漏的担忧。碳增强 PEEK 具有更高的抗张力强度；然而，这可能会导致问题，因为在植入物破损、磨损和动态载荷下，磨损后微碳纤维可能释放，这可能导致明显的组织反应。

结　论

在创伤手术中使用不锈钢和钛及其合金都是很好的，各有优点和缺点。其他材料的应用范围更为有限，尽管目前正在进行大量研究以寻找替代材料。

1.5.1.2　扩展阅读

Richards RG, Perren SM (2007) Implants and materials in fracture fixation. Rüedi TP, Buckley RE, Moran CG (eds), AO Principles of Fracture Management. 2nd ed Stuttgart New York: Thieme.

Case CP, Langkamer VG, James C, et al (1994) Widespread dissemination of metal debris from implants. J Bone Joint Surg Br; 76(5):701–712.

Shellock FG, Crues JV (2004) MR procedures: biologic effects, safety, patient care. Radiology; 232:635-652.

Eschbach L, Bigolin G, Hirsiger W, et al (2001) Low-nickel steel for small bone fragment fixation plates and screws. MAEG meeting, Lausanne, Switzerland: Feb 2001.

Wagner M, Frigg R (2006) AO Manual of Fracture Management: Internal Fixators-Concepts and Cases Using LCP and LISS. Stuttgart New York: Thieme.

1.5.2　植入物的处理与储存

手术室人员需要对无菌和非无菌植入物进行处理，处理和储存的原理和实际操作具有相关的知识和技能，以实现患者的最佳手术结果。应始终遵守有关政策和程序，以及与国家或医疗保健部门相关的标准操作要求。建议咨询相关公司手册，以获取有关任何植入物的储存和处理的信息。

储存无菌物品的原则是保持无菌状态，直到物品被选中并打开使用。因此，储存和处理植入物时应确保防止任何来源的污染或损坏。

1.5.2.1　储存环境

与所有无菌物品一样，植入物必须存放在无尘和无外部影响（如昆虫和害虫）的特定区域。应建立并记录这些区域的日常清洁。为便于清洁并有助于空气流通和避免无意污染，所有无菌物品应存放在距离地面至少 25 cm，距离天花板至少 44 cm 的区域。

由不锈钢、镀铬或塑料涂层网构成的搁板是理想选择，因为棉绒和灰尘不易吸附在上面。储存容器应满足与搁架相同的要求，以便于清洗和干燥。诸如刨花板、混凝土或其他表面多孔的材料不适合存储无菌物品。在储存到无菌区域之前，必须从大的外部纸板箱或包装中取出所有无菌物品（图 1.5-5）。

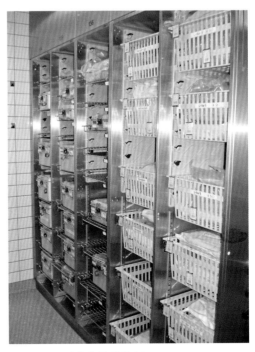

图 1.5-5　无菌物品储物柜

随着时间的推移，紫外线和热会导致包装材料和包装内容物降解，从而导致灭菌或储存失效。因此，无菌物品应免受阳光直射、其他紫外线及人工照明产生热量的影响。环境也应该是凉爽和干燥的，因为湿度较高可能导致无菌物品变潮湿，导致其有污染的可能性。

应尽量减少无菌储存区域内的工作人员走动，以防止空气污染，并尽量减少对无菌物品的不当处理。

1.5.2.2　植入物的护理和处理原则

在灭菌后 2 h 内未能冷却的无菌物品不应封装在塑料防尘罩中进行储存。这种做法减少了携带污染的风险。

通过库存轮换，应在适当考虑灭菌或生产日期的情况下管理无菌物品。旧库存物品应放置在新库存物品之前，即先入先出原则。当手术室护理人员在重新灭菌工具及植入物前，应负责重新储存植入物，同时他们需要特别注意植入物的周转。必须为员工制订一个程序以保证植入物的周转。在任何情况下，当无菌物品可能失效时，必须重新进行灭菌。

应遵循机构对包装材料的"标准政策/程序"，以保证无菌物品的储存（图 1.5-6）。在存储期间，灭菌包内容物也会影响存储和包装，因此避免使用暴力处理无菌物品。

无菌植入物从各个公司或供应商转运到手术室时，要求植入物在专用运输车、转运箱或推车中。除运输无菌或清洁物品外，这些运输方式不得用于其他用途。

到达医疗机构后，应尽可能少地接触无菌物品，以避免因包装破损造成无意间的污染。避免把无菌植入物过紧地塞入储存柜中，并且不要用橡皮筋包裹，因为包装可能会破损。

每个医疗机构应制订检查外来器械的制度和流程，以确保公司外送的器械与植入物正确且遵循制度和流程进行。

用于骨科手术的非灭菌植入物，如用于创伤、颅颌面外科和脊柱手术相关的螺钉、接骨板、线材和垫圈由器械商提供，在灭菌前应正确储存植入物及工具。这些物品应附有使用流程和灭菌手册。尽管这些物品是一次性使用的，但根据设计制造工艺，未使用的植入物仍可进行再次灭菌。

一旦在手术室内打开一套灭菌的植入物，该套装中未使用的植入物则被视为已打开但未使用的医疗器械。对这些未使用的植入物可以进行再次灭菌。然而，一旦在手术过程中用于患者体内的任何物品，即使之后被取出，也被视为使用过，且不能再次灭菌供以后使用。虽然它看起来可能没有损坏，但之前的受力可能使其产生一定缺陷，这可能导致承重失效。

由器械商提供的无菌植入物必须确保始终不能打开，并存放在专用保护盒中。应始终检查包装是否有破损，同时不影响无菌性。如果包装弄

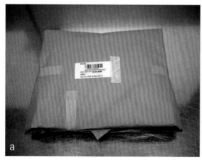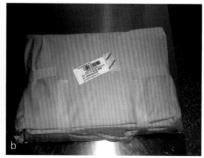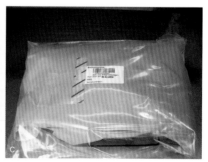

图 1.5-6　标准灭菌包装
a. 未灭菌物品。b. 灭菌物品。c. 防尘罩包装灭菌物品

脏、被打开或破损，则无法保证无菌性。此类物品应退回器械商处进行替换或退货。

植入物通常为一次性使用，如果它们被打开然后发现不合适，即使它们未被植入患者体内也不能再次灭菌。

1.5.2.3　检查并确保无菌植入物的有效性

为确保用于手术的灭菌植入物处于最佳无菌状态，必须进行以下检查。

- 包装的完整性
- 灭菌和失效日期
- 灭菌方式的类型
- 与公司清单对应的序列号或批号
- 如果在现场对植入物进行灭菌，则需进行同样的检查

需进一步检查以下方面。

- 在确定使用之前再次确认灭菌方式的失效期
- 分批控制（检查灭菌器编号/代码）
- 循环或负载的化学指示标志或生物指示标志
- 不得使用潮湿物品或与潮湿表面接触的物品
- 缺少灭菌指示标识意味着物品不是灭菌的，且需重新进行灭菌流程

器械商提供的物品需要由国家正式立法许可和登记的组织生产。植入物产品包装上的标志表示产品符合法律规定的对消费者的安全、卫生和环境要求。

1.5.2.4　术中处理和追溯

在术中打开无菌植入物前，外科医生必须说明所需物品的尺寸和左右方向。巡回护士选择所需的产品或植入物，并与器械护士和外科医生进行确认，而且必须通过口头方式确认并让他们看见包装。巡回护士采用无菌技术将产品或植入物放置于器械护士的无菌区域内。任何植入物应尽量少接触，避免其与其他物品或严重污染手套的不必要接触。植入物详细信息需记录在患者的医疗记录中，并记录在医院要求的其他地方。当患者需要移除植入物时，植入物记录将是有意义的。

熟悉并关注手术技术，对任何植入物的植入，以及获得满意效果是必不可少的。应使用正确和适当的工具用于植入植入物。必要时，应最小限度地减少植入物的边缘接触和弯曲，因为这可能会缩短物品的使用寿命，并导致其在应力下立即失效或最终失效。

植入物的追溯在全世界医疗机构中越来越普遍，并且正在成为一种标准做法。其原则是能够有效地追踪或关联任何患者使用的设备、工具和植入物，以便在生产或灭菌过程中发生意外时对其进行追踪。医疗机构必须保留每个患者所使用的所有设备或植入物的完整详细记录。

手术室护理人员是患者健康的维护者，因此他们必须特别注意植入物的处理与储存，这对于每位患者取得良好手术效果非常重要。

1.5.2.5　扩展阅读

ACORN Standards (2004) Use of loan equipment; S26.

ACORN Standards (2004) Reprocessing of reusable items: Cleaning, packaging, sterilization and storage of sterile supplies; S19.

AS/NZS (2003) Cleaning, Disinfecting and Sterilizing Reusable Medical and Surgical Instruments and Equipment, and the Maintenance of Associated Environments in Health Care Facilities. S9:95–97. Sydney: Standards Australia.

Therapeutic Goods Administration (2002). Guidelines for Sterilizing Facilities. Canberra: Australian Government Printing Service. Available at: www.health.vic.gov.au

1.5.3　植入物的损坏

任何骨折固定装置的作用是在骨折部位提供足够的稳定性以恢复功能和解剖学复位，同时优化骨折愈合的条件。为达到固定装置的最佳效果，所使用的植入物必须处于最好的状态。因此，在使用前，仔细检查再灭菌植入物的形变、微裂纹和表面缺损（例如划痕）是重要的。还必须检查用于植入物的工具，因为磨损或损坏的器械可能

引起植入物的损坏，例如由于螺丝刀尖端的磨损可导致螺钉头部的损坏（图 1.5-7）。

受损的植入物比未损坏的物品更易有潜在的失效风险，并且失效会危及骨折的成功愈合。例如，螺钉中的微裂纹可导致受力弱化，这增加了植入后断裂的可能性。植入物失效常导致内固定失败。即使不是断裂这种情况，外露的植入物边缘也会刺激软组织，并可能导致需要移除植入物，如果在螺钉断裂的情况下，移除植入物便更具挑战难度。

在手术过程中可能发生植入物的意外损坏，例如用螺丝刀过度拧紧可能会损坏内六角螺钉头部。同样，这使得之后的螺钉移除变得困难并且可能导致手术时间延长。对于其他设备，例如接骨板，如果弯曲太多，特别是反复弯曲，会削弱接骨板应力并可能导致早期失效。过度弯曲 LCP 或其他锁定接骨板也可能使锁定组合孔的螺纹受力部分发生轻微形变，使其不能把持锁定头螺钉。

1.5.3.1 移除植入物

术前植入物记录信息和手术计划是成功移除植入物的关键（见章节 2.14）。

移除任何植入物，无论是完整、破损或损坏的，必须使用正确的工具。原先用的植入物工具可能足够，但也经常需要准备特殊的移除工具。

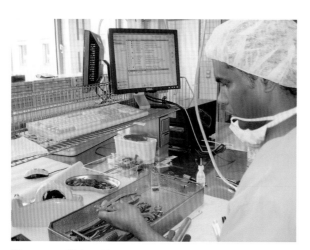

图 1.5-7　检查工具

如果植入物在其他医院植入，则必须明确植入物的确切类型并准备正确的移除工具。患者的最新 X 线片对于准确了解植入物内容或现存多少破损的植入物碎片是至关重要的。原始手术记录有助于了解植入物植入时的细节。

在手术中，手术室护理人员必须对所有移除的组件进行计数，并与外科医生确认其数量。最后拍摄术后 X 线片以确认患者在术中未留下任何异物。

处理难以移除植入物的情况详见章节 2.14，更多细节详见《AO 骨折治疗手册》。

1.5.3.2 故障排除

在患者麻醉之前，应检查患者所需的植入物以及所有植入和取出器械均已备齐。注意，常用的植入物应该是库存的，因此如果发现植入物在植入前破损，应立即使用备用植入物。还应考虑器械商的送货时间，如果送货很慢或不可靠，可能需要有更大的库存以避免植入物无法使用。

从当地其他医院借用植入物并不理想，但可能是紧急情况下的解决方案。

如果手术专科性强或相当复杂，需计划要使用的特殊植入物，并在手术前叫货外送。特定的手术患者，尤其是亚洲的患者群体，可能需要较小尺寸的植入物，例如较小直径的髓内钉。

外科医生和手术室护理人员应了解其所在医疗机构可提供的所有植入物种类。在手术开始前，手术团队的术前计划和良好沟通对于确保正确的植入物和工具可用性至关重要。对所有植入物以及其相关的植入和移除操作流程充分掌握可避免中断手术。应保留植入物手册和手术操作手册以供参考。

致　谢

感谢 Scarlette Lam 和 Wai-Chun Lung 对本章初稿撰写所做的贡献。

1.6 设备

原著 Sari Cohen, Poh Yan Lim, Merng Koon Wong, Siew Hong Lau, Donna Russell-Larson
翻译 张 胤 审校 杨云峰

1.6.1 手术室的床

1.6.1.1 引言

患者正确的体位是手术正确、安全、成功的必要因素。合适的患者手术体位包括以下方面：对于手术野的暴露和接近提供最佳条件，保持身体姿态，心肺功能支持，保护神经肌肉和皮肤的完整性，并且便于麻醉师靠近气道、静脉通路和麻醉支持装置。在患者放置体位或转运过程中，如果护理不周，则可能对他们带来伤害。

手术室工作人员（ORP）必须接受过患者体位放置的培训，能够掌握相关知识，富于经验。正确的手术体位安放需要对患者一般及医疗状况下的生理反应及风险有所理解和认知。

术前规划是确保安全正确安放手术体位的必要因素。术前评估包括患者和手术两方面。患者评估包括年龄、身高、体重、皮肤状况、营养状况和身体是否活动受限。手术评估包括麻醉类型、手术时间、手术部位和术中影像的需要。

安全及合理的安放患者体位需要团队合作。虽然外科医生对患者的安全负有最终责任，但成功的患者体位安放必须通过整个手术团队的合作与协调来实现。手术室工作人员在患者护理方面起着主导作用。将患者合理安放在手术床（OT）上需要足够多的人员，同时我们必须考虑对于不同手术床的需求（标准床、可透视床、骨折手术床及脊柱手术床）。手术床必须经过检查，以确保它处于良好的工作状态，具备合适的填充、定位设备和附件。在手术室中，手术床应被置于合适的位置以便其他设备进出（例如透视机器）。

1.6.1.2 手术床

在所有外科专业中，骨科患者的体位变化最多。手术床则设计为在不同的体位上为患者提供支持。由于骨科对于体位要求极为专业，骨科手术床经过特别的设计。

普通手术床由一个可以拆分为头部、躯干及腿部的平台构成（图 1.6-1）。每一部分都有一块可以移动的床垫。不同部分之间的连接区域被称为隔断。每一部分都能够和相邻部分形成一定夹角——这被称为床的折弯。床的躯干部分和手

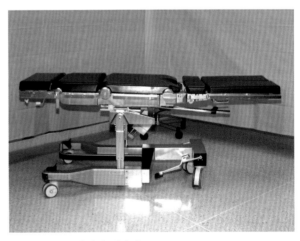

图 1.6-1 可移动式手术床

术床的底座相连。

沿着手术床每一部分的边缘都装有扁平金属侧轨，每个隔断仍都有间隙。这些金属侧轨可以直接或利用固定在侧轨上的夹子将附件（例如扶手板、搁手台和架空臂支架）安装到工作台上。

床面高度可以升高或降低，床面可向外侧倾斜，可使头部向下倾斜（Trendelenburg 位置）或头部向上倾斜。现代手术床通常采用电源或电池供电并有手动机械备用，但在许多国家仍使用较旧的手动手术床。它们具有可以移动的滚轮和将它们锁定位置的制动器。在较新的模型中，整个手术台是不透射线的，以适应术中荧光透视的使用。

大多数类型的手术可以在标准手术床上进行，包括下肢手术。搁手板等附件便于进行手部手术。

肩部手术可以通过使用背板附件和头部支撑来进行。腰椎椎板切除术或椎间盘切除术使用的胸膝位，可以通过将垂直扩展平台连接到标准手术床的足部末端来实现。身材较高患者也可能需要手术床扩展。

特殊矫形手术床专为特定手术而设计。骨折手术床允许使用图像增强器。当进行髋部骨折手术和股骨闭合置钉时，可以获得股骨近端的前后位和侧位视图（图 1.6-2）。健肢抬起并用带衬垫的腿托支撑，同时通过将其放置在靴子中对患肢间接地施加牵引力，或者通过将斯氏针穿过股骨远端来进行更强的拉力。

模块化手术床技术包括永久性床基，可兼容标准手术床、矫形外伤手术床、Jackson 脊柱手术床、最大通道和成像台面顶部。可以根据手术类型切换手术床顶部。模块化手术床顶部通常由可透射线的复合材料制成，允许使用图像增强器。

1.6.1.3 零件和附件设备

每个手术床都设计有零件和附件设备，可以满足大多数手术定位需求（图 1.6-3）。

这些附件用于实现手术过程中最佳、安全和充分的定位。所需的附件取决于手术床类型、手术医生的偏好以及患者的体重大小。附件包括填充和减压装置，如耐用床垫和凝胶产品。这些装置用作床垫的覆盖物，定位装置则用于将患者固定在稳定的位置。它们通过均匀分布压力，最大限度地减轻压力对软组织的影响，从而降低受伤的可能性（图 1.6-4）。

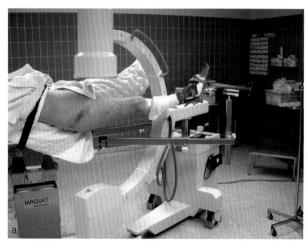
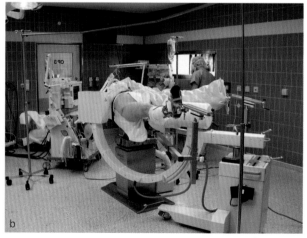

图 1.6-2

a. X 线放射图像增强器拍摄前后位。b. X 线放射图像增强器拍摄侧位

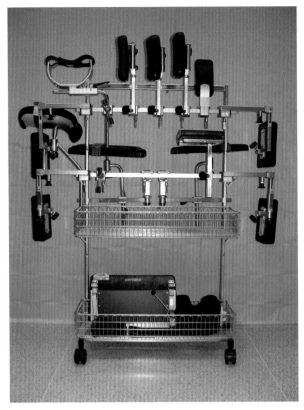

图 1.6-3　手术床装置及配件

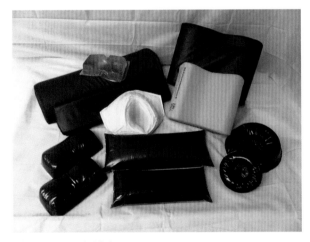

图 1.6-4　压力缓冲垫

来自不同制造商的手术床配件通常彼此不兼容。在安排手术时需考虑手术室是否有由不同公司制造的手术床。在定位患者时，需注意不同个体具有不同的解剖和身体限制，尤其是关节僵直

和骨质疏松的老年患者。在麻醉或定位期间，如若对这类患者进行粗暴处理，则可能导致骨折或关节脱位。所有手术室工作人员必须熟悉维护每位患者安全所需的定位设备和附件的正确功能和使用。

定位设备和附件的选择标准基于以下方面。

- 手术所需的位置
- 尺寸和形状的适用性和可用性
- 材料和设计的耐用性
- 能够维持正常的毛细管界面压力
- 耐潮湿和微生物
- 可透射线
- 耐火性
- 防水性
- 患者是否过敏
- 易于使用
- 如果不是一次性的，则易于清洁 / 消毒
- 易于储存、处理和更换
- 成本效益

结　论

每个骨外科手术床应具有适当的设计，并具有合适的定位装置和附件。它们用于定位患者进行手术，允许手术部位最大和安全的解剖学暴露。设备功能应在每次使用前进行检查，且必须按照制造商的说明进行维护和使用。

在患者进入手术室之前，大家应当弄清楚术中的体位需求，准备好相应的手术床，并保持良好的工作状态。任何术中可能使用到的定位零件和附件都必须提前准备好。

特殊的矫形手术床组件可能每天只会使用几次。手术床所有的附件都需要小心存放，以防损坏或丢失。这些工作应当在靠近骨外科的指定区域内进行。

正确使用运行正常的设备有助于实现患者的安全定位和手术部位的良好暴露。

1.6.1.4 扩展阅读

AORN Standards, Recommended Practices, and Guidelines (2003) Recommended practice for positioning the patient in perioperative practice setting. AORN; 341–346.

Corbett S (2006) Patient positioning for spine surgery. Introduction to Spine Surgery. Stuttgart New York: Thieme; 203–213.

Heizenroth PA (2003) Positioning the Patient for Surgery: Alexander's Care of the Patient in Surgery. Philadelphia, Amsterdam: Elsevier, 159–185.

Ozcan MS, Praetel C, Bhatti MT, et al (2004) The effect of body inclination during prone positioning on intraocular pressure in awake volunteers: a comparison of two operating tables. Anesth Analg; 99:1152–1158.

Lee FY, Chapman CB (2003) In situ pinning of hip for stable slipped capital femoral epiphysis on a radiolucent operating table. J Pediatr Orthop; 23(1):27–29.

Randall KR, Harding WG 3rd (2002) A safe, easy, and inexpensive technique for patient positioning in shoulder surgery. J Arthros Relat Surg; 18(7):812–814.

1.6.2　透视图像增强器

　　X 线的发现对骨折的诊断和治疗产生了深远的影响。随着放射图像增强技术的发展、引进和改进，其对创伤外科手术产生了同样深远的影响。因为它可以立即验证骨折复位与否和骨科植入物位置的准确性。与任何医疗设备一样，对于放射图像技术的利弊和风险必须经过仔细考量。

电离辐射

　　电离辐射是一种电磁辐射或微粒辐射，能够直接或间接地在其通过组织时产生离子。它通过移除一个或多个电子来改变原子，留下被称为自由基的带正电荷的粒子。这些自由基可能引起 DNA 的变化，导致其变异，从而引发恶性肿瘤。电离辐射造成的损害程度取决于所接受的剂量。

　　α 及 β 粒子、γ 射线和 X 线都是电离辐射的形式。X 线和 γ 射线是短波长的电磁辐射。

诊断性成像

　　在 X 线成像系统中有 3 个主要组成部分，即 X 射线源、被 X 线照射的物体、用于检测和显示结果图像的系统。

　　X 射线源利用真空中的高压电产生 X 线。操作者能够在一个被称为准直的过程中聚焦光束。聚焦区域越小，X 线图像就越清晰，剂量也就越小。准直过程与传统相机的光圈设置过程完全相同（图 1.6–5）。操作者还能够选择预先确定的 X 线照射剂量设置并启动照射。

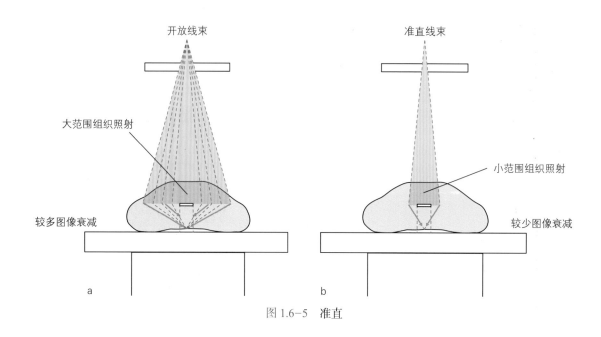

图 1.6–5　准直

X 线穿透身体，不同组织能够吸收、折射或反射不同的 X 线能量。骨骼将反射和吸收大部分 X 线，而软组织将允许 X 线穿透。正是这种 X 线穿透的差异使得我们能够用 X 线来观察人体骨骼和关节的解剖结构。

当 X 线到达目标成像板并被吸收时，它们会引发成像板上的某些物质发出荧光，从而发射出能量较低的光子。这就是 X 线如何在感光胶片上产生图像，然后通过显影使其可见。此外，还使用一种 X 线敏感墨盒，这种墨盒是用来产生下载到计算机网络上的图像的电子版本。图像增强器实时捕捉这种荧光，并将其传输到屏幕上。X 线剂量是用"戈瑞"（Gy）测量的，戈瑞是吸收剂量的国际单位。

图像增强器主要由 X 射线管、图像增强收集器和显示屏三部分组成（图 1.6-6）。请注意，X 线来自电子管，并向收集器发射。

想要获得高质量的图像，X 线束应垂直于肢体/骨骼，图像增强器接收装置应尽可能靠近患者。图像增强荧光检查仪的 X 射线源到患者的距离必须大于 38 cm。

辐射危害

每个人都会受到背景辐射，大多数来自宇宙射线。有些来自地球本身，少量来自医疗和其他人为来源。这些背景水平始终存在并且几乎没有危险。

辐射源存在于广泛的职业环境中。如果辐射没有得到合理的管控，它可能对工作人员的健康造成潜在危害，并可能导致敏感器官，特别是甲状腺和骨髓的癌变。发育中的胎儿对辐射特别敏感，在怀孕期间母亲应尽量减少接触辐射。X 线的暴露是累积的，因此，延长 2 次暴露间期不会降低风险。

1.6.2.1　辐射安全

尽管现代 X 线已经将患者的辐射效应尽可能缩小，但是频繁、长期和重复使用术中图像增强仍然会大大增加手术团队暴露于辐射的风险。每个外科医生都有责任熟悉图像增强器，并了解如

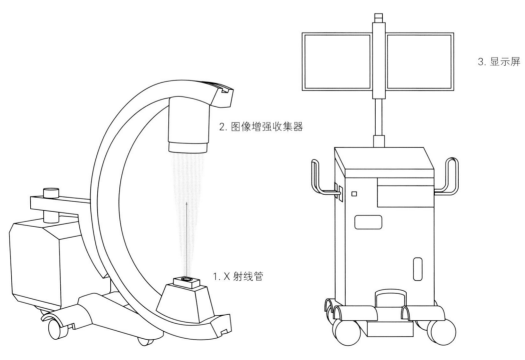

1. X 射线管
2. 图像增强收集器
3. 显示屏

图 1.6-6　X 线放射增强器的三个部分

何最大限度地减少对他 / 她自己、患者和手术团队其他成员的辐射暴露。能够存储然后显示所拍摄图像的透视图像增强器能够大大降低患者和手术团队所暴露的辐射剂量。

国际放射防护委员会（ICRP）在其出版物中建议的辐射防护系统基于 3 个主要原则。

操作的合理性

只有在可能为个人或社会产生足够的利益而不是损害健康的情况下，才可采用涉及辐射或潜在的操作。

优化防护——ALARA 原则

在考虑经济和社会因素的前提下，个人剂量、暴露人数以及潜在暴露的可能性应当遵循越低越好的原则（ALARA）。

个人剂量和风险限制

国际放射防护委员会建议，个人接触应受到剂量限制，旨在确保任何人都不会面临不可接受的风险。辐射的某些有害影响，例如白内障形成，取决于剂量。暴露于低于一定剂量（阈值剂量）的辐射的患者和工作人员没有发生这种并发症的风险，这些影响称为确定性。辐射的其他有害影响没有阈值剂量，可能包括癌症等不良反应与吸收剂量有关，但任何接触都可能有害，这些效应称为随机效应。目的是防止任何确定性影响并最大限度地减少随机效应的机会（表 1.6-1）。

辐射防护最重要的原则是将所有剂量保持在合理可行的低水平，同时仍然允许有益地使用电离辐射。国际放射防护委员会的建议可以在几个层面上应用，以控制辐射的危害。

监管要求

国际放射防护委员会和全球许多国家监管机构在放射学和医学方面的辐射防护方面采取了偏

向保守的立场。原因是围绕低剂量辐射及其产生的风险的证据尚无定论。

法规和立法的制定和实施因国家而异。法规提供了 ICRP 建议与其在工作场所实施之间的联系。该法规对于所有合法操作都定义了令人满意的保护标准。

管理需求

管理在实施质量控制和安全的系统保障方面发挥着重要作用。它还应考虑潜在的风险并进行风险分析，以确定事故的可能原因并限制此类事件的可能性和影响。应进行定期质量控制测试，以检测设备性能的老化，以尽量减少过度的患者和工作人员的辐射暴露。

这种管理的主要职责之一是激励对安全的良好态度，并让工作人员认识到安全是个人的责任。此外，管理层应通过明确界定责任并提供清晰简单的操作说明来优化保护。

监 控

工作人员的吸收剂量需要通过热释光剂量计（TLD）和个人口袋剂量计进行监测。TLD 能够记录总曝光量，而袖珍剂量计则用于立即确定辐射暴露量。它们应在腰部佩戴，是监测工作人员

表 1.6-1 推荐的限制剂量

	医生限制剂量	患者限制剂量
阈值剂量	根据 5 年平均值计算，每年 20 mSv	每年 1 mSv
以下部位的年剂量		
晶状体	150 mSv	15 mSv
皮肤	500 mSv	50 mSv
手部与足部	500 mSv	–

接触辐射的最准确形式。

安全计划的基础

吸收剂量与持续时间、距离和屏蔽有关。保持 ALARA 原则的 3 个主要技术是减少曝光持续时间、增加与曝光源的距离和屏蔽。

持续时间

最小化暴露时间能够直接减少辐射剂量。

- 将辐照开启时间保持在最低限度
- 告知放射技师将 C 臂摆放在合理位置
- 当患者体位摆放完成后，按手术计划进行一次试验透视
- 仅拍摄所需的图像，越少越好
- 依赖存储的图像而不是重新曝光
- 尽量减少放大倍数（光源靠近肢体）
- 尽可能准直图像
- 使用单脉冲模式图像增强和脉冲拍摄模式，而不是连续图像增强。研究表明，拍摄时间主要

由外科医生控制

- 控制患者接受的剂量同样有助于控制工作人员的剂量

距　离

距离 X 射线源越远，接收的辐射就越少。平方反比定律表明所接收的辐射剂量与距离 X 射线源的距离的平方成反比。因此，稍微增加与辐射源之间的距离将显著减少所接受的辐射剂量。将距离加倍可将辐射减少到 1/4。

屏　蔽

如果使用诸如铅和混凝土的致密吸收材料来包围 X 线单元，则暴露辐射剂量会减少。具备放射图像增强器的手术室的门和墙应使用铅和钢筋混凝土保护（图 1.6-7）。

必须提供给工作人员（图 1.6-8）和患者使用的防护设备，建议如下。

- 手术团队的连体服 / 围裙 / 短裙 / 背心，应相

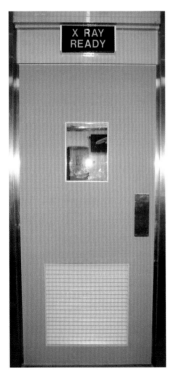

图 1.6-7　铅门

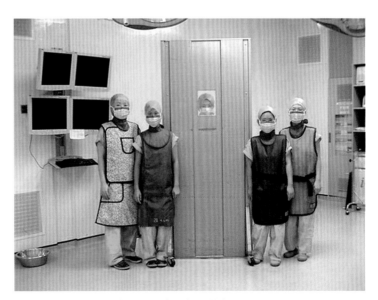

图 1.6-8　手术室工作人员配备的保护装备和铅板

当于 0.5 mm 铅当量

- 颈部护罩保护甲状腺

- 铅玻璃能够减少眼睛的暴露，0.15 mm 铅当量护目镜提供 70% 的衰减光束能量

- 在不干扰诊断的前提下，应对育龄患者的性腺采取 0.25 mm 铅当量的防护

- 铅屏幕为不佩戴铅保护的 OR 人员提供额外保护。观察玻璃材料必须具有与屏蔽罩相同铅当量的防护能效

- 工作台下方的散射辐射必须通过至少 0.25 mm 的铅等效屏蔽来衰减

- 容纳诊断设备的房间的墙壁、天花板、门和地板区域必须提供足够的保护屏蔽（铅或铅等效材料）

请注意，铅围裙提供的辐射剂量的减少取决于其物理状态、磨损方式、铅的等效性以及 X 线束的强度。铅围裙覆盖了 75%~80% 的活跃骨髓。铅围裙的皱褶会破坏铅纤维屏蔽的完整性，降低其效果。因此，铅围裙应在使用后正确挂起，不得以任何方式折叠（图 1.6-9）。

散 射

并非所有的 X 线都通过它们聚焦的物体。有些物体在穿透物体时也会被反射和折射，从而导致散射。站在患者附近的手术团队成员特别容易受到散射的影响。因此，了解如何减少散射影响非常重要。

最大散射来自患者接近 X 射线管的一侧（图 1.6-10）。接近图像增强器的患者侧发出较少的散射，因为直接光束和散射辐射通过患者时被吸收减少。

因此，在放射图像增强期间，尽可能注意以下方面。

- X 线束的目标应该是散射朝向地板而不是进入手术团队。在实践中，这意味着将 X 射线管放置在患者体下

- 图像增强器受体应尽可能靠近患者（图 1.6-11）。这不仅减少了散射，还提高了图像质量并降低了辐射剂量

- 由于产生的散射量随着照射区域的大小而增加，因此优选的是将照射尺寸限制在接收成像

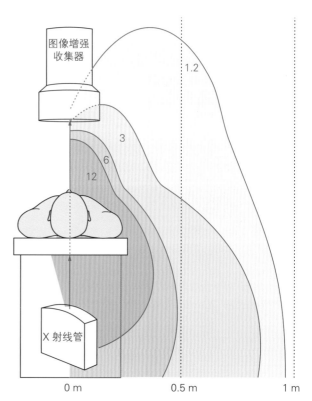

图 1.6-10　辐射剂量随着距离衰减

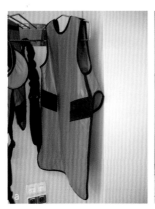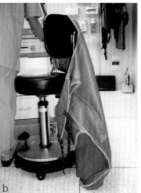

图 1.6-9

a. 对铅衣的合理维护。b. 对铅衣的不合理维护

的区域

- 可以通过在获得图像时尽可能远离光束来减少工作人员暴露
- 在侧向透视中，光源（即 X 射线管）通常位于外科医生的一侧；手术团队应远离源头，并且确保没有人直接站在图像增强器接收器本身后面，因为 X 线直接瞄准着它
- 在使用放射图像增强器期间，手术医生和助手应避免直接暴露于光束中（图 1.6–12）

1.6.2.2 文案记录

每家医院都必须制定辐射安全协议，以作为职业健康和安全计划的组成部分。虽然世界不同地区的法规和惯例各不相同，但应遵循以下原则。

- 制定符合适用标准、法律和法规要求的政策和程序
- 强制要求医院员工参与知晓辐射安全性的培训项目
- 所有接触辐射的员工都必须进行登记，并获得个人热释光剂量计（TLD）监测其辐射照射
  - 监管机构将每 2 个月发布一次新 TLD 并报告结果
  - TLD 必须穿在腰部水平，在铅围裙下方
- 处理铅围裙
  - 铅围裙上贴有 ID，每年检查 1 次
  - 由用户部门提交报告
  - 当不使用围裙时，必须使用适当的金属架来悬挂
- 张贴和标签：所有带 X 线 / 图像增强机的手术室应清晰明显地贴上标签，以提醒人们这些机器在操作时产生辐射
- 应建立辐射安全检查清单，以帮助审核 / 检查辐射区域
- 医院内联网提供辐射安全和放射性废物处置手册
- 所有 X 线机都带有"使用日志"，每次使用机器时都需要以下信息
  - 使用日期
  - 操作员人数
  - 用途
  - 辐射光束电压、电流
  - 辐照时间
  - 有关操作异常、维修等的评论

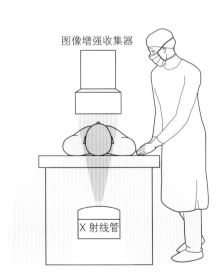

图 1.6–11　X 线放射图像增强器接收装置应当放置的尽可能靠近患者

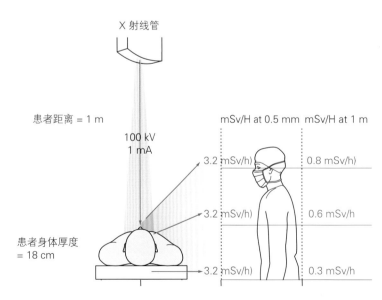

图 1.6–12　注意，保持距离是减少辐射剂量的最有效方式

结　论

由于 X 线和放射图像增强器的使用越来越多，如今手术室中的辐射难以避免。通过遵守 ICRP 建议的核心原则，可以轻松降低患者和员工的风险：提高医护人员的意识、了解在受控区域工作的风险、个人责任、正确的行为，最后，更应当了解您的工作环境中可用的辐射保护措施。

1.6.2.3　扩展阅读

Sutherland AG, Finlayson DF (1998) Screening times with image intensifier in orthopaedic trauma surgery. J R Coll Surg; 43:265–266.

Devalia KL, Guha A, Devadoss VG (2004) The need to protect the thyroid gland during image intensifier use in orthopaedic procedures. Acta Orthop Belg; 70(5):474–477.

International Commission on Radiological Protection (1990) Recommendations of the International Commission on Radiological Protection. No. 60:21:72–79.

The Department of PET and Nuclear Medicine at Royal Prince Alfred Hospital (2001) Introduction to radiation protection, dose limits and dose constraints, radiation and dose measurement, effects of radiation on humans, the system of radiation protection protocol, radiation safety and personal protection in diagnostic radiology. In: Personal Dosimetry, Revised.

The University of Iowa, Health Protection Office, Diagnostic X-Ray Procedures (2003) Radiation Safety Training Program, Revised.

US Environmental Protection Agency (2004) Understanding Radiation, Ionizing and Non-Ionizing Radiation. Washington, DC: EPA.

US Nuclear Regulatory Commission (2005) What is radiation? www.nrc.gov

US Nuclear Regulatory Commission (2003) How can exposure to radiation be minimized? www.nrc.gov

1.6.3　充气式止血带

气动（充气）止血带由 Harvey Cushing 于 1904 年开发。为了压闭四肢的血管，压缩气体被导入圆柱形气囊中。相比 Esmarch 止血带，充气式止血带有 2 个优点：更快速地穿上和脱下，且显著降低神经麻痹的发生率。

August Bier 于 1908 年引入了 2 个止血带用于管理节段性麻醉，在这种双止血带操作中，在肢体循环分割出一部分，并且经静脉输注局部麻醉剂，这种静脉局部麻醉（IVRA）通常被称为 Bier 阻滞（见章节 1.1）。

在 20 世纪 80 年代早期，James McEwen 介绍了电子止血带系统（也称为计算机化或微处理器控制的止血带）。这些自动止血带比以前的机械压力调节系统更安全，更可靠。

止血带可以定义为用于控制特定时期的肢体血液循环的收缩装置。压力由四周向中心施加在肢体的皮肤和下面的组织上。该压力传递到血管壁，导致它们暂时闭塞。在外科手术环境中，在驱血后使用止血带来产生近乎不出血的手术区域。

1.6.3.1　止血带的类型

有 2 种类型的止血带。

- 不可充气（非气动）止血带由橡胶或弹性布制成。它们的手术用途现在相当有限。对于肢体创伤患者的院前护理，非气动止血带可被用作控制出血的最后手段
- 气动止血带使用充气气囊来压闭血流，与血压测量袖带没有区别。在手术室中使用的气动止血带具有袖口，其压力以电子方式控制。所有袖口都会轻微泄漏，并且必须将少量气体泵入系统以在操作期间保持袖带压力。使用电子控制的袖带自动进行充气，可以精确控制袖带压力（图 1.6–13）

适应证

在手术过程中使用止血带进行临时压闭血管的风险必须在使用前得到评估。应避免止血带用于可能存在血管受损的肢体。

禁止止血带使用的情况包括以下方面。

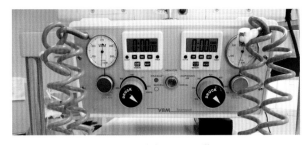

图 1.6-13　双下肢可监控式气压止血带

- 感染
- 开放骨折
- 胫骨扩髓
- 静脉栓塞
- 肿瘤远端触及止血带
- 持续时间长的创伤后手重建
- 严重挤压综合征
- 受损血管循环，例如外周动脉疾病
- 用于透析的肢体
- 糖尿病
- 镰状细胞性贫血
- 皮肤移植处所有的出血点必须明确识别

　　有证据表明使用止血带会延迟术后愈合，这一观点目前仍有争议，手术团队必须在清爽的手术野及缩短的手术时间带来的好处和可能存在风险之间权衡利弊。

1.6.3.2　使用注意事项

- 止血带系统必须维护良好的校准和功能。每次使用前，应检查附件是否有漏气或其他缺陷
- 小心彻底地驱血可延长无痛止血带时间，提高 IVRA 的质量
- 使用弹性驱血带进行驱血有助于获得清爽的术野。但在存在感染、骨折和恶性肿瘤时，禁止驱血。此时可将肢体抬高至少 30 s 以使静脉血液离开肢体
- 止血带袖口必须放在肢体的正确位置

- 对于上臂和大腿，最佳位置是肢体的近端 1/3
- 对于小腿，应将其置于小腿上方最大周长处。
- 绝不能将止血带放在近端小腿的腓总神经区域或直接放在膝关节或踝关节上方。已经充气的袖带不应该通过旋转来调节，因为这会产生可能损坏下面组织的剪切力。
- 长期缺血可能导致组织、血管和神经暂时或永久性损伤。止血带麻痹可能是由于对周围神经的压力过大造成的。袖带中的压力不足可能导致肢体被动充血并导致骨筋膜室综合征，伴随出现不可逆的功能丧失。过长时间使用止血带也会带来凝血功能的变化
- 应迅速进行充气以同时闭塞动脉和静脉，以避免静脉充血
- 在无法获得清爽术野的情况下，止血带袖带压力可以提前增加 25 mmHg，直到手术区域不再出血。在止血带再次充气之前，最好将袖带放气并重新检查肢体。过度充血的静脉系统的再充气可能导致血管内血栓形成
- 当使用双袖套止血带进行 IVRA 时，使用止血带的人员必须熟悉充气—放气顺序
- 应为每个人选择合适的袖带尺寸，以允许袖带的可膨胀部分重叠 5~10 cm。过多的重叠可能导致袖带滚动和伸缩，并且可能导致肢体上的多余的压力分布。由于可充气气囊部分的重叠太少、袖带太短会产生不均匀的压力分布，并且可能导致袖带松动或不能维持闭塞
- 止血带袖口下的皮肤必须用柔软的衬垫保护，例如双层弹性弹力织物。袖口光滑、无皱纹有助于防止对下层组织的机械损伤（图 1.6-14a~b）。一旦止血带压力释放，应将完全松弛的袖带和所有下方的绷带完全移除。即使是最轻微的静脉回流障碍也可能导致手术区域的充血和血液汇集
- 如果在术前做过备皮消毒，则不应让消毒剂在袖带下流动和淤积，否则可能会导致化学灼伤。建议使用带有防渗胶带的闭合性盖布或保护装

置（图 1.6-14c）

- 当止血带袖带压力释放时，应通过适当的敷料包扎保护伤口，以免受肢体回血带来的损伤，并在必要时抬高肢体。止血带释放后的短暂疼痛可以通过抬高肢体来减轻。如果在止血带释放后 3~4 min 内皮肤颜色没有恢复，则肢体应放置在略低于身体水平的位置
- 使用 IVRA 时，止血带必须在注射后至少保持充气 20 min（见章节 1.1）

负面影响

在使用止血带后，整个肢体可能会出现钝痛（止血带疼痛）。这是由压力、缺氧、高碳酸血症和组织酸中毒引起的病理生理学变化，且在使用止血带约 1.5 h 后并发症的发生率显著增加。止血带麻痹的主要症状为运动麻痹、触觉麻痹以及压力和本体感受反应丧失。

术后护理和并发症

取下止血带后，应观察并监测患者至少 15 min，以排除并发症的风险，包括以下方面。

- 止血带下方局部的皮肤、肌肉、神经和血管受伤
- 血管损伤、静脉淤血及止血带远端出现的栓塞
- 血肿和水肿
- 骨筋膜室综合征
- 肺栓塞

1.6.3.3　止血带的使用

单止血带手术

将该装置连接到电源插座。打开时，设备将执行自检诊断测试。

- 如果皮肤状况不佳或起水泡，请勿使用止血带
- 应使用最小有效压力。该值由术前收缩压和手术期间收缩压的最大预期值确定。腿部的压力需要高于手臂，而肥胖肢体的压力要更高一些
- 无泄漏止血带袖口应完全抹平，不能有皱褶。阀门端口和连接应放置在肢体定位进行手术时不会扭结软管的位置。然后肢体消毒铺巾完成术前准备
- 止血带时间在很大程度上取决于患者的解剖结构、年龄和有无血管疾病。外科医生将确定：

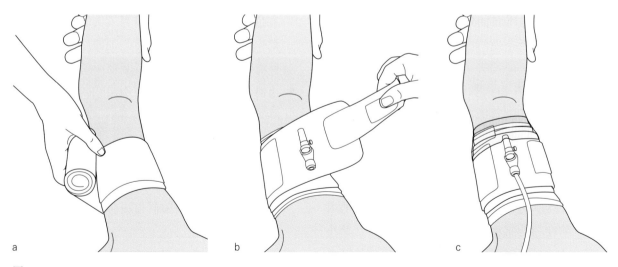

图 1.6-14
a. 软垫包裹保护皮肤。b. 使用没有皱褶的气压止血带。c. 使用一次性防水胶带保护止血带

– 何时该给止血带充气

– 止血带充到多大气压

– 止血带使用多长时间

– 是否允许通过袖带放气 10~15 min 使得组织获得间歇性通气

– 在手术过程中，何时应该释放止血带

一般认为对于健康的成人止血带安全合理的使用时间约为 1.5 h，绝不允许连续超过 2 h 而不释放止血带给下方组织供氧。在释放止血带期间，肢体应升高约 60°，并且应使用无菌敷料对切口施加稳定的压力。

■ 止血带充气至预设压力，充气计时器重新启动

■ 在手术结束时，袖带处于放气状态

■ 建议在最终放气后立即取下止血带袖带及所有绷带。应注意拔除止血带袖带的时间，并检查肢体的循环。必须记录止血带使用的总时长

双止血带手术

除了以下情况外，该装置的操作与单止血带操作相同。

■ 2 个止血带端口都连接在设备的底部

■ 当第一个止血带充气时，第二个止血带不能放气

■ 在第一个袖带已经充气后，给第二个止血带充气时，特定的装置将持续检查第一个止血带，以确保其压力在允许范围内。如第一个止血带充气不足，则会停止给第二个止血带充气，返回将第一个止血带充至目标压力差 10 mmHg 以内。这确保了至少有 1 个止血带始终保持在止血状态

止血带袖带形状

标准矩形（或圆柱形）止血带袖口设计为最佳地贴合在圆柱形四肢上。然而，人的四肢可能是圆锥形的（特别是在极端肥胖的个体中），这可能导致肢体和标准矩形止血带不匹配，手术期间袖带在肢体上朝远端滑动，从而导致在正常

压力下无法压闭血管，并无法获得清爽术野（图 1.6-15）。

外形匹配止血带为弧形，并且在包扎时它们在远侧比近侧具有更小的直径。外形匹配止血带可以提升锥形肢体患者的舒适度，并降低机械剪切的风险。与等宽度的标准矩形止血带相比，外形匹配止血带能够在较低的压力下压闭血流，这可能归功于更好的贴合和更有效地向深部组织的压力传递。

止血带袖带宽度

应选择带有尽可能大袖口的止血带。具有较宽气囊的止血带能在更低的压力水平下阻塞血流。较低的压力可以降低压力相关伤害的风险。对于体格较小的成人及儿童患者要特别小心，以确保使用正确的袖带宽度，袖口边缘不能过分靠近关节。

一次性使用和可重复使用的止血带

无菌一次性止血带可用于需要在手术部位附近放置无菌止血带的情况（例如当存在因暴露于过度出血而带来袖带污染的风险时）。

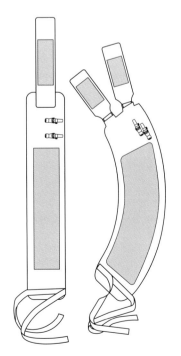

图 1.6-15　左图为标准圆形止血带；右图为弧形止血带

止血带系统保养

每个止血带系统均按照高工业标准设计和制造。建议定期检查和校准，以确保持续安全有效的操作。

定期保养

止血带应由合格的技术人员每隔6个月检查1次，并进行功能和校准检查。

清 洁

- 可以用蘸有适当洗涤剂的布清洁止血带装置的外部
- 可以使用适当的洗涤剂或乙醇溶液清洁止血带袖带软管的外部
- 止血带袖带软管的内部不应该被清洗
- 止血带袖口必须按照制造商的说明进行消毒

泄漏测试

大多数气动止血带系统能够在泄漏的同时保持袖带充气。但是，我们仍希望将泄漏保持在最小值。因此，建议定期检查是否存在严重泄漏，并遵循一切维修程序。

故障排除指南

自动止血带装置附带一套快速参考卡及使用说明。如果出现问题，其可提供帮助。这些概述了该装置可能发生的许多故障，并说明了每次故障的最可能原因。

结 论

使用气动止血带来制造无血手术区域会给患者带来一些并发症。部分患者因其身材大小、年龄高低或身体状况而更容易受到气动止血带带来的不利影响。由于大多数并发症与压力有关，因

此建立以下预防措施。

- 进行充分的术前患者评估
- 确保准确的压力显示
- 使用具有合适尺寸的止血带袖口，可在最小有效压力下压闭动脉血流
- 准确地测量收缩压
- 注意止血带袖带压力
- 定时告知外科医生止血带时间

医生负责设置正确的袖带压力和止血带时间，但手术室工作人员分担这些措施的责任。此外，手术室工作人员承担袖带和附件的维护责任，以确保止血带功能正常和患者安全。

1.6.3.4 扩展阅读

Tubing misconnections: A persistent and potentially deadly occurrence. Sentinel Event Alert; April 3, 2006:36.

Crenshaw AG, Hargens AR, Gershuni DH, et al (1988) Wide tourniquet cuffs more effective at lower inflation pressures. Acta Orthop Scand; 59:447-451.

Estebe JP, Naoures AL, Chemaly L, et al (2000) Tourniquet pain in a volunteer study: effect of changes incuff width and pressure. Anaesthesia; 55:21-26.

Pedowitz RA, Gershuni DH, Botte MJ, et al (1993) The use of lower tourniquet inflation pressures in extremity surgery facilitated by curved and wide tourniquets and an integrated cuff inflation system. Clin Orthop Relat Res; 287:237-244.

Younger AS, McEwen JA, Inkpen K (2004) Wide contoured thigh cuffs and automated limb occlusion measurement allow lower tourniquet pressure. Clin Orthop Relat Res; 428:286-293.

Lieberman JR, Staheli LT, Dales MC (1997) Tourniquet pressures on pediatric patients: a clinical study. Orthopedics; 20:1143-1147.

Wakai A, Wang JH, Winter DC, et al (2001) Tourniquet-induced systemic inflammatory response in extremity surgery. J Trauma; 51:922-926.

AORN (2007) Standards, Recommended Practices, and Guidelines. Denver: AORN Inc.

1.6.4 气动和电动工具

动力工具

如今,市场上有一系列动力器械(工具)。动力器械可以由压缩空气、电池或电力驱动,也可以由手动开关或脚踏板控制。有些用于高度定制单一使用,如水泥清除,而其他则提供了一个多功能选择的组合。Synthes Power Drive 这样的系统为外科医生提供了在一个系统中锯切、钻孔和铰刀的选项。无论哪一种选项,每一个都有自己的优缺点。

手术室选择使用何种动力器械取决于以下方面。

- 手术类型
- 外科医生偏好
- 设备的多功能性
- 科室的预算限制(可能是最重要的因素)

一个系统可以被手术室(即骨科、神经外科和颅颌面科)的多个科室使用,这是成本效益高且理想的;然而,这种情况很少发生。在从任何制造商选择动力设备时,要考虑的问题是产品的多功能性、保证和成本效益。

由于动力设备的高成本,必须对手术室人员和/手术室负责动力设备的人员进行适当的工具使用、保养和维护培训。按照制造商的指导方针,持续的员工教育将延长电动工具的使用寿命,并降低总体维护成本。

性能标准

动力设备上有各种功能。在选择新设备时,应仔细考虑以下选项。

锯:往复式与摆动式

摆动锯做侧向运动,往复锯做前后运动。每种类型的刀片都有不同的形状和大小,以适应"宏"(大骨)和"微"(小骨)手术。

电钻:标准速度与超高速度

动力钻采用高速低扭矩。标准速度的电钻通常用于在骨头上钻一个孔以植入螺钉。钻头用快速接头或通用卡口和钥匙固定在电钻上。通用卡口也可用于插入克氏针或斯氏针,不过附加的驱动器附件更通用。

高速电钻(50 000~100 000 转/分)可用于切割或"抛光"骨头,使用切割或平滑/抛光(金刚钻)磨钻和/或精细钻头。高速电钻还与专用的磨钻和附件一起使用,用于切割金属和去除骨水泥。一些高速动力钻可能需要使用适当长度和尺寸的磨钻保护装置,以防止磨钻从其手柄上断裂和/或意外脱落。

铰 刀

具有低速大扭矩铰刀功能的电动工具。现在许多电力系统都有一个附件来提供这个功能。扩孔功能与特定的切削工具一起使用,以拓宽、扩大或重塑骨骼,例如髓内扩孔器。许多为铰刀而设计的仪器使用专用联轴器,应考虑将它们连接到钻工具所需的适配器的类型和数量。

定制化工具

各种高度定制化的电动工具包括专门设计的用于骨组织的精细分离、切割金属和塑料以及去除骨水泥的工具。

动力源

选择电动工具时,应考虑所需电源的类型。3 种可能的电源是:压缩空气或氮气、电池和有线电。

压缩空气或氮气

使用依靠压缩空气(或氮气)的动力工具的明显优点是它不需要电。这可能是在医院工作的决定性因素,因为医院经常停电。气动驱动系统为外科医生提供了高功率,同时最小化了手部重量。气动工具由一个手扳机或一个脚踏板控制。

选择气动工具时，必须评估压缩空气的来源。它是内置在手术室的管道内部供应，还是来自便携式气瓶？当使用内部供应时，空气软管是否足够长，以跨越墙式接口和无菌区之间的距离？

如果要使用气瓶，它们将存放在哪里？工作人员是否容易接触到它们？谁将负责重新装满空钢瓶？员工必须接受正确运输和使用气瓶的培训。

所有的气动设备都需要使用软管，这比电池供电的工具更麻烦，在手术过程中污染的风险更大。重要的是，气动工具必须在制造商建议的操作压力限制（通常为 90~100 psi）内使用，以避免损坏手持部件、附件和空气软管的内部机构。

气动工具不得使用氧气操作，因为有爆炸危险（图 1.6-16）。

电池驱动工具

电池驱动工具的优点是不依赖任何连接到手持设备的动力软管，尽管这是以增加重量为代价的。它们需要一个电池充电器，必须存放在一个阴凉的地方，可以接触到电源点（图 1.6-17）。在断电的情况下，使用连接到备用发电机的电源点是明智的。了解电池的使用寿命、特定程序可

能需要的数量以及充电所需的时间有助于确定要购买的电池和充电器的数量。

电池有 2 种类型：一种是在使用前经过灭菌（根据制造商的指南）的电池，另一种是未经灭菌的电池。后者在使用前放置在无菌套管中，无菌套管在操作过程中始终保持关闭状态，绝不能浸入水中。

有线电动工具

有线电动工具与气动工具相似，因为有线电动工具需要使用附在手持部件上的电线才能使用。有线电动工具可以由脚踏板、手扳机或二者联合控制。其中有些能在很广泛的速度范围内提供恒定或间歇输出功能。它们通常很轻，符合人体工程学的形状，并且使用简便。它们还能够为手术室中的许多服务执行多功能任务。大多数情况下，它们需要使用插有电线的电气控制台。选择系统时，应考虑系统电线的长度。这使得能够有效地规划房间设置，以便适当放置控制台和可能的电气延长线（图 1.6-18）。

维护与保养

动力工具是一种复杂的机械，用途广泛。为了避免故障，必须进行适当的保养和维护。购买

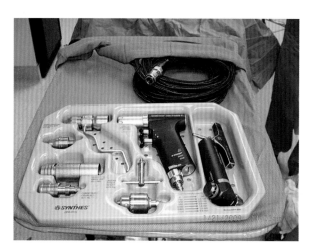

图 1.6-16 气动工具

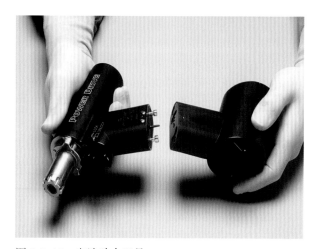

图 1.6-17 电池动力工具

电动工具或系统时，始终考虑制造商的维护和保修政策，以及制造商的消毒指南如何与机构的消毒政策相适应。一些公司可能愿意为手术室人员提供教育和其他支持。

制订维修计划可以提高动力工具的最佳性能并延长其使用寿命。最重要的是，遵循制造商对动力工具使用和保养的建议，可以提高安全性，避免出现问题。对工作人员进行持续在职教育的适当培训是保护这些设备的另一个关键因素。创建一份能力检查表，其中包括动力工具的保养和使用示范，有助于评估员工对特定动力工具或系统的知识。

清洁注意事项

如有可能，动力工具和其他设备一样，应按照制造商的指南（见章节 1.4）在自动清洗机 /消毒剂中清洗。如果出于任何原因需要手动清洗，请考虑以下事项。

- 切勿浸没主机手柄、软管或附件
- 切勿使用漂白剂（除非有防水设计）、含氯基清洁剂、液体或化学消毒剂或含有氢氧化钠的产品，因为它们会降解阳极氧化涂层
- 确保洗涤液不会进入进气口
- 清洁时不要使用尖锐物

- 清洁前取下附件
- 使用推荐的清洁刷（钢丝）彻底清洁所有空心附件（图 1.6-19）
- 注意附件和手柄的所有活动部件，确保清除所有碎屑
- 清洁后，用流动水冲洗附件，去除清洁剂，再用蒸馏水冲洗，防止金属变色（图 1.6-20）
- 轻轻摇动附件，使其无水，并用干净的无纺布擦拭表面

在灭菌之前，所有工具应进行以下操作。

- 每次使用和清洁后，必须检查电动工具主体和所有附件以及软管 / 电线是否磨损和损坏

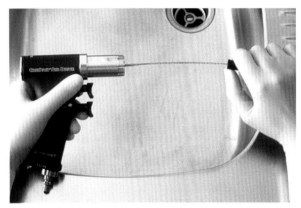

图 1.6-19　带手柄的空心毛刷

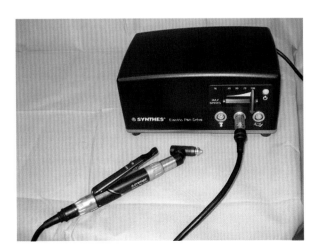

图 1.6-18　有线电动工具

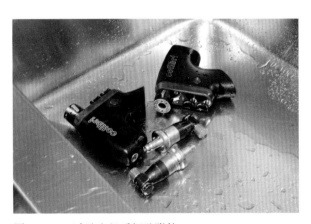

图 1.6-20　冲洗主机手柄及附件

- 软管 / 电线应单独拆卸和包装或放在电动工具容器的单独隔间中,因为周围过热的金属会损坏它们。这就是为什么在灭菌过程中,主机手柄、配件、附件或工具不应放在软管或电线边的原因

- 根据制造商的指南,在清洁后和消毒前润滑手持设备和附件

- 不要将手柄或附件放在"小包"中。在密封的袋子中消毒会收集水分,从而损坏设备

- 使用制造商推荐的灭菌方法

电 池

- 电池在使用前应始终充满电

- 了解蓄电池在充电器外的保存期限

- 要使电池充满电,可能需要更多的充电 / 放电周期。只能使用制造商推荐的充电器。使用非制造商生产的充电器可能导致蓄电池损坏

- 在 0~40℃的环境温度范围内为蓄电池充电

- 当蓄电池位于充电座中时,应始终打开充电站。这样可以确保可用性并防止放电

- 在使用电动工具之前,将电池连接到手持设备上。这样可以节省电池能量,降低手术期间需要更换电池的可能性。每种情况下都有一个以上的电池可用

- 切勿使用损坏的电池,这可能会损坏工具

- 按照制造商的建议清洗电池

- 如果使用可以消毒的电池,请遵循制造商推荐的指南

　　使用电动工具时,手术室工作人员应遵守以下指南。

- 不使用设备和/或更换任何附件(如锯片、磨钻)时,务必关闭安全开关

- 使用前,检查所有磨钻和锯片附件是否正确安装到电动工具附件上

- 确保电源线(空气软管、电线)保持在无菌场地的周围

- 使用前务必检查电源软管 / 电线是否有磨损或损坏的迹象。如果有故障,请立即更换

- 空气软管破裂会造成严重伤害

- 检查气动软管是否泄漏。如果检测到泄漏,请勿使用

- 使用前确保所有的手柄和附件连接正确

- 如有必要,在使用动力软管时,确保将适当的扩展器连接到空气软管上,以防止无菌区域受到污染

- 持续检查手柄和附件是否过热

- 如果发现过热,请停止使用并进行维修

- 操作空气动力设备时,不要超过制造商建议的压力

- 不要直接从高压灭菌器上操作热的主机手柄

- 对于未完全冷却和干燥的主机手柄的操作可能会降低性能和 / 或可靠性。注意患者因金属传热而被热的主机手柄或附件灼伤的风险。不要将主机手柄浸入液体中或用湿布覆盖以冷却。只能在室温下冷却

- 每次使用后清洁钻头和磨钻。骨屑的堆积导致切削效率降低,延长了切削和钻孔时间。切割效率受损可能导致过热,导致骨坏死和感染风险

- 根据制造商的建议和 / 或医院政策丢弃磨钻和锯片

- 如果使用脚踏板进行动力控制,则用户应确切知道脚踏板的位置,特别是如果同时使用其他脚踏板,即透热式脚踏板

- 使用电动工具时,所有手术室工作人员应佩戴防护眼镜。当刀具用于切割金属或水泥时,这一点尤为重要。在处理和清洁受污染的仪器时,实施普遍预防措施,包括防护服和遵守医院政策,以防止工作人员受伤

结 论

　　正确使用动力工具,可减少手术时间,提高技术准确性,提高手术效率。手术室工作人员应该熟悉他们在手术室可能遇到的动力工具。特定

工具的选择将取决于许多因素，包括外科医生偏好、动力工具／系统的能力和多功能性以及预算限制。应通过遵循制造商推荐的指南、持续的员工教育和遵守医院政策以延长工具寿命。

1.6.4.1　扩展阅读

National Association of Orthopaedic Nurses (2003) Orthopaedic Operating Room Manual. Houston, Tex: NAON, 58–63.

Hand and Power Tool Safety. Available at: www.siri.uvm.edu Orthopaedics Overseas-Moldova Program Description. Available at: www.hvousa.org

致　谢

感谢 Lena Brauer、Tan Gek Noi 和 Konstantin Polischuk 为本章初稿撰写所做的贡献。

2 创伤护理原则

2.1	骨折问题	66
2.2	骨折分型	72
2.3	软组织损伤	78
2.4	器械	84
2.5	骨干骨折	110
2.6	关节内骨折	114
2.7	诊断方法	119
2.8	OPR 术前计划——团队方法	123
2.9	多发骨折 / 多发伤患者	128
2.10	复位技术	132
2.11	微创技术	138
2.12	植骨	143
2.13	并发症	148
2.14	内植物移除	152

2.1　骨折问题

原著　Christopher G Moran
翻译　杨云峰　审校　林　森

2.1.1　骨折处理的基本原则

对患者进行的整体分析，包括对患者、软组织和骨折的全面评估，是 AO 理念的基础。采用这种方法进行骨折内固定促使了 1958 年 AO 骨折处理的 4 个原则的发展。在过去的 50 年里，人们对骨折愈合的生物学和生物力学的理解有了显著提高，而内植物技术的发展使外科手术团队可使用的内植物的数量和类型有了大幅度增加。然而，这 4 个原则依然是骨折处理的基本原则。

- 解剖复位
- 骨折稳定固定
- 保护血液供应
- 患者和患肢的早期运动

有计划地将这些基本原则应用于每一位患者和每一处骨折能够最大概率达到理想的治疗效果——恢复正常的功能。

损伤个体化

必须对患者进行整体治疗，而不仅仅关注骨折治疗。每个骨折的处理取决于 3 个关键因素。

- 患者
- 软组织
- 骨折

这 3 个因素共同构成了"损伤个体化"（图 2.1-1）。骨折处理的最后一个关键因素是医疗环境：有哪些设施可用？用什么内植物？外科和护理团队有什么技能和经验？

患者一般因素

在评估患者时，许多因素是必不可少的。年龄对骨折愈合有显著影响，并在康复治疗中也具有重要意义。儿童往往愈合和康复得很快，而年老、虚弱的患者则有可能出现额外的并发症，如肺部或泌尿系感染以及褥疮。职业也是一个重要的因素；骨折处理的目标之一是让患者恢复工作，而对于重型体力劳动者、办公室雇员、技术工人或音乐家的恢复要求是不同的。

必须对所有患者进行内科合并疾病的评估，这可能会影响手术方式和麻醉方法的选择。在老年人中，外周血管疾病和循环不良导致的溃疡可能阻碍下肢骨折内固定的稳固。糖尿病患者需要对血糖水平进行优化控制，以降低感染的风险，而患有神经系统疾病（如帕金森病）的患者可能伴有术后康复困难的情况。恶性疾病所致病理性骨折的患者也有特殊的护理和手术要求。

患者所处的社会环境可能会彻底改变其日常生活活动的能力，并导致术后康复的主要问题。在老年患者中尤其如此，因为轻微的损伤也会使他们的自理能力永久地受到威胁。精神性疾病也明显影响患者的依从性。药物或酒精依赖患者的治疗有很大的挑战性，而且此类患者往往不能遵循术后指导。

患者损伤相关因素

所有的患者都必须在急诊科做一次彻底的评估。评估应遵循高级创伤生命支持原则（advanced

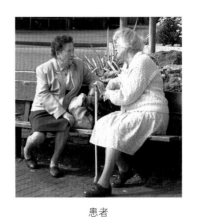

患者

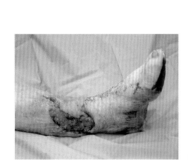

软组织

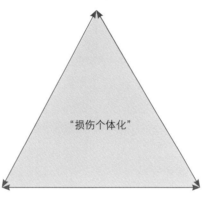

"损伤个体化"

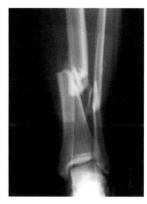

骨折

图 2.1-1　"损伤个体化"取决于 3 个因素：骨折、相关的软组织损伤以及患者的一般健康状况和与损伤相关的健康状况

trauma life support principles，ATLS）从评估气道、呼吸和循环开始。颈部、脊柱和骨盆必须时刻受到保护。

　　初步检查和处理旨在挽救生命（图 2.1-2）。除了严重的骨盆骨折和伴有大量出血的开放性骨折外，很少有骨折会立即危及生命。骨折的评估和初次治疗应在患者的第二次全面检查中进行。

软组织问题

　　对与骨折相关的软组织损伤进行系统检查是必要的。在每一种案例中，都应包括以下方面。

　　皮肤：寻找开放性伤口、污垢、衣物或异物污染、擦伤、瘀伤、水泡、肿胀和闭合性脱套损伤（这是一种剪切损伤造成的皮肤与底层脂肪和筋膜分离）。

　　肌肉：应要求患者轻轻移动手或脚到损伤部位的远端，以检查其功能。

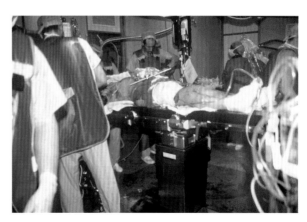

图 2.1-2　复杂创伤手术最好由一个组织良好、多学科的创伤团队来管理

骨筋膜室综合征：这种综合征会在封闭的骨筋膜室内压力增加，导致局部组织缺血时出现。骨筋膜室内的大部分组织是肌肉，缺血的肌肉产生痉挛，导致严重的疼痛，而主动或被动活动都将使疼痛变得更严重。骨筋膜室综合征是临床诊断的外科急症，需要立即进行筋膜切开术来减压和恢复肌肉的血供。这个手术可以防止肌肉坏死。假如被动伸展肌肉导致受影响的骨筋膜室疼痛加剧，外科医生必须高度警惕患者发生骨筋膜室综合征的可能。

神经：神经可能受到直接撞击、穿透伤、移位的骨折块的伤害，也可能在骨折变形时被拉伸。必须检查所有骨折部位周围的神经的运动和感觉功能，这种评估通常与肌肉功能评估相结合。对儿童和有头部或脊柱损伤的患者评估是很困难的。

血管：在所有骨折中，必须对损伤远端的循环进行评估。必须检查毛细管充盈试验，并应小于 2 s。必须仔细触摸脉搏，不能忽视脉搏的缺失——这是动脉损伤的迹象，必须立即通知外科医生。对年轻人来说，动脉损伤的诊断是较困难的。尽管肌肉的血供不足，但皮肤可以保持粉红色，而且仍然可以在脉搏血氧仪上发出信号，因为侧支循环可以维持皮肤的血供。如果不能在 4~6 h 内恢复充足的血液循环，就会造成不可逆的缺血损伤，并导致截肢。因此，血管问题需要立即采取行动。任何畸形都必须通过轻柔地牵引来矫正，如果脉搏仍然缺失，则需要立即手术探查以恢复循环。不应因做动脉造影而延迟治疗。

骨　折

临床评价：骨折的主要体征是压痛、反常活动和骨擦感。患者应保持肢体静止或用夹板固定肢体，以避免活动带来疼痛。骨折可能导致明显的畸形，淤伤和骨折部位的肿胀。临床检查必须温和，以避免造成过度疼痛和进一步损害软组织。如果可能的话，护士和外科医生必须避免移动骨折部位，因为这会导致严重的疼痛。患者的止痛治疗必须到位，并尽快用夹板固定骨折部位，这能很好地缓解疼痛，并防止进一步的软组织损害。必须在骨折夹板固定之前和之后进行神经血管检查（见上文）。评估必须包括骨的全长和骨折上下的关节。对损伤机制的认识在治疗中是很有帮助的，并应该了解患者的完整的损伤病史，因为这帮助判断可能的额外损伤。

X 线片：这是诊断和治疗计划所必需的。所有骨折都应该有 2 张正确角度的 X 线片，以充分评估畸形。这通常需要前后位和侧位视图，在某些情况下需要斜位 X 线片，例如髋臼骨折。此外，X 线片必须包括骨折上方和下方的关节（见章节 2.7）。在某些情况下，如手腕，X 线片不包括上面的关节（肘关节），因此必须对关节进行彻底的临床检查，并在医疗记录中注明。

大多数骨折的治疗计划能通过 X 线片确定，但是涉及关节的复杂损伤和骨折，可能需要计算机断层扫描（CT）提供额外信息（图 2.1-3）。磁共振成像（MRI）有时需要用来评估与骨折有关的软组织损伤，特别是可能与膝关节内骨折脱位有关的膝关节韧带损伤。磁共振成像也有助于诊断隐匿性骨折，这些骨折有时在 X 线平片上看不到，如髋部应力性骨折和未移位的骨折。

医疗环境

患者必须在适当的环境下接受恰当的护理。在计划骨折的手术治疗时，外科医生必须考虑可用的设施和设备，包括内植物、放射成像和正确的手术床。还应考虑手术室人员（ORP）的技术、培训和经验。与其在夜班与缺乏经验的手术室人员一起工作，不如在第二天早上与一支经验丰富的团队一起进行紧急手术，他们熟悉设备（并有充足的睡眠）。外科医生必须对自己的技能和经验做出诚实的评价。最好是将罕见或复杂损伤的患者转移到有更多的设施和外科专家的创伤中心。

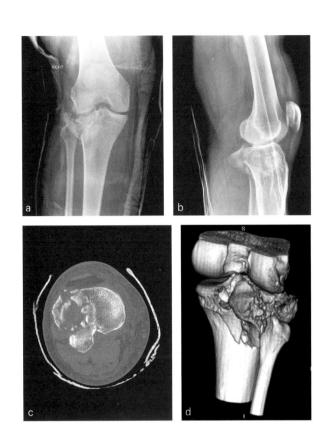

图 2.1-3

a~b. 胫骨外侧平台骨折的前后位和侧位 X 线片。c. CT 扫描提供了更详细的信息。d. 骨折的三维 CT 重建在制订骨折治疗计划时是非常有用的

沟　通

医生、手术室人员、患者和亲属之间的明确沟通是必不可少的。一旦外科医生评估了损伤的特点，他或她必须制订一个治疗计划，并有效地与管理患者的整个团队进行沟通。治疗计划是必不可少的，所有的手术，包括紧急手术，都应该按计划进行。俗话说：“不计划就是计划着失败。”治疗计划有 3 个关键方面。

手术策略：患者的整体治疗计划，包括术前检查、外科和内科治疗以及康复。对于多发伤患者，与其他专家良好的沟通对于确定治疗的优先级以及确定多次手术的顺序和时间是非常重要的。至关重要的是，通常是一名高级创伤外科医生，对患者的治疗全面负责。

手术步骤：是指手术室中手术整体概况和每一部分操作的计划。这允许外科医生、麻醉师和手术室人员为每次手术做好准备。必须传达的关键信息包括：计划好的手术程序、患者的体位、手术台的类型、所需的器械和内植物、术中放射成像或输血的需求、固定夹板，以及术后的特殊要求，如重症监护。

手术设计：外科医生必须为每一次骨折固定准备详细的图纸。这允许外科医生在心理上排练手术，确定骨折的解剖入路（从而确定患者的体位），以及需要哪些内植物和器械。可以预见和避免潜在的术中并发症和问题，告知手术室人员可能需要的额外器械。

与患者和家属良好的沟通是必要的，必须让他们对损伤的特点、意向的手术治疗和康复计划有一个明确的认识。符合实际预后的预期是必不可少的，与患者良好的沟通通常可以防止可能导致诉讼的信任破裂。

2.1.2　骨折为什么要固定

大部分骨折不需手术即可愈合，骨折固定的主要原因是改善患者最终的功能并减少长期风险，如创伤后关节炎。对于严重多发伤的患者，早期稳定骨折可能有助于重症监护病房的护理，并降低严重胸部并发症的风险。

骨折固定的决定取决于损伤的特点以及可利用的医疗资源。一般来说，以下是固定骨折的良好指征。

- 稳定长骨骨折，在多发伤尤其是股骨干骨折中
- 成人开放性骨折
- 移位的关节内骨折
- 成人前臂移位骨折
- 有高度不愈合风险的骨折（如移位的髋关节囊内骨折）
- 非手术治疗需要长时间固定的老年患者骨折
- 病理性骨折用于疼痛缓解和姑息治疗
- 儿童生长板部位的移位骨折

骨折固定也通常用于当使用非手术方法很难阻止移位骨折的畸形发生时，因为局部肌肉力量很难用石膏夹板或牵引来克服。这些骨折通常需要长时间制动和长时间的住院治疗。

- 股骨转子下骨折
- 股骨髁上骨折
- 股骨干骨折
- 移位的骨盆骨折
- 移位的、不稳定的胫骨骨折

骨折固定可以加快康复，并允许更早地恢复工作。

2.1.3 骨折如何愈合

骨骼在体内是独一无二的，因为它是唯一通过正常组织（骨）再生而不是瘢痕组织来愈合的组织。通常情况下，骨折会尽快愈合，产生大量未成熟的骨，称为骨痂。这将恢复骨骼的强度和连续性，并允许早日恢复功能。在接下来的6~18个月中，这块未成熟的骨被缓慢地重塑，以产生正常的骨结构，包括哈弗管。当在骨折处有一定的活动度或是在自然界（动物必须保持活动才能生存）或用夹板石膏或牵引装置处理骨折时，骨折通过骨痂愈合。当固定骨折时，在骨折部位（相对稳定）允许一些受控运动，同样的愈合模式是明显的。外固定和髓内钉便是很好的例子。这种类型被称为间接或（笼统地称）二期愈合（图2.1-4）。

通过内固定，骨折处不再有运动。在功能负荷下（绝对稳定），以另一种不同的方式可使骨骼愈合。骨是一种不断磨损并在微观水平上被替换的活性组织。在没有移动的情况下，骨愈合采用这种机制，骨折慢慢地被活性骨组织所替代。没有骨痂形成，而且这个过程比自然的间接骨愈合要慢得多。因为这种类型以正常的骨重塑过程进行愈合，所以称为直接或一期愈合（图2.1-5）。

重要的是要认识到，外科医生通过使用不同的固定技术决定着骨愈合的类型，从而产生不同的力学环境。绝对稳定的结果是没有运动和通过骨痂直接愈合。相对稳定允许在骨折处进行一些可控的运动，从而导致骨痂形成和间接骨愈合。如果需要恢复正常功能，绝对稳定技术可提供和维持骨折的解剖复位（例如，简单的前臂骨干骨折）。因此，直接骨愈合是该方法的次要作用，而不是主要目的。一期或二期愈合之间没有孰优孰劣，外科医生必须选择合适的方法来稳定每一处骨折，然后正确地应用才能使骨折愈合。

骨折的固定必须提供足够的稳定性，以允许肢体和患者的早期活动，这是AO的主要原则之一。任何手术都必须尽量减少对骨的血供的额外

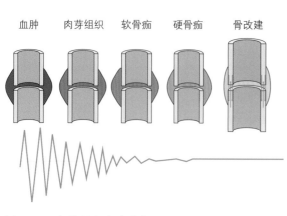

图2.1-4　间接骨折愈合分期

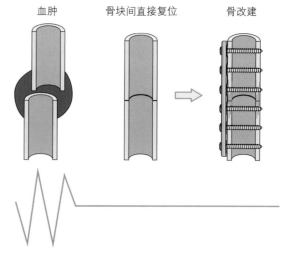

图2.1-5　直接骨折愈合分期

损害。因此，外科医生必须使用精心设计的切口，轻柔地处理所有软组织，避免从骨折部位移除骨膜和肌肉附件，以便最大限度地维持血供。通过应用 AO 原则，外科医生应该创建最好的生物和力学环境，以便肢体早期活动和骨折迅速愈合。

2.1.4　扩展阅读

Mast J, Jakob R, Ganz R (1989) Planning and Reduction Technique in Fracture Surgery. Berlin Heidelberg New York: Springer-Verlag.

Perren SM, Cordey J (1980) The Concept of Interfragmentary Strain. Berlin Heidelberg New York: Springer-Verlag.

Rüedi TP, Buckley RE, Moran CG (2007) AO Principles of Fracture Management. Stuttgart New York: Thieme.

Schlich T (2002) Surgery, Science and Industry: A Revolution in Fracture Care. 1950's–1990's. Hampshire New York: Palgrave MacMillan.

Tscherne H (1983) Wound management of fractures with soft tissue injury. Kinderchur; 38:34-39.

2.2　骨折分型

原著　James Kellam
翻译　杨云峰　　审校　林　森

骨折分型有多种用途。它们应该方便医生之间的交流，并对文献和研究有用。对于临床相关性，它们应该具有指导医生制订治疗计划和处理骨折的价值。它们还应告知医生和患者对损伤的预后。所有临床活动的基础，无论是评估和治疗、调查和评价，还是学习和教学，必须是正确收集、清晰表达和易于获取的可靠数据。目前已提出了许多分型系统，但在实践中只有一小部分被广泛接受，如 Müller AO/OTA 骨折分型系统，而现实中接受严格的评估任务的更是少之又少。

2.2.1　Müller AO/OTA 骨折分类原则——长管骨

整体结构与属性

任何分型系统都应适用于数据的获取、存储和检索。Müller 系统不仅提供了一种记录骨折的方法，而且还提供了一种从生物力学和生物学角度理解骨折的方法。该系统是基于一个清晰明确的术语，这使得外科医生能够尽可能详细地描述骨折的临床情况。骨折的描述是分型的关键，是字母数字代码的基础，使其适合计算机化、文档化和研究。外科医生的首要目标是确定 Müller 所说的"骨折的本质"。这是赋予骨折特定标识的属性，并允许将其归属于一种特定类型

分型是一个持续的过程，它依赖于外科医生在特定时间所能获得的信息。这一类分型的过程被称为诊断方法。为了做出诊断，需获取有关骨折的解剖位置和形态特征的信息。这包括对骨

折位置的描述（即哪一块骨骨折，哪部分骨受影响？），然后是骨折类型（即有多少个骨块？），最后是骨折的形态特征（即骨折是什么样？）。这一过程为医生确定治疗方案提供了有用的临床信息。只有在收集到所有有关骨折的信息时，才能认为分型过程是完整的。

骨折定位：骨骼和节段

命名和编号每一块长骨（肱骨、桡骨和尺骨、股骨、胫骨和腓骨）（图 2.2-1），要注意的是，应该将成对骨骼，即桡骨和尺骨、胫骨和腓骨，视为一个整体或一组。每个长骨由三部分组成，有两个末端（近端和远端），它们由称为骨干或体的中间部分连接。末端由干骺端和关节面组成。末端的范围为一个正方形，其边的长度与该段骨骼的最宽部分的长度相同。也可以编号骨骼中的每一段（图 2.2-2）。有一个例外，即踝关节末端，不适用于此规则。踝关节内骨折的分类是由踝关节的踝穴和它们相关的韧带之间的关系决定的。不能应用末端定义的规则。Weber 分型普遍适用于这一部分骨块。

若要将每个骨折指定为一段，必须确定骨折的中心。对于只有 2 块骨折块的简单骨折来说，这是显而易见的。斜形或螺旋形骨折的中点即骨折的中心，在横形骨折中是明显的。

楔形骨折的中心是最宽的部分或楔状骨折复位时，即楔状骨折的中部。对于复杂骨折，骨折块较多，很可能需要在复位后确定骨折中心。这可能意味着外科医生只能在手术治疗后给出一个

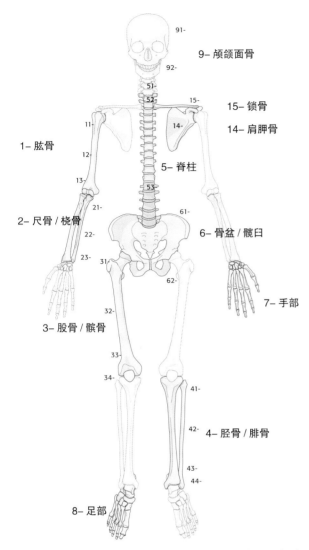

图2.2-1　Müller AO/OTA分型对骨折的解剖位置进行编号，分为3个骨段（近端=1，骨干=2，远端=3）

最终的分型。因为关节损伤对治疗和预后最为重要，因此移位的关节内骨折总是以末段分型，而不考虑其延伸的骨干。

2.2.2　描述骨折形态

骨折形态的描述是由一组精确定义的规则决定的。遵循这些规则，外科医生根据骨折的类型、组和亚组对骨折进行分类。对于所有骨折，外科医生通过回答一组描述良好的问题来进行骨折分

型。Müller和他的同事们将这个过程重新划分为二进制式的提问。这意味着答案要么为是，要么为不是。不同的规律适用于长骨中段骨折（骨干）和末端骨折（关节或干骺端）。

骨干骨折问题如下。

1. 哪根骨？肱骨、桡骨和尺骨、股骨或胫骨（见图2.2-1）。

2. 哪一段？近端段、中段（骨干）或远端段（见图2.2-1）。

3. 哪种类型（图2.2-2）？

　A. 只有2块骨块的简单骨折。

　B. 楔形骨折：有2块以上的骨块，但一旦复位，主要骨块将有一些接触。

　C. 复杂：3个或3个以上骨块。复位后主要骨块之间无接触。

4. 哪一组（图2.2-3）？

　A. 螺旋骨折。

　B. 斜形骨折。

　C. 横形骨折。

　末端段骨折（干骺端骨折和关节内骨折）问题如下。

1. 哪根骨？肱骨、桡骨和尺骨、股骨或胫骨（见图2.2-1）。

2. 哪一段？近端或远端段（见图2.2-1）。

3. 哪种类型（图2.2-2）？

　A. 关节外：不涉及关节面。

　B. 部分关节内：涉及关节面的一部分，而另一部分则附着在骨干上。

　C. 完全关节内：累及完整关节面，干骺端骨折将关节成分与骨干完全分离。

4. 哪一组（图2.2-4）？

　A. 关节外骨折：

　　①简单的两部分骨折。

　　②楔形骨折。

　　③粉碎骨折。

　B. 部分关节内骨折：

　　①劈裂。

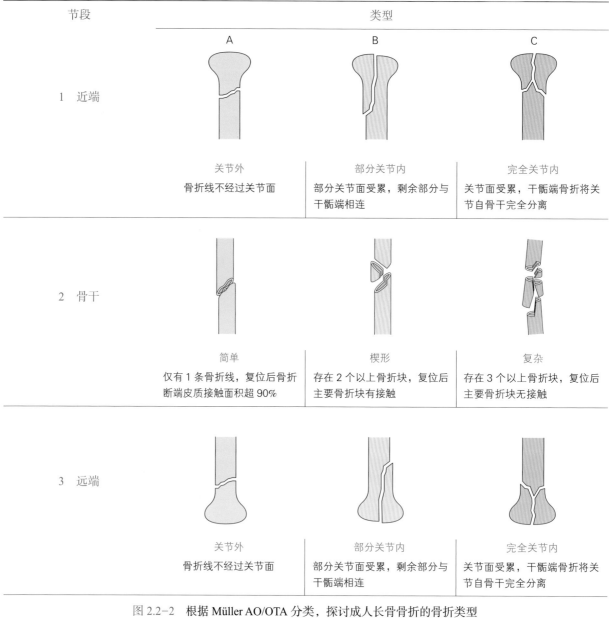

节段	类型		
	A	B	C
1 近端	关节外 骨折线不经过关节面	部分关节内 部分关节面受累，剩余部分与干骺端相连	完全关节内 关节面受累，干骺端骨折将关节自骨干完全分离
2 骨干	简单 仅有1条骨折线，复位后骨折断端皮质接触面积超90%	楔形 存在2个以上骨折块，复位后主要骨折块有接触	复杂 存在3个以上骨折块，复位后主要骨折块无接触
3 远端	关节外 骨折线不经过关节面	部分关节内 部分关节面受累，剩余部分与干骺端相连	完全关节内 关节面受累，干骺端骨折将关节自骨干完全分离

图 2.2-2　根据 Müller AO/OTA 分类，探讨成人长骨骨折的骨折类型

②塌陷。

③劈裂塌陷。

C. 完全关节内骨折：

①单纯性关节内骨折伴单纯干骺端骨折。

②单纯性关节内骨折伴复杂干骺端骨折。

③复杂关节内骨折伴复杂干骺端骨折。

2.2.3　总结

骨折分类是对骨折的分类。它用于文献和研究，为外科医生和患者提供有关治疗选择和预后的信息。提取信息的过程就是诊断过程。在整个过程中，外科医生将学会理解骨折，这就是"本质"，并能够确定其治疗方法。该系统是基于明

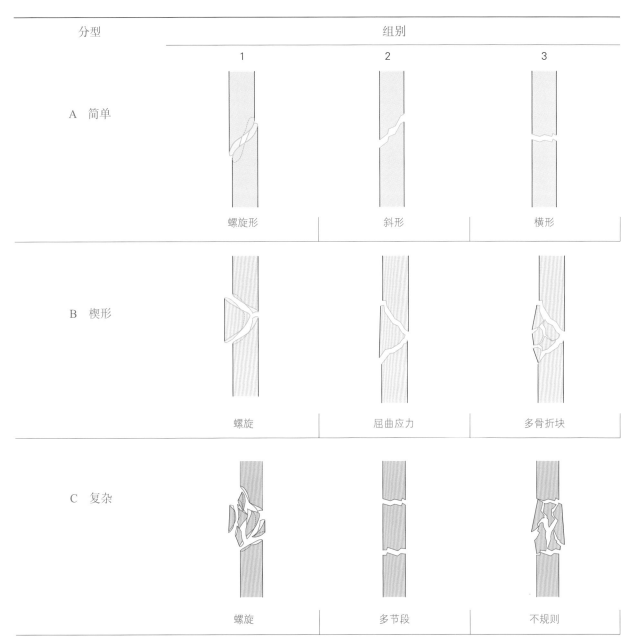

分型	组别		
	1	2	3
A 简单	螺旋形	斜形	横形
B 楔形	螺旋	屈曲应力	多骨折块
C 复杂	螺旋	多节段	不规则

图 2.2-3　根据 Müller AO/OTA 分型将骨干骨折分为三组

确清晰的定义，这是临床实践中的一个重要方面。

最后，目前正在尝试确定骨折分类是否有效。换句话说，它们能被重复使用吗？它们能代表真正的临床表现吗？这样，临床结果研究就可以建立在可靠的数据基础上。

2.2.4　分型术语

关节内骨折：累及关节面的骨折。关节内骨折分为部分关节内骨折和完全关节内骨折。

部分关节内骨折：只涉及关节的一部分，而其余的保持附着在骨干上。

分型	组别		
	1	2	3

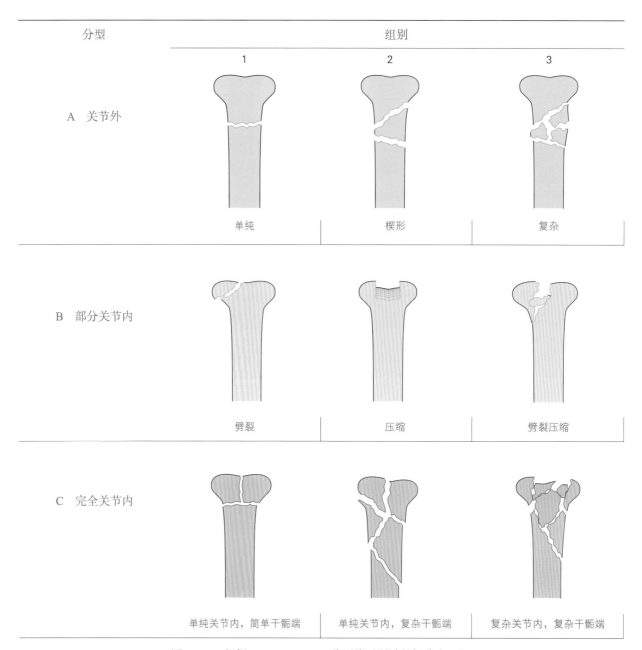

图 2.2-4 根据 Müller AO/OTA 分型将干骺端骨折分为三组

完全关节内骨折：关节面骨折，整个关节面与骨干分离。

复杂骨折：骨折有 1 个或多个中间块，复位后主要块之间没有接触。

关节外骨折：不累及关节面的骨折。

多块骨折：有 3 条或 3 条以上骨折线，包括楔形骨折和复杂骨折。

多块压缩骨折：指关节面塌陷，骨折块分离。

压缩骨折：一种关节内骨折，其中只有关节面塌陷，没有骨块分离。

劈裂骨折：关节内骨折，其中有纵向干骺端和关节内骨折线，没有任何额外的关节面损伤。

简单骨折：有1个单一的骨折线，产生2个骨折块。骨干或干骺端的简单骨折为螺旋形骨折、斜形骨折或横形骨折。

楔形骨折：骨折出现一个楔形骨块，并在复位后与2个主要的骨折块之间有一些直接接触。

2.2.5 扩展阅读

Rockwood CA, Green DP, Bucholz RW (1996) Rockwood and Greens: Fractures in Adults. 4th ed. Philadelphia New York: Lippincott Raven.

Browner BD, Jupiter JB, Levine AM, et al (1998) Skeletal Trauma-Fractures Dislocations and Ligamentus Injuries. 2nd ed. Philadelphia London Toronto Montreal Sydney Tokyo: WB Saunders.

Berstein J, Mohehan BA, Silber JS (1997) Taxonomy and treatment: fracture classifications. J Bone Joint Surg Br; 79(5):706–707.

Müller ME, Nazarian S, Koch P (1990) The Comprehensive Classification of Fractures of Long Bones. 1st ed. Berlin Heidelberg New York: Springer-Verlag.

Orthopaedic Trauma Association Committee for Coding and Classification (1996) Fractures and dislocation compendium. J Orthop Trauma; 10(suppl 1):1–154.

Kellam J F, Audigé L (2007) Fracture Classification. Rüedi TP, Buckley RE, Moran CG (eds), AO Principles of Fracture Management. 2nd ed. Stuttgart New York: Thieme.

2.3　软组织损伤

原著　David Volgas
翻译　杨云峰　审校　林　森

2.3.1　引言

软组织损伤可能是骨科手术中最重要的一个方面。软组织经常因外伤而受损，但也可能因外科技术不佳而受损。在创伤和择期手术中，软组织愈合的问题是骨科实践中出现的大多数并发症的原因。因此值得花费时间去学习软组织处理的原则，避免其进一步损伤，并在损伤后使其充分恢复。

2.3.2　软组织解剖

了解肌肉、皮下组织和皮肤的解剖结构对于了解如何避免软组织并发症是至关重要的。通常情况下，肌肉的血液来源于一条经过它附近的动脉。这可以是由一条靠近肌肉的大血管供应血液，或者是由来自有命名动脉的多条节段性血管供应，或者通过上述模式的组合供应。任何关于皮瓣的参考书都可以找到对应肌肉的血供。

骨有 2 个血供来源，骨内膜和骨膜（图 2.3-1）。骨膜的血供来自与肌肉起点或止点有关的深筋膜。它供应皮质的外 1/3。髓内的血供起源于骨的营养血管，沿髓管纵行，这种血供分支供应皮质的内 2/3。这种分布可能在骨折后发生逆转，骨折通常会破坏骨内的血供，使骨的血供依赖于骨膜供应，而骨膜供应又主要依赖于其上覆肌肉。如果骨没有上覆肌肉（例如胫骨远端）或者在受伤时或随后的手术中肌肉受损，骨折可能会延迟愈合。

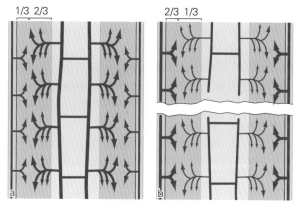

图 2.3-1
a. 完整的骨：2/3 的血供来自髓质血管，1/3 来自骨膜血管。
b. 骨折：髓质血管供血减少（1/3），骨膜血管增多（2/3）

皮肤的血供来自肌肉和肌腱上的筋膜所产生的穿支血管。图 2.3-2 显示了典型的从深部到浅部的血管分布。筋膜丛依次由穿过或围绕肌肉的血管供应。创伤，如横穿皮肤的剪应力和不良的解剖技术，可能会破坏这些血管，并导致皮肤坏死。

身体的某些区域对创伤性或外科剪切伤特别敏感。这些区域包括踝关节、跟骨、胫骨平台和肘关节，这些部位容易发生脱套伤和皮肤坏死，尤其是在创伤后的急性状况下进行手术时。

2.3.3　闭合骨折软组织损伤的分型

闭合骨折软组织损伤有两大分类系统。Tscherne 分型（表 2.3-1）是通过早期伤口的外

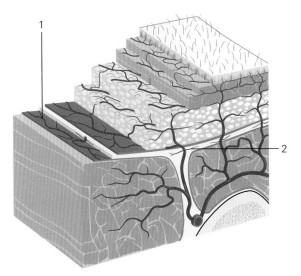

图 2.3-2 肌肉和皮肤的血供；皮下为脆弱的穿支血管。筋膜丛（1）依次由穿过或围绕肌肉的血管（2）供应

观和骨折模式量化损伤程度。创伤外科医生依然使用这种分类，因为它易于使用，但受限于观察者间较差的可靠性。AO 软组织分型（表 2.3–2）更复杂，它独立评估对皮肤、肌肉、皮下组织和神经血管系统的损伤。它在临床实践中没有得到广泛应用，但在其研究中特别有用。软组织也可以通过简单地观察皮肤和皮下组织损伤的迹象来评估。

- 骨折水泡
- 软组织挫伤
- 皮肤脱套
- 皮下血肿

表 2.3–1　Tscherne 分型（闭合骨折）

	0 级	Ⅰ 级	Ⅱ 级	Ⅲ 级
软组织损伤	没有或轻微软组织损伤	表浅擦伤或挫伤	深部污染伤口或深部钝挫伤甚至引发骨筋膜室综合征	广泛软组织挫伤，肌肉破坏，严重脱套，骨筋膜室综合征，血管损伤
骨折类型	间接骨折，简单类型	骨折块压迫皮肤	中重度骨折类型	严重粉碎
损伤能量		低或中能量损伤	中或高能量损伤	高能量损伤

表 2.3–2　Müller AO/OTA 软组织损伤分型

闭合性皮肤（表皮）损伤（IC）	开放性皮肤（表皮）损伤（IO）	肌肉 / 肌腱损伤（MT）	神经血管损伤（NV）
IC 1 无皮肤损伤	IO 1 皮肤由内而外破损	MT1 没有肌肉损伤	NV 1 无神经与血管的损伤
IC 2 无皮肤撕裂伤，有挫伤	IO 2 皮肤由外而内破损，伤口 <5 cm，边缘有挫伤	MT2 局限的仅一个间室的肌肉损伤	NV 2 单纯神经损伤
IC 3 局限的脱套伤	IO 3 皮肤由外而内破损，伤口 ≥ 5 cm，挫伤增加，边缘失去活力	MT3 相当明显的肌肉损伤，2 个间室	NV 3 局部的血管损伤
IC 4 广泛的、闭合性脱套伤	IO 4 相当大，全厚皮肿挫伤，磨损，广泛开放性脱套伤	MT4 肌肉缺损，肌腱撕裂，大面积肌肉挫伤	NV 4 广泛多节段的血管损伤
IC 5 挫伤导致皮肤坏死		MT5 间室综合征 / 挤压综合征，损伤范围广	NV 5 合并神经血管损伤，包括局部或全部截肢

2.3.4 软组织处理

软组织处理可能是外科医生或助手需要学习的最重要的技能。正如已经指出的，重要的是避免对皮肤和肌肉的额外损伤，以最大限度地减少感染的发生率，减少伤口问题，并维持骨骼，特别是在骨折端的血供。尽管一些手术被认为是常规的，对软组织的粗暴处理可能不会对愈合产生显著影响，但外科医生和助手应养成谨慎处理所有伤口的习惯。不存在皮肤问题为零发生率的外科手术。

软组织处理始于肢体的适当处理。当患者到达手术室时，通常用夹板固定住四肢，可能已安装外固定。大多数夹板必须在消毒前去除，但有时只处理一处损伤或进行手术。例如，一些外科医生更倾向使用夹板固定跟骨骨折，而股骨则用髓内钉固定。同样，许多外科医生在使用股骨牵引器或外固定架时，也会将外固定针留在适当的位置。手术室工作人员应咨询外科医生，以确定拆除任何固定装置的计划。

在备皮时，应注意不要对受伤的四肢进行过度牵引，避免过度畸形。应支撑骨折肢体。这可能涉及第二个支撑四肢的人，直到不稳定区域已经准备好。过度牵引或允许四肢下垂导致进一步的肌肉撕裂，出血，神经和血管牵拉伤。据报道，在极少数情况下，这会对医源性神经和血管造成损伤。

某些手术准备液体对组织的毒性可能更大，尤其是在开放性骨折中。由于可能的组织毒性，不推荐在开放性骨折中使用碘伏或乙醇。在这些情况下，水和氯己定通常是首选的。需要咨询外科医生，以确定皮肤准备溶液的选择。

牵引应尽可能轻柔和深入。在伤口上放置的牵开器越多，对供应皮肤的脆弱血管施加的剪切力就越大。剪切力越大，牵开器在伤口上的作用就越强。同样，牵拉皮下组织离其穿支血管越远，

皮肤坏死的风险就越大。因此，通常情况下，皮肤和皮下组织只需被牵开直至能直观骨折端。此外，尽管锋利的牵开器因其可穿透皮下组织而更有可能损伤组织，但它们不需要那么大的力气来固定，因此矛盾的是，它们的损伤可能更小。无论使用哪一种牵开器，只要施加足够的力就可以暴露外科医生需要看到的东西。这对于血液供应不良的区域，如踝关节，是至关重要的。

用镊子夹取组织时，压力应该要小。一般情况下，可以使用有齿镊子轻柔地钳开组织，而不挤压软组织。无齿镊需要更大的挤压力才能把组织钳起，然而，如果压力过大，二者都会损伤组织。

在高风险部位，尤其适用于任何没有肌肉衬垫的区域，应该垂直分离（图 2.3-3），应避免破坏皮肤。锐性分离至骨折处并轻柔牵开软组织可以最小化软组织受损的风险。

应小心使用电凝。在肿瘤手术中，可能快速失血，而电凝可以相对不加选择地用于出血的血管上。然而，在关节周围必须谨慎使用，以避免伤口边缘坏死。

2.3.5 开放性骨折

开放性骨折在皮肤上有一个与骨折相通的裂口。不处理的话，开放性骨折发生骨折部位感染的严重并发症的风险非常高。

改良 Gustilo-Anderson 分级法广泛应用于开放性骨折（表 2.3-3）。损伤能量、骨膜剥离程度、创面污染程度是分级系统的关键组成部分。

- I 型损伤是指低能量损伤，如从高处跌倒，轻微的骨膜剥脱及污染程度小。I 型损伤经常被认为是"内向外"的伤害
- 与 I 型骨折相比，II 型骨折有更大的皮肤缺损、更多的能量冲击和更多的骨膜剥脱
- III 型损伤最严重，损伤范围广，骨膜剥脱多，皮肤缺损大，污染风险高

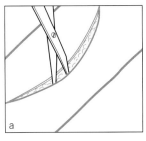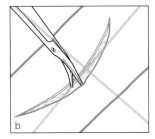

图 2.3-3
a. 正确：应沿切口行垂直分离。b. 不正确：必须避免将皮肤与浅筋膜分开的水平剥离

骨折的类型与皮肤缺损的大小有相关性，但不应单独用来判断。无论皮肤伤口的大小，某些损伤必须被视为Ⅲ类损害。这包括那些有明显的污染（例如发生在农场）或那些高能量转移导致的损害。高能伤害包括高速机动车辆撞伤、枪伤。需要修复的血管损伤通常被认为是Ⅲ C 类损伤。在这个分型系统中有很多固有的主观性，但是因为其很容易记住，它仍然是使用最广泛的。

2.3.6 开放性骨折处理

所有开放性骨折均需手术治疗，应尽可能快地在损伤后清除污染。在急诊科，不应从伤口取出培养拭子，应使用广谱抗生素。

在手术室，冲洗和清创是主要的治疗手段。然而，这一程序远不仅仅是对伤口的"冲洗"。在手术前，应暴露伤口，并用消毒液清洗肢体，以消除任何严重污染。然后，肢体正式做好手术准备。

清创是指系统地清除所有坏死或被污染的组织。一般来说，从皮肤开始用刀切除所有暗红色边缘或有毛细血管出血的真皮。另外，切除所有不能充分冲洗干净的皮肤。其次，需切除在皮下被污染或不出血的任何组织。然后，应该切除失去活性的肌肉和骨膜。有活力的肌肉有 4 个特点：肌肉颜色（鲜红色）、肌韧性（用钳子夹取时不

表 2.3-3　Gustilo-Anderson 开放性骨折分级

分级	描述
Ⅰ	皮肤伤口 <1 cm
	清洁
	简单的骨折类型
Ⅱ	皮肤伤口 >1 cm
	软组织损伤不广泛
	没有皮瓣或撕脱
	简单的骨折类型
Ⅲ	高能量损伤累及广泛的软组织损伤
	或多碎片性骨折、节段性骨折或骨丢失，不论皮肤创伤的大小
	或严重挤压伤
	或需要修补的血管损伤
	或严重的污染，包括农场里的损伤
Ⅲ A	尽管有广泛的软组织损伤，仍有足够的软组织覆盖骨
Ⅲ B	广泛的软组织损伤，有骨膜剥离和骨暴露
	主要伤口污染
Ⅲ C	需要动脉修补的开放性损伤

会分离）、肌收缩性（用钳子轻捏时肌肉收缩）和循环状况。另外，任何有严重污染而不能被冲洗干净的肌肉都应该被清除掉。最后，没有软组织附着的骨被认为是死骨，在大多数情况下应该被移除。

清创可能是一个耗时的过程，冲洗将冲走或稀释任何残余的细菌或小颗粒的坏死块。对于是否应该使用高压灌洗、低压灌洗或冲洗球，还存在一些争论。助手应该遵从外科医生的偏好。一般来说，高压灌洗能更有效地去除细菌，但代价是造成更多的组织损伤。相反，用冲洗球可能会留下大量的碎块，但对组织是友好的。无论使用

哪种冲洗液或哪种技术，目的都是在手术完成后使伤口变得干净。

在清创术和冲洗后可进一步采集培养样本。开放性骨折一般必须稳定，以便骨折和软组织都能愈合。这可以通过使用内固定器来实现，但对于受污染的骨折或多处受伤的患者，使用外固定器是首选的治疗方法。

2.3.7 骨筋膜室综合征

骨筋膜室综合征是一种骨科急症。它是由于肌肉间室的压力增加，超过了动脉和毛细血管的压力。这种压力的变化会阻止营养物质和废物在血管壁之间的交换，导致肌肉缺血，如果不加以治疗，就会导致肌肉坏死和穿过血管壁的神经受损。骨筋膜室综合征最常见于骨折后的前臂或小腿，也可能发生在严重的软组织损伤或血管损伤后。挤压伤后的手或脚也会出现这种情况，严重创伤后的上臂和大腿偶尔也会出现这种情况。

骨筋膜室综合征的诊断主要是临床诊断。主要的体征是疼痛与损伤程度不成比例，这种疼痛

被间室肌肉的被动牵拉所扩大（通常是通过屈伸脚趾或手指发现）。受累间室远端肢体，感觉或感觉异常可能发生相关改变。脉搏一般在肢体中可触摸到，不能可靠地指导诊断。

有几种方法可量化评估间室压力，包括室压监测器、动脉线监测器或水银压力计。对于用哪个间室压力值来表示骨筋膜室综合征存在一些争论，但间室内压力超过 30 mmHg 且低于舒张压都被认为是骨筋膜室综合征的明确证据。

骨筋膜室综合征的治疗方法是对患肢的所有间室进行紧急手术减压（小腿 4 个，前臂 2 个）。这通常是在手术室完成的，但偶尔也可以在重症监护环境下完成。手术技术包括通过皮肤和肌肉筋膜直接在间隔上做纵向切口（图 2.3-4）。这些伤口最初是敞开的。可以在植皮或延期闭合后缝合伤口。

2.3.8 总结

好的骨折手术更多的是对软组织的严格护理，而不是达到最佳的骨折复位。只要供应血液

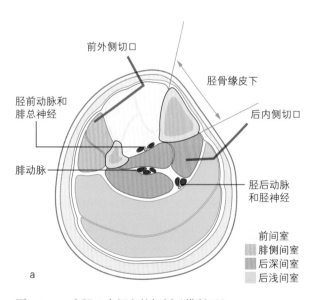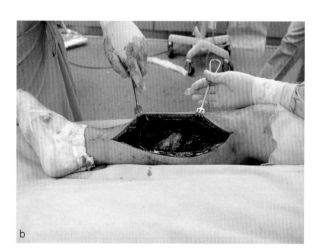

图 2.3-4　小腿 4 个间室的解剖（横断面）
a. 小腿的横截面，显示 4 个间室和 2 个减压所需的外科切口。b. 临床照片显示内侧切口用于减压上深筋膜和后深间室

的软组织在手术中未受到损伤，骨折就会愈合，而对软组织的精心处理确保了伤口的快速愈合而不受感染。软组织的护理是处理好骨折的关键。

2.3.9　扩展阅读

Gustilo RB, Mendoza RM, Williams DN (1984) Problems in the management of type III (severe) open fractures: a new classification of type III open fractures. J Trauma 24(8):742–746.

Tscherne H, Oestern HJ (1982) [A new classification of soft-tissue damage in open and closed fractures] (author's trans). Unfallheilkunde 85(3):111–115.

2.4 器械

原著 Piet de Boer, Daniel Saris, David J Hak, Matthew Porteous, Merng Koon Wong, Michael Baumgaertner
翻译 姚 英 审校 林 森

2.4.1 稳定谱

骨折时，骨的连续性总是会中断，移位的完全骨折处会变得不稳定。当患者受伤的肢体负重时，例如使骨折的胫骨负重，骨的断端就会有剧烈的移动。这种运动引起疼痛，也可能导致延迟愈合或不愈合。如果不稳定仍然得不到控制，它很可能会导致骨折短缩或成角畸形愈合，这样，即使骨折完全愈合，功能也可能不会完全恢复。因此，这种不稳定可能会导致疼痛、延迟愈合或不愈合，以及由于畸形愈合或受伤的肢体无法活动而导致的骨折远端部位功能不良。

骨折的治疗总是涉及骨折的稳定。通过治疗可以达到一定范围的稳定性，从骨折部位载荷产生的大幅度运动到只有专门仪器才能检测到的微小运动。这就是稳定谱的含义。然而，在实际应用中，外科医生一般认为在骨折治疗后，只有2种类型的稳定，即绝对稳定和相对稳定。

稳定类型

绝对稳定固定是指当骨骼承受生理载荷时，骨折部位不会发生可检测到的运动，例如带有拐杖的部分负重。相对稳定固定是指在生理载荷作用下，骨折处有一定程度的可控制的运动。相对稳定固定提供了刺激骨痂形成的自然愈合过程所需的运动量，但不至于涉及不愈合的风险。这2种稳定类型足以让患者能够在没有明显疼痛症状的情况下活动患肢和邻近关节。

绝对稳定固定

骨折经过固定治疗以达到绝对稳定后发生的骨愈合与在相对稳定的骨折中所出现的正常愈合过程有本质区别。绝对稳定固定时，骨骼在骨折部位直接生长而愈合，没有骨痂形成（图 2.4-1）。这种愈合类型称为直接愈合（或称为一期愈合）。直接骨愈合是一个缓慢的过程，它精密地模拟自然骨愈合中的重建过程。因为这个过程是缓慢的，骨折的愈合依赖于用于固定它的机械植入物，比刺激骨痂生成的骨折愈合的过程要花费更长的时间。

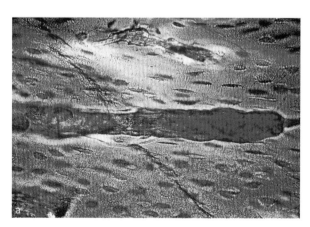

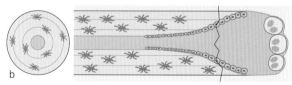

图 2.4-1

a. 直接皮质骨愈合的组织学表现。死骨和受损的骨区域在内部被哈弗斯重塑所取代。骨折线得到了图形上的增强。b. 哈弗斯重塑图。破骨细胞在骨端重新吸收死骨。成骨细胞在骨端产生新骨，形成一个骨单位

要使骨骼能够在骨折处直接生长，骨折两端之间不能移动，且骨折端之间的间隙必须很小，这一点是至关重要的。要做到这一点，骨折必须解剖复位，并且骨折端加压固定。直接骨愈合也需要骨骼有良好的血供，因此必须尽量减少骨膜剥离和骨折周围的软组织损伤。在骨折端周围过多剥离软组织会导致死骨堆积，这种情况下不管稳定性如何，骨折都不会愈合，直到血运重建。

相对稳定固定

相对稳定固定会形成骨痂。这种愈合有时被称为间接或二期愈合。骨痂的形成需要在骨折处进行一定程度的可控运动，就像使用绝对稳定固定一样，保持血供对于骨折愈合是至关重要的。解剖复位不是必需的，但对于骨干或干骺端骨折，必须保持或恢复正确的肢体长度、力线和旋转，以便骨折愈合后能保持正常的功能。骨痂的形成是一个比直接愈合更快的过程。骨折的稳定性依赖于内固定物的稳定性，与使用绝对稳定固定相比，花费时间较短。

2.4.1.1　如何获得绝对稳定

绝对稳定需要解剖复位，骨折端加压固定，以及保护血供。

复位技术：解剖复位通常需要切开直接复位技术，骨折在直视下暴露和复位。长度的恢复可以使用辅助工具，如股骨牵引器或外固定，但最终复位通常使用点状复位钳或类似的骨钳。

手术入路：通常指的是常规的手术入路。简单骨折的解剖复位可以使用微创技术和专门的复位钳，但在专业水平有限的情况下，通常建议采用开放的手术入路。

固定技术：最常见的骨折端加压方法是使用接骨板或螺钉。拉力螺钉是用于获得绝对稳定固定的标准工具（图 2.4-2）。骨折部位的加压可以利用特定螺钉，如半螺纹松质骨螺钉，也可以通过过度钻孔近侧皮质实现——经典的皮质拉力

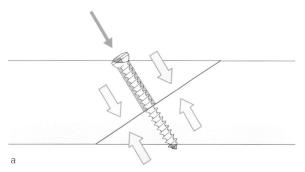

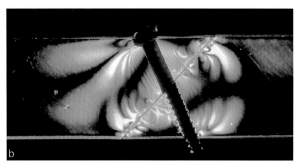

图 2.4-2

a. 垂直于骨折线的拉力螺钉提供了绝对稳定固定的最佳形式。b. 图示为穿过骨折线的拉力螺钉周围的加压区域

螺钉（见章节 2.4.2）。

拧入拉力螺钉必然涉及切开软组织，必须非常小心，不要因使用插入螺钉的器械使骨折块失去活力。通常需要接骨板来加强对长骨的拉力螺钉固定，在这种情况下，接骨板被称为保护接骨板（或中和接骨板）。同样的接骨板也可以有不同的方式使用，以获得加压和实现绝对稳定固定（见章节 2.4.3）。特殊的环状外固定架也可以用来获得绝对稳定固定，但这项技术通常用于处理骨不愈合，在急性创伤中很少使用。

所有用于达到绝对稳定固定的方法都有一个重大风险，即骨骼失去活力。因此，与相对稳定固定相比，在绝对稳定固定中一种适当的、轻柔的外科技术更为关键。

2.4.1.2　如何获得相对稳定

在骨折部位，可以通过各种方法获得相对稳定固定。

石膏：这是获得相对稳定的最常用的手段。石膏提供了对弯曲和扭力的稳定性，但对于易于发生短缩的骨折类型，它并不能阻止骨折短缩。石膏的最大优点是保留了骨折周围的软组织包膜，缺点是石膏固定了骨折部位上下的关节，阻碍了它们的活动。

髓内固定：这是一种典型的夹板技术，可使骨折部位相对稳定。当采用间接复位技术且骨折部位未切开时，髓内钉可保留骨折部位周围的软组织。手术中 X 线成像与图像增强是必不可少的。髓内钉在弯曲应力方面提供极好的稳定性，但如果没有锁定的话，它在扭力或短缩方面不提供任何稳定性。锁定髓内钉具有良好的相对稳定性，是治疗胫骨和股骨骨干骨折的首选内植物（图 2.4-3）。

外固定器：这一方式同样实现了相对稳定固定。外固定器可以用不同的方式构建。改变固定钉的数量、位置、尺寸以及用来连接固定钉的杆数和位置，可以从根本上改变任何经过处理的骨折部位的稳定性（图 2.4-4）。外固定器可保护骨折部位周围的软组织包膜，尤其是骨折伴有广泛软组织损伤时，例如开放性骨折。

接骨板和螺钉：这些也可以用来实现相对稳定固定。接骨板用于骨折复位，在骨折部位上方和下方的主要骨折块拧入螺钉，但不需要用到拉力螺钉。解剖复位并不是必要的，但恢复骨骼正确的长度、力线和旋转是必不可少的。用于这种方式的接骨板被称为"桥接接骨板"（图 2.4-5）。

如果可以通过间接方法（如外固定器）复位，则可在骨折处上方和下方切开，接骨板在 2 个切口之间滑动，固定在 2 个主要骨折块上，这样对骨折周围软组织的干扰最小。这种技术被称为微创接骨板接骨术（MIPO）。该技术的优点是保留了骨折处周围的软组织包膜，缺点是它的技术难度较大，且容易形成畸形愈合。

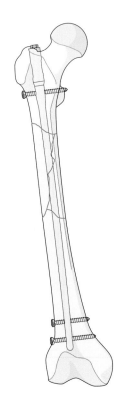

图 2.4-3　使用锁定髓内钉相对稳定固定治疗长骨骨折

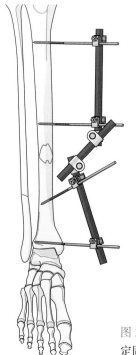

图 2.4-4　外固定架提供相对稳定固定

2.4.1.3 锁定内固定（锁定螺钉固定锁定加压接骨板）

最现代的接骨板设计允许使用锁定螺钉锁定接骨板。这种情况下，接骨板螺钉结合变成了一个整体。锁定加压接骨板（LCP）有锁定螺钉和普通螺钉的螺孔（图2.4-6）。与其他接骨板一样，LCP可用于实现绝对或相对稳定固定，具体取决于其应用方式。当使用LCP达到绝对稳定固定时，可以通过接骨板拧入拉力螺钉，也可以单独拧入拉力螺钉，以达到骨折部位解剖复位的加压。然后，该接骨板起到保护接骨板的作用。在这种模式下可以根据骨骼质量使用普通螺钉或锁定螺钉。要起到加压接骨板的作用，植入固定的第一螺钉必须是普通螺钉（见章节2.4.3）。随后用来加强接骨板对骨骼的初始把持力的螺钉可以是普通的，也可以是锁定的，这取决于骨骼的质量。

当使用LCP达到相对稳定固定时，它被用作桥接接骨板，将普通螺钉或锁定螺钉插入骨折

两侧的2个主要骨折块中，从而最大限度地减少对骨折周围软组织的破坏。这种情况下不会用到拉力螺钉。锁定螺钉在骨质疏松性骨折和干骺端骨折中特别有用。

绝对稳定固定的指征

应用绝对稳定固定的关键指征是关节内骨折。在关节内损伤时，只有在解剖上恢复关节表面，用绝对稳定固定骨折时，才能获得良好的关节功能。只有这样，才能获得早期主动活动，并在愈合阶段使关节软骨保持营养。

前臂骨折也是绝对稳定固定的指征，任何程度的畸形愈合都会导致前臂旋转的丧失，因此需要解剖复位。在简单骨折和在治疗骨不连和截骨时，使用绝对稳定固定的可能性更大。

应用绝对稳定性固定的主要禁忌证是多段骨折。应用绝对稳定固定的主要风险是在达到复位的同时使骨骼失去活力，从而可能发生延迟愈合或不愈合。一处骨折的碎片越多，就需要拧入更多的拉力螺钉才能达到绝对稳定固定，因此骨失活的概率也就越大。多段骨干骨折不应采用绝对稳定固定治疗。

相对稳定固定的指征

相对稳定的最佳适应证是治疗多段骨干和干骺端骨折。如果想获得良好的功能复位，即恢复正确的长度、轴和旋转，骨折就会迅速愈合，同时恢复良好的功能。

大多数胫骨和股骨骨干骨折使用相对稳定固定治疗，即使它们是简单的骨折类型，也可以用髓内钉治疗。

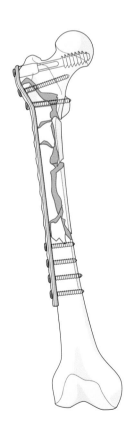

图 2.4-5　起桥接作用的接骨板提供相对稳定固定

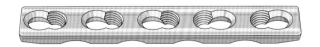

图 2.4-6　锁定加压接骨板可以使用常规螺钉或锁定螺钉

相对稳定固定并不适用于关节内骨折，也不应用于治疗延迟愈合或不愈合。

2.4.1.4 总结

在生理载荷作用下，当骨折端没有活动时，就达到了绝对稳定固定。骨折的愈合是通过骨折部位直接骨生长的方式来实现的。它需要保持血供、解剖复位和骨折块间加压。绝对稳定固定的适应证：关节内骨折，胫骨和股骨单纯骨干骨折。

相对稳定固定意味着骨折部位的可控运动，特别是在允许肢体无痛活动的同时形生骨痂。它需要保持血供，功能性复位，并在骨折处建立可控运动。相对稳定固定的适应证：非关节内骨折，尤其是干骺端和骨干多段骨折。

2.4.2 螺钉技术

螺钉是一种将旋转转换为线性运动的固定器械，当顺时针旋转螺钉时，螺钉的端部向前移动。日常的例子包括飞机或船上的螺旋桨和开瓶器。

在骨折手术中，螺钉可以作为拉力螺钉，也可以作为加压接骨板的一部分，以达到绝对稳定固定。螺钉也可以用普通的或锁定的头部固定桥接接骨板，以帮助实现相对稳定固定。在 Schanz 钉（外固定的主要部件）的改良形式中，也可用螺钉达到相对稳定固定。

在这一章节中，阐述传统螺钉的形式和设计，介绍利用拉力螺钉进行骨折加压的应用，螺钉位置的概念，螺钉植入，以及器械的正确使用等技术问题。

2.4.2.1 螺钉命名

螺钉以不同的属性命名。

- 尺寸（如 3.5 mm 或 4.5 mm），按照惯例，尺寸通常指螺纹直径
- 设计（如锁定头、空心）
- 功能（如拉力、位置）

- 特点（如自攻、自钻）
- 应用部位（如皮质骨、松质骨或双皮质）

这些术语有时是繁多纷杂的，例如，螺钉可以称为 4.5 mm 自攻皮质骨螺钉。自锁定螺钉问世以来，所有其他类型的螺钉现在都称为"普通"螺钉。

螺钉基本设计

一个标准的骨螺钉是由螺帽、螺杆、螺纹和螺钉尖组成。螺纹沿骨质滑动，并随着螺钉向前移动，螺纹的旋转运动转化为线性运动。最后，随着进一步的加压，螺帽与骨或接骨板啮合。

螺杆和螺纹：螺杆是中心为实心的杆，周围是与骨骼接触的螺纹（图 2.4-7）。螺纹连续旋转之间的距离称为螺距。螺纹设计和螺距因螺杆类型和功能的不同而有所不同，但其目的是最大限度地与固定的骨骼接触。拔出螺钉的力度由螺纹内固定的骨的体积和强度决定，而这反过来决定了螺钉固定在骨中的牢固程度。螺纹可以延伸螺钉的整个长度（全螺纹），也可以只从端部延伸出一段（半螺纹）。

螺帽：螺帽有 2 个主要功能。首先，它可以使螺钉和螺丝刀之间实现啮合（大多数是六角形

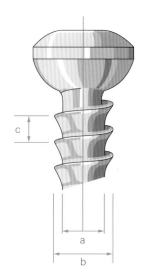

图 2.4-7 螺钉
a. 螺杆直径。b. 螺纹直径。c. 螺距

或星形的）（图2.4-8）。第二，当螺钉向前移动时，它会对下面的骨或接骨板施加压力。在锁定螺钉（LHS）中，螺帽与接骨板上的螺纹孔啮合。

普通的螺帽是半球形的，允许螺钉向不同的方向倾斜，同时保持与骨或板孔的表面保持恒定的接触。该形状还能使螺钉沿着加压接骨板的椭圆孔的斜面滑动，以促进两个骨骼段之间的动态加压（见章节2.4.3）。

螺钉尖：螺钉尖首先与骨接触。当螺钉尖是圆形时，需在钻孔攻丝后植入。自攻螺钉可以为螺纹切割出沟槽，通过自攻丝带走骨质（图2.4-9）。某些类型的外固定器如Schanz钉和一些LHS（锁定螺钉）有自钻和自攻螺钉尖。

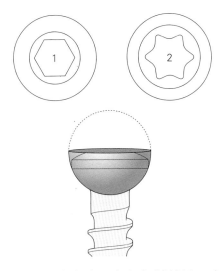

图2.4-8　普通的螺钉有一个半球形螺帽和一个六角形（1）或星形（2）凹槽，以便与适当的螺丝刀啮合

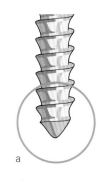 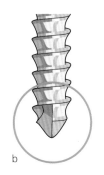

图2.4-9
a. 普通螺钉尖。b. 自攻螺钉尖

2.4.2.2　螺钉的特点和功能

皮质骨螺钉和松质骨螺钉的主要区别在于螺纹特性，这对螺钉插入的技术方面有影响。

皮质骨螺钉

皮质骨螺钉是为皮质骨设计的，通常是全螺纹的。它们的螺纹被设计成与骨上的螺纹紧密结合，使二者之间的接触最大化（图2.4-10a）。骨上的螺纹可以用丝攻预切，也可以是螺钉自攻。拔出强度取决于皮质骨的厚度和质量，骨质疏松时强度明显降低。

松质骨螺钉

松质骨螺钉主要应用于关节周围的干骺端。它们既有全螺纹，也有半螺纹，并且有更宽的螺纹，其设计目的是在螺纹进入时将不那么坚固的松质骨推入螺纹之间的区域，从而形成一面坚实的紧密骨墙，在其中把持。它们的作用类似于雪犁（图2.4-10b~c）。只在皮质骨使用丝攻，而在质量差的骨中则不需要。和皮质骨螺钉一样，其拔出强度取决于它们所植入骨的质量。在骨质

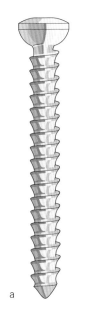 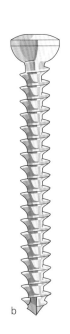 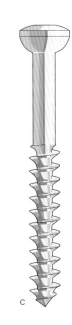

图2.4-10
a. 全螺纹皮质骨螺钉。b. 全螺纹松质骨螺钉。c. 半螺纹松质骨螺钉

疏松的骨中，很容易过度拧紧它们，从骨上剥离螺纹，导致它们根本不能提供任何加压。

要达到足够的加压，还需要螺钉头对骨表面有良好的把持力。在骨质量差的情况下，使用垫片可以增强松质骨螺钉的加压。这增加了螺帽与骨骼的接触面积，有助于防止螺帽陷沉在较柔软的干骺端皮质。

锁定螺钉

锁定螺钉（LHS）具有较厚的螺杆、较窄的螺纹和适配的螺距。所有的LHS都是自攻的，螺钉尖可切割沟槽（图2.4-11）。这些设计上的差异实际上反映了由于螺帽被锁定在接骨板中，拔出强度不如抗弯强度重要，而细螺纹更多的是用于将螺钉推进到骨骼中而不是抵抗拔出。螺帽螺纹的螺距似乎是螺杆的2倍，但实际上是与螺体两个间距相等的平行螺纹。这使螺帽和接骨板之间的接触面积增加了一倍，并提高了此连接的强度。

空心螺钉

空心螺钉有一个空心轴，这一设计用于插入到适当尺寸的预置导针上（图2.4-12）。导针可以插入到图像增强器控制下所需的精确位置，并且可以帮助保持螺钉插入过程中复位骨折，确保精确放置螺钉。大多数空心螺钉被设计用来作为半螺纹松质骨螺钉，并作为拉力螺钉植入。

不同类型的空心螺钉的插入技术各不相同，有些被设计为无须预钻或攻丝即可植入。如果需要钻孔，重要的是不要向前推进太靠近导针的尖端，因为当钻头被取下时，导针就会脱落。许多导丝都有螺纹状的尖端，可以很好地把持远端皮层，减少松脱的概率。和普通的松质骨螺钉一样，

丝攻应该只在皮质骨中使用。

2.4.2.3 螺钉植入

钻 入

正确植入螺钉所需的技术顺序取决于对应螺钉的特点。然而，有一些基本的准则需要遵守。

对于接骨板固定螺钉，在所要求的位置钻引导孔，钻头与螺杆直径相等，由钻孔导向器保护。钻孔导向器对保护软组织和控制钻头、保证精确钻进都有重要作用。钻头设计为全速前进，拔出时钻头不能倒转。钝钻头产生大量的热量，并会导致骨的热坏死和随后的螺钉松动。因此，在手术中，保证钻头的锋利和保持所有仪器的清洁是至关重要的。特别是钻头沟槽必须保持无任何碎片，以确保钻头正常工作。

测 深

螺纹长度是在攻丝前测量的，因为如果孔已被攻丝，测深尺可能会损坏脆弱的螺纹。当测量的螺钉长度与可用螺钉选择中的长度不匹配时，必须插入比测量的螺钉长的螺钉，以便螺钉头穿过远侧皮质骨，以确保螺纹接触最大。在使用自攻螺钉时，因为螺钉尖端的攻丝槽不能提供足够的骨固定，对于不同大小的碎片，应在测量的螺钉长度上增加1~2 mm，如果攻丝槽内嵌有内生长的皮质骨，取出螺钉则可能会更麻烦。当螺钉尖端穿过骨的远侧皮质时，这种情况不太可能发生。

攻 丝

使用适当的攻丝和保护套筒，只能用手进行攻丝。套筒不仅保护邻近的软组织，还有助于确保丝攻均匀切割。没有套筒，丝攻可能左右摇摆，

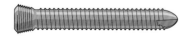

图2.4-11 带自攻头的锁定螺钉

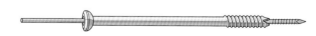

图2.4-12 空心自攻松质骨螺钉

产生不均匀的螺纹，导致抗拔出强度降低。在皮质骨中整个螺孔均需要进行攻丝，但当使用松质骨螺钉时，只需在皮质骨进行攻丝。当进行硬质骨攻丝时，每隔一两圈应将丝锥逆转半圈，以清除丝锥上的骨屑。不建议使用电动丝攻。在硬骨中，电动丝攻会迅速变热到足以导致骨坏死甚至丝攻断裂，使断裂的一端留在螺孔中，而在软骨中，很难判断丝攻何时穿过远端皮质骨。有许多报道表明，在电动作用下攻入太深的丝攻会对神经和血管造成损害。

植　入

植入前，外科医生应该确认螺钉的长度和类型。注意不要过度拧紧和剥离骨上的螺纹。研究表明，凭借恰当的技术和经验，外科医生应能将螺钉植入到最大拔出强度范围的85%，这超过了适当的拔出强度所需的水平，从而使骨折固定达到最佳位置。

螺钉的作用

螺钉可以许多不同的方式应用。表 2.4-1 概述了这些问题。下面将更详细地介绍常见的螺钉功能。

接骨板螺钉

普通的螺钉通过接骨板上的钉孔来将其加压到下面的骨上。在骨干，通常是双皮质螺钉。前面描述了植入技术。

拉力螺钉

拉力螺钉是在 2 个骨折块之间施加压力的最有效的方法。这就要求螺钉只与远端骨折块的皮质啮合，因此，螺钉通过近端骨折块，但螺纹不啮合，在螺帽和远端骨折块之间被加压。为获得最佳的加压效果，拉力螺钉应与骨折线成90°角。

在松质骨中，通过植入半螺纹螺钉，所有螺纹跨越骨折部位，从而实现拉力螺钉的固定。在拧紧螺钉时，便会施加压力。

在皮质骨中使用以下顺序：首先，在近侧皮质钻一个滑动孔（图 2.4-13a）。这要与使用的螺钉的螺纹直径相同或略大，因此螺纹不会啮合骨质。然后将套筒插入滑动孔中，并在远侧皮层钻一个导孔（图 2.4-13b）。将螺钉埋入骨质，以增加螺帽与骨质之间的接触面积，并在拧紧螺钉时降低应力增加和骨折的风险。测深后对导孔进行攻丝（图 2.4-13c）。植入并拧紧适当大小的螺钉（图 2.4-13d）。

表 2.4-1 中显示了适用于不同尺寸的螺钉对应的导引孔和滑动孔。

位置螺钉

跨过 2 个分离的骨块上放置 1 个位置螺钉，在这 2 个骨块都有 1 个螺钉孔。这意味着，一旦 2 个骨块都已啮合，螺钉保持 2 个骨块的相对位置，并且螺钉不会对整个骨折部位施加压力。

2.4.2.4　总结

螺钉是一种必不可少的工具，是骨折固定的许多选择的之一。大小骨块螺钉均可用于骨折块间的加压和接骨板的固定。重要的是，要明确每个螺钉的功能和位置，作为骨折术前计划的一部分。只有这样，手术团队才能准备好恰当的设备和器械，并为每个患者的个体化准备、体位和手术入路做好准备。

2.4.3　接骨板及接骨板固定技术

接骨板是一种多功能内植物，用于许多骨折的内固定。它们被制造成不同的形状和大小，以便能在全身使用。

接骨板通常按其设计或目录名称来描述，如 1/3 管型接骨板、DCP（动力加压接骨板）、LC-DCP（有限接触动力加压接骨板）或 LCP（锁定加压接骨板）（图 2.4-14）。

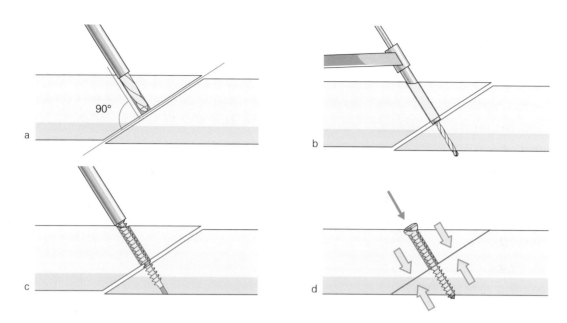

图 2.4-13　全螺纹 4.5 mm 皮质骨螺钉作为拉力螺钉植入
a. 在骨折线上垂直钻 4.5 mm 的滑动孔。b. 通过滑动孔，钻出 3.2 mm 的引导孔。c. 用 4.5 mm 丝攻在引导孔中切割出螺纹。d. 拧紧 4.5 mm 皮质骨螺钉，实现加压

表 2.4-1　**螺钉、钻头与丝攻**

螺钉类型	皮质骨螺钉	皮质骨螺钉	松质骨螺钉，半螺纹	松质骨螺钉	皮质骨螺钉	松质骨螺钉，短螺纹	松质骨螺钉，长螺纹	松质骨螺钉，全螺纹
尺寸（mm）	2.7	3.5	4.0	4.0	4.5	6.5	6.5	6.5
滑动孔钻头尺寸（mm）	2.7	3.5	—	—	4.5	4.5	4.5	—
引导孔钻头（mm）	2.0	2.5	2.5	2.5	3.2	3.2	3.2	3.2
丝锥尺寸（mm）	2.7	3.5	4.0	4.0	4.5	6.5	6.5	6.5

接骨板也可以以它们的使用方式或功能来描述。作为手术前计划过程的一部分，接骨板实施的功能由外科医生根据接骨板如何应用于骨折来决定。这意味着即使接骨板被称为动力加压接骨板，外科医生所选择的应用技术可以使它以多种方式发挥作用，例如，保护接骨板或支撑接骨板。

接骨板可以用作加压、保护（也称为中和）、支撑和张力带，这些用途都提供或保护了骨折的绝对稳定固定，并使骨折不产生骨痂直接愈合。以桥接模式使用接骨板是相对稳定固定的一种形式，详见章节 2.4.6。

本章节介绍了接骨板的不同用途及其功能。

2.4.3.1　接骨板设计的演变

接骨板（锁定接骨板除外）可提供稳定性，因为用来固定接骨板的螺钉将接骨板牢固加压到骨骼上，从而在接骨板和骨骼之间产生摩擦力。这种力量破坏了接骨板下的骨膜血供，而这又反过来导致接骨板下的骨坏死。随着时间的推移，当死骨逐渐被重新吸收和取代时，局部骨质疏松就会发生。坏死和随后的骨质疏松的程度取决于接骨板在骨骼上的接触面。与 LC-DCP 相比，传统 DCP 其平滑的接触表面导致更多的骨膜损伤和随后的局限性骨质疏松，而 LC-DCP 的下表面呈圆齿状接触，可减少接骨板与骨骼间接触（图 2.4-15）。

锁定接骨板用锁定螺钉，这些锁钉螺帽上的螺纹与接骨板钉孔中的螺纹啮合，从而形成一种角稳定内植物（见章节 2.4.6）。这些接骨板可以不直接接触骨骼，从而进一步减少对骨骼血供的破坏。锁定接骨板在严重骨质疏松骨折和远端或近端骨折中具有力学优势，而在短骨折骨块中只需放置有限数量的螺钉。LCP 具有允许普通螺钉或锁定螺钉固定的组合孔。

在某些情况下，外科医生可能会选择使用微创技术在骨折处应用接骨板。这种方法可以减少

骨折处的软组织损伤，并维持骨折块的血供。特殊的预弯接骨板现在可用于特定解剖位置，有助于这种类型的手术。即使在这种情况下，仍然是由外科医生决定接骨板的使用方式，以及骨折部位的稳定性。

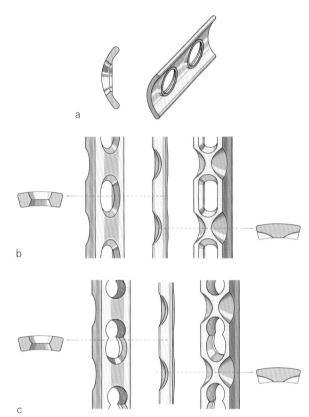

图 2.4-14　常用的接骨板
a.1/3 管型接骨板。b. 有限接触动力加压接骨板。c. 锁定加压接骨板

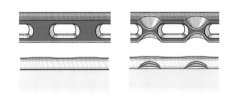

图 2.4-15　DCP 和 LC-DCP 的下表面，显示骨骼上"印迹"的减少

2.4.3.2 不同接骨板的功能

接骨板的加压功能

当接骨板以加压模式应用时，会在骨折处产生加压固定。这种模式通常用于固定发生在长骨的简单的两部分骨折、横形或斜形骨折。加压可以通过连接在接骨板和骨上的关节牵开加压器（图2.4-16）来实现，也可以通过在DCP、LC-DCP或LCP的特殊设计的偏心孔中拧入螺钉来实现。

应用接骨板加压，接骨板被固定在骨折处的一侧，螺钉放在接骨板孔的中央（中性位置）。在骨折的另一侧，在远离骨折一侧的板孔中偏心地钻出一个孔。当拧入螺钉时，螺丝头与板孔的斜面接触，当螺钉拧紧时，骨折端被加压。这是因为为了使螺钉完全固定在接骨板孔中，必须将附着的骨段推向骨折处（图2.4-17）。

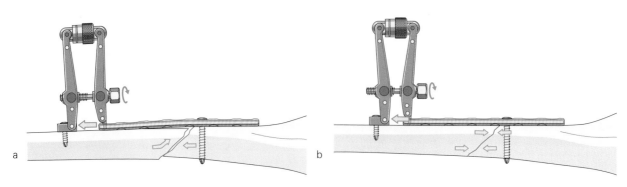

图 2.4-16 使用关节牵开加压器实现骨块间的加压

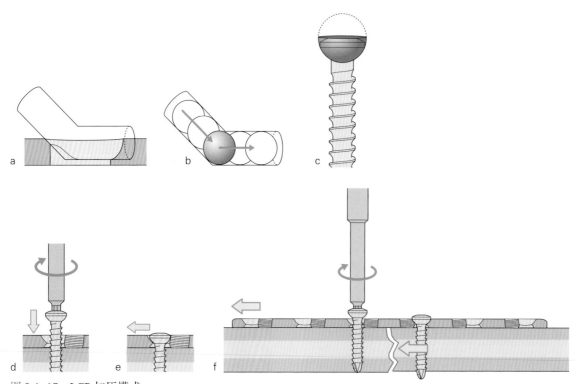

图 2.4-17 LCP加压模式
a.板上的孔在一端是倾斜的。b~c.当螺钉拧紧时，螺钉帽就像一个球，沿斜面滑下。d~e.因此，螺钉和接骨板是相对移动的。f.这会导致骨折处加压

放置带有 LC-DCP 的偏心钻孔，要使用黄色导向钻，箭头指向骨折端（图 2.4-18）。对于 LCP 植入物，必须使用弹簧加压的通用钻杆。在孔的非螺纹部分，它必须偏心地放置在远离骨折部位的位置，不能对弹簧施加向下的压力（图 2.4-19）。

拧入加压螺钉后，在中间位置的接骨板钉孔中放置螺钉，以加强接骨板对骨的把持力。如果使用 LCP 且骨质量较差，则可以使用锁定螺钉来增强把持功能，但不能使用它们进行加压。

使用普通螺钉时，接骨板通常应在骨折的每一侧至少由 6 层皮质（即每一侧有 3 个穿过 2 层皮质的螺钉）支撑。在较大的或骨质疏松的骨骼中，这个数量可能不够，甚至在某些生理情况下不能实现。

接骨板的保护功能

对于斜形或螺旋形骨折，通常首选拉力螺钉，因为它在骨折处产生最大的压应力。然而，在其他平面上，骨折端仍然受到弯曲、剪切和旋转力的影响，而拉力螺钉很难抵抗这些力。保护（或中和）接骨板能够保护拉力螺钉固定不受这些可能导致拉力螺钉失效的力的影响（图 2.4-20）。

如果保护接骨板是用普通螺钉固定的，注意要准确地预弯出骨骼的轮廓，否则，轮廓不精准的接骨板的加压使骨折处产生的张力可能会导致拉力螺钉固定失败。如果使用锁定螺钉，则不需要担心这个问题，因为其可不接触骨表面并将接骨板固定。

接骨板的支撑功能

当施加垂直于接骨板表面的力时，接骨板起支撑作用。这在关节周围骨折中最常见，如劈裂的胫骨平台骨折。当接骨板与骨骼轮廓相贴合，接骨板固定在骨骼上时，对骨折施加压力（图 2.4-21）。即使在骨折块中没有任何螺钉，正确放置的支撑接骨板也能抵抗骨折精确复位后的轴向移位。然而，在实际情况中，附加的拉力螺钉跨过骨折处，通常被放置在接骨板上或邻近接骨板的位置。

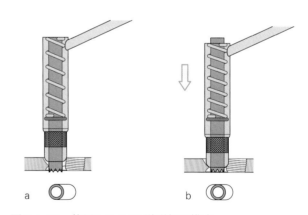

图 2.4-19　使用 LC-DCP 说明加压模式
a. 一种不施加压力的通用钻套筒，将螺钉偏心放置，以实现骨折部位的加压。b. 通过将套筒向下压入接骨板孔中，螺钉将被置于中心位置

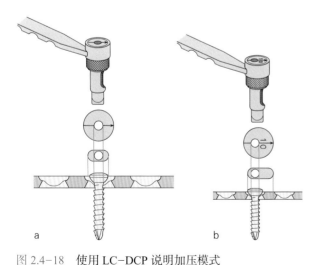

图 2.4-18　使用 LC-DCP 说明加压模式
a. 使用带箭头指向骨折的绿色钻套，将螺钉定位在钉孔的中心。b. 使用带箭头指向骨折的黄色钻套，将螺钉偏心地放置在钉孔中

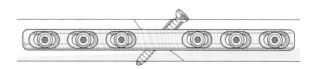

图 2.4-20　防止拉力螺钉受到弯曲、剪切和旋转力的保护接骨板

接骨板的张力带功能

接骨板的张力带模式在章节 2.4.4 中描述。当应用于偏心负载骨骼的张力侧时，骨骼张力侧的牵引力被接骨板吸收，从而使负荷能够在对侧皮质提供压应力。

接骨板的桥接功能

桥接接骨板可达到相对稳定固定（见章节 2.4.6），可用于多段骨干骨折。接骨板固定在损伤区域外的骨质上，避免在骨折处进一步造成软组织损伤或缺血。在固定接骨板之前，要获得准确的长度、旋转和力线对位。

2.4.3.3 加压接骨板技术

接骨板预弯

当在平坦的接骨板使用加压模式时，最大的加压力产生在紧靠接骨板下方的皮质上，而对侧皮质可能产生很少加压力或没有加压（图 2.4-22）。为了弥这一点，接骨板应预弯（或预应力）。

这就使得加压开始时，骨接触首先发生在远皮质。然后，随着加压力的增加和接骨板的拉直，压力均匀地分布在整个骨折中（图 2.4-23）。

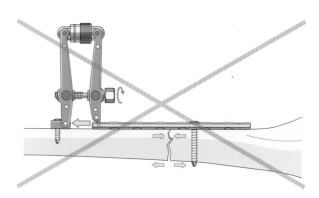

图 2.4-22　在直的骨骼，如果用直接骨板进行加压，会造成接骨板对侧横形骨折

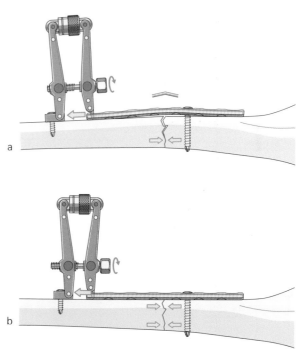

图 2.4-23
a. 当接骨板在使用前略微预弯时，骨折接触和加压首先发生在对侧皮质。b. 接骨板上的进一步拉伸将在整个骨折线上产生均匀的加压

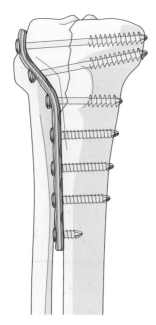

图 2.4-21　解剖接骨板用于支撑功能

应用接骨板治疗斜形骨折

虽然拉力螺钉通常是斜形骨折的首选，但有时可以与加压接骨板结合使用，以最大限度地提高骨折部位的加压。当在加压模式下将接骨板应用于斜形骨折时，重要的是要使接骨板向下弯曲，使之形成腋窝状，使骨折的锐角减小（图 2.4-24a）。

然后，可以使用加压螺钉将骨折端加压。

在斜形骨折处植入 1 枚拉力螺钉，直接穿过斜形骨折线，最终可以提供斜形骨折处的额外加

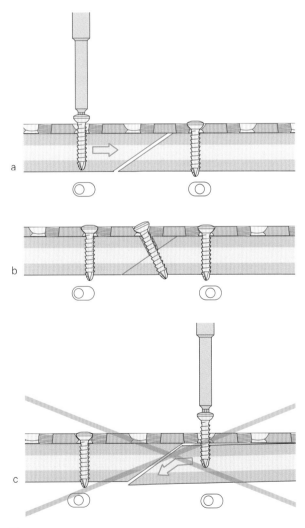

图 2.4-24
a. 在斜形骨折中，使用接骨板施加加压时，应使游离骨折块锁定在窝部。b. 可以通过接骨板拧入拉力螺钉来加强加压。c. 接骨板在不正确的一侧固定。当游离块沿骨折线加压时，骨折移位

压（图 2.4-24b）。提前计划这样的固定方案是很重要的，因为拉力螺钉需要精确放置，放置孔必须精确定位。

如果接骨板固定在斜形骨折的错误一侧，则可能在加压的骨折平面上发生位移（图 2.4-24c）。

2.4.3.4 接骨板塑形

在传统的非锁定接骨板固定治疗中，接骨板经常需要折弯以使其外形与骨的轮廓相匹配。这可以通过使用各种手持"折弯器"或折弯钳（图 2.4-25）来实现。一个可塑形的铝模板可以作为接骨板预弯的模板放置在骨骼上（图 2.4-26）。这就避免了必须将接骨板移入或移出手术部位，以检查与骨骼的一致性。注意避免反复前后弯曲，因为这会减弱接骨板的强度。

重建接骨板的特征是在板孔之间有凹槽，使它们可以在多个平面上折弯或塑形（图 2.4-27）。这些接骨板通常用于具有复杂的三维形状的骨骼的骨折，如髋臼和肱骨远端骨折。

2.4.3.5 总结

接骨板可提供绝对稳定作用，用于加压、保护、支撑或张力带，或者用作支撑接骨板时提供相对稳定作用。

作为骨折治疗计划过程的一部分，外科医生决定接骨板的功能。

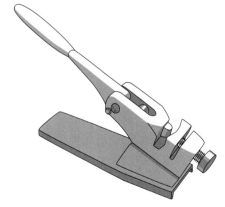

图 2.4-25　折弯器

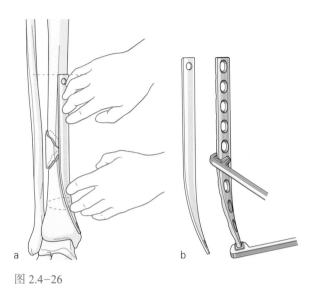

图 2.4-26

a.一个可塑形模板压在骨面上。b.折弯器用来塑形接骨板，使其与模板相匹配

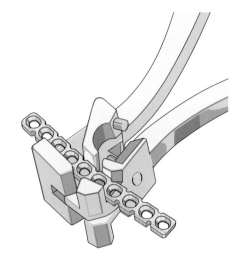

图 2.4-27　重建板是用特殊的折弯钳来塑形出轮廓的

2.4.4　张力带技术

使用张力带原理来达到绝对稳定固定是一个比较难理解的概念。

这一原理基于任何非对称负荷的结构，其内部都有一些区域处于张力状态，另一些区域处于加压状态。想象一下，一个儿童跷板的两端各有一头大象，翘板在支点上会断掉。直觉告诉我们，断裂将从跷板的上表面开始。这是张力最大的部分（图 2.4-28）。木材和钢（如骨）抵抗张力比抵抗加压的能力弱，这就是造成断裂的原因。

当我们试图折断一根干的木棍时，我们使用的是完全相同的原理。我们弯曲木棍，在凸面上产生张力，在凹面上产生压力（图 2.4-29）。裂缝从张力侧开始，并迅速穿过木棍，从那里形成彻底断裂。

如果将重量放置在实心柱的顶部，则可能会产生相同的动力学现象。如果将重量放置在中心，则整个柱将以加压方式负荷，负载在整个柱中均

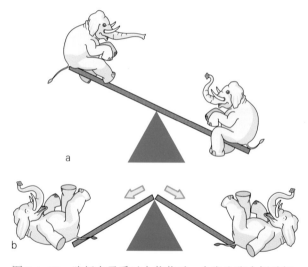

图 2.4-28　跷板在承受过大载荷时，会发生张力侧破坏

匀分布。但是，如果将负荷放置到一侧（不对称），则靠近重量的一侧仍处于加压状态，但相对的面处于最大张力状态。而在中间部分，有一个区域既不受牵张也不受加压（图 2.4-30）。

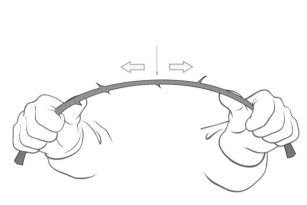

图 2.4-29 如果一根棍子弯曲直至断裂，则从张力面开始断裂

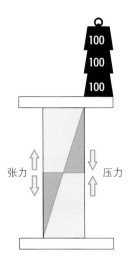

图 2.4-30 偏心加载的圆柱体的一侧受拉，另一侧受压

2.4.4.1 张力带接骨板

在人类股骨中也出现了类似的情况，由于股骨头通过颈部与骨干偏心相连，股骨承受的载荷是偏心的。这意味着当患者行走时，股骨的外侧受到张力，内侧受到压力（图 2.4-31a）。在股骨简单的横形骨折中，由于骨骼的胶原成分（抵抗张力）比矿物成分（抵抗压力）少得多，所以断裂从外侧面开始。事实上，在简单的横形骨折后，骨仍然能够抵抗加压。如果骨折可以复位，并且可以找到方法承受张力，例如一块接骨板（图 2.4-31b~c），那么股骨承受负荷（例如，行走）实际上会增加骨折部位的加压。要做到这一点，内侧（压力侧）皮质必须保持完整（图 2.4-31d~e）。如果多块骨折的话就不起作用了。

尽管在股骨外侧放置接骨板是张力带处理股骨横形骨折的一个方便和适用例子，但使用髓内钉治疗更好，因为它们同样有效，且造成的软组织损伤较少，而且几乎可以用于所有的股骨干骨折类型。张力带原理有时应用于角接骨板治疗股骨转子下骨折（图 2.4-32）。

骨折部位的张力带固定提供了绝对稳定固定，但加压也是"动态的"，施加的负荷越大，

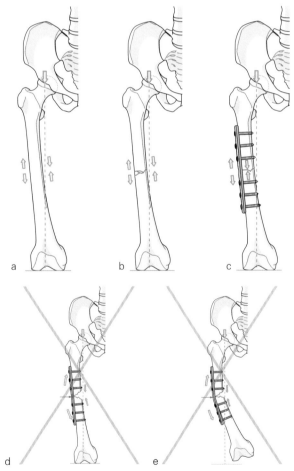

图 2.4-31
a. 股骨通常是偏心负载的，因为股骨头是偏移的。b. 在股骨横形骨折时，骨折将从张力侧开始。c. 施加在张力侧的接骨板可以抵抗张力，使骨骼能够继续抵抗压力。d~e. 如果内侧皮质不完整，会导致结果失效

传递到骨折的压力就越大。这会导致 2 个概念混淆，但这并不矛盾。如当有人将他或她的左足抬离地面时，右足不移动（绝对稳定），但足下的负荷会加倍（压力增加）。

2.4.4.2 张力带钢丝

张力带在创伤外科中最常见的应用是张力带钢丝，用于治疗尺骨鹰嘴骨折和髌骨骨折。

在生物力学上，尺骨鹰嘴是一个倒置的跷跷板，肱骨远端作为支点，肱三头肌和肱肌分别牵拉尺骨近端的两侧（图 2.4-33a）。因此，尺骨鹰嘴的背面处于张力状态，腹面处于受压状态。用 2 枚平行的克氏针可以精确地把持和复位一个简单的横形骨折。张力带由张力表面上的一根 8 字形的带圈钢丝和尺骨远端的一个孔提供，该钢丝由克氏针的近端锚定。这根钢丝的两边都是通过扭动来施加压力从而均匀地拧紧的。一旦固定，肱三头肌的拉力会增加整个骨折部位的动态压力（图 2.4-33b）。

髌骨的情况也很相似。股四头肌和髌腱止点在髌骨上表面提供载荷，股骨髁作为支点，在髌骨的表面施加张力，而深层关节面为压力。损伤通常是由膝关节表面受力，而在张力侧骨折。如果骨折是简单的横形骨折，且深层皮质没有断裂，可以通过 2 枚平行的克氏针复位骨折，并在这些钢针的两端（深至肌腱）加一根表面的张力带钢丝以提供加压。然后股四头肌的牵拉会随着膝关节屈伸，增加骨折处的动态加压（图 2.4-34）。

当骨在解剖学上是偏心性负荷时，张力带原理可适用于其他类型的仅两部分骨折，包括内踝和第五跖骨基底部骨折。

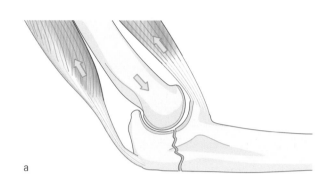

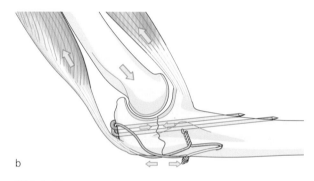

图 2.4-33

a. 肘部肌肉的拉力使尺骨鹰嘴承受着偏心的负荷。b. 张力带钢丝在尺骨鹰嘴骨折中的应用

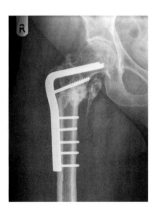

图 2.4-32　应用角接骨板作为张力带接骨板治疗股骨转子下骨折

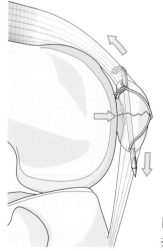

图 2.4-34　在髌骨横形骨折中应用张力带钢丝

2.4.4.3 总结

虽然断裂块之间的加压量可能会随所施加的负荷而变化，被认为是动态的，但在断裂部位固定的张力带提供了绝对稳定固定。只有当张力侧对侧皮质完好无损时，才能使用张力带。否则必须使用另一种方法。

2.4.5 髓内钉技术

髓内钉固定骨折的目的是在骨折部位提供相对稳定固定，从而通过骨痂的间接愈合为骨折的愈合创造条件。骨痂意味着在功能负荷作用下，骨折处有可控运动。本章节介绍了髓内钉的设计，以及髓内钉植入过程中的一些技术问题，并考虑了髓内钉局部和整体的生理影响。

2.4.5.1 髓内钉设计

髓内钉的力学强度取决于设计。最初的 Küntscher 钉采用三叶草叶片设计，带有一个开口，使钉子能够在没有锁定螺栓的情况下把持骨质（图 2.4-35）。然而，开槽极大地降低了钉的强度和扭转稳定性。锁紧螺栓的引入，确保了钉与骨之间良好的力学连接，促进了强度更强的无槽圆柱形钉和实心钉的发展。

增加髓内钉力学强度的其他因素包括髓内钉直径和空心钉的壁厚。髓内钉所用的材质也很重要，钢质髓内钉比同等尺寸的钛钉有更高的刚度，也更坚固。

髓内钉起夹板的作用。如果不锁定，它可以很好地抵抗任何方向的弯曲力，但骨折部位的抗扭转和伸缩能力仅由复位的骨折块之间的摩擦和骨折部位上下固定钉与骨的接触提供。对于简单的横形骨折，这足以维持复位，但在多段骨折中，这往往并不足够（图 2.4-36）。因此，所有的髓内钉应该锁定近端和远端螺栓（螺钉），以提供足够的抗扭力和压力。

髓内钉工作长度的作用是抗弯曲变形。工作长度即髓内钉与骨质接触的最近两点之间穿过骨折部位的距离。在装卸髓内钉或多个骨块的粉碎骨折中，锁定螺栓提供骨和钉之间的接合，工作长度是指顶部和底部锁定螺栓之间的距离（图 2.4-37）。在简单的中 1/3 骨干骨折中，用 1 枚充填紧密的髓内钉，固定住骨折部位两侧的骨干骨，其工作长度会短得多。骨折端加压时，工作长度越长，骨折部位的位移越大。

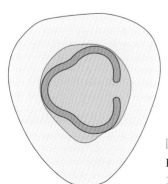

图 2.4-35 最初的 Küntscher 钉的三叶草叶片设计

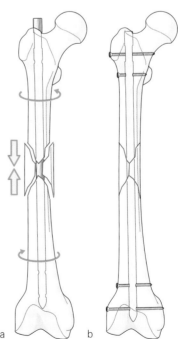

图 2.4-36
a. 非锁定的髓内钉在多骨骨折将不能抵抗压力或旋转。b. 锁定后增加骨折部位的旋转稳定性并防止骨折侧短缩

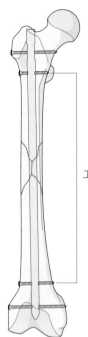

工作长度

图 2.4-37 锁定髓内钉中的工作长度是骨折两端锁定螺栓之间的距离

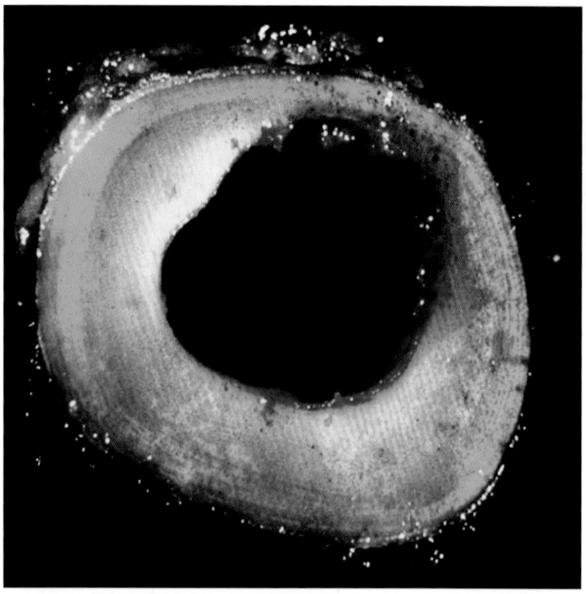

图 2.4-38 扩髓对犬胫骨髓内血供的影响。黄色区域表示血流减少

2.4.5.2 手术技术

扩 髓

如今的髓内钉可以是实心的或者是空心的，这 2 种类型都可以扩髓或非扩髓植入。是否需要扩髓是外科医生决定的，也是术前计划的一部分。

扩髓可以去除髓内表面的不规则骨和周缘骨内膜下骨，从而扩大髓腔的直径并能够植入直径更大的髓内钉。然而，这通常会破坏供应长骨内 2/3 的骨干的骨内血供（图 2.4-38）。接着血供就会被转移到骨膜。扩髓也可能在骨的髓内腔内产生高压，致使骨块进入静脉循环。在急性呼吸窘迫综合征（ARDS）和多器官功能衰竭（MOF）的发病机制中，局部炎症反应被认为是增加全身炎症反应的重要因素，造成这种结果的机制仍不清楚。在健康患者出现的单发骨折中，扩髓导致全身反应在临床中很少出现。然而，对于那些严重受伤或肺损伤明显的患者，应将扩髓控制在最低限度或避免扩髓（见章节 2.9）。

尽管扩髓破坏了骨内血供，但原因还不完全清楚，而用扩髓钉治疗的骨折比使用非扩髓钉的

骨折愈合得更快。因此，除非有特定的禁忌，否则通常建议使用扩髓。

扩髓应始终在穿过骨折线的导针上进行，并以 0.5 mm 递增进行扩髓，其直径应比髓内钉的直径大 1.0~1.5 mm，扩髓钻头应始终全速旋转。扩髓到什么程度是由外科医生决定的，他必须在使用 1 枚直径足够大的髓内钉来把持骨折端直到骨折愈合而不断钉，同时最大限度地减少骨切除和骨内膜损伤的程度。

扩髓钻的钻头应始终保持锋利。钝的扩髓钻头的使用和在硬骨长时间扩髓都会产生相当大的热量。如果温度升到足够高，就会引起骨的热坏死。必须避免扩髓钻头长时间运作却没有成效的情况。如果发生这种情况，则必须取下钻头，并清理切槽，将其冷却，然后再继续工作。

骨折复位

大多数髓内钉是通过一个远离骨折部位的小切口植入的。通过间接的方法使导针或未扩髓的髓内钉通过骨折端来复位骨折。这可能有一定的技术难度（特别是对于股骨）。此外，这一过程

一般需要影像辅助。相比用闭合技术长时间的复位，在骨折端增加一个小切口并在手指或 Schanz 钉的帮助下快速直接复位，不仅能达到同样的效果，也更可取。

对于以精确复位为主的骨折，在直视下精确地切开复位优于不精确的闭合复位。这在股骨转子下骨折中尤为重要，肌肉附着处的特殊拉力会造成畸形，而骨折复位不良也常常导致骨不连。

植入髓内钉

髓内钉的植入主要是将金属棒滑动植入骨管中。股骨有一个前弓，其半径因人而异。由于髓内钉具有固定的曲率半径，它通常需要在股骨内轻微变形，才能沿着髓腔向前移动。胫骨几乎是直的，但钉的插入点在髓腔长轴的前面，这意味着钉的直的部分在插入过程中需要暂时变形。

因为髓内钉的几何形状是固定的，而且髓内钉在插入时在骨髓腔变形的能力是有限的，所以进钉点将决定髓内钉沿着髓腔的路径。因此，寻找和理解正确的进钉点是该手术中最关键的一步。如果入钉点是错误的，髓内钉会使骨折部位变形，卡住，甚至导致额外的骨折（图 2.4-39）。此外，由于选定的入钉点被扩大到要插入的髓内钉的直径（最大可达 15 mm，视骨骼大小而定），随后对入钉点的微小调整几乎是不可能的，因为任何新的入钉点都会与旧的入钉点重合。

不同的髓内钉需要不同的入钉点，特别是股骨，外科医生必须要意识到这一点，这是计划过程的一部分。

锁定螺钉的拧入

近端交锁螺钉通常用定位螺钉固定在钉顶，然而，这不适用于远端锁定髓内钉、短髓内钉（如某些类型的股骨近端和远端髓内钉）。在大多数情况下，插入时髓内钉的轻微变形会使长定位螺钉不准确。远端交锁髓内钉要在图像增强器的帮助下定位，并徒手插入或使用可透视动力工具。

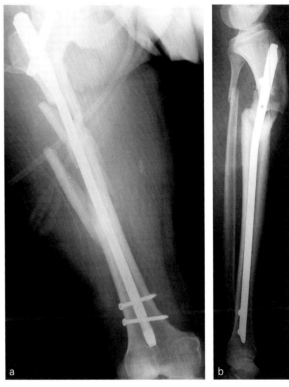

图 2.4-39
a. 髓内钉的正确入钉点。b. 入钉点不正确，导致骨折复位不良

2.4.5.3 弹性髓内钉

可屈性髓内钉是直径 2.5~5 mm 的实心钛棒，可以弯曲成预定的曲线甚至 S 形。

髓内钉预弯和塑形的能力意味着它们可以从长骨的干骺端/骨干连接处导入，避免对骺板的干扰。骨折通过牵引间接复位，然后在图像增强器的控制下，将 2 枚直径约为髓腔直径 1/3 的预弯钉穿过骨折部位（通常每侧各 1 枚）。髓内钉与其曲线的顶点在骨折平面上的位置对称，其末端支撑在骨折部位上方和下方的对侧皮质上（图 2.4-40）。每枚钉的弹性使骨折保持长度，而任何过度矫正复位的倾向都会被 2 枚钉的对称力抵消。因此，必须使用同样大小的髓内钉，因为直径不等的钉会造成各个方向的力不平衡，并导致复位失败。

2.4.5.4 总结

髓内钉提供骨折端的相对稳定固定，维持力线、成角对线和旋转稳定性。通过正确的入钉点植入极其重要，并需要在近端和远端植入锁定螺钉。

2.4.6 髓外技术

在本书中，始终强调需要保护和保留骨折区域的活力，以此作为不复杂的骨愈合和恢复肢体功能的先决条件。众所周知，蝶形骨块通常会缺少骨内血供，手术暴露后骨膜血供也会受到破坏。因此，在不使骨骼失去活力的情况下，骨折中的骨块越多，外科医生使得每一骨块解剖复位和绝对稳定固定的能力就越小。在这种情况下，跨越或桥接骨折区域而不试图去拼接骨折块，可能是最有帮助的。本章节介绍了如何使用接骨板和外固定器通过桥接来提高骨折的相对稳定固定。

相对稳定固定是指在骨折部位有一定的活动。这似乎是反常的，但要认识到，最简单的（两部分）骨折在骨折部位可能产生最大的相对运动。

相反，骨折块越多，骨折块上的相对运动（称为"应变"）就越小。试想一下，双手握住一根 1 米长的棍子的两端。如果棍子中间有一处断裂，则任何一只手的任何运动都会传递到单个"断裂面"（图 2.4-41a）。假设这根棍子被分成几块，它们的作用就像一根链子的链环。现在，手之间的运动是沿着每个环节分布的，在任何特定的断裂面（链接）处的相对运动都比第一种情况下的相对运动小得多（图 2.4-41b）。AO 中心的 Stephan M Perren 的研究已经证实了这种关系，表明骨只能在骨折部位相对运动较小的环境中形成，而与骨端的整体运动无关。

2.4.6.1 桥接接骨板技术

指 征

使用桥接接骨板最常见的指征是有多骨折块的干骺端骨折。在上肢，单纯骨干骨折（C 型）

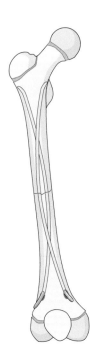

图 2.4-40 用 2 枚弹性钉治疗的小儿股骨骨折

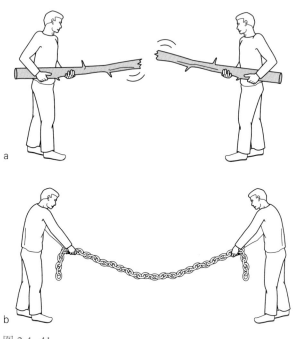

图 2.4-41
a. 一根长的木棍上有一处断裂，手的小动作就会在杆端之间产生相当大的运动。b. 如果以同样的方式握住链，链中每个环节之间的运动要小得多

也适用桥接接骨板，因为在这些骨中使用髓内钉并不理想。桥接接骨板有时也会被用来治疗儿童骨干骨折。桥接接骨板很少用于骨不连的治疗。

复　位

因为骨折块不被显露或直接操作，也不能通过目测骨折线来判断远端与近端的正确位置，桥接接骨板需要间接复位。间接复位的目的是在不考虑骨端之间每个骨折块的位置的情况下，将骨折远端恢复正确的长度、正确的角度（轴）和与骨折近端的正确旋转角度。换句话说，即便中间的节段没有精复定位（图 2.4–42），远端关节也能恢复到相对于近端关节正确的三维位置。

使用间接复位技术，必须要有术前的仔细评估和计划，手术时也经常需要额外的工具。患侧需要高质量的双平面 X 线。通常也需要健侧的图像作为对照。患者必须放置在合适的手术台上，以便于术中使用图像增强扫描。在骨科牵引床的帮助下进行骨骼牵引是一种很好的间接复位方

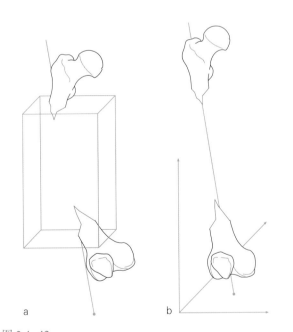

图 2.4–42
a. 股骨骨折伴近端和远端移位。b. 股骨近端和远端的位置已恢复，力线正确对齐，不必将所有骨干骨块精准复位

法。此外，器械，如股骨牵开器、Schanz 钉和尖头复位夹（通过皮肤上的小刀口使用）可以控制主要的骨折块，而不会使骨折带失去活力。

内固定选择

从理论上讲，任何接骨板都可以起到桥接接骨板的作用。在实践中，LC-DCP 和角接骨板对这种情况特别有用，而最近，直的和预弯的关节周围 LCP 都被证明是有用的。由于重建接骨板和管型接骨板往往在相对较小的负荷下弯曲，因此它们在连接复杂骨折方面的作用有限。

不管板的设计如何，桥接接骨板技术都要求板的长度较长而螺钉"密度"（螺钉的数量除以可用孔的数量）相对较低。通常，连接骨干骨折的接骨板有 5~6 个孔，留 2~3 个空位，使用 3~4 枚螺钉就能对接骨板进行充分固定。

此外，在骨折端至少留 2~3 个孔，以避免将所有弯曲应力集中在接骨板的一小块区域上，这会显著降低内植物早期疲劳失效的风险。

如前所述，桥接接骨板最常见的适应证是复杂的干骺端骨折（有或没有关节面累及）。由于关节面骨块的长度通常不足以承受在 5~6 个孔中打 3~4 枚螺钉，所以最好使用固定角度的股骨髁接骨板或股骨髁锁定接骨板。这 2 种装置都提供了一个小关节节段的安全固定，可以与骨折远端骨干的接骨板固定相平衡。

锁定接骨板

随着锁定孔和"结合"孔的发展，在桥接接骨板技术中得到了广泛的应用。对于骨干桥接，锁定接骨板比普通接骨板有 2 个明显的优点，以及至少 1 个理论上的优点。

实验室研究和越来越多的临床试验表明，当骨质疏松性骨折发生时，尤其是在使用双皮质锁定螺钉时，锁定结构更优。普通的接骨板需要骨骼 / 接骨板的摩擦才能稳定，这在很大程度上取决于螺钉的拔出强度。骨质疏松的骨骼明显降低

了拔出强度，导致螺钉松动、切割和骨内固定界面的断裂。锁定板通过螺钉/接骨板界面的几何形状和刚度实现稳定，因此不存在连续的、单个的螺钉松动。

目前大多数锁定接骨板都有相应的瞄准夹具和导钻装置，这有利于微创接骨板和螺钉的应用。

普通接骨板，即使是有限接触接骨板，也需要对皮质进行一些加压才能达到稳定性，但皮质的加压会减少局部骨质的血流灌注。由于锁定接骨板不需要骨/接骨板的加压就能稳定，所以增加了骨的血供，从理论上促进了骨折的愈合和重建。

锁定接骨板也被证明有利于治疗带小关节骨块的干骺端骨折。由于螺钉—接骨板连接处的角度不稳定，使用普通接骨板经常会因术后塌陷和力线不良而变得复杂（图2.4-43a~b）。虽然固定角度的髁接骨板提供了极好的角稳定性，但它在技术上更难插入，而且几乎不可能用微创技术来执行。LCP解决了这2个缺点（图2.4-43c）。

使用锁定接骨板桥接固定的唯一缺点是价格。这种接骨板，尤其是锁定螺钉的价格要贵得多。此外，在"组合"孔出现之前，接骨板（如

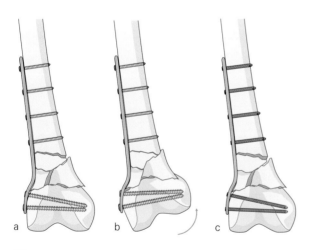

图2.4-43
a~b.股骨远端多段干骺端骨折的固定用常规接骨板和螺钉固定，角度稳定性差，易塌陷。c.带锁定螺钉的LCP提供了良好的角稳定性，从而降低了塌陷的风险

Liss）不能用作复位工具，而必须应用于完全复位的骨折。

锁定接骨板作为桥接接骨板的优点如下。
- 提高骨质疏松性骨的稳定性
- 提高小的关节骨块的稳定性
- 减少骨膜血管损伤
- 更易于使用MIPO技术

2.4.6.2 外固定支架

临时指征

外固定支架是一种非常有用的骨折稳定技术，可在不受骨折部位干扰的情况下快速应用，并可作为一种临时措施使用。外固定支架的适应证与受伤肢体、患者所受的全身损伤以及与护理有关因素相关。

外固定支架临床较常应用，因为骨折部位的软组织损伤往往比较严重，如在严重的开放性骨折、挤压伤、即将发生或已明确的骨筋膜室综合征。在这些临床状况中，实现相对稳定固定（如果有需要进行伤口清创）而不会有额外的软组织损害（正式切开复位必然会发生这种情况）是首要目标。外固定桥接固定骨折，可能会跨过接近或涉及关节的损伤部位，这是一种"跨关节"的外固定。这样就可以将外固定支架的针放置在远离任何后续内固定的最终放置的地方。外固定支架维持肢体和肌肉的轻度牵引，以尽量减少挛缩。

对于全身状况不能容忍更多的侵入性和长时间内固定手术的患者来说，外固定支架往往是对闭合性损伤的有效方法。常见的患者因素有血流动力学不稳定、凝血功能紊乱、体温过低、闭合性脑损伤或肺损伤，对此可以强制使用临时外固定支架作为创伤控制手术的一部分（见章节2.9）。最后，如果当地或当时不具备ORIF所需的设备（或专业技术），外科医生可以选择用外固定支架暂时稳定骨折。在所有这些情况下，外固定支架为骨折提供了足够的稳定性，以防止进一步的

软组织损伤，并便于有效的护理和转运多发伤患者。

绝对指征

随着桥接接骨板尤其是锁定接骨板的发展，许多创伤中心不再使用外固定支架作为固定骨折的最终治疗。尽管如此，它仍是提高骨折区域相对稳定性的有效手段。粉碎性的干骺端/骨干骨折，特别是有软组织损伤时，可以使用外固定支架以达到有效的稳定。单平面外固定较为常见，也可以使用双平面（"三角形框架"）和环形外固定。特殊情况，包括畸形矫正和感染性骨折，经常使用外固定作为最终治疗。虽然初始外固定可以跨越关节，但最终外固定通常应用在单骨段（如股骨干或胫骨干骨折），以允许相邻关节早期运动。

切记要考虑外固定的指征，以便为这一特殊的临床问题设计最佳的结构。对于复杂、开放的膝关节周围骨折，一个理想的外固定支架会有跨越损伤区域的固定针和计划好预留内固定的位置。外固定支架是单平面的，固定杆远离皮肤，便于伤口护理和适应肢体的肿胀。为了不影响术前计划，还应使用不透射线的固定夹。这种框架设计应该不同于骨折最终治疗的外固定架，对于后者来说，更重要的考虑因素是有足够的结构刚度和患者的耐受性（表 2.4-2）。

应用技术

外固定支架在稳定骨折时有 2 种基本的应用手段。在最简单的情况下，可以将外固定支架应用于复位骨折。这需要至少 4 枚固定针和 1 根杆。最近端和最远端的针插入骨中。4 个通用夹钳绕在一个单杆上，上夹钳连接到固定针上。矫正长度、角度、平移和旋转，并拧紧夹钳以实现复位。最后，通过 2 个空夹钳插入距离骨折最近的 2 枚固定针，以提供额外的稳定性。请注意，距离骨折处最近的固定针的位置，至少在一定程度上是由夹钳的位置决定的。

另一种技术是，当将 2 枚 Schanz 钉应用于每个主要骨折块时，也可以使用组合式复位技术，从而有效地制造出一个"手柄"，每个部分都有 1 根杆。在该技术中，所有的外固定器固定针都可以在骨折复位前插入。通过将第三根杆与杆—杆夹钳连接到"手柄"以保持复位。这种技术至少需要 4 枚 Schanz 钉、4 个通用夹钳、3 个杆和 2 个杆—杆夹钳（图 2.4-44）。

单杆技术有成本低、容易维护和清洁的优点，以及具有一个可能更硬且允许轴向动力的结构。缺点是最接近骨折的 2 枚固定针的位置是由杆上夹钳的位置决定的，这可能导致固定针相对于软组织损伤的次优定位。

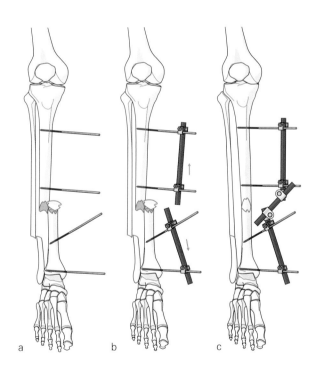

图 2.4-44 B 型胫骨骨干骨折

a. 在损伤区外的每个主要块中插 2 枚固定针。b. 用通用夹钳固定在连接杆上，使之成为用于间接复位 2 个手柄。c. 杆—杆夹钳将第三根杆和 2 根杆（手柄）连接在一起，并进行间接复位组合式复位技术的优点是在技术上更容易应用和改良，因为每枚针的位置是由软组织损伤而不是植入物的设计决定的。它广泛适用于许多骨折的位置和模式。在开放性骨折中，它允许重复清创和重新复位，组合式复位技术可以用来暂时跨越关节。

2.4.6.3　总结

使用临时跨越外固定支架为最终治疗做准备，能有效降低一些与切开复位和内固定相关的风险，特别是感染风险。虽然移位的关节内骨折需要直接操作和在直视控制下解剖复位，但对于干骺端和骨干复杂骨折，通常最好采用间接复位和桥接接骨板治疗（图 2.4-45）。这项技术最大限度地减少了对骨折区域剩余血供的损害。轴向力线和相对稳定固定为骨愈合提供了一个可接受的应变大小，同时通过将这些力分布在较长的接骨板段上，能最大限度地降低内固定物疲劳的风险。

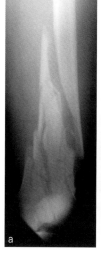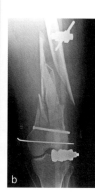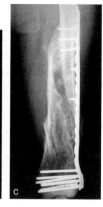

图 2.4-45

a. 1 例股骨远端骨折多发伤患者（33-C2）。b. 经皮跨越关节外固定器固定。c. 用股骨髁锁定板切开复位内固定关节面，间接复位，桥接接骨板。注：通过形成骨痂复位力线并使骨折牢固愈合

表 2.4-2　影响外固定支架刚度和稳定性的因素

因素	（作用）优势	劣势
增加每段间的固定针—固定针间距	+++ 固定架刚度	近关节处可能有固定针刺激，侵入损伤区域
减少连接杆—骨的距离	+++ 固定架刚度	不适用于肿胀，软组织撞击，可能会干扰伤口处理
增加固定针和 / 或连接棒的直径	++ 固定架刚度	钉位问题，骨折
增加固定针 / 节段	+ 固定架刚度	+ 成本，钉位问题
添加第二个连接棒（"堆叠"）	++ 固定架刚度	++ 成本，框架体积
在不同的平面上添加第二个连接棒（"三角"）	+++ 固定架刚度	损伤伤口，针位问题，体积，成本

2.4.7 扩展阅读

Perren SM (2002) Evolution of the internal fixation of long bone fractures: the scientific basis of biological internal fixation: choosing a new balance between stability and biology. J Bone Joint Surg Br; 84(8):1093–1110.

Danis R (1949) Théorie et Pratique de L'Ostéosynthèse. Paris: Masson et Cie.

Leunig M, Hertel R, Siebenrock KA, et al (2000) The evolution of indirect reduction techniques for the treatment of fractures. Clin Orthop Relat Res; 375:7–14.

Gautier E, Sommer C (2003) Guidelines for clinical application of the LCP. Injury; 34(suppl 2):B63–76.

Haidukewych GJ (2004) Innovation in locking plate technology. J Am Acad Orthop Surg; 12:205–212.

Perren SM, Russenberger M, Steinmann S, et al (1969) A dynamic compression plate. Acta Orthop Scand Suppl; 125:31–41.

Perren SM (2002) Evolution of the internal fixation of long bone fractures: the scientific basis of biologic internal fixation: choosing a new balance between stability and biology. J Bone Joint Surg Br; 84:1093–1110.

Rüedi TP, Buckley RE, Moran CG, eds (2007) AO Principles of Fracture Management. 2nd ed. Stuttgart New York: Thieme.

Winquist RA (1993) Locked femoral nailing. J Am Acad Orthop Surg; 1(2):95–105.

Giannoudis PV, Smith RM, Bellamy MC (1999) Stimulation of the inflammatory system by reamed and unreamed nailing of femoral fracture: an analysis of the second hit. J Bone Joint Surg Br; 81(2):356–361.

Winquist RA, Hansen ST, Clawson DK (1984) Closed intramedullary nailing of femoral fractures: a report of five hundred and twenty cases. J Bone Joint Surg Am; 66(4):529–539.

Perren SM (2002) Evolution of the internal fixation of long bone fractures. The scientific basis of biological internal fixation: choosing a new balance between stability and biology. J Bone Joint Surg Br; 848:1093–1110.

Gautier E, Sommer C (2003) Guidelines for the clinical application of the locking compression plate (LCP). Injury; 34(2):B63–76.

Sommer C, Gautier E, Müller M, et al (2003) First clinical results of the locking compression plate (LCP). Injury; 34(2):B43–54.

Kregor PJ, Stannard JA, Zlowodzki M, et al (2004) Treatment of distal femur fractures using the less invasive stabilization system: surgical experience and early clinical results in 103 fractures. J Orthop Trauma; 18(8):509–520.

2.5 骨干骨折

原著　Klaus Dresing
翻译　饶志涛　　审校　虞　佩

2.5.1 引言

骨干是长骨的体段，它的功能是在骨的两端（骨骺和干骺端）之间传递负荷（图 2.5-1）。骨干骨是皮质骨，不仅传递关节之间的负荷，而且还具有很强的抗弯曲能力。骨骼既有通过滋养动脉的内部血供，也有来自上覆骨膜的外部血供。

本章节对骨干骨折的处理原则进行探讨，并对不同类型长骨的特点做了简要的介绍。

大多数原则同样适用于儿童和成人。儿童有愈合快和更大的重塑力和纠正畸形的潜力，他们的骨折可能很少需要外科干预。

所有骨折都必须根据患者的整体情况进行评估，同时考虑到局部因素，包括软组织的状态、骨的质量、骨折是否单发或患者是否有多发伤。也需要考虑患者的整体因素，如年龄、健康、职业、日常活动和治疗期望。

力学考虑

不精确地复位骨干骨折将导致畸形愈合。骨骼会出现短缩、成角、旋转移位或三者的任意组合。畸形愈合的程度取决于其严重程度和受影响的骨骼。

腿的功能是移动身体（运动），有效地将重力传递到地面上。为了优化这一点，下肢有一个力轴，将其定义为股骨头中心和踝关节中心之间的连线。

这条轴线应该通过膝关节的中心（图 2.5-2）。任何下肢骨折存在成角愈合都会改变力轴，

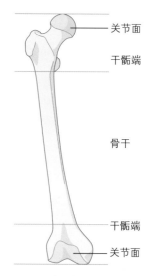

图 2.5-1　以股骨为例说明长骨的骨干和邻近部位

关节面
干骺端
骨干
干骺端
关节面

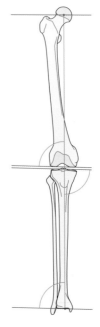

图 2.5-2　下肢的力轴定义为股骨头中心和踝关节中心的连线。当肢体负重时，此轴通常应穿过膝关节中心

从而改变重力在膝关节和踝关节的分布方式。实际上，力轴在冠状面的成角超过 10° 或矢状面的成角超过 5° 可能会增加继发性骨关节炎的风险。在较年轻的患者中，即使是较小程度的变形也可能会出现问题。然而，大多数患者能忍受腿部长达 1 cm 的短缩和 10° 的旋转移位。

肱骨因不负重，可以接受较大程度的后遗畸形，成角畸形可以通过肩部的活动来代偿。通常可以接受高达 30° 的成角畸形、20° 的旋转不良和 3 cm 的短缩。

相反，前臂骨干骨折后的任何畸形都会导致前臂旋转功能的丧失。完美的功能（旋前和旋后）要求桡骨围绕尺骨旋转，任何骨的形态的缺失都将影响功能。因此，整个前臂应被视为一个关节，所以成人前臂骨折都需要尽可能进行解剖复位。

治疗目的

骨干骨折（前臂除外）的治疗目的是使骨的两端的关节面恢复到彼此相对的正确方向。实际上，这意味着要恢复骨骼的长度、旋转和整个力线。然而，实现每个骨折块的完美复位通常是不必要的或不可取的，因为试图这样做可能会损害骨折的血供（尤其是当粉碎性骨折时），导致延迟愈合。

初始评价

对骨干损伤患者的评估应始终从使用高级创伤生命支持（ATLS）或类似方案的患者复苏开始（见章节 2.9）。长骨骨折通常是明显的，有时是严重的。重要的是不要把重点放在不太明显但更严重或危及生命的伤害之外。

一旦排除了其他损伤，损伤机制往往会提示骨折类型。检查需要评估肢体的神经血管状态、表面软组织的状态、骨折是开放的还是闭合的，以及是否有任何并发症的可能性（见章节 2.3）。

充分的 X 线成像是必须的，至少在相互 90° 位置上有 2 个视角，并要显示骨折上方和下方的关节（见章节 2.7）。

2.5.2　处理

非手术治疗

在上肢，大多数肱骨骨干骨折可用夹板或石膏进行非手术治疗。前臂的单一无移位骨折也可以用石膏治疗。

在下肢，成人股骨干骨折可以用骨牵引治疗，尽管这需要长时间的卧床休息。

轻微或无移位的胫骨骨干骨折可以使用石膏或其他类型的夹板成功固定。通常可以在麻醉下对患者进行手法复位移位骨折，然后用石膏跨膝关节和踝关节固定。如果有任何软组织肿胀的风险，最初的石膏管型需要劈开（一旦硬化），下肢需要抬高。一旦肿胀减轻，用石膏管型固定。需要定期的 X 线检查以确保维持复位。

非手术治疗骨折并不是容易的事情。它需要经验和密切观察，以实现可接受的功能结果。

手术指征

固定长骨干骨折方式的决定取决于可用的资源和外科团队的经验。当这些受限时，虽可能会导致一定程度的畸形愈合和一些功能丧失，但大多数骨折是可接受非手术治疗的。

然而，有一些绝对的手术指征。这包括固定多发伤患者的长骨骨折，尤其是股骨干，这可能是挽救生命的。固定的时机和方法取决于患者的一般情况（见章节 2.9）。保肢固定的手术适应证包括开放性骨折、需要修复的血管损伤和骨筋膜室综合征。

手术的相对指征包括骨骼异常（如肿瘤）导致的病理性骨折，除非手术固定，否则不会愈合；以及关节两侧的骨折，使关节漂浮（例如，肱骨和前臂骨折导致漂浮肘）。

任何不稳定的骨折，如不能用保守方法复位

或复位不良导致功能不佳时,也应考虑手术固定。

手术可使骨折稳定,术后迅速愈合。这降低了与长时间制动相关并发症的发病率,并可能减少对患者的伤害和医疗系统的经济影响。然而,这是以可能造成患者在手术时感染的风险为代价的。当资源有限时,接受保守治疗造成的某些功能丧失较因手术而导致感染性骨不连而言,是更好的结果。

2.5.3 手术治疗原则

时 机

软组织是良好的骨折护理的关键,决定了手术的时机,而不是骨折本身。开放性骨折和伴有神经血管损伤或骨筋膜室综合征的患者需要立即干预(见章节 2.3)。

在大多数损伤中,手术时机并不关键,但一般提倡早期干预,以最大限度地减少患者的制动时间。然而,当有明显肿胀或软组织损伤时,手术应推迟至肢体肿胀消退,可以使用临时的外固定支架或者牵引和抬高患肢。在受损伤的软组织进行手术很可能导致皮肤坏死、感染、骨折延迟愈合或不愈合。

任何手术的细节,包括复位的方法、要使用的内植物和康复计划,都应该提前计划,而不是在手术过程中决定。当手术可能涉及一个以上的专业时,按顺序分阶段进行手术特别重要(例如整形手术以覆盖皮肤缺损的开放性骨折)。章节 2.8 详细介绍了术前计划。

复 位

在骨干骨折中,为了良好的预后,恢复轴线、长度和旋转对位是必不可少的,尽管单个骨折块的复位可能并不是很重要。使用间接技术的闭合复位很少破坏骨折块的血供,因此应尽可能首选此方法。在复位过程中,重要的是要认识到任何

操作都可能对软组织产生影响。做一个小切口,伸入手指或工具来协助复杂的骨折复位,这与长时间尝试闭合复位相比,造成的损害要小得多。关于骨折复位和可应用的技术的将在章节 2.10 和 2.11 中进一步阐述。

内固定选择

骨干骨折可以用接骨板、髓内钉或外固定支架治疗。外固定支架通常用于因严重损伤或身体情况不允许进行内固定(见章节 2.9)的病例,也用于由于局部损伤(例如与开放性骨折有关的严重软组织缺损或污染或感染性骨不连)而内固定不安全的病例。

对于股骨和胫骨骨干骨折,闭合锁定髓内钉通常被认为是首选的治疗方法。髓内钉提供角稳定性,而锁定螺栓通常提供适当的轴向和旋转稳定性,以允许早期承重和快速恢复功能(见章节 2.4.5)。

接骨板可作为治疗所有骨干骨折的一种选择。在应用接骨板之前,确定其最终的功能方式是很重要的。在前臂,当需要解剖复位和绝对稳定时,一旦骨折被复位并用拉力螺钉固定,它就可以作为保护接骨板使用。对于横形骨折,可使用加压接骨板。虽然这些选择也适用于下肢,但由于髓内钉的广泛使用,它们的应用较少。接骨板仍然是简单骨干骨折的合理选择。当骨折线延伸到干骺端时,髓内钉使用存在技术上困难或不可能时,接骨板仍然是一个合理的选择。临床试验表明,大多数肱骨骨干骨折用接骨板固定比用髓内钉固定效果更好。

在任何更复杂的多节段的骨干或干骺端骨折中,为了保持骨的血供和避免额外的软组织损伤,通常要求如果使用接骨板,它应该作为桥接接骨板使用,提供相对的稳定性。桥接接骨板不应用于简单(两部分)骨干骨折,因为延迟愈合或不愈合的发生率很高。

术后护理

由于功能恢复是外科医生的首要目标，充分的术后护理与良好的手术同样重要。最终固定必须考虑到邻近关节的即刻或早期活动。物理治疗应持续进行，直到达到正常的肢体功能为止。

承重状态由外科医生决定，取决于医生对骨折固定的强度和稳定性的认知，而当有多处受伤时，取决于患者通过使用拐杖控制承重的能力。

骨干骨折的预后取决于最初损伤的严重程度和正确应用适当的治疗方法（保守或手术）以及良好的康复。处理得当的低能量创伤所造成的骨折有望获得全面的功能恢复，但即便治疗计划充分，有时严重的骨和软组织损伤也可能不会愈合良好。

2.5.4　扩展阅读

Rüedi TP, Buckley RE, Moran CG (2007) AO Principles of Fracture Management. 2nd ed. Stuttgart New York: Thieme.

2.6 关节内骨折

原著 Thomas P Rüedi
翻译 饶志涛 审校 虞 佩

2.6.1 引言

100多年前，手术治疗骨折的先驱之一，来自比利时的 Albin Lambotte 指出，涉及关节的骨折应在解剖学上复位，并用螺钉和接骨板牢固固定，以使受影响的关节早日活动，因为只有这样才能期望功能恢复到可接受的水平。此外，Lambotte 还强调了保护软组织的重要性，并通过许多令人印象深刻的临床实例和定期随访患者来支持他的建议。

不幸的是，当时内植物和器械的设计不足，材料往往不合适，感染的高风险导致大多数外科医生无法遵循 Lambotte 的建议。又过了60年，英国的 John Charnley 爵士和德国的 F. Pawels 再次强烈推荐手术固定关节内骨折。

当今，在全世界范围内，只要外部情况适合手术干预，移位的关节内骨折被认为是解剖复位和稳定固定的绝对指征。

2.6.2 解剖和基本原则

关节是人体骨骼的重要组成部分，可以使四肢活动。它们在结构和形式上各不相同，但有共同的特点。滑膜关节有2个由透明软骨覆盖的骨端，由关节囊连接在一起。光滑而有弹性的透明软骨将应力传递到软骨下骨。关节囊通过滑膜里产生的关节液润滑和滋养整个关节。滑膜关节的摩擦力很低。运动和功能负荷对于将液体扩散到无血管的软骨是必要的。

关节稳定性依赖于关节形态的被动稳定（例如髋关节的球窝形状）和强壮的韧带，以及横穿关节的肌肉等主动稳定装置。关节的任何组成部分的破坏都会导致关节功能和力学负荷的改变，这反过来又会触发病理生理过程，如关节纤维化或骨关节炎。

例如，移位的踝关节内骨折，关节表面有间隙和台阶，关节半脱位，整条腿力线异常。在图2.6-1中，患者不能活动踝关节，站立是很痛苦的。骨折复位不足，特别是石膏固定时间过长，炎症反应加重，导致关节内血肿纤维化，导致关节僵硬、畸形和功能障碍。

如果去除关节内积液，解剖复位并关节内骨块加压固定，从而让患者术后立即无痛的关节活动，那充分恢复功能的可能性明显更高（图2.6-2）。

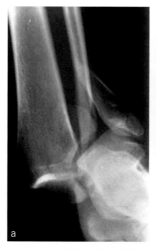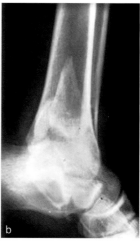

图2.6-1 踝关节骨折脱位伴相当大的踝关节移位（44-B）

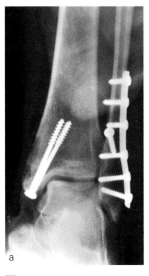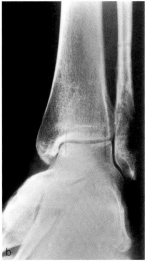

图 2.6-2

a. 解剖复位稳定固定重建关节力线。b. 同一患者，2 年随访，取出内固定装置后功能良好，无创伤性关节炎

大量的实验和临床证据表明，关节软骨在钝性创伤后仍有活力，主要是用纤维软骨进行有限的修复。在动物实验中已经证明，解剖复位和稳定的骨折块间加压固定，随后持续的被动运动，可以让透明软骨愈合。然而，任何由关节面力线不良（台阶或间隙）引起的关节软骨应力增加或关节不稳定或半月板撕裂引起的异常运动，都可能导致软骨退变和骨关节炎。

2.6.3　患者及损伤评估

在开始任何治疗之前，需要对患者、他或她的病史和损伤机制进行仔细的评估。高能量创伤往往伴随其他创伤（多发伤），在这种情况下，必须按重要性排列每一处创伤并按顺序处理（见章节 2.9）。

单个关节内骨折可能是由间接暴力（例如，从路缘滑下时由踝关节内翻引起的骨折）或直接的打击或冲击（例如，从高处摔下后的跟骨压缩性骨折）引起的。骨折所致软组织损伤的程度与损伤的能量大小直接相关。损伤的软组织影响手术的时机和固定的类型：临时关节桥接外固定器或最终的切开复位内固定，因为关节周围的软组织特别脆弱和易受损。

任何永久性关节脱位必须立即复位，以防止进一步软组织损伤。一过性脱位可能导致严重的神经血管损伤，必须通过仔细检查远端脉搏和感觉运动功能来排除。

通常需要注意，在受损部位，很容易识别开放性伤口、皮肤撕裂。关节附近的小皮损或擦伤比较容易遗漏。尤其是出现漏血性的关节液时，表明伤口与关节可能贯通。也可能发生其他严重的软组织损伤，但没有任何明显的外部损伤，如闭合性脱套伤、韧带断裂或骨筋膜室综合征。

骨损伤最好在关节间隙中心的两个平面（前后位和侧位）上用标准 X 线进行评估。在大多数情况下，这足以初步决策和手术计划，也可以从斜位片中获得更详细的信息。在复杂骨折类型或特殊部位（跟骨、髋臼等），计算机断层扫描与二维或三维重建或磁共振成像（MRI）将有助于识别重要的关节内细节。在手术前全面了解骨折的性质，以便制订详细的术前计划和手术策略，这是非常重要的。

Müller AO/OTA 分型可以使用术语对长骨的不同骨折进行分类，这有助于方便交流，制订治疗方案，并对结果进行比较。可用类似的方法对软组织损伤进行分类。然而，与骨折的清晰 X 线图像相比，这些分类客观度和可比性要低得多。

2.6.4　术前计划

术前计划是切开复位内固定的重要前提，尤其是对于较复杂的关节内骨折。根据 X 线和软组织情况，外科医生必须决定如何进行手术，并且必须制订一份详细的计划，包括手术台的选择、患者的体位、止血带的放置、手术入路、植骨的位置、复位的特殊器械以及内植物和术中成像的需要，所有这些都使手术能够更有效地进行，并极大地降低了意外问题的风险（见章节2.8）。必须提前将计划和策略交给手术室团队，让他们做好一切准备并提出问题。此外，该计划可作为教育工具，可用于质量控制。

2.6.5 手术时机

手术的最佳时间受多重因素的影响，其中大部分与患者有关，然而，也可能取决于医院和医生个人情况。

通常情况下，"生命优先肢体"理念表明，患者的一般状况甚至优先于严重受伤的肢体。对于多发伤的患者，比起试图通过漫长的手术来重建血管和骨骼，将严重受损的腿截肢更可能会挽救生命。

简单的关节内骨折，如踝关节内骨折，通常可以立即固定，因为大部分肿胀来自关节内血肿。对于肘部、膝部或胫骨和跟骨远端较复杂的骨折，通常建议延迟手术，以保护骨折和软组织免受进一步损伤。骨牵引，或者更好的是，关节桥接外固定器是临时固定的最佳方法（图2.6-3）。这样一来可以使软组织肿胀稳定，并为进一步的评估、影像和详细计划提供时间。

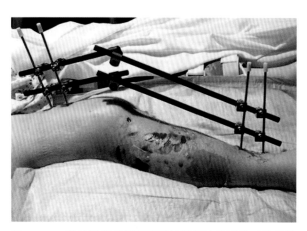

图2.6-3　胫骨近端骨折伴严重软组织挫伤的临时跨关节外固定支架，在最终内固定前帮助恢复软组织

血管损伤或即将发生的骨筋膜室综合征是急症，需要迅速采取措施挽救肢体，特别是在非多发伤患者中。任何血管重建或间室切开都需要相关的骨稳定手术，最快和最小的侵入性方法通常是通过外固定支架。在一些骨折类型中，手术的时机可能主要取决于骨的血供，例如，年轻患者移位的股骨颈骨折或移位的肱骨头或距骨颈骨折。对于所有这些骨折，建议立即复位和牢固固定，以降低缺血性坏死的风险。

最后，手术的时机可能受医院的影响，如进入手术室，需要通过CT或MRI扫描评估骨折、器械可用性、内植物，最后且最重要的是外科团队。

为了获得最好的效果，复杂的关节内骨折（髋臼、大关节等）应由团队中最有经验和技术的外科医生负责处理，并且只有在制订了详细的计划后进行固定。当骨折特别复杂且当地没有相关专业人士时，最好将患者转移到熟悉治疗此类骨折的中心。

2.6.6 手术入路

尽管微创手术和小切口是当今的趋势，但一个粉碎的关节的解剖重建需要一个充分开放，可直接清楚地看到关节面的视野。可以用一个桥接骨折的干骺端的长接骨板，微创经皮下将关节内组分进行切开复位牢固固定（图2.6-4）。只有在特殊情况下，且大多是在简单骨折类型时，外科医生才用关节镜控制进行关节重建。

2.6.7 关节重建和固定

本章节的目的不是描述外科手术的细节。然而，关节骨块的解剖复位和稳定固定是关节内骨折手术中最重要的部分。关节重建需要周密的计划，并且经常涉及使用各种器械和内植物的专门技术。关节软骨损害的后果严重，因此这一手术

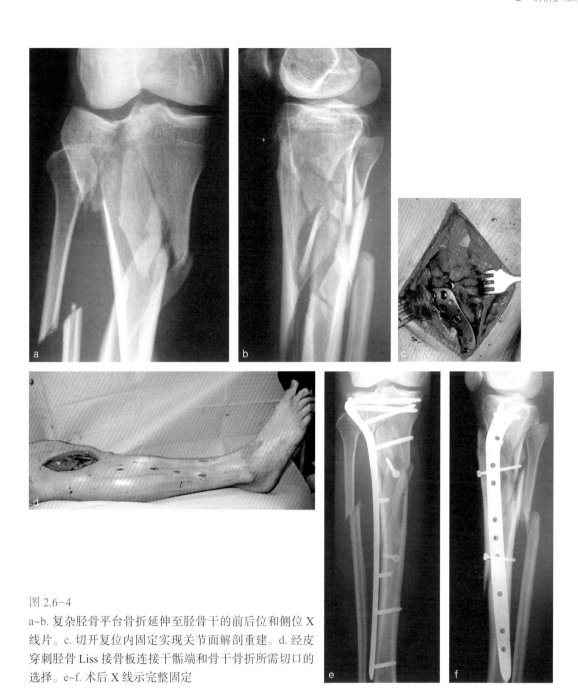

图 2.6-4

a~b. 复杂胫骨平台骨折延伸至胫骨干的前后位和侧位 X 线片。c. 切开复位内固定实现关节面解剖重建。d. 经皮穿刺胫骨 Liss 接骨板连接干骺端和骨干骨折所需切口的选择。e~f. 术后 X 线示完整固定

对整个手术团队的要求很高。较大的骨缺损可能需要骨移植或人工骨填充。

术中必须进行影像学检查，使用图像增强检查复位的程度，但如果计划不周密，执行不够仔细，可能会对手术的无菌性造成影响。

一旦完成骨重建和固定，可能需要在闭合软组织和皮肤前，重建或缝合韧带或撕裂的半月板。

2.6.8　术后护理

可拆卸的夹板可将肢体和关节维持在的最佳位置，直至主动肌肉控制以及软组织都恢复。术后应立即与理疗师进行主动辅助训练。后续护理和部分负重的开始时间取决于固定的质量，患者的依从性，以及随访的 X 线片。

2.6.9　总结

　　为了有良好的功能预后，移位的关节内骨折应采用关节切开解剖复位、恢复肢体的力线和稳定的内固定来进行治疗。这种方法需要相当的经验和技巧。

2.6.10　扩展阅读

Charnley J (1961) The Closed Treatment of Common Fractures. Edinburgh: Churchill Livingstone.

Salter RB, Simmonds DF, Malcolm BW, et al (1980) The biological effect of continuous passive motion on the healing of full-thickness defects in articular cartilage: An experimental investigation in the rabbit. J Bone Joint Surg Am; 62(8):1232–1251.

Mitchell N, Shepard N (1980) Healing of articular cartilage in intraarticular fractures in rabbits. J Bone Joint Surg Am; 62(4):628–634.

Pauwels F (1961) [New guidelines for surgical treatment of coxarthrosis.] Verh Dtsch Orthop Ges; 48:322–366.

2.7　诊断方法

原著　Roshdy Guirguis
翻译　杨云峰　　审校　虞　佩

2.7.1　引言

X 线成像（或射线照片）是医学上最古老和最常用的成像形式。X 线是伦琴在 100 多年前发现的，有时被称为 X 线照相术。X 线在照相胶片上产生人体的诊断图像，或者现在经常在计算机屏幕上以数字方式产生。如今医院的急诊科，通常用 X 线诊断可疑骨折，以 X 线的表现指导对患者的处理。

大多数骨折仅用 X 线平片即可诊断和处理。然而，有些损伤可能需要进一步的、更先进的影像技术以显示更详细的解剖或诊断隐匿性损伤，这可能在初步 X 线上是不明显的。

2.7.2　X 线成像

X 线成像（X 线片）是指将身体的一部分暴露在一小剂量不可见的电磁辐射下，以产生内部器官的图像，尤其适合骨骼成像。传统的 X 线成像使用类似于照相胶片的胶片，这种胶片必须冲洗，但现代成像正在向计算机化和数字射线照相的方向发展，从而产生一种数字图像，可以更快地处理，并可在计算机屏幕上查看。数字图像可以用电子方式存储或传输，这项技术现在相当普遍。

X 线成像的优势

X 线成像广泛可得、廉价（与其他成像方式相比）、快速、易于执行。它们在急诊诊断和治疗中特别有用。对于骨折和脱位，所获得的图像相当容易解读，往往已足够计划患者的治疗方案，而不需要额外的检查。

X 线成像的缺点和不足

X 线图像能清晰、详细地显示骨折情况，但对邻近软组织的了解甚少。所有的 X 线都会对身体产生辐射，虽然这个剂量可能很小，但患者体内大量 X 线的累积效应最终可能是有害的。因此，必须将辐射照射保持在必要的最低限度，特别是儿童和育龄妇女。

所有操作 X 线的专业人员也有可能受到电离辐射的照射。手术室工作人员面临的风险特别大，因为在外科手术中使用图像增强技术的骨折病例数量很多。操作这些机器的工作人员并不像在影像科工作的放射照相师那样受过严格的培训，这种情况并不少见。在手术室工作的所有工作人员必须意识到这些风险，并采取适当的预防措施，以减少他们所受到的电离辐射的剂量。这一风险要求在手术室工作的每个人都必须佩戴适当的 X 线剂量测量装置。

标准影像

许多骨折和一些移位在单一视图上是看不到的。因此，标准的做法是获取任何可疑骨骼或关节的最少 2 个视图，通常彼此成直角。有分离移位骨块的骨折在 X 线片上可清晰显示，但并不是所有骨折都有清晰的骨折线，因此在某些平面视图上可能会漏诊（图 2.7-1）。

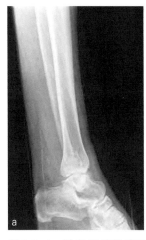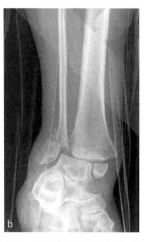

图 2.7-1　腓骨远端粉碎性骨折，在侧位 X 线平片上几乎看不到内踝和外踝部骨折（a），但在前后位 X 线片上有明确的表现（b）

有时，在已知骨折特别难发现的部位（如舟骨），应常规获取 2 个以上平面的图像。

对于任何长骨骨折，必须对骨折后的整个骨进行成像，包括骨折上方和下方的关节。例如，如果骨折涉及股骨的骨干，那么膝关节和髋关节也应进行 X 线检查，以排除其他部位的骨折或脱位。

这一点特别适用于有时难以准确定位受伤部位的儿童。如果 X 线片范围不足，通常会漏诊的骨折包括踝关节周围的胫骨远端骨折（可能合并腓骨近端骨折），以及尺骨远端脱位的桡骨骨折（盖氏骨折）。

2.7.3　CT

计算机断层扫描（computed tomography，CT）始于 1971 年，但直到 20 世纪 90 年代初引入螺旋 CT 和多层螺旋 CT 之后，这种成像方式才在多发伤患者的评估中发挥重要作用。

CT 使用高度聚焦的 X 线光束创建一组骨骼的薄横断面（轴向）图像，也可以用于胸部、腹部、骨盆和大脑的软组织成像。这些图像的分辨率精确到毫米以内，然后可以在计算机屏幕上显示为三维图像。然后，可以从任何方向仔细分析它们，以寻找可能在最初的 X 线片上漏诊的骨折。如果可行的话，如今复杂的关节内骨折应必须拍摄 CT，以便在手术前能够准确地计划关节面的重建，并可能对其他复杂的骨折有帮助（图 2.7-2）。它也可以用来寻找骨折的并发症。

CT 的优势和应用

在许多国家中，螺旋 CT 允许快速和相对非侵入性且完整的对创伤性损伤成像，这已经成为评估创伤患者的首选研究方法。对于严重创伤的患者，只需进行最小的定位操作，即可对大脑、颈椎、胸部、腹部和骨盆进行成像，以发现任何相关的骨骼、内脏或脑损伤。

CT 扫描对颈椎成像特别有用。在保持患者不动的同时，整个颈椎和上胸椎（众所周知，严重受伤的人很难接受 X 线检查）可以迅速和准确

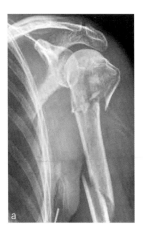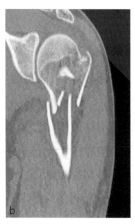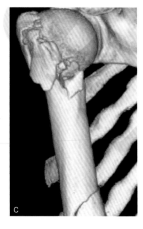

图 2.7-2　肱骨头和肱骨干多段骨折
a. X 线平片。b. 骨折块冠状位薄层 CT 扫描图像。c. 术前有前向移位的骨折块的三维容积渲染图像

地成像。这些图像可以重新数字化并进行三维重建，在去除硬领之前，可以对颈椎的状态进行更准确的评估。CT 在寻找颅骨（特别是颅底）骨折和合并颅内出血方面也很有价值。

CT 的缺点和不足

CT 仍然存在辐射，因此，在儿童和青年中它必须谨慎使用。

虽然 CT 对于诊断颅内、胸部和腹部软组织损伤是有价值的，但对于骨折周围的软组织损伤（如伴发韧带、肌腱或肌肉损伤）并不是特别有帮助。如果软组织损伤被指出并需要评估，这可能需要一种更先进的技术——磁共振成像（MRI）。

2.7.4　MRI

磁共振成像是一种没有辐射的技术。磁共振成像利用一种强大的电磁铁来产生磁场，吸引和排列患者组织中的氢原子。组织暴露在高频无线电波的短脉冲下会扰乱氢核的排列。当质子重新排列时，它们会发出微弱的无线电信号，这些信号可以被适当放置的接收线圈探测到。通过对无线电信号的计算机分析，可以确定氢原子及其化学键的空间分布，并将数据显示为可以在任何平面上查看的二维灰度图像（多平面能力）。

MRI 不仅有助于发现软组织损伤，而且有助于确定骨髓水肿，这可能是骨损伤的首先也是唯一的迹象（图 2.7-3），这在 X 线或 CT 上可能看不到。有一些隐匿性骨折只有 MRI 能发现，这就是 MRI 可用于检测应力性骨折的原因。

MRI 的优势

磁共振成像没有 X 线辐射，因此，X 线检查规则并不适用于 MRI。MRI 在儿童和年轻人中使用是安全的（尽管在怀孕的最初 3 个月中对孕妇的安全性仍有疑问）。

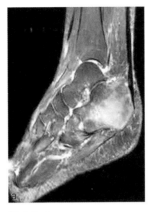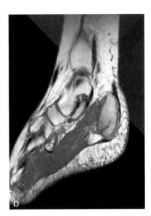

图 2.7-3

a. 跟骨骨髓水肿的 MRI 表现。b. 在普通 X 线片上看不到的骨折

MRI 对软组织区分良好，可以将异常组织与正常组织区分开来，因此，它对于检测可能由创伤引起的骨髓水肿和其他影像学方法未发现的未移位骨折是非常敏感的。

MRI 的缺点和不足

MRI 通常不能很好地观察骨骼解剖结构，有时需要与 X 线平片对比来评估某些骨折。MRI 是相对昂贵的，不像 CT 那样被广泛使用。扫描时间比 CT 长（有些扫描可能需要 30 min 或更长时间），因此，严重疼痛的患者可能会发现很难在扫描期间保持静止不动。活动会严重降低图像的质量，有时会使图像变得无用。

由于强大的磁场，一些患者，包括那些带有起搏器和人工心脏瓣膜的患者，不符合 MRI 扫描的条件。对于需要全身麻醉进行 MRI 扫描的患者来说，这也是一个问题，因为标准的麻醉设备受到强磁场的影响。此外，幽闭恐怖症患者可能不能忍受躺在这个有时嘈杂的，通常是环绕整个身体的扫描仪内。

2.7.5 其他诊断方法

闪烁扫描

另外 2 种成像方法在创伤检查中偶尔也会用到。首先是骨扫描（有时称为闪烁扫描）。这种方法使用 ^{99m}Tc 标记示踪剂，用于探测高骨转换区域。这项研究是敏感的，可以显示骨的异常区域，而这些区域在 X 线平片上可能是看不到的。骨扫描不是特异性的，感染、肿瘤和骨折都有高骨转换区域，都显示在骨扫描上，因此与其他类型的成像相配合往往是必要的。骨扫描需要相当剂量的辐射，而且由于磁共振成像的可用性（和缺乏辐射）的增加，它们的使用率正在减少。

超 声

第二种方式是超声，它利用声波来获得图像。像 MRI 一样，它没有辐射，是一种安全和容易获得的诊断工具。这些机器相当小，便于携带，可以带到急诊科、诊所或手术室。像 MRI 一样，它对于检查软组织损伤是有用的，但对于骨损伤却不是很好。然而，它越来越多地被用来寻找骨折周围的相关软组织损伤，以及多处受伤患者腹腔内出血的证据，这些患者可能不稳定且不能被转移到 CT 扫描仪上。

2.7.6 总结

在创伤患者中，X 线是首选的诊断工具。大多数骨骼损伤在平片上是明显的，应获得至少 2 张彼此成直角的损伤区域的视图，以最大限度地对骨折及其位移进行准确评估。X 线片还应包括骨折两侧的关节。

多发伤患者通常需要更先进的诊断方式。CT 现在被广泛用于评估胸部和腹部相关的软组织损伤，也用于寻找颅内出血，并可快速对颈椎和骨盆成像。CT 也有助于复杂关节内骨折术前计划的精确制订。

现在 MRI 已经取代了骨扫描，以检测早期和微小的骨髓变化，这可能表明骨骼损伤。通常用 MRI 诊断隐匿性骨折，对于显示相关的肌腱、韧带或肌肉损伤也特别有用。超声也是诊断软组织损伤的一种有用的、容易获得的方法。

2.7.7 扩展阅读

Raby N, Berman L, De Lacey G (2000) Accident and Emergency Radiology: A Survival Guide. London Edinburgh Philadelphia: WB Saunders Co Ltd.

Prokop M, Galanski M (2003) Spiral and Multislice Computed Tomography of the Body. Stuttgart New York: Thieme.

Ball J, Price T (2000) Chesney's Radiographic Imaging. 6th ed. Oxford Washingtion DC: Blackwell Science Ltd.

2.8 OPR 术前计划——团队方法

原著 Steven Schelkun

翻译 姚 英 审校 虞 佩

2.8.1 引言

骨折手术的成功结果与整个手术团队计划手术的程度直接相关。传统上，术前计划主要集中在外科医生准备手术策略和骨折模板上。然而，执行这项计划需要整个手术室和支助人员各部分密切协调。此外，一些国家现在有监管要求，以最大限度地提高患者的安全性，这必须包括在术前计划中。本章节介绍了团队成员的角色和他们应该采取的步骤，以优化手术过程。

2.8.2 为什么计划?

术前计划带来的好处包括以下方面。

- 促进外科手术的顺利进行
- 减少手术时间
- 预测技术问题，从而避免它们
- 在手术前而不是在手术室中寻找替代的手术方案
- 减少手术中的困惑和挫折感
- 确保可在手术室中使用已准备就绪的必要的内植物和设备
- 最大限度地减少不必要包装的打开和随后的再消毒
- 允许外科团队在心理上做好准备，并回顾案例
- 确保辅助人员和设备（如图像增强器、血液回收器）可用

一个经常练习术前计划的团队可以证明这样的警告："不计划就是计划失败。"

计划步骤

团队术前计划类似于民航界所要求的飞行前计划。每一个商业飞行开始由飞行员执行的正式飞行计划，在某种程度上类似于由手术外科医生进行的模板和手术策略。飞行计划将提交给相应的国家航空主管部门，正如外科医生必须向其他团队成员（包括麻醉师、巡回护士、外科洗手技师/护士和放射技师）传达他或她的计划和需求一样。飞行员还对飞机、仪器和重要系统进行设备检查，就像外科医生和外科技术人员/护士必须检查，以确保有适当的器械和内植物，并确认有充足的库存。最后，在起飞前，飞行员做最后一次预备检查，以确保所有必要的系统都能正常工作；就像在这个阶段要求外科医生口头执行术前"暂停核查"，以确认对正确的患者进行了正确的手术，在患者身上确定并标记了正确的位置和患侧，并在医疗记录中记录了适当的许可。

团队意味着每个人都参与其中，允许并鼓励任何成员提出意见或问题。这种方法使手术室内的沟通保持畅通，鼓励大家的兴趣和参与案例。在外科医生负责的情况下，每个成员对手术的成功与否都是至关重要的。当团队成员不能表达他们的看法时，往往就会出现错误。

术前计划应包含 4 个步骤。

术前计划步骤	负责成员
模板与手术策略	医生
团队间交流	医生与所有成员
设备核对表	外科医生、外科技师 / 护士、无菌供应室人员
术前暂停检查	医生和所有成员

2.8.3　模板和手术策略：简化的"叠加"技术

这一步使得外科医生通过 X 线检查和计算机断层扫描（CT）来了解骨折。目的是了解每个骨折块的数目和位置，然后用"叠加"技术在纸上重建骨折。在描图纸上重建骨折后，选择合适内固定物的透明模板，并覆盖在重建骨上进行描图。这使外科医生能够确定内植物和螺钉的大小和位置。

有 3 个步骤。

步骤 1：与正常肢体的 X 线片比较，描出正常骨的前后和侧方轮廓（图 2.8-1）。这决定了可用来重建骨折的正常骨骼的二维长度、力线和形状。

步骤 2：在损伤侧的 X 线片上覆盖正常骨骼的轮廓（图 2.8-2），从骨骼的末端开始，将骨折块"复位"到骨骼的轮廓中，并绘制出每一条骨折线和骨折块。

步骤 3：将完整的骨折描图覆盖在适当的内固定物上（图 2.8-3），并在骨折描图上绘制内植物的轮廓（使用不同的颜色标记）。这使外科医生能够确定合适的内植物的大小和位置，并使骨折块与接骨板上的螺孔相对应（图 2.8-4）。重要的是，模板应具有与 X 线片相同的放大倍数。

接下来，外科医生计划手术，并记录每一步手术策略。这阐明了外科医生的想法，也是与其他团队成员沟通的重要部分，而其他团队成员反过来又将这些信息用于他们的计划。一套完整的策略应该包括患者的位置、需要的手术台的类型、止血带的使用、预防性抗生素的使用，以及所需的设备，特别是一些不常用的内植物。然后循序渐进地详细说明手术入路、重要的解剖结构以识别和避免、使用的复位技术，以及内植物的位置。外科医生应该向外科团队传达相关信息，以便他

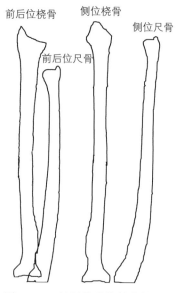

图 2.8-1　健侧骨骼的轮廓描图

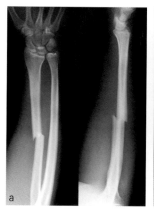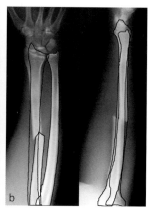

图 2.8-2

a. 前臂骨折的 X 线片（前后位和侧位）。b. 将未受伤的骨轮廓放在 X 线片上，并画出骨折线

们能够预见到引流、缝合、敷料和夹板的需求。手术策略可以显示在模板和设备列表旁边的 X 线片观察框中。

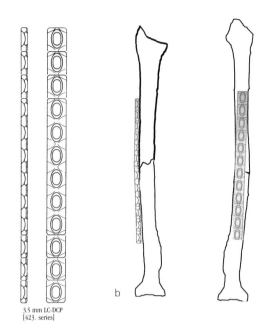

图 2.8-3

a. 透明模板的小骨块 3.5 mm LC-DCP。b. 板的临时位置被画到复位后的骨上

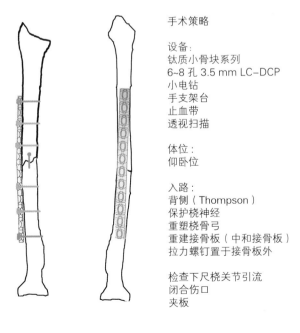

手术策略

设备：
钛质小骨块系列
6~8 孔 3.5 mm LC-DCP
小电钻
手支架台
止血带
透视扫描

体位：
仰卧位

入路：
背侧（Thompson）
保护桡神经
重塑桡骨弓
重建接骨板（中和接骨板）
拉力螺钉置于接骨板外

检查下尺桡关节引流
闭合伤口
夹板

图 2.8-4　画出固定螺钉并制订手术策略

数字化术前计划

随着越来越多的医院采用数字成像技术，数字化术前计划程序正在变得越来越流行，并且具备一个好的术前计划的所有要素。然后可以通过电子方式提交给手术室，以节省时间（图 2.8-5）。

2.8.4　沟通

沟通是外科手术最重要的特征，也是促成手术成功的最重要因素。

正式的计划流程旨在确保外科医生向手术室团队传达他们的确切需求。同样重要的是，他们反过来也要交流他们的需要，确保安排有适当经验的工作人员到手术室，提供必要的内植物和器械，以及所需的其他特殊设备，例如专门的手术床或血液再回输系统。

沟通应该是双向的，当工作人员对任何细节不清楚或有任何问题、疑虑或建议时，必须与外科医生讨论。如果每个成员都积极主动地准备、预期和沟通，那么忽略细节的可能性就会小得多，而顺利运行操作的可能性就会大得多。

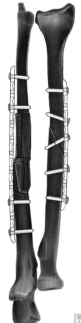

图 2.8-5　数字化术前计划

设备核对表

虽然标准的外科医生偏好卡适用于常规病例，但更复杂的骨折手术，每种骨折都有独特和个性化的要求。在这种情况下，如果外科医生提供了一份设备、器械和内植物清单，这将是非常有帮助的。在手术室里有合适的设备可以节省宝贵的手术时间，也可以消除由于计划不周和沟通不畅而导致的沮丧和困惑。作者的设备清单如图2.8-6所示。

Schelkun 医生术前计划的器械及设备清单		
患者姓名：		
手术日期：		
手术流程：		
患者体位：		
• 仰卧位	• 髋关节固定器	• 臀下垫
• 俯卧位	• 沙包（垫）	• 肩下卷（垫）
• 侧卧位	• 腋窝卷（垫）	
• 沙滩椅位	• 泡沫头枕	
手术台：		
• 规则的	• 可透视的延伸台	• 蓝色泡沫大腿垫
• 骨折手术台	• 脊柱手术台	• 蓝色泡沫胫骨垫
• 手外科台	• 消毒指套及砝码	• 泡沫肘关节垫
X 线：		
• 图像增强器	• C 臂	• 可携带物品
铺单包：		
• 四肢铺单包	• 肩部铺单包	• 可粘贴铺单
• 四肢铺单	• 髋部铺单包	• 止血带
• 双侧四肢铺单	• 隔离铺单	• 无菌止血带
主要器械组件：		
• 手足部	• 塑料组件	• 微型器械
• 关节镜组件	• 微小骨组件	• 骨移植套装—备用
• 主要骨组件	• 髋部组件	
动力工具：		
• 小型驱动装置		
• 大型驱动装置		
• 带小型电钻的可透视直角驱动		
• 带小型电钻的摆动套件		
• 高速磨钻		
• 摆据	• 微型气动锯	
特殊装置：		
	• 骨凿，标准	• 微小镜子
• 克氏针	• 骨凿，小型	• 手柄
• 胫骨钩	• 重型刀具	
• 探针	• 小型人工牵开器	• 汉曼拉钩
• 小刀柄	• 刮匙，小型	
• 系列刀片：#_____	• 刮匙，大型	
敷料：		
• 4X4 纱布	• 偏切弹力物	• 吸引器
• 2X2 纱布	• 全棉弹力包	
• 绒毛	• 泡棉胶带	
• 软卷	• 洛丁软膏	
• ABD	• 模型垫片	
	• 托架吊	
单独器械：		
• 软组织刷		
• 张力带垫衬		
• 跟骨钢板		
其他：		

图 2.8-6 举例说明由于与团队成员沟通的术前计划器械与设备清单

术前暂停核查

确保正确的手术是在正确的一侧完成，这对整个手术团队是至关重要的。马虎大意时容易出错。大多数医院现在要求在开始手术前进行"暂停"或"暂停检查"。

它最初的目的是通过识别正确的患者信息、手术侧别和手术过程来确保患者的安全。这通常是一张简短而粗略的核查。

改进这一系统的一种方法是制订一份与航空业所需和使用的核对表类似的术前核对表。作者使用的列表（图 2.8-7）预先打印在剪贴板上。患者被安置在手术台上并且所有的团队成员都完成他们的个人责任后，外科医生要求"暂停"。

术前计划步骤

负责任成员

患者姓名

手术侧别

手术名称

由外科医生签署的知情同意书

手术同意书由患者／监护人签署

过敏

抗生素

压力点垫

腋窝枕（侧卧位）

安全带

X 线片／MRI 挂起（影像资料上的姓名正确且是最近的）

工具表核查

与团队进行手术流程简介

房间里有人有问题吗

音乐

注射通道

刷手时间

图 2.8-7　暂停核查表

其中一名成员通过阅读臂章上的姓名和医院编号来识别患者。同图表和麻醉记录单核查并相匹配。然后，外科医生向下查看列表，并从列表中每个项目的成员那里得到口头答复。整个过程不超过 30 s，这不仅涵盖了每一个重要的患者安全项目，还建立了一条沟通途径，为整个过程奠定了基调，还允许在手术开始之前任何成员可提出问题、意见或疑虑。完成核对检查表是外科医生准备做手术前的最后一项正式事件。

2.8.5　总结

成功的骨折手术是一个复杂的事件链，涉及外科部门的许多关键人员。每个成员的准备和沟通对于顺利运行是必不可少的。如果外科医生没有正确的计划，他们可能会花更长的时间和精力做一个不太成功的手术，远不如在开始之前投入一些时间和精力思考他们打算做什么，这样就不必冒找不到关键内植物或设备的风险。

一旦计划移交给手术团队，未能沟通或完成指定任务的成员可能会危及手术过程，情况较好的是会造成延期手术和手术挫折，而最坏的情况是会影响患者的预后和安全。

2.8.6　扩展阅读

Rüedi TP, Buckley RE, Moran CG (2007) AO Principles of Fracture Management. 2nd ed. Stuttgart New York: Thieme.

Mast J, Jacob R, Ganz R (1989) Planning and Reduction Technique in Fracture Surgery. Berlin Heidelberg New York: Springer-Verlag.

2.9 多发骨折 / 多发伤患者

原著　Peter V Giannoudis
翻译　饶志涛　审校　林　森

2.9.1 引言

创伤是所有年龄组最常见的第四大死亡原因，也是年轻人最常见的死亡原因。多发伤是创伤患者的一个亚组，指在以下 6 个身体区域中的至少 2 个受到损伤。

- 头、颈和颈椎
- 面部
- 胸部，包括胸椎
- 腹部，包括腰椎
- 四肢，包括骨盆
- 皮肤

这种创伤负荷对患者解剖和生理的累积严重程度通常表示为损伤严重程度评分（ISS）为 16 或以上，占整个创伤人群的 15%~20%。ISS 评分是根据 3 个最严重的身体部位计算受伤严重程度。多创伤患者的死亡率和发病率明显较高，需要复杂的多学科临床处理与长期住院、康复和恢复，对患者、他 / 她的家庭和经济产生影响。

多发伤患者的临床干预途径是复杂的，涉及多个医学学科的投入。该路径的步骤如下：受伤现场的初步处置和运送到医疗机构、复苏室、诊断（放射学检查）、手术室、重症监护室、病房护理、院内康复和出院回家（图 2.9-1）。然而，即使在出院后，患者的临床处理仍需继续，因为许多患者需要更多的康复和进一步的重建过程，在相当长的一段时间内需要大量投入。该路径每一步的临床投入和决策过程对于最大限度地降低长期发病率和死亡率是至关重要的。

多发伤患者的处理路径

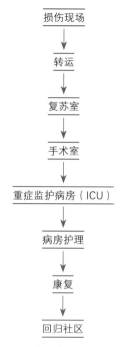

图 2.9-1　多发伤患者的处理路径

2.9.2 初步评估：复苏室

对多发患者的院前处置不在本章节的讨论范围内，而且各国之间差别很大。一旦进入医院，对受伤患者的初步评估必须采取逐步有计划的诊断和手术策略，以避免可能影响患者预后的错误治疗。患者的临床表现可能快速改变，必须相应地调整治疗方案。

高级创伤生命支持（ATLS）课程为所有护理伤者的人提供了一种共同语言。它为评价和治疗患者建立了有组织和系统的方法，并在世界范围内产生了积极的影响。

ATLS 的细节方案没有在这里介绍，但总而言之，它包括一个初步检查，以快速诊断和治疗立即危及生命的情况，然后仔细的二次检查，以明确所有患者的损伤，并随后进行治疗。

2.9.3 多发伤患者立即出现危及生命的状况

- 气道阻塞或损伤和窒息（如喉外伤）
- 张力性气胸和 / 或血胸
- 开放性胸部损伤与连枷胸
- 心脏压塞
- 大量的内出血或者外出血

A（气道）、B（呼吸）、C（循环）、D（简单的神经系统评估）和 E（暴露整个患者）的常规操作旨在评估和治疗任何危及生命的情况，并避免明显或剧烈但危险性较低的继发性损伤分散复苏小组的注意力，使其无法识别隐藏但立即危及生命的情况。

一旦诊断和治疗了危及生命的问题，就必须对患者的病情进行全面系统的"二次检查"。这可能需要推迟到最初的手术已经完成后，患者处于稳定状态，但它永远不应该被忽略。相对较轻的损伤，如果遗漏，可能会得到不理想的治疗，造成长期的功能丧失。

第三次检查包括对患者进行从头到脚的反复评估，以评估任何新发现的物理诊断和诊断任何遗漏的损伤。

对于成像阈值较低，无法解释或可疑的临床症状，还应进行新的实验室检查和以普通 X 线、计算机断层扫描形式进行的新的放射学检查或磁共振成像（MRI）。反复彻底的身体检查是至关重要的，且对患者的长期结果有帮助。

2.9.4 患者病情的定义

在最初的 ATLS 评估和主要干预措施之后，必须将患者的生理状况归类为四类情况之一，以指导后续的治疗方案。这项评估基于整体损伤严重程度、特异性损伤的存在和血流动力学状态。这四类情况如下。

- 稳定
- 临界
- 不稳定
- 极端情况

为了使医生对患者进行适当的分类，他 / 她必须评估患者是否得到了充分的复苏。

稳 定

这些患者对最初的治疗有反应，血流动力学稳定。他们没有立即危及生命的伤害，也没有任何生理紊乱的迹象，如脊髓病变或呼吸窘迫。他们处于正常的酸碱状态，这意味着他们没有其他任何隐匿性重要器官的灌注不足。

临 界

临界患者在最初的复苏尝试后已经稳定下来，但有临床特征或与不良结果相关的伤害，并使他们处于迅速恶化的风险中。

增加不良结局或突然恶化风险的因素

- ISS > 40
- 体温过低，< 35℃
- 初始平均肺动脉压 >24 mmHg 或在髓内钉或其他手术干预中的肺动脉压力升高 > 6 mmHg
- 胸外伤合并多发伤（ISS>20）
- 腹部或盆腔严重损伤和出现失血性休克的多发伤（收缩压 <90 mm Hg）
- 肺挫伤的 X 线表现
- 双侧股骨骨折患者
- 中、重度颅脑损伤患者

不稳定

尽管最初进行了干预，但血流动力学仍不稳定的患者迅速恶化、随后多器官功能衰竭和死亡的风险增加。在这些情况下的治疗应包括迅速挽救生命的手术，并及时转移到重症监护病房，以进一步稳定和监测。尽可能使用外固定支架、控制出血和胃肠道损伤的外置术来暂时稳定骨折。

极端状况

这些患者经常有无法控制的失血。他们已接近死亡，尽管正在进行抢救，但他们的生理状况仍然不稳定。他们通常遭受着"致命三联症"的影响，包括体温过低、酸中毒和凝血障碍。患者应直接转到重症监护病房进行侵入性监测和高级的血液学、肺和心血管支持。骨科损伤可以在急诊或重症监护室通过外固定支架治疗迅速稳定下来，这不应该延迟其他治疗。如果患者存活下来，可延期并进行其他重建手术。

2.9.5　手术室：外科策略

近年来发展起来的 2 种外科手术策略是早期全面护理方法（ETC）和损伤控制骨科概念（DCO）。在 20 世纪 80 年代采用 ETC 方法，它意味着患者的所有损伤都应该在受伤后 24 h 内以及在相同的手术环境下早期稳定。然而，很明显并不是所有的患者都能从这一方法中受益。20 世纪 90 年代初，人们报道了与长骨骨折早期稳定有关的各种预料之外的并发症。随后人们意识到，因为在一些最严重的损伤中观察到成人呼吸窘迫综合征（ARDS）和多器官功能障碍综合征（MODS）的发病率增加，ETC 并不适用于所有多发患者。对创伤的病理生理机制和对损伤的免疫反应的进一步了解为理解发生这些意外的并发症的原因提供了诠释。

最初的创伤性损害（或"第一击"）刺激免疫系统，导致系统处于炎症状态中，这一过程被称为系统性炎症反应综合征（SIRS），其程度与受伤程度有关。这种首次发作的现象如果变得过于活化或扩大，可能会造成远端器官损伤，患

者可以迅速发展为 ARDS 和 MODS。

此外，现在清楚的是，在最初创伤后的 3~4 天内进行的手术，即所谓的"第二次打击"现象，增加了患者的生物储备的负担，该患者的生物储备已经被第一次打击所损害。如果第二次打击（即手术）的程度超过了稳态的调节机制，患者就会进入恶性的炎症状态，并再次迅速发展到 ARDS 或 MODS，其相关的死亡风险增加。

除了第一次和第二次打击现象的影响之外，人们现在公认的是，个体的生物反应是不同的，因为它们受患者的基因构成的调节，有些人在发生 SIRS 之前能够承受比其他人更多的伤害。

显然，应该避免在一个严重受伤的患者中做太多的手术，这会导致 SIRS 和 MODS，因此，对于有风险的个体，必须采取 DCO 策略，以最大限度地减少第二次打击，并降低这种风险。

用损伤控制原则治疗的患者的临床治疗顺序如图 2.9-2 所示。

一般来说，创伤的严重程度和患者的临床状况是决定对多发伤患者应采用哪种治疗方式的主要因素。

对于稳定的患者，ETC 方法仍然有效，在受伤后 24 h 内可以安全地进行最终的骨折稳定。对于临界患者等仍需谨慎，外科医生和麻醉师在手术过程中必须警惕，观察潜在的生理变化。如

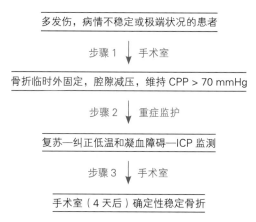

图 2.9-2　损伤控制手术的顺序。CPP，脑灌注压力；ICP，颅内压

果患者的临床状况恶化，在整个过程中的任何时候都不应犹豫，应转向损伤控制方法。对于不稳定或在极端情况下的患者，建议从开始就采用损伤控制方法（图 2.9-3）。此时的任何外科手术都必须以挽救生命为目的，而且应该迅速而有效地进行。在出现严重头部损伤时，也提倡损伤控制方法，因为脑损伤可能导致进一步恶化和残疾。如果患者存活下来，一旦病情稳定，并且在最初受伤后至少 4~5 天，发生 SIRS 的风险已经降低，就可以移除任何暂时的外固定设备。

2.9.6　重症监护室（ICU）：处理

在重症监护室，多发伤患者接受重症生理检测，并接受所有器官功能障碍的支持性护理。2种主要的创伤后并发症是 ARDS 和 MODS。尽管最近取得了一些进展，但 MODS 的总体发病率仍然很高，为 21%~30%。

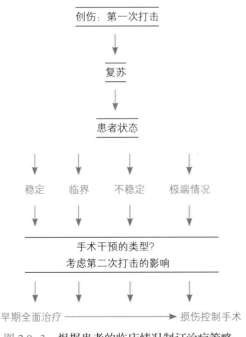

图 2.9-3　根据患者的临床情况制订治疗策略

2.9.7　康复

多发伤患者的康复过程始于重症监护，需要外科医生、内科医生和理疗师之间的密切协作。应定期进行所有主要关节的活动，并应成为标准化康复计划的一部分，以保持关节的活动，并防止由制动引起的骨质疏松。

2.9.8　总结

对多发患者的管理是多学科的。最初，ATLS 方案应用于评估和治疗患者立即有生命危险的伤害。此后，必须不断地评估患者的状况，并就稳定性和是否由 ETS 或 DCO 策略进行管理做出决定。毫无疑问，随着我们对多发伤病理生理学的认识的提高，我们处理患者的方式将继续改进。

2.9.9　扩展阅读

Giannoudis PV (2003) Surgical priorities in damage control in polytrauma. J Bone Joint Surg Br; 85(4):478–483.

Pape HC, Giannoudis PV, Krettek C (2002) The timing of fracture treatment in polytrauma patients: relevance of damage control orthopaedic surgery. Am J Surg; 183:622–629.

Giannoudis PV, Abbott C, Stone M, et al (1998) Fatal systemic inflammatory response syndrome following early bilateral femoral nailing. Intensive Care Med; 24(6):641–642.

Giannoudis PV (2003) Current concepts of the inflammatory response after major trauma: an update. Injury; 34(6):397–404.

Grotz M, Hohensee A, Remmers D, et al (1997) Rehabilitation results of patients with multiple injuries and multiple organ failure and long-term intensive care. J Trauma; 42:919–926.

2.10 复位技术

原著 Paul Szypryt

翻译 饶志涛　审校 林 森

2.10.1 骨折复位定义

骨折复位是指精确或近似地恢复骨折块的正确位置，换句话说，就是恢复骨折的解剖形态。对于不涉及关节面的骨干骨折，复位涉及恢复骨的正确长度、力线和旋转，但不一定涉及将所有的骨折块复位至其解剖位置（功能性复位），这样做可能会进一步损害骨折块及其软组织附着物的血供，导致骨折愈合出现问题。对于涉及关节的骨折，完全复位关节面和修复肢体的机械轴是正常关节功能（解剖复位）所必需的。因为桡骨和尺骨的骨干骨折需要完全复位才能达到正常的功能，在考虑复位的要求和技术时，这些骨折被认为是关节内骨折。

复位通常涉及扭转导致骨质块移位的形变力。重要的是要时刻保持高度警惕，以避免进一步损害骨折块和周围软组织。

有 2 种技术可以用来实现骨折复位。

2.10.2 直接复位

直接复位，顾名思义，是指通过有限的手术显露，用手或器械直视下操作骨折块。当闭合复位失败时，该技术尤其适用于简单（两部分）骨干骨折，在关节内骨折中，关节匹配性的完美恢复对于恢复功能和减少残疾是至关重要的。

直接复位的评估

这是通过直接观察手术中骨折块的位置来实现的，从而评估骨折端是否已经实现解剖重建（就像拼图一样）。

骨折端通常由复位钳和 / 或骨钳控制（图 2.10-1，2.10-2）。

有时，预先塑形出匹配骨骼解剖结构的接骨板可以用来帮助复位。这种技术的一个例子是防滑板。将预制接骨板紧固在骨上可复位骨折（图 2.10-3，2.10-4）。另一个例子是使用一块接骨板来实现复位的"推—拉"技术。这块接骨板是预先塑形好的并适合骨形态。它附着在骨折的一侧。在距接骨板末端 1~2 cm 处插入螺钉。然后使用骨撑开器来实现骨折的牵引。一旦获得复位，就可以使用 Verbrugge 钳来实现骨折部位的加压（图 2.10-4）。

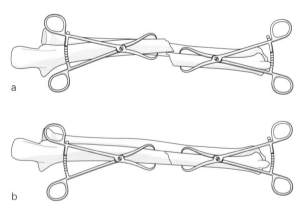

图 2.10-1 使用 2 把点状复位钳直接手法复位

a. 每个主要骨块都用点状复位钳夹住。b. 复位是通过人工牵引来实现的，用复位钳控制旋转和轴线

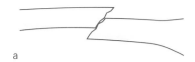

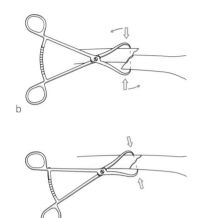

图 2.10-2　用单尖复位钳直接复位斜形骨折

a. 未复位的骨折。b. 2 个骨块都用略微倾斜的复位钳夹住。c. 轻轻转动并夹紧复位钳，便可复位骨折

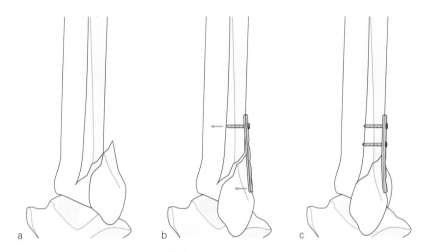

图 2.10-3　利用接骨板的抗滑模式间接复位

a. 外踝向后移位的骨折（B 型）。b. 将一个 4 孔 1/3 管型接骨板固定在近端骨块的后方。c. 拧紧近端螺钉，迫使远端骨折块在接骨板固定的地方复位。第二枚螺钉增加了稳定性

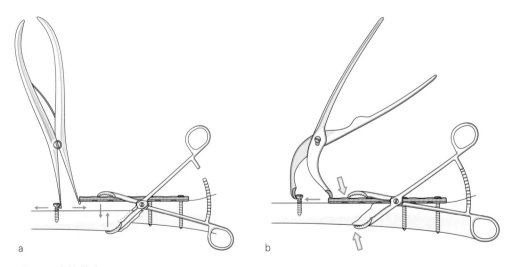

图 2.10-4　推开—牵拉技术

a. 骨撑开器放置在接骨板的一端和 1 枚独立的螺钉之间，用于牵开或推开骨折另一端以复位。b. 使用相同的独立螺钉，然后将接骨板末端拉向螺钉，即可使骨块间加压

在术中，在 2 个平面上获得互相 90° 的 X 线透视图，不仅方便评估骨折复位的质量，而且还确认未直接看到的那部分骨折的复位情况，这是很重要的。成像对于确保整体长度和对齐已经恢复也很重要。

这种类型复位相关的问题有以下方面。

- 首先，它包括通过手术切口直接暴露骨折——通常是通过受损的软组织外膜

- 其次，在这种情况下，过度激进的手术显露可能会进一步损害皮瓣和骨端的血供

- 第三，直接复位包括使用骨钳处理骨折块，这会进一步损害骨折块和骨膜的良好血供

为了避免这些问题，如果开放复位被认为是能够充分治疗某一骨折类型的最佳选择，以下方面是强制性的。

- 推迟手术直到软组织正常，对于伴有中度软组织肿胀的骨折，这可能需要 5 天的时间；对于严重软组织损伤的骨折，尤其是 Pilon 骨折，这可能需要 3 周的时间

- 仔细计划手术切口，以优化暴露，最大限度地减少软组织损伤

- 在整个手术过程中小心处理软组织和骨折块

这种类型的复位通常伴随着固定技术，产生绝对的稳定性，导致直接骨愈合。这是一种最适合于简单的骨干 / 干骺端骨折和关节内骨折的技术，准确复位和早期活动对改善预后很重要的（图 2.10-5，2.10-6）。

对于骨干和干骺端的多处粉碎骨折，直接复位并不是一种合适的治疗方法，因为它对骨折块的血供造成了损害。

2.10.3　间接复位

间接复位是指通过在骨折处施加矫正力，通过牵引或其他方式使骨折块复位。骨折端没有暴露，也没有直接看到骨断端（图 2.10-7）。间接复位的一个主要优点是最大限度地减少了手术造成的软组织损伤。

最有可能受益的骨折类型是骨干和干骺端的多段骨折和简单的关节内骨折，只要保持软组织附着，即可通过韧带整复术闭合复位。

关节内压缩性的粉碎性骨块不能单独通过韧带整复术复位，因为压缩性骨块没有太多软组织附着。

对关节外多段骨折的所有骨折块进行精确的解剖复位是不必要的，可能会对骨折愈合产生严重的破坏作用，增加血供破坏、骨折延迟愈合、不愈合、感染和因过于激进的手术而导致内植物失败的风险。

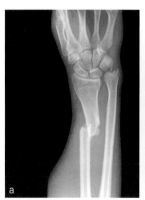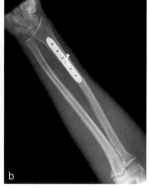

图 2.10-5

a. 前臂盖氏骨折。b. 骨折解剖复位与拉力螺钉和保护接骨板固定，以提供绝对的稳定性

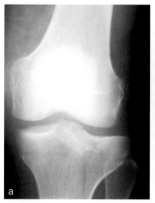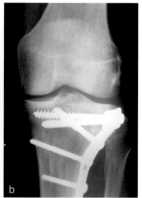

图 2.10-6

a. 胫骨外侧平台骨折，注意关节面的凹陷。b. 用支撑接骨板和拉力螺钉进行解剖复位和牢固固定

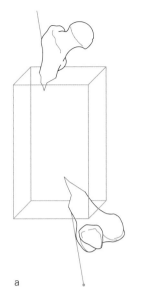
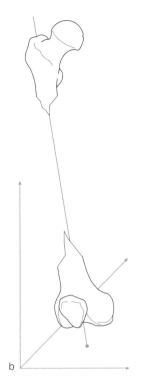

在间接复位后，通常应采用微创技术使骨折稳定，以减少对软组织的进一步损伤，并保持骨折处的血供。

间接复位的评估

由于骨折端不直接暴露或可见，评估充分的复位可能是困难的，并且不仅依赖于手术医生能够使用图像增强装置检查复位，而且还依赖于评估主要近端和远端骨折块相对于肢体长轴的位置，确保长度、力线和旋转得到恢复。与健侧进行比较通常是有用的。

经常会遇到各种问题，因为另一侧肢体并不总是提供足够的比较，而且图像增强器的视野范围可能受限制。肢体的轴线可以通过以下技术来评估：使用图像增强器确认电刀线缆一端放置在股骨头中心上方，同一线缆的下端位于踝关节中心上方，如果肢体的正确轴已经恢复，膝关节的图像将显示线缆通过关节的中心（图 2.10-8）。

图 2.10-7　骨干部位骨折复位
a. 骨折块在骨干中的位置并不重要。b. 复位的目的是将近端和远端的骨块重新复位到彼此相对正确的位置

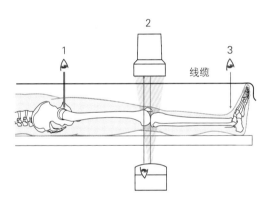

步骤 1

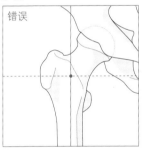

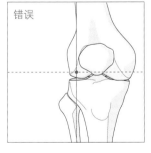

步骤 2

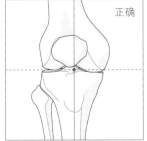

步骤 3

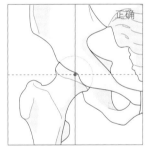

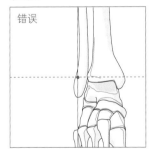

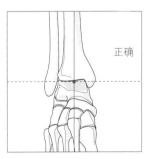

图 2.10-8　检查冠状面对齐的线缆技术：膝关节完全伸直，髌骨必须朝向前方
步骤 1　在图像增强器光束严格垂直的情况下，股骨头的中心在屏幕上居中，用笔将股骨头的中心标记在患者的皮肤上
步骤 2　当查看膝关节时，线缆将中心性通过。任何偏离膝关节中心的线缆投影，表示在冠状面上的力线偏差
步骤 3　以类似的方式标记踝关节的中心，助手测量与股骨头中心标记之间的线缆

仔细的术前计划对于所有类型的手术都是必不可少的，在使用间接复位和微创技术时尤为重要。

牵引是间接复位最重要的方法。它通常沿着肢体的长轴，旨在克服重力的变形力和/或骨折块上主要肌肉的拉力。它可以由人工牵引（如外科手术助手）提供，也可以由外部机械手段提供，使用牵引台、指套或一个特定的设备，如外固定支架或通用牵引器（图 2.10-9）。

使用用于治疗骨折的预塑形外科内植物，如髓内钉或髓外桥接板，可以进一步实现复位的微调。此外，可以将 Schanz 钉插入损伤区域外的 1 个或 2 个主要骨块中，并用操纵杆来辅助复杂或困难的复位（图 2.10-10）。这些技术使外科医生能够更直接地对骨折施加复位操作，而不会进一步损害骨端血供。

只要保持血供和活动可控而不是过量，间接复位通常伴随着能够产生相对稳定性的固定技术（即夹板）。在这种情况下，人们将期望骨折通过间接愈合和骨痂形成愈合。通常不需要骨移植或骨移植替代物（图 2.10-11，2.10-12）。

2.10.4 总结

为特定骨折选择最合适的复位方式是其处理的关键步骤，也是骨折治疗计划过程的重要部分（表 2.10-1）。

单纯骨干骨折和大多数关节内骨折通常采用直接复位后绝对稳定的固定方法，而多段骨干骨折则采用闭合复位和相对稳定的固定方法，以尽量减少断端血供的破坏。

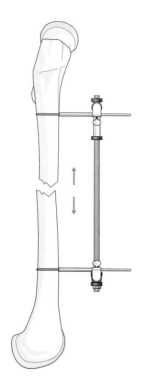

图 2.10-9 通用牵引器间接复位股骨干骨折

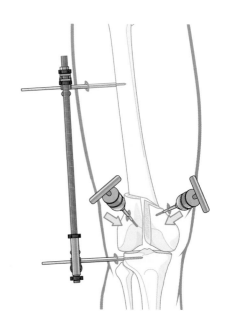

图 2.10-10 使用 2 枚 Schanz 钉作为操纵杆，并结合一个通用牵引器，以帮助间接复位

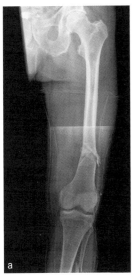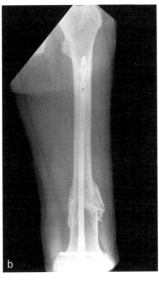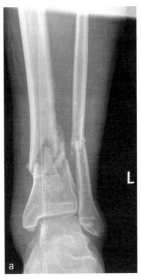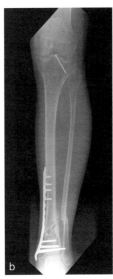

图 2.10-11
a. 股骨远端多段骨折。b. 髓内钉固定后，骨折相对稳定，骨折伴有骨痂愈合

图 2.10-12
a. 胫骨远端多段骨折。b. 桥接板固定后骨痂愈合，骨折部位相对稳定

表 2.10-1　直接 / 间接复位总结

	直接复位	间接复位	稳定性	骨愈合
移位的关节内复杂骨折	++++	+	绝对	直接（没有骨痂）
简单的骨干骨折（除股骨和胫骨）	+++	+	绝对	直接（没有骨痂）
移位的关节内简单骨折	++	++	绝对	直接（没有骨痂）
多节段骨折，骨干和干骺端	−	+++++	相对	间接（有骨痂）
旋转不良的风险（尤其是旋转）	+	+++		
血流中断的风险	+++	+		

2.10.5　扩展阅读

Mast J, Jakob R, Ganz R (1989) Planning and Reduction Technique in Fracture Surgery. 1st ed. Berlin Heidelberg New York: Springer Verlag.

Rüedi T, Buckley RE, Moran CG (2007) AO Principles of Fracture Managment. 2nd ed. Stuttgart New York: Thieme.

Wagner M, Frigg R (2006) AO Manual of Fracture Management: Internal Fixators. Stuttgart New York: Thieme.

2.11　微创技术

原著　Theerachai Apivatthakakul
翻译　饶志涛　审校　樊　健

2.11.1　引言

微创接骨术（MIO）并不是新的概念。多年来，闭合髓内钉、经皮螺钉和克氏针固定、外固定支架的应用、桥接接骨板的使用都是采用微创技术进行的。然而，内植物的发展，特别是锁定接骨板的引入，使MIO比过去更广泛地应用。

在图像增强器的指导下，骨折的间接复位、保存骨折端血肿和尽量减少软组织损伤的趋势越来越明显，因为我们知道，实现骨折愈合的最重要因素是保持对骨折块和邻近软组织的血供。然而，重要的是要认识到，一个小切口与一个效果很好的有计划的手术不同，与通过大的切口而做得好的手术相比，效果不佳的MIO会有更差的结果。

本章节着眼于MIO的使用趋势，特别是微创接骨板接骨术（MIPO）和一些较新的技术和器械。

2.11.2　微创接骨术（MIO）的适应证

骨折可大致分为骨折块需要解剖复位和达到绝对稳定治疗的骨折，其他大部分可以通过恢复正确的长度、轴线和旋转治疗的骨折，这些骨折不需要严格解剖复位所有骨折块。

这些骨折通过内植物固定达到相对的稳定性，使它们能够随着骨痂的形成而愈合。

开放性或闭合性关节内骨折能否及如何准确复位，在很大程度上取决于骨折的复杂性。简单骨折可以复位和经皮拉力螺钉使用微创技术固定。这总是需要在图像增强器的指导下进行，有时还需要关节镜辅助，尤其是在膝关节。复杂的关节内骨折在固定前几乎总是需要在直视下精确复位。

在骨干骨折中，只要骨骼两端的关节旋转和力线正确，恢复正常的长度，那么骨折块的准确位置并不重要，重要的是保持对骨折端的良好的血供。对这一事实的认识导致了从开放接骨板内固定治疗骨干骨折转向使用交锁髓内钉、外固定支架和桥接接骨板固定的趋势。

从20世纪90年代中期开始，外科医生开始将关节内和关节外骨折复位的2个概念结合起来，在直视下复位和固定关节内部分，同时对关节外部分使用微创桥接接骨板，使这部分骨折端不暴露。随着这一概念的日益普及，内植物如锁定接骨板、解剖锁定接骨板，已经与相关的工具一起开发出来了。

MIO 的优势

- 切口小
- 出血少
- 保护骨的血供
- 更少的软组织损伤
- 促进康复
- 达到更好的美容效果
- 感染率可能降低

MIO 的劣势

- 骨折端不能直视
- 技术上更困难
- 神经和血管会有危险
- 需要图像增强器辅助
- 需要特殊工具
- 学习曲线陡峭
- 容易做得不好

术前计划

良好的术前计划是所有 MIO 的必由之路。手术的计划和策略，包括所需的内植物和工具，必须由外科医生确定。手术策略应包括内植物的选择，患者的体位和入路，以及手术的步骤（见章节 2.8）。

2.11.3 微创接骨板接骨术（MIPO）

MIPO 不是一种新技术。长期以来，外科医生已经认识到，在通过间接方法复位骨折后，通过损伤区外的小切口插入传统接骨板作为桥接板的好处。这项技术之所以被接受，一方面是因为最大限度地减少软组织损伤可以保护受损骨骼的血供，另一方面是因为用传统的接骨板可以做到这一点。锁定接骨板的引入拓宽了接骨板的应用范围，特别是在骨质疏松骨中的应用。

本文介绍了 MIPO 的一些手术技巧，这些措施可以普遍适用。关于如何使用特殊技术的信息在本书的第三部分中有详细说明。

计划体位和方法

任何 MIPO 过程的详细计划都是必需的。在手术中骨折端不会被显露。接骨板的类型和长度、复位方法、所需的特殊器械、接骨板的插入位置、技术，以及任何螺钉植入的顺序，都必须根据术前的定位 X 线确定。

大多数情况下，患者仰卧在可透视手术床上，以便在图像增强器控制下进行骨折操作，并在术中准确评估肢体力线情况。使用骨折台来维持肢体的长度和旋转是很有吸引力的，但这会使术中评估肢体力线情况变得困难。

在骨折的每一侧完整的骨上分别做 2 个不同的切口，最好是在损伤区外。切开软组织至骨膜，骨膜保持完整。然后，使用隧道器械准备隧道后或者通过使用接骨板本身将接骨板在皮下或肌肉下插入骨膜（图 2.11-1）。

复位技术

骨折复位通常是 MIPO 最困难的一步，必须成为术前计划的一部分。外科医生和手术室人员应该熟悉不同的复位技术和器械以及如何使用它们。

特殊工具

闭合性骨折复位的新器械仍在发展中，但到目前为止采用的器械大致可分为辅助骨折复位和 / 或保持复位的器械和辅助接骨板植入和固定的器械。

辅助骨折复位和 / 或保持复位的器械

- T 形手柄上的操纵杆或 Schanz 钉：将其插入骨中，用作骨折块的操纵器，以复位骨折或控制骨折块的位置（图 2.11-2）

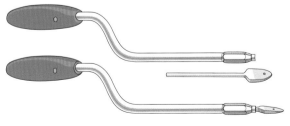

图 2.11-1　隧道准备工具

- **大型牵开器**：将 Schanz 钉应用于长骨的两端，使用大型牵开器通过牵引保持复位，利用软组织包膜重新排列多段骨折块（图 2.11-2）
- **复位手柄或操纵器**：操纵器将钻入骨骼的粗的自钻螺纹导针与放置在导针上的复位手柄结合在一起，并在拧紧导针顶部的蝶形螺母时紧固骨骼。在对骨折块进行操作后，导针的顶部可以用夹子和棒（如外固定支架）连接以保持复位（图 2.11-3）
- **外固定支架**：模块化外固定支架的 Schanz 钉、钳和杆可用作间接骨折复位的复位手柄，然后在整个骨折部位固定在一起以保持复位。外固定支架也可用作牵引器（图 2.11-3）
- **共线复位钳**：偏心模块化手柄（避开软组织）复位钳，有 3 种型号，可通过骨折两侧的小切口直接进行骨折复位（图 2.11-4）。一只手柄是空心的，以允许插入一根钢丝或临时的克氏针
- **环扎器**：该装置便于钢丝穿过一个小切口，绕过一个长的斜形或螺旋形骨折以保持复位。该

系统有一个环扎式隧道装置和一个可分离的钳子，可以将导向器分成两半插入，以使切口最小化（图 2.11-5）。

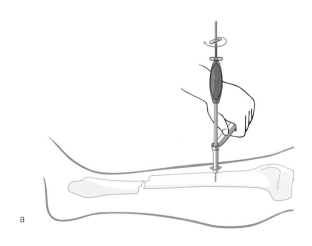

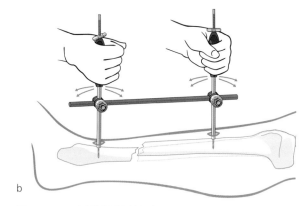

图 2.11-3　用作操纵器的复位手柄，可与外固定支架组合使用

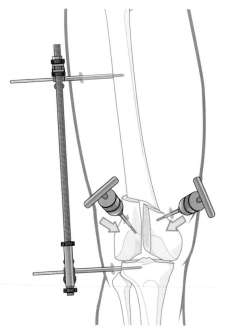

图 2.11-2　使用 2 枚 Schanz 钉作为操纵杆，以复位股骨远端骨折

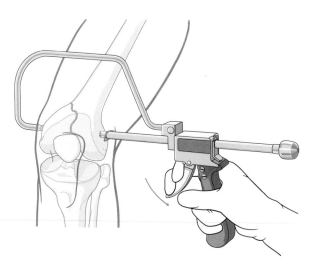

图 2.11-4　共线复位钳

辅助接骨板植入和固定的器械

- 软组织牵开器或隧道器：该器械用于在肌肉下骨膜外平面为板的引入准备通路。它的长度可以通过延长刀片来调整（见图 2.11-1）。刀片顶端的小洞允许缝合，然后可以绑在板的末端，这样就可以把板拉回隧道
- 接骨板把持器：选择的接骨板本身可以通过将接骨板把持器连接到接骨板一端或两端锁定孔的螺纹上以利用接骨板创建肌下隧道（图 2.11-6）
- Hohmann 把持器：该器械用于将一对 Hohmann 拉钩分开，在不需要助手的情况下对小切口的软组织进行牵开（图 2.11-7）

固定技术

在传统的接骨板内固定中，完整的固定通常是在骨折的复位和工具临时固定后进行的，这一策略也应用在 MIPO 固定技术。虽然有可能先将接骨板固定在一侧骨块上，然后在另一端固定之前将骨折复位到接骨板上，但在实践中，这在技术上是困难的，可能会导致复位不良，尤其是在缺乏经验的外科医生中。

肢体力线的术中评估

由于骨折端不是直视可见的，至关重要的是，在临床评估后固定对齐肢体力线并使用图像增强器进行检查。在任何骨折间接复位和微创技术中，这是一个最重要的步骤。

术后治疗

术后，必须鼓励关节内骨折患者活动受影响的关节（有时借助持续的被动运动），而最初可能必须避免或限制负重。不涉及关节的骨折通常可以更积极地从一开始就承受部分或全部重量，尽管确切的治疗方案将取决于骨折、固定方法、患者的依从性和骨骼质量。

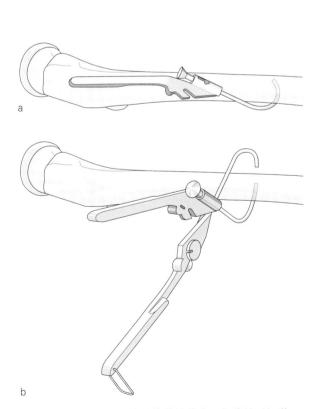

图 2.11-5　钢丝过线器绕着骨分成两部分然后组装

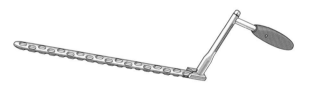

图 2.11-6　接骨板把持器

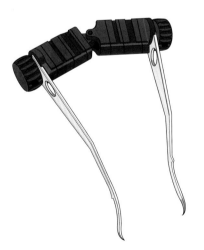

图 2.11-7　Hohmann 把持器

并发症

MIPO 技术的主要目的是保护骨折端的血供，最大限度地减少软组织损伤，以避免应用传统接骨板时发生的并发症，特别是感染和伤口裂开导致延迟愈合或不愈合以及随后的内植物失败。

在 MIPO 技术中发生的大多数并发症是由于外科医生在最终固定前未能获得足够的骨折复位和暂时稳定，导致肢体长度不一致、轴线不良或旋转不良。这些并发症在上肢的耐受性比负重的下肢要好得多。

与传统接骨板相比，操作良好的 MIPO 骨延迟愈合和不愈合的发生率较低，因此减少了进一步手术的需要。当出现并发症时，通常是由于术前计划不当或经验、设备或专业知识不足而导致的可预防的技术错误。

2.11.4　总结

MIO 在骨折治疗中并不是一个新概念，但锁定接骨板的引入拓宽了它的使用适应证。小切口的优点是减少软组织创伤，减少患者术后疼痛，以及更早的活动，更短的住院时间和更好的结果。只有精心计划和实施手术才能取得更好的效果，做得好的开放性手术比做不好的MIPO要好得多。

由于 MIO 为软组织提供了明显的益处，因此骨折容易愈合，MIO 的适应证将继续扩大。然而，在长骨骨折中实现精确的轴向对线和旋转的困难，以及外科医生在辐射下的高暴露仍然是尚未解决的问题。器械和内植物的进一步改进，加上更好的成像和术中导航，将逐步解决这些困难，进一步增加 MIO 的适应证，使其在未来几年成为骨折处理的支柱之一。

2.11.4　扩展阅读

Farouk O, Krettek C, Miclau T, et al (1999) Minimally invasive plate osteosynthesis: does percutaneous plating disrupt femoral blood supply less than the traditional technique? J Orthop Trauma; 13:401–406.

Frigg R (2001) Locking compression plate (LCP): an osteosynthesis plate based on the dynamic compression plate and the point contact fixator (PC-Fix). Injury; 32(suppl 2):63–66.

Babst R, Khong KS (2007) Minimally invasive surgery. Ruedi TP, Buckley RE, Moran CG (eds), AO Principles of Fracture Management. Stuttgart New York: Thieme, 198–210.

Bavonratanavech S (2006) Instruments. On Tong G, Bavonratanavech S (eds), AO Manual of Fracture Management: Minimally Invasive Plate Osteosynthesis (MIPO). Stuttgart New York: Thieme, 23–31.

2.12　植骨

原著　Mamoun Kremli
翻译　饶志涛　　审校　樊　健

2.12.1　引言

骨移植是指在任何需要的地方增加或刺激新骨形成的多种外科方法，是骨科手术中常见的一种手术方法。除血液外，骨是第二大最常见的移植组织，全世界每年进行 200 多万次植骨手术。

本章节介绍了使用骨移植和骨移植替代品的适应证，以及可用的材料，并概述了它们如何帮助形成新骨。同时介绍了几种用于同种异体骨移植的外科技术。

2.12.2　指征

植骨有 5 个广泛的临床适应证。

- 新鲜骨折：在新鲜骨折中，骨移植和骨移植替代物的使用主要有 2 个原因，它们可以用来提供机械支持或者用来加速愈合。在胫骨近端、远端和桡骨远端压缩性关节内骨折的治疗中，经常需要机械支持。当骨折需要很长时间才能愈合，并且有可能在骨折愈合之前内植物就会失败时，就需要加快愈合过程。典型的例子就是采用绝对稳定技术固定骨干骨折时，接骨板对侧的骨皮质结构不完整时

- 骨折延迟愈合和不愈合：骨移植是治疗初次治疗后未愈合骨折的主要方法之一。尤其重要的是，当愈合延迟的原因是由于血液供应不足或骨缺损导致骨折部位的生物环境差时

- 再生丢失或骨缺失：当由于创伤而导致骨缺损或病变的骨被切除（如骨髓炎）或者当切除或

刮除囊肿遗留下缺损时，可以使用骨移植

- 为了帮助病变关节融合术的过程：这在脊柱融合术中尤其常见。骨移植的加入也可以帮助其他受损关节的融合，包括踝或腕

- 为了改善假体周围的骨存量：这通常只在全髋关节或全膝关节置换翻修过程中需要

2.12.3　骨刺激的方法

骨移植通过 3 种自然发生的骨刺激方法促进新骨的形成。

成骨刺激

这是刺激局部骨形成细胞（成骨细胞）产生新骨的能力。成骨细胞存在于取自同一患者的新鲜自体骨移植物中。成骨细胞也可以当受到骨诱导刺激时从原始干细胞形成，从患者的骨髓中抽取（见下文）。骨髓可以注射到自体移植物或同种异体移植物部位，也可以与骨替代物混合，然后再用于该患者。

骨传导刺激

骨传导是一种作为骨细胞附着、迁移和分裂的支架材料。骨传导性材料提高了骨细胞修复骨折端间隙的能力。它们还可以作为间隔物，具有降低移植物周围纤维组织生长到移植物上的能力。

骨移植是最好的骨传导材料。其他天然和合成的骨传导材料也可用。

143

骨诱导刺激

骨诱导是指刺激原始未分化的骨细胞生长和成熟为成骨细胞的能力。许多存在于正常人的骨组织中的生长因子，已被证实具有骨诱导作用。1965 年 Marshall Urist 首次发现了这种蛋白质，并创造了"骨形态发生蛋白"（BMP）一词。随后的研究已经确定了许多不同的 BMP 以及其他自然存在刺激骨骼生长的因素。

2.12.4　骨移植类型

骨移植有 3 种类型，即自体骨移植、同种异体骨移植和异种骨移植，各有利弊。

自体骨移植

自体骨移植是取自同一个体并植入同一个体的骨。它们具有骨传导、骨诱导和成骨作用，已成为所有其他骨刺激生物学方法的标准。自体移植通常是取自髂前、后嵴的松质骨或骨块。胫骨近端、大转子、桡骨远端和尺骨鹰嘴的骨量较小。在脊柱手术中，可以使用棘突和肋骨。由于干燥的空气会杀死细胞，自体移植物最好在需要使用之前不久获取。移植物可以暂时覆盖和保存于盐水或血液浸泡的纱布长达 2 h。

有时，一大段带有营养血管和软组织附着物的骨可以作为游离血管化的自体移植骨来填充大段骨缺损。血管被重新吻合到局部血管，为移植物提供血供。这一过程要求很高，通常由整形外科医生执行。

当内固定需要额外的强度来承受载荷时，皮质骨和支撑骨，通常是腓骨，可以使用。松质骨的吸收速度比皮质骨快，但不能承受太大的负荷。当需要提供快速愈合的结构支撑时，皮质松质骨块移植物是有用的，通常填充关节内和周围的塌陷，特别是在缺少骨块或关节面的情况下。大多数情况下，它是通过切除髂前嵴的一段形状合适

的部分获得的。

自体移植物的优点包括：在所有患者中均可获得，不存在疾病传播或移植物排斥的风险，而且不需要特殊的处理技术。缺点包括移植物质量的可变性（特别是在骨质疏松患者中），以及供体骨的数量有限。收获自体移植物往往会增加手术时间，而移植物供区有不同严重程度的并发症发生在 10%~35% 的患者中。

同种异体骨移植

异体骨是取自另一个人的骨骼。它们只有骨传导性，因为它们不含活的成骨细胞，在促进愈合方面不如自体移植有效。同种异体松质骨取自活体供者、全髋或偶有全膝关节置换手术的皮质骨，甚至来自尸体器官捐献者的全骨。骨骼通常在零下 70 ℃温度下储存在组织库中或冷冻干燥并在室温下储存。这 2 种方法都破坏了骨的骨诱导和成骨特性，冷冻干燥也降低了其机械完整性。

同种异体骨移植的优点是在数量和型号上可以随时获得，并消除了供者部位的并发症。由于同种异体骨移植只具有骨传导功能，因此不如自体骨移植有效。疾病的传播（细菌和病毒）已经被报道，并仍然是一个主要的关注点，尽管各种治疗试图使同种异体移植物无病原体。因此，至少在捐献术后 90~180 天进行 HIV 和其他病毒疾病检测，在此之前，移植物应进行隔离。

异种骨移植

异种骨移植是另一种物种（如动物）的骨骼。1957 年，人们引进了一种名为基尔骨（Kiel bone）的小牛脱蛋白骨。这些异种移植骨只存在骨传导作用的。与同种异体移植相比，它们的效果较差，结构也较弱，远不如自体移植。异种骨移植的应用在很大程度上已被同种异体骨移植和其他骨替代物所取代。

2.12.5 植骨替代品

使用骨替代物消除了与自体移植和同种异体移植相关的供应和感染问题。然而，目前可用的大多数骨替代物都是易碎的，不能承受大的负荷。目前正在进行广泛的研究，以改善这种情况。

骨传导替代品

这些是天然存在或合成的物质，具有类似骨的生物力学特性和结构。它们包括三磷酸钙、羟基磷灰石、碳酸钙和玻璃基水泥。它们不具有生物学活性，只是提供了一种多孔结构的支架，这种结构类似于骨骼，细胞可以爬行和繁殖。它们有时单独用于较小的缺损，但在较大的缺损中往往与自体移植或同种异体移植联合使用。

骨诱导替代品

这些是含有 BMP 的物质。骨内天然存在少量骨基质蛋白。临床上有用的和可重复数量的分离的人骨基质蛋白是由一种称为重组基因工程制造的。它们要么与载体（如胶原海绵）一起使用，要么添加到骨传导材料中。重组人骨形成蛋白 -2 是目前研究最多的一种骨形态发生蛋白。

其已被证明在脊柱融合和骨不连中与自体骨联合使用是同样成功的，就像在开放性胫骨骨折中与胶原海绵联合使用一样。

脱矿骨基质（DBM）是一种保留蛋白质的脱矿同种异体骨，因此具有一些骨诱导特性。它的应用形式包括弹力带、凝胶、可塑腻子、可塑骨片或注射骨糊，并易于处理。它最好是用来增强而不是取代自体移植的材料。

除非与骨移植或骨传导替代物混合，否则合成的 BMP 和 DBM 都没有任何结构完整性，而且都有价格昂贵的缺点。

2.12.6 总体考虑

无论使用何种类型的移植物，适当的外科技术和组织处理是骨移植成功的关键。骨移植块应该被很好地打压到需要它们来促进愈合的部位。松散的块往往被吸收，没有用处。移植物的稳定性和具有良好血供的健康组织床是至关重要的。无法控制的感染是植骨的禁忌证，因为植骨很快就会受到感染，如果不能重新吸收，就需要随后切除。因此，通常最好推迟开放骨折的植骨时间，直到伤口愈合并消除感染的主要风险。

为了提高自体骨移植和骨移植替代物的成功率，外科医生可以将骨诱导材料与骨传导材料混合使用。例如，新鲜的骨髓抽吸物、BMP 或 DBM 可以添加到同种异体骨或合成骨传导材料中。

2.12.7 骨移植物的采集

在使用自体骨移植的过程中，几乎总是从患者身上获取移植骨。

大多数自体移植物取自骨盆的髂前嵴。通常可以从髂后嵴获取更多的骨，但这要求患者侧卧位或俯卧位，这使得它不适用于除脊柱外的大多数手术。

其他来源有限的松质骨移植包括股骨大转子和桡骨远端、尺骨近端和胫骨近端的干骺端，所有这些都相对容易得到（图 2.12-1）。从大转子切除过多的松质骨会削弱它，可能会产生股骨颈应力性骨折。

为了从干骺端获取少量松质骨移植物，暴露骨表面，在薄的皮质骨中用骨刀制作骨窗，小心地在抬高的部分上留下软组织附着和铰链。随着皮质骨的抬高，邻近的松质骨可以用刮匙挖出来。一旦获得松质骨，重要的是要重新放置皮质窗，如果可能的话，将其缝合到适当的位置。

移植骨可以从髂骨的顶部以不同的方式获得。所使用的方法取决于外科医生和所需的移植类型。

髂骨翼由 2 块皮质骨板组成，它们之间有一层松质骨。可以通过用骨刀切除髂嵴顶部和用刮匙挖出骨来获取松质骨（图 2.12-2）。

在用缝线或在髂骨翼做一个窗口来重新连接之前。第二种方法术后疼痛较轻。可用骨凿或凿从髂骨的内翼或外翼取出皮质松质骨条（图 2.12-3）。

当需要结构性移植时，可以从髂翼的 2 个表面切割一个双皮质块，保持髂嵴完整（图 2.12-4）。如果肌肉能够重新附着，这通常会提供一个良好的功能和美容效果。如果需要三皮质移植物，则必须从髂骨翼和嵴切割。根据切除节段的大小，这可能会造成较差的美容外观，并且有术后并发症发生率上升的风险。

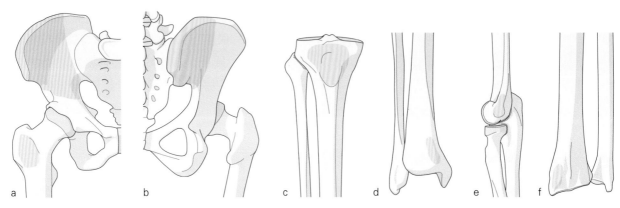

图 2.12-1　松质骨来源
a.髂骨前嵴和大转子。b.髂骨后嵴。c.胫骨近端。d.胫骨远端。e.肱骨远端。f.桡骨远端

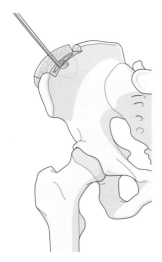

图 2.12-2　用刮匙摘取髂翼松质骨移植

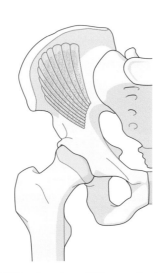

图 2.12-3　从髂翼摘取皮质松质骨条

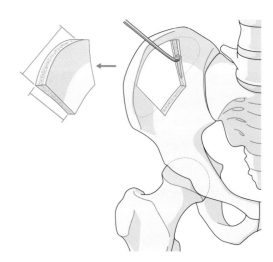

图 2.12-4　从髂翼切除双皮质骨块，还可以获得额外的松质骨

2.12.8　骨移植的趋势

近年来，随着对骨生物学、基因治疗和组织工程的深入了解，人们可以将骨传导和骨诱导这2项骨移植成功的基本标准结合起来，来生产自体骨移植的合成替代品。进一步的发展有望产生更有效的移植物替代物，这些替代物具有强大的骨诱导能力的骨传导基础和具有骨形成潜力的生物活性细胞。

2.12.9　总结

骨移植广泛应用于急性创伤手术和骨不连的治疗。自体移植可以从自体身上获得，是目前可用的最好的移植形式。此外，冷冻或冻干同种异体骨移植或结构性骨移植替代物将具有骨传导性，可单独使用或相互联合使用。BMP、骨髓或DBM 的加入将提供骨诱导作用。在感染无法控制的情况下，任何一种形式都不适合使用。

2.12.10　扩展阅读

Delloye C, Cornou O, Druez V, et al (2007) Bone allografts: what they can offer and what they cannot. J Bone Joint Surg Br; 89(5):574–579.

Laurencin C, Khan Y, El-Amin SF (2006) Bone graft substitutes. Expert Rev Med Devices; 3(1):49–57.

Giannoudis P, Dinopoulos H, Tsiridis E (2005) Bone substitutes: an update. Injury; 36(suppl 3):S20–S27.

Friedlaender GE, Perry CR, Cole JD, et al (2001) Osteogenic protein-1 (bone morphogenetic protein-7) in the treatment of tibial nonunions: a prospective, randomized clinical trial comparing rhOP-1 with fresh bone autograft. J Bone Joint Surg Am; 83 (suppl 1):S151–158.

Govender S, Csimma C, Genant HK, et al (2002) Recombinant human bone morphogenetic protein-2 for treatment of open tibial fractures: a prospective, controlled randomized study of four hundred and fifty patients. J Bone Joint Surg Am; 84(12):2123–2134.

2.13 并发症

原著　Benjamin Ollivere
翻译　饶志涛　审校　樊　健

2.13.1 早期并发症

任何骨折处理后都可能发生并发症。它们可能是由损伤、制动、感染或医源性引起的。很少有并发症是完全可以避免的，但通过识别和减少任何易感的危险因素，可以减少其发生的概率。早期诊断和及时治疗并发症减少了对患者的影响。

某些患者因素可能增加并发症的风险。常见疾病，如糖尿病、周围血管疾病、神经疾病和骨质疏松，极大地增加了治疗过程中发生并发症的风险。一些药物，包括免疫抑制剂、非甾体抗炎药和某些抗生素，如环丙沙星，可能会影响骨愈合。

损　伤

骨折的"个性化"（见章节 2.1）在术前阶段的决策和确定并发症的可能性方面都起着重要的作用。在严重多发伤患者，高能量转移到软组织引起肿胀和炎症。这不仅使它们在炎症反应综合征（见章节 2.9）中处于可能伴随全身的多器官衰竭的风险，而且还增加了其他局部和全身并发症的发生率，包括骨筋膜室综合征、肺栓塞和感染。这些局部并发症的概率也往往随着任何单独损伤的严重程度而增加。

制　动

术后恢复时间较长、活动能力较差的患者有发生并发症的危险，特别是与他们的不活动有关

的医学并发症。这些疾病包括肺炎、深静脉血栓（DVT）和压疮；而从长期来看，制动会导致骨质疏松。这些并发症很少需要进一步的外科干预，通过鼓励早期活动和积极的术后康复的管理策略，其发生率和严重程度都会降低。

在实践中，这意味着任何延迟患者活动的骨折可以早期施行接骨术。

感　染

早期急性感染通常发生在合并软组织损伤和污染的患者身上。这可能发生在受伤或手术时或二者兼而有之。因此，在出现高能损伤、软组织条件差以及开放性和受污染伤口的患者中，感染出现的可能性更大。由此导致的软组织水肿，血供减少，失去有效的上皮屏障，导致细菌定植和伤口感染。全身性因素也是影响感染发生率的主要因素。服用类固醇的患者、吸烟者、糖尿病患者和免疫抑制患者术后感染率明显较高。

手术因素会进一步增加感染的风险。伤口、手术场地或器械的污染、软组织的粗暴处理、手术时间过长等都是增加术后感染率的重要因素。

受影响区域的血供在组织愈合和感染方面也具有巨大的重要性。在血供不足的地方，如足部和踝关节，更容易受到感染。过度剥离骨折周围的软组织，使其失去血供，将使问题更加严重。患有血管疾病的患者也更容易出现感染和愈合问题。虽然经常提到，但没有证据表明在肢体手术中使用自我保留牵开器会增加感染的风险。然而，必须正确地使用所有器械，而不是过大张力地应

用于组织。

早期深部感染的有效治疗围绕 4 个原则。

- 维持稳定性：骨折在感染的情况下可以愈合，前提是骨折保持稳定。因此，在感染的情况下，可以保留固定良好的金属内植物。由于固定失败，在早期深部感染时可能会发生不稳定。在这种情况下，固定需要翻修或替换为替代固定方法——通常是外固定器。必须拆除松动的金属制品

- 清创和冲洗：必须清洗掉任何感染的成分，必须切除任何坏死的组织

- 皮肤覆盖和血运重建：感染可表现为窦道或溃疡，通常与底部暴露的金属制品有关。软组织供血不足和皮肤缺损可以通过各种整形外科皮瓣技术来解决。改善血供和软组织包膜将有助于对抗感染

- 抗生素：在感染伤口时，恰当使用抗生素是必要的。在获得培养拭子药敏（最好是组织样本）之前，不应该开始使用抗生素。取自鼻窦周围皮肤的样本可能不能生长出深部感染的病原体。根据病原体的敏感性进行抗菌治疗

早期急性感染的治疗决策可能是困难的。对于已经开始骨折愈合的患者，可以适当地清创伤口并用抗生素抑制感染，直至发生愈合。对于那些没有愈合证据或稳定性受到影响的患者，可以考虑移除松动的金属制品和进行更彻底的手术。应该避免使用髓内钉在已经感染的骨骼中固定，会增加将感染扩散到整个骨髓腔的风险。

医源性

手术时的损伤（或医源性损伤）并不总是完全可以预防的。

小心处理软组织是至关重要的。粗暴的处理会导致骨折的骨失去其软组织附着物和血供。这会影响骨折的愈合。

神经损伤分为 3 种类型。

- 神经麻痹：包括完整神经的挫伤和功能丧失

- 神经断伤：整个神经被分为两段
- 轴突断伤：神经鞘内的神经元断伤，但鞘本身保持完整，因此在粗略评估时，神经看起来是完整的

患有神经麻痹和轴突断伤的患者通常会自发恢复，尽管这可能需要数月甚至几年的时间，而且恢复可能不完全，而神经断伤则需要手术探查和修复。

医源性神经损伤主要与特殊的手术入路有关，如肱骨干骨折的桡神经损伤。当术后出现完全的神经损伤时，通常建议重新探查手术部位，检查神经的完整性，如果神经受损，则进行修复。当发现不完全的病变时，保守治疗通常是合适的，因为如果有足够的时间，大多数患有此类病变的患者将会康复。

2.13.2 晚期并发症

创伤的晚期并发症几乎总是与延迟的骨愈合有关。它们包括慢性感染、延迟愈合和骨不连，所有这些都可能与骨折固定失败有关。

固定失败是反复的循环负荷和由此产生的内植物疲劳而发生的。可表现为固定螺钉的后退或切割，或金属板、螺钉或髓内钉的疲劳断裂。所有金属制品最终都会失效，但在大多数情况下，骨折会在其失效之前愈合。然而，如果骨折复位不良或固定不正确，当骨折愈合延迟或当慢性感染导致螺钉周围的骨吸收而松动时，固定很可能在骨愈合之前失败。

慢性感染（和感染性骨不连）

创伤手术中的慢性感染常导致骨髓炎和骨不连。感染可能是由受伤或手术时的污染引起的，也可能是在治疗不良的急性感染之后发生的。骨折周围脓液的形成可使骨折块失活。这些死骨会被吸收并被细菌侵染，导致感染的持续存在。随着感染的进展，感染区域周围的肉芽组织将转化

为一层致密的纤维组织和骨膜。这将感染区域与周围正常组织隔离开来，使治疗变得困难。因为该区域与人体自身的防御机制以及用于治疗患者的抗生素隔离开来。

抗生素治疗对慢性感染的骨效果不大。手术清创是最有效的治疗方法。手术清创，需要切除所有失活和感染的骨和软组织，然后建立骨折稳定性，通常使用外固定支架。对于小范围感染，受影响骨的去皮质化和植骨可能是足够的。对于更严重的骨感染，可能需要完整切除感染的部分，随后使用一个圆形（Ilizarov）框架式外固定支架进行骨搬运。

慢性骨感染的处理是一个复杂的问题，这类病例最好在专科中心进行处理。

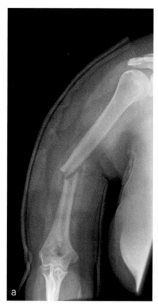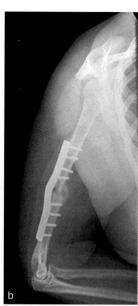

图 2.13-1

a. 骨折端过度活动导致肱骨干骨折不愈合。b. 应用波状接骨板进行稳定固定

2.13.3 骨不连（无菌性）

延迟愈合是指骨在预期的时间内不能愈合，但仍有愈合的潜力；而不愈合是指愈合过程停止但骨折部位仍然存在。愈合失败的原因可以是机械性的，骨折部位不稳定或者固定失败，或是生物性的，通常是由于骨折或软组织的血供中断，或二者的结合。

要成功治疗已确定的不愈合，至关重要的是明确其病因。仅仅执行"重新固定"是不够的。骨不连通常表现为萎缩（无骨形成）或肥大（骨形成但无愈合）。萎缩性骨不连通常表现为生物学的愈合问题，而肥大性骨不连则是由于骨折部位过度活动所致。

肥大性骨不连的外科治疗的主要目的是解决机械环境问题（图 2.13-1）。虽然可能有必要更换疲劳或断裂的金属内植物，但通过调整固定方式也同样可以改变机械环境。髓内钉的动态化可以为固定的骨折提供加压，而接骨板的稳定性可能会因螺钉的增加或取出而改变。

治疗萎缩性骨不连需要改善生物环境。手术前改善萎缩性骨不连的危险因素是必要的。这些措施包括戒烟，停止使用非甾体抗炎药和类固醇，同时优化糖尿病控制，并改善营养不良的状况。成功的手术治疗萎缩性骨不连依赖于优化固定和改善生物学环境。其技术包括探查骨折部位，切除瘢痕和纤维组织，稳定固定，以及根据需要使用骨移植或骨形态发生蛋白进行生物学增强（见章节 2.12）。在无节段性骨缺损的萎缩性骨不连手术中，目的通常是在骨折部位达到绝对稳定。

2.13.4 畸形愈合

畸形愈合是指骨愈合的位置影响其功能，通常在受伤后不能恢复长度、力线或旋转的情况下发生畸形愈合。畸形愈合的部位与畸形本身一样，对功能的影响同样重要。

肢体长度差异在上肢是可以容忍的，但在下肢是不能容忍的。外科手术没有绝对指征，大多数手术结果好坏参半。在肢体不等长达 5 cm 的情况下，可以考虑应用截骨和接骨板技术，而较大的差异可采用逐步解决牵张成骨与 Ilizarov 架或单轴固定器。

关节内畸形愈合是 2 个关节面的不协调。当关节线部位台阶超过 2 mm 时，就会发生这种情况。然而，关节软骨的破坏通常超过 X 线可见的骨性畸形。治疗的选择取决于患者的年龄和功能需求。对于年龄较大的患者，关节成形术是一种有吸引力的选择，允许保持活动；而在年轻、要求较高的患者中，关节置换预期寿命的缩短，可能会使关节融合术成为一种更有吸引力的治疗选择，尤其是在踝关节。

干骺端畸形愈合导致关节面对线不良，最常见的表现是有或没有疼痛的畸形。在疼痛或功能受损的情况下，矫正截骨和关节表面的重新定位可以改善情况。有时甚至在患者出现症状之前就进行截骨矫正可能是合适的，这样可以减少创伤后骨关节炎的风险，从而改善长期预后。应根据个人情况做出治疗决定。

对于骨干畸形愈合，当畸形改变肢体生物力学轴或旋转失调导致功能障碍时，应考虑手术治疗。骨干畸形愈合可以在骨折处矫正，也可以通过代偿性干骺端截骨术进行矫正。

成功治疗症状性畸形愈合取决于细致的术前计划，以确保充分和成功地纠正已有的畸形。

2.13.5 总结

骨折和骨折手术的潜在并发症对患者来说是毁灭性的，如果在后期被发现，可能会导致严重的永久性残疾，甚至死亡。整个医疗团队应该时刻警惕可能的并发症，并做好早期干预的准备，以最大限度地减少对患者的不良后果。

2.13.6 扩展阅读

Bucholz RW, Heckman JD, Court-Brown C, eds (2005) Rockwood and Green's Fractures in Adults. 6th ed. Philadelphia New York London Sydney Hong Kong: Lippincott Williams&Wilkins, 563.

Phieffer LS, Goulet JA (2006) Delayed unions of the tibia. J Bone Joint Surg Am; 88:205–216.

Zalavras CG, Marcus RE, Levin LS, et al (2007) Management of open fracture and subsequent complications. J Bone Joint Surg Am; 89:884–895.

2.14　内植物移除

原著　Graeme Groom
翻译　钱莹珊　审校　林　森

2.14.1　引言

内植物的移除通常不被重视，一般由低年资外科医生负责，但对于粗心大意的人来说，却充满了意外和陷阱。

2.14.2　内植物移除的指征

我们应该从没有"常规"的移除内植物这一立场出发。无症状的金属制品通常最好留在原位，因为所有的手术过程都是有风险的。因此，必须有理由建议患者接受这些风险。这些理由包括以下方面。

突出：突出的内植物，特别是那些邻近关节的内植物，如踝关节外踝上的 Liss 接骨板和接骨板，可能会撞击软组织，引起疼痛，并影响活动。

松动和失效：内植物松动或断裂通常意味着内植物的生物学成功（骨折愈合）和机械失效之间的竞争已经消失。图 2.14-1 显示了这种情况。在进行进一步治疗之前，必须将内植物取出。

感染：大多数病原体能够黏附在内植物的表面，并能用黏多糖包膜或遮蔽物保护自己，在这些地方，机体的防御机制或抗生素无法到达。这种"繁殖"形式的生物体仍然是反复感染的持续威胁。为了消除这种风险，通常需要取出内植物。

疼痛：疼痛可能是由于突出、撞击或偶尔是对内植物的生物反应所致。不锈钢内植物比钛内植物更容易引起这种反应。很难确定内植物附近疼痛的确切原因，可能是只有在内植物被移走后，

疼痛缓解后才能确定是内植物引起疼痛。

邻近骺板：儿童的干骺端内植物通常被移除，因为担心它们可能阻碍或改变骨骼的生长。

为了方便其他操作：植入金属可能会干扰或妨碍随后的手术。例如，股骨近端的滑动髋螺钉将影响髋关节置换，除非将其取出，而矫正对线不良的截骨术可能会因先前植入的固定装置而变得复杂。在一些骨折不愈合的情况下（图 2.14-2），在不愈合的骨折能够稳定之前，必须先取出原始内固定物。

腐蚀产物的生物学效应：所有金属都被腐蚀，腐蚀产物一般具有生物学活性。有些金属比其他金属腐蚀得更严重。不锈钢，特别是质量低劣的不锈钢，腐蚀程度比钛等材料要严重得多。腐蚀可能是"微动"或"电偶"。当 2 个金属块摩擦并释放出小颗粒时，就会发生微动腐蚀。当电流建立在金属内植物的 2 个组件之间时，就会发生

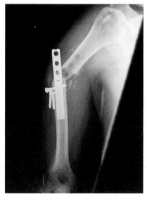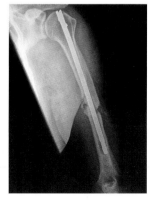

图 2.14-1　骨折固定失败　　图 2.14-2　肱骨不愈合，髓内钉取出，骨折再次稳定

电偶腐蚀。这一点尤其重要，如果在同一内植物内使用不同的金属。

腐蚀导致金属离子释放到体液中。这些腐蚀产物具有生物学活性。它们可能会引起过敏反应，人们担心长期暴露在某些金属离子中可能会致癌，尽管这一点尚未明确，这是一个重要的研究领域，虽然这可能是考虑年轻人中移除内植物的一个原因，但对于在骨折固定中使用这些材料的巨大益处并没有直接的影响。

2.14.3　移除内植物的风险

所有手术的一般风险，包括麻醉的风险，是不可避免的。这些症状包括感染、伤口裂开、瘢痕和深静脉血栓（DVT）形成。

移除内植物的具体风险如下。

未能取出内植物：这是一种灾难性的结果，有时会遇到具有挑战性的技术困难，但更多的原因是计划不周全和器械准备不足。折断的内植物，主要是带锁髓内钉的螺栓、剥落的螺钉头、冷焊接植入物（特别是用不同质量的钢制造的滑动髋螺钉）以及横螺纹锁定螺钉头，这些都造成了不寻常的困难。这些都必须在预料范围之内。

再骨折：取出的内植物（主要是螺钉）造成的骨缺损，使骨变弱 30% 或更多。据报道，1%~3%的患者在移除内植物后发生再骨折。根据情况的不同，必须建议患者在取出植入物后 12 周内避免负重。同样，过早取出可能导致早期再骨折。下面给出的骨折内固定取出的时间作为参考。骨折必须先愈合。

- 干骺端接骨板：3~6 个月
- 骨干接骨板：12~18 个月
- 髓内钉：8~24 个月

神经损伤：大多数从桡骨移除的前臂接骨板，一直与高频率的神经损伤有关。

2.14.4　移除内植物的技术

在移除内植物和骨折固定中，计划是同样重要的。它有以下要求。

最近的 X 线片：内植物可能埋在新骨中，断裂或可能移动，特别是克氏针。近期的 X 线片是至关重要的。

内植物识别：人群和患者的流动性越来越强。要移除的内植物有可能是在另一家医院甚至在另一国家植入的。许多内植物看起来很相似，但需要不同的器械才能取出。可能有必要与原医院联系以了解详细情况。

获得正确的器械：移除髓内钉的高仿设备已经有几年了。但是，使用这种设备常有困难。由于与版权和专利有关的法律原因，非专利设备不能专门与其他制造商的植入物相连接。这种限制使得类似髓内钉的取出十分困难。从制造商那里获得正确的内植物移除设备是不可替代的。

手术策略：这与骨折内固定手术并无不同。计划应包括明确麻醉的类型，患者的体位，手术入路，必要的设备，以及是否需要 X 线检查。一份书面计划对外科手术小组是有帮助的（见章节 2.8）。移除内植物是一项具有挑战性的工作。图 2.14-3 显示了术前的 X 线片和随后取出的内植物。断裂的髓内钉和断裂的锁钉，在之前的 2 次拆卸尝试中都失败了。取而代之的是，在不同的时间增加了钢缆接骨板和支撑接骨板。只有经过周密的计划，内植物才有可能移除。

预料意外

遇到的问题是髓内钉或髓内钉本身的锁钉意外断裂。螺钉可能断裂或螺钉头可能被拆卸，因此不能与螺丝刀啮合。内植物可能深埋于骨中或骨桥可能穿过内植物。锁定螺钉头，特别是如果轻微的交叉螺纹或过紧，可能会永久地固定在植入物上，这样在螺钉被取出之前，螺钉头就会脱落。在没有预见这些困难的情况下进行移除内植物手术是不可接受的，因为这些是常见的问题。专门的金属去除装置可用于处理许多此类问题，需提前预定（图 2.14-4）。

手术技术

当仔细执行计划时，操作应该是简单的。一般来说，使用同样的原手术入路是很重要的。相邻的平行入路可能会威胁到与原入路之间的狭窄的皮桥。软组织处理、解剖和仔细的伤口闭合原则，适用于任何其他手术。

术后处理

术后 X 线检查是至关重要的。在此过程中，再骨折是一种公认的风险。重要的是要确定内植物是否已经完全取出，并且确定没有术中骨折。应考虑活动水平、负重状况和物理治疗问题。

如果承重骨在移除内植物后有很大缺损，应谨慎地安排 3~6 个月的长期随访，以向患者强调再骨折的风险，并通过 X 线证实骨已重塑。通过 X 线来评估再骨折的危险的程度是很困难的。等待复查的时间可能只是意味着限制负重，直到有足够的时间来加强骨骼的愈合。

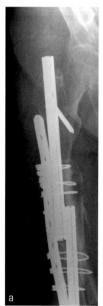
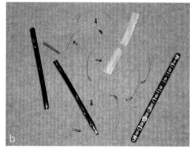

图 2.14-3　内植物移除的困难
a. 移除前的 X 线片。b. 移除的内植物

2.14.5　解决特殊问题的技术

交锁髓内钉中断裂的螺栓

附着在髓内钉头部的骨质应该用标准的方法去除。如果髓内钉没有移动，Schanz 钉或无螺纹的 Steinmann 针可以穿过锁孔，用锤子轻敲通常会将远端螺栓块从钉子中推出并穿过对侧的骨质，在那里可以通过单独的切口取出。

如果钉子因螺栓断裂而移动，则在使用此技术之前，可能有必要将钉子拉回到原来锁定的位置。

髓内钉断裂

移除空心髓内钉相对简单，顺序如下。

1. 卸下所有锁定螺钉。
2. 取出主钉的近端部分。
3. 将一根导丝穿过远端（剩余）的残钉。
4. 骨的近端扩髓至少超过 2 mm。
5. 通过一根钩状的铁丝，接合远端残钉，然后用一把 T 形扳手和开槽锤将其拔出。

实心髓内钉则困难得多，然而，它们很少会断裂。当它们断裂时，近端部分可以用标准方法去除。如果可能，在远端残留部分的近端反击并开窗取出。在没有开窗的情况下（有时是在几个地方），即便用高速金属切削器将主钉切成更小的碎块，仍不可能去除主钉残留。

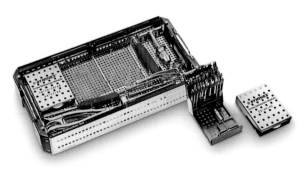

图 2.14-4　适用于多种螺钉型号的组合式螺钉拔除装置

螺钉断裂

辛迪斯（Synthes）断裂螺钉拆卸装置，是包含用于拆卸以多种形式断裂的螺钉所需的工具包（图2.14-4）。它还包括一块印有使用说明的金属板。这一点很重要，因为通常对外科医生和手术室人员来说这套器械都是不熟悉的。强烈建议在所有内植物取出过程中，特别是当问题可能被合理地预测时，可以使用这套装置或其他等效工具。

螺钉头螺纹滑丝

对于较老的内植物来说，这是一种常见的失败模式。内植物，通常来说是接骨板，可以被移除。然后，可以用专用钳子将断裂的螺杆取出（图2.14-5），如果螺杆是突出的，则可用空心拔出螺钉取出；如果螺杆被埋入，则可用过钻（图2.14-6）将螺钉取出。螺钉头上的凹槽可能会剥落，使螺丝刀不再啮合。在这种情况下，损坏的螺钉头可以用高速坚硬钻头钻进，然后用锥形抽出螺钉逆时针方向拧下损坏的螺钉（图2.14-7）。由于螺丝头保持不动，只有在取出损坏的螺钉后才能取出植入物。

冷焊接的锁定螺钉头

这是钛螺钉的一个特殊问题，"焊接"常常比螺丝刀在螺丝头扭动之前施加到螺丝头上的力更强。常见的是需要金属切削设备，以削减接骨板上的螺钉头。然后就可以取出螺钉了。

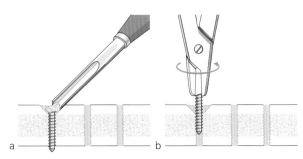

图2.14-5　去除断裂的螺杆
a. 用骨凿显露出螺钉头。b. 用拔螺钳拔出螺杆

2.14.6　总结

内植物拆除应慎重考虑。移除手术的原因应该是明确的。计划要周密。遇到困难是常见的，必须预料到。必须提供适当的设备。术后护理应该是考虑周全的。

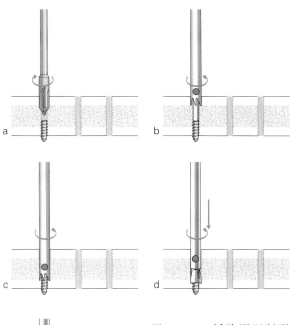

图2.14-6　拆除深埋断裂的螺杆
a. 用埋头钻扩孔。b~c. 用带有中心销空心扩孔器逆时针过钻螺杆。d~e. 逆螺纹方向将断裂螺钉的拧出，并取出断块

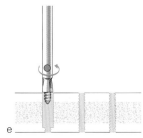

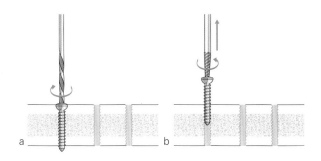

图2.14-7　拆卸凹槽损坏的螺钉
a. 用高速钻头"钻出"螺杆的凹槽（钢螺钉使用HSS钻头，钛螺钉使用硬质合金钻头）。b. 植入螺钉反向攻丝器。在逆时针加压下旋转时，攻丝器会啮合凹槽，然后将螺钉取出

3 手术室操作技术

3.1	介绍	158
3.2	锁骨骨折	161
3.3	肱骨近端骨折	168
3.4	肱骨干骨折	187
3.5	肱骨远端骨折	203
3.6	尺骨鹰嘴骨折	214
3.7	前臂骨干骨折	229
3.8	桡骨远端骨折	238
3.9	手部骨折	259
3.10	骨盆环骨折	281
3.11	股骨近端骨折	297
3.12	成人与儿童股骨干骨折	340
3.13	股骨远端骨折	368
3.14	髌骨骨折	397
3.15	胫骨近端骨折	405
3.16	胫骨骨干骨折	429
3.17	胫骨远端骨折	451
3.18	踝关节骨折	467
3.19	跟骨骨折	478

3.1　介绍

原著　Susanne Bäuerle, Matthew Porteous
翻译　芮碧宇　审校　刘敬锋

第三部分的目标

本书的这一部分试图从手术室人员的角度，向读者介绍创伤范畴最常见的各种骨折的治疗原则、手术细节和固定技术。对于手术的具体步骤，我们提供了足够多的细节以便手术室人员或对器械不熟悉的外科医生学习。

每一章采用相同的格式行文。每一种特定的骨折都有一种或多种治疗选项，详细介绍了使用不同固定方式所需要的技术。

我们简明地列出了每一特定骨折手术室人员所需要做的准备，使用如下不同的标题来标出。

- 介绍骨折的治疗原则
- 术前准备
- 需要的器械
- 其他所需设备（例如 C 臂）
- 麻醉方式
- 患者及透视体位
- 皮肤消毒和铺巾
- 手术室设置

- 手术每一步骤所用的内植物和器械的照片
- 手术每一步所用技术详细的文字介绍和示意图
- 围手术期特殊护理
- 术后特殊护理
- 手术室人员注意事项
- 手术医生注意事项

我们建议手术医生和手术室人员互相关注对方的注意事项以便更好地理解手术时潜在的疑问和困难，从而更有利于团队合作。

团队合作通常定义为独立的个体为了完成共同的目标聚集到一起的行为，在团队中，团队的需求高于个体的需求。

如果手术室里经常能很好地开展团队合作，那患者就会得到良好的治疗。手术团队中的所有成员应将团队需求和患者作为首要目标，而不是个体的需求。团队成员间的互动越好，患者骨折的治疗也越成功。

如何阅读这一部分

在你准备阅读时，建议首先阅读概述部分，然后是手术相关的章节。任何一个手术将作为独立的单元介绍。因此有些关于手术室设置、术前准备的细节和示意图在某些部位会有重复（例如股骨近端周围骨折）。

由于本书的读者遍布全球，因而在各自医院工作时所面临的设备和资源都会有很大的区别。

本书可以作为手术室人员和外科医生真正的口袋手册。读者可根据本医院手术的方法，特别是患者体位、手术室设置和器械准备在本书相应章节做出个人的记录。这些方法可以提高本书在手术室人员面对非常规情境时的使用价值，比如夜间和周末，以及对新员工教学时使用。

通用骨科手术器械

下面列出了最常使用的通用骨科手术器械。不同的生产商提供了大量不同尺寸和规格的

器械。这里列出了一小部分代表性的未指明品牌的器械（图 3.1-1~3.1-9）。

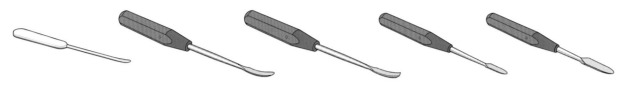

图 3.1-1　骨膜剥离器
骨膜剥离器协助暴露骨折端，有助于小心地暴露骨折部位。有钝性的、锐性的直形或轻度弯曲的骨膜剥离器可供选择

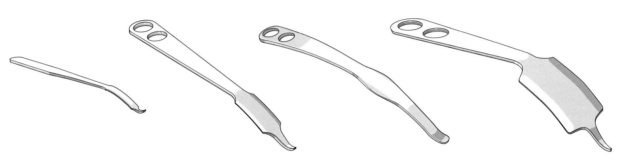

图 3.1-2　拉钩
传统的 Hohmann 拉钩用于显露骨面。沿骨的表面将它插入以便牵开软组织。根据不同的解剖位置，有大小尺寸可供选择

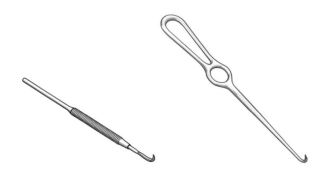

图 3.1-3　骨钩
骨钩可用于探查骨折线，复位骨折块或清除组织碎屑

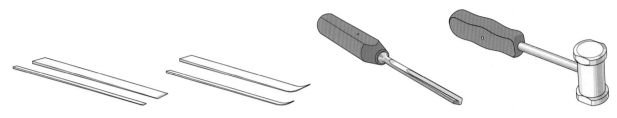

图 3.1-4 骨刀和骨锤
骨刀的刃有直刃、弯刃和 V 形刃，主要用于去皮质、截骨或取骨。使用骨锤敲击骨刀，也可在敲入髓内钉或克氏针时使用骨锤

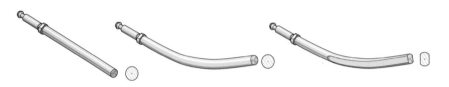

图 3.1-5 松质骨顶棒（没有显示手柄）
顶棒用于将松质骨移植物夯入所需的解剖部位，可用于关节面的重建，有直形或弯曲的型号，顶端为球状或柱状

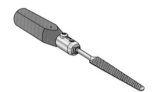

图 3.1-6 骨锉
骨锉用于移植骨粗糙末端的修整或者截肢时骨末端的修整

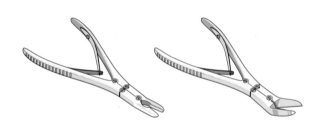

图 3.1-7 咬骨钳
咬骨钳又称为 Luer 钳或 Liston 钳，用于解剖骨组织或塑形骨块边缘，以及移植骨的修剪

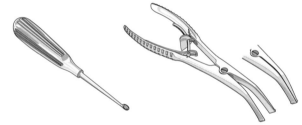

图 3.1-8 骨刮匙
这种类似汤匙的器械主要用于去除骨性腔隙中的组织或生长物。骨刮匙常用于骨感染手术

图 3.1-9 骨撑开器
可撑开骨折部位，清理骨折端或者融合手术时用来撑开融合部位，便于植入骨移植物

3.2 锁骨骨折

原著 Peter Campbell
翻译 芮碧宇 审校 刘敬锋

病 例

- 锁骨干楔形骨折

介 绍

锁骨骨折非常常见，常由于上肢外展位时跌倒所致。大部分锁骨骨折都可以保守治疗，但部分仍具有手术指征，包括开放骨折、外侧1/3骨折、合并肩胛骨骨折以及骨不连。虽然简单锁骨干骨折可采用髓内钉固定，但大部分锁骨干骨折还是使用接骨板作为固定方式，固定时可遵循绝对稳定或相对稳定的固定原理。

Müller AO/OTA 分型——锁骨干骨折

15-B 锁骨干

15-B

15-B1 简单   15-B2 楔形   15-B3 粉碎

3.2.1 锁骨骨折（15-B1）：使用 3.5 mm 重建接骨板固定

原著 Peter Campbell
翻译 芮碧宇　审校 杨云峰

手术处理

- 使用 3.5 mm 重建接骨板固定

可选择的内植物

- 3.5 mm 重建锁定加压板结合锁定螺钉和普通螺钉
- 3.5 mm 锁骨前上方锁定加压板

1 介绍（图 3.2.1-1）

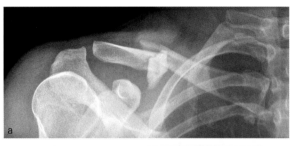
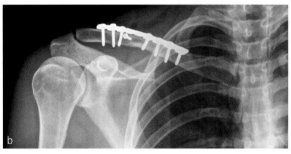

图 3.2.1-1
a. 术前 X 线：锁骨中段楔形骨折。b. 术后 X 线：采用拉力螺钉和中和接骨板固定（3.5 mm 重建接骨板）

- 锁骨骨折并不包括在 Müller 的 AO 分型中，但是 OTA 将锁骨作为部位 15 进行分型，其中骨干中 1/3 骨折作为 B 型，可进一步分为几个亚型：简单骨折（15-B1）、楔形骨折（15-B2）

和粉碎骨折（15-B3）

- 最常见的损伤机制是由于肩部直接遭受撞击，导致锁骨外侧部分以第一肋骨作为杠杆支点后移，引发骨干中 1/3 处发生骨折
- 锁骨下动、静脉和臂丛神经紧贴锁骨下方走行，因此无论是骨折即刻或进行内固定时都存在损伤这些结构的风险
- 所有年龄组中，大部分中 1/3 骨折均可以采取简单的保守治疗而获得愈合。采用颈腕吊带或 8 字绷带固定在解除疼痛方面效果相当，均可早期活动
- 文献报道骨不连发生率有差别，一般小于 5%，总体可接受。不是所有的骨不连均导致临床症状
- 对于中 1/3 锁骨干骨折的手术适应证包括开放骨折，骨折块即将刺穿表面皮肤，伴随锁骨下血管损伤或臂丛损伤，以及合并同侧肩胛颈骨折（浮肩）
- 相对手术指征包括多发伤患者或双侧锁骨骨折。最近的研究建议精确复位和固定比保守治疗有更好的功能结果，但这仍存在争议

2　术前准备

手术室人员（ORP）需要了解和确认以下方面

- 骨折的部位
- 计划手术的种类
- 确认手术医生已标记手术部位
- 软组织条件
- 使用的内固定
- 患者体位
- 患者的具体细节（包括已签字确认的手术同意书和预防用抗生素及预防血栓形成的药物）
- 合并疾病，包括过敏史

需要的器械

- 小骨折块工具

- 重建接骨板和 3.5 mm 皮质骨螺钉
- 相关折弯钳、折弯棒和内固定模板
- 通用骨科器械
- 可兼容的气动钻或电动钻及其配件

设　备

- 包括外接头部支撑的手术床
- 可透视手术床
- 协助固定仰卧体位的配件
- 图像增强器
- 手术相关人员和患者 X 线防护装备

3　麻醉

- 本手术操作时患者处于全麻状态

4　患者及透视体位

- 患者仰卧于手术床上
- 患者麻醉后，重新调整手术床为沙滩椅位。患者上半身接近 45°~50° 直立而髋、膝关节屈曲
- 理想情况下，头部使用单独外接的支撑装置固定，从而可保持患侧肩部后方悬空。有助于患侧肩部的皮肤消毒和铺巾，允许术中患侧肩关节全范围的活动，也有助于透视时患侧的结构不受阻挡。患者肩胛间区下方可放置一个沙袋，有助于显露肩部的后方区域，且便于骨折复位（图 3.2.1-2）
- 采用这种体位手术可减少术中出血
- 根据手术团队的要求调整手术床的高度。可将透视设备（如需要的话）推至手术床上方检查肩关节

- 因为铺单时盖住了患者头部，要注意检查并固定住患者头部，同时要固定好气管插管，防止术中移动或脱落

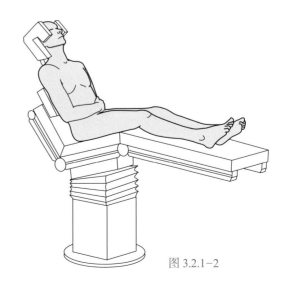

图 3.2.1-2

5 皮肤消毒和铺巾

■ 手术医生一旦将患者摆放至满意的体位，下一步就是使用合适的消毒剂消毒手术区域。消毒区域包括颈根部、胸骨、胸大肌、上臂和肩关节后方区域。特别要注意腋窝的消毒（图 3.2.1–3）

■ 可使用自粘手术薄膜巾覆盖手术区域

■ 使用无菌套套住图像增强器

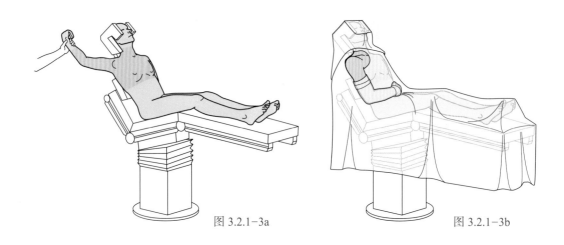

图 3.2.1–3a   图 3.2.1–3b

6 手术室设置

■ 麻醉医生和麻醉设备位于手术床靠近患者脚的一侧

■ 主刀医生和助手立于患侧

■ 手术室人员立于患侧

■ 当需要使用透视设备时，C 臂从头侧推至手术部位

■ 将透视设备的显示屏放置于手术医生和放射技师都能清楚看到图像的位置（图 3.2.1–4）

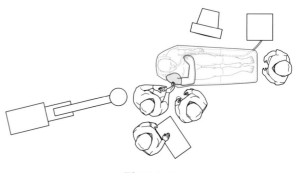

图 3.2.1–4

7　手术器械（图 3.2.1–5）

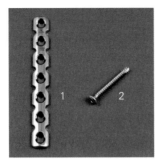

1. 3.5 mm 重建接骨板，7 孔
2. 3.5 mm 皮质骨螺钉

图 3.2.1–5a　内植物

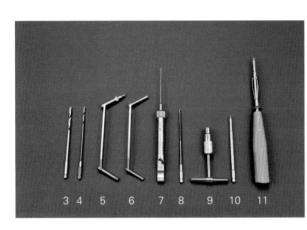

3. 3.5 mm 钻头
4. 2.5 mm 钻头
5. 3.5 mm 通用钻套
6. 双头钻套 3.5/2.5 mm
7. 测深尺
8. 3.5 mm 丝攻
9. T 形手柄
10. 螺丝刀杆
11. 带有 3.5 mm 持钉器的螺丝刀

图 3.2.1–5b　3.5 mm 重建接骨板和螺钉系统的手术器械

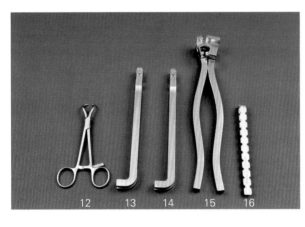

12. 点式复位钳
13. 3.5 mm 重建板折弯棒
14. 3.5 mm 重建板折弯棒
15. 3.5 mm 重建板折弯钳
16. 3.5 mm 直形重建板折弯模板

图 3.2.1–5c　复位和接骨板塑形工具

8　手术步骤和技术

- 主刀医生要制订详细的手术计划
- 手术切口：经骨折端的"军刀"（矢状位）手术切口较为美观，适合于简单骨折。位于锁骨上方和锁骨轴线平行的横向切口可以为复杂骨折提供更为广泛的显露。后一种切口，可能会导致瘢痕增生以及增加锁骨下方区域的麻木

- 暴露锁骨上方区域，从骨折端轻柔地剥离骨膜，避免过度剥离造成失活
- 暴露骨折部位，冲洗
- 轻柔地复位骨折端，使用复位钳固定（图 3.2.1–6a）
- 如果骨折类型允许，可使用单独 1 枚拉力螺钉

165

对骨折端进行加压，然后再使用接骨板。此时接骨板为保护接骨板（见章节 2.4.2）

- 植入 3.5 mm 拉力螺钉时，首先使用 3.5 mm 钻头在近端皮质钻 1 个滑动孔。然后使用双头钻套（3.5/2.5 mm）嵌入滑动孔，使用 2.5 mm 钻头钻透对侧皮质。埋头，使用测深尺测量螺钉长度，使用 3.5 mm 皮质骨丝攻（金色）攻丝。拧入合适的 3.5 mm 皮质骨螺钉（图 3.2.1-6b）

- 根据模板选择并塑形接骨板（通常是 6 孔或者 7 孔）。根据锁骨的解剖形态，长的重建接骨板要做到 3 个平面的精确塑形。示意图介绍了使用折弯棒塑形的方法（图 3.2.1-6c）

- 使用 3.5 mm 皮质骨螺钉将接骨板固定在锁骨上，如果可能的话骨折每一侧至少需要 3 枚螺钉。使用 2.5 mm 钻头钻孔，测深，攻丝。然后拧入合适长度的 3.5 mm 皮质骨螺钉（图 3.2.1-6d）

- 在钻对侧骨皮质、测深以及攻丝时一定要非常小心，因为锁骨下血管和臂丛神经紧贴着锁骨下方

- 如果是粉碎性骨折，可使用桥接接骨板技术（见章节 2.4.6）。需要使用更长的接骨板进行间接复位，牵开骨折块，没有必要去剥离各个骨块

- 最终透视确认并保存图像

- 关闭伤口

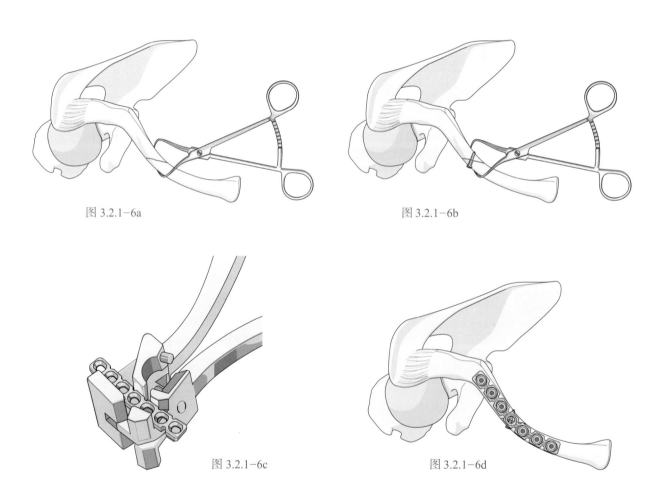

图 3.2.1-6a

图 3.2.1-6b

图 3.2.1-6c

图 3.2.1-6d

9　围手术期特殊护理

- 小心受压的部位，确保肘关节下方垫垫子，保护尺神经
- 确保头部牢固固定在头架上，并且偏向健侧
- 确保气管插管牢固固定，防止术中被拔出或倾斜

10　术后特殊护理

- 术后必须拍片检查骨折复位情况和内固定的位置，除非已通过透视设备打印或保存足够的术后透视片或电子透视图片
- 患者患肢避免完全负重，比如避免从座椅上用手撑扶站起的动作，除非证实骨折已经愈合
- 术后第一天开始至出院患肢即可常规开始钟摆运动。术后第一周使用在衣服里的颈腕吊带保护固定患肢，锻炼和清理个人卫生时无须固定。随后 2 周颈腕吊带可穿在衣服外面，可开始分阶段辅助下主动关节功能锻炼，目标是 6 周时肩关节上举外展达到 90°，12 周时完全恢复关节功能

11　手术室人员注意事项

- 交叉核对患者的基本信息、骨折部位、手术标记和手术部位是否正确
- 检查所有的内植物和器械是否完备
- 检查螺钉长度
- 每次使用完钻头和丝攻时都要进行清理
- 记录并补充用掉的内植物

12　手术医生注意事项

- 交叉核对患者的基本信息、骨折部位、手术标记和手术部位是否正确
- 制订内固定的术前计划，并告知手术室人员
- 上面介绍的病例以斜形骨折为例，可使用拉力螺钉对骨折端加压，再进行接骨板固定。根据骨折的原始形态，可先使用接骨板加压，再经接骨板使用拉力螺钉技术（见章节 2.4.2）。
- 如果是短斜形骨折或横形骨折，无法使用拉力螺钉，可将接骨板作为加压接骨板（见章节 2.4.2）
- 如果是粉碎性骨折，此时接骨板作为桥接接骨板使用，无需对骨折块加压
- 确保满意的患者准备
- 小心处理软组织和骨折块，避免过度剥离以保护血供
- 根据锁骨解剖形态仔细对接骨板进行塑形
- 在钻对侧皮质时避免钻头过深或者螺钉过长，降低锁骨下血管和臂丛神经损伤的风险
- 清楚记录手术过程，包括术后的特殊护理，要做到文字清晰

167

3.3 肱骨近端骨折

原著 David Limb
翻译 芮碧宇 审校 刘敬锋

内植物和手术技术

- 肱骨近端锁定内固定系统（PHILOS）
- 肱骨近端髓内钉（PHN）

病 例

- 三部分肱骨近端骨折（11-B1）
- 两部分肱骨近端骨折（11-A3）

介 绍

- 根据 Müller AO/OTA 分型，肱骨近端骨折可分为：
  - 11-A 关节外单处骨折
  - 11-B 关节外双处骨折
  - 11-C 关节内骨折
- 广泛使用的 Neer 分型主要着眼于骨折块（特别是大小结节）的数目和移位的程度
- 通过合适的影像学图像来理解骨折形态和制订术前计划非常重要。CT 检查很有指导意义
- 肱骨近端骨折常发生于 2 个年龄组的患者。一组是年老体弱并且骨质疏松的患者，通常是由于低能量损伤导致的骨折。另一组患者是年轻且骨量好的患者，损伤往往是高能量的，大部分是运动损伤

- 肱骨近端骨折可能会破坏肱骨头的血供造成肱骨头缺血性坏死
- 肱骨头或大小结节骨块相对于肱骨干的移位会导致肩关节活动受限。目前对于保守治疗来说，何种程度的移位可被接受仍有争议。按照之前的标准，如果骨块移位超过 1 cm 或旋转大于 45° 被认为是具有手术指征
- 对于这种骨折解剖复位可能非常困难，然而复位的质量对于固定的稳定性和功能预后是个重要的影响因素
- 相比较保守治疗，老年骨质疏松患者骨折的复位和内固定并没有证明能带来更好的疗效，半肩关节置换或许是另一种有效的治疗

Müller AO/OTA 骨折分型——肱骨近端

| 11-A1 | 11-A2 | 11-A3 | 11-B1 | 11-B2 | 11-B3 | 11-C1 | 11-C2 | 11-C3 |

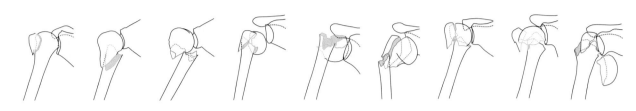

11-A 关节外单处骨折

11-A1 结节骨折

11-A2 干骺端压缩骨折

11-A3 干骺端非压缩骨折

11-B 关节外双处骨折

11-B1 合并干骺端压缩骨折

11-B2 干骺端无压缩骨折

11-B3 合并盂肱关节脱位

11-C 关节内骨折

11-C1 轻度移位

11-C2 明显移位并伴有压缩

11-C3 骨折脱位

3.3.1 移位的三部分肱骨近端骨折（11–B1）：使用 PHILOS 接骨板固定

原著 David Limb
翻译 芮碧宇 审校 刘敬锋

手术处理

- 使用 PHILOS 接骨板固定

可选择的内植物

- 肱骨近端髓内钉
- 克氏针，4.0 mm 空心钉结合微创技术
- 小接骨板，3.5 mm 螺钉以及张力带技术

1 介绍（图 3.3.1–1）

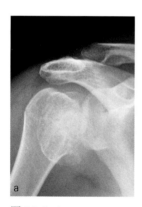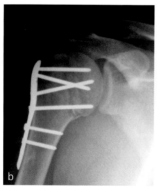

图 3.3.1–1
a. 术前 X 线：移位的三部分肱骨近端骨折。b. 术后 X 线：使用 PHILOS 接骨板固定

- 年轻患者的肱骨近端骨折需要解剖复位和坚强固定以期获得良好的功能
- PHILOS 接骨板的优点在于锁定螺钉（LHS）可以提供角稳定性，降低螺钉退钉的风险。而且接骨板没有紧贴骨面，有利于保护血供

2 术前准备

手术室人员（ORP）需要了解和确认以下方面

- 骨折的部位
- 计划手术的种类
- 确认手术医生已标记手术部位
- 软组织条件

- 使用的内固定
- 患者体位
- 患者的具体细节（包括已签字确认的手术同意书和预防用抗生素及预防血栓形成的药物）
- 合并疾病，包括过敏史

需要的器械

- PHILOS 工具盒
- PHILOS 接骨板
- 处理小骨折块的工具和 3.5/4.0 mm 普通螺钉
- 通用骨科器械
- 可兼容的气动钻或电动钻配件
- 1.5 Nm 扭力限制工具

设　备

- 允许设置成沙滩椅位的标准手术床
- 协助固定沙滩椅体位的配件和支架
- 固定臂托的小台子
- 图像增强器
- 手术相关人员和患者 X 线防护装备

3　麻醉

- 全麻
- 局部神经阻滞

- 局部神经阻滞结合喉罩麻醉

4　患者及透视体位

- 患者麻醉后摆成躯干倾斜 30° 的沙滩椅位，麻醉师加固经口插管并将患者的头转向健侧
- 如果使用带有肩部支架的标准手术床，先在小腿下方垫一个枕头，手术床整体向头侧倾斜 10°，然后再抬高上身
- 如果使用多功能手术床，确保头部已被牢固固定，然后拿走患肩下方的支撑结构，有利于手术操作和清楚的透视。然后再经髋部调整手术床，将患者摆成 30° 半坐位，并在患侧安装手托，将患侧上肢置于 45° 外展位，放松三角肌（图 3.3.1-2a）
- 从头侧摆放透视设备，球管倾斜 20°~30°，以便获得良好的肩关节正位像（图 3.3.1-2b）
- 术前要确认是否可以获得满意的肩关节透视

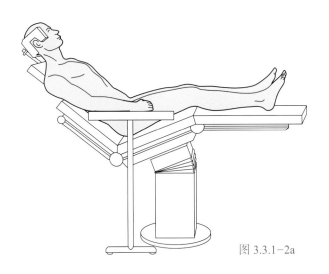

图 3.3.1-2a

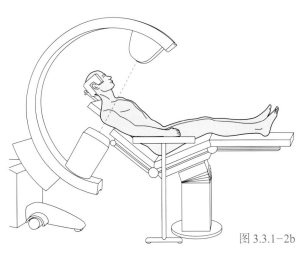

图 3.3.1-2b

5 皮肤消毒和铺巾

- 让助手协助抬高手臂，然后从颈部到手指尖完整消毒整个上肢和肩部（图3.3.1-3a）
- 将手和前臂使用防水弹力绷带包裹
- 用U形的单子围住腋窝，U形单子的底部覆盖胸部外侧，两个头经前后在颈根部粘在一起（图3.3.1-3b）
- 使用无菌套套住图像增强器

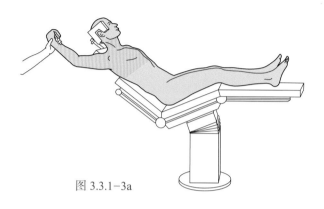

图3.3.1-3a

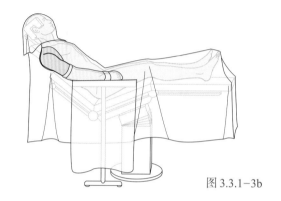

图3.3.1-3b

6 手术室设置

- 主刀医生面对患侧肩关节站立，靠近手术床和患者腋部，也可面对腋窝，站于患者和外展的上肢之间
- 助手站在患者肩关节的后方
- 洗手护士站在两位手术医生之间
- 将透视设备的显示屏放置于手术医生和放射技师都能清楚看到图像的位置（图3.3.1-4）

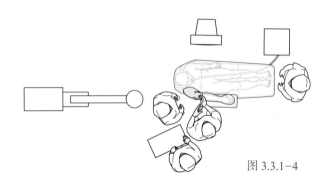

图3.3.1-4

7 手术器械（图3.3.1-5）

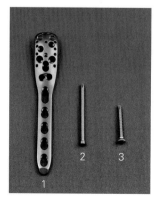

1. PHILOS 接骨板
2. 3.5 mm 锁定螺钉
3. 3.5 mm 自攻皮质骨螺钉
图3.3.1-5a 内植物

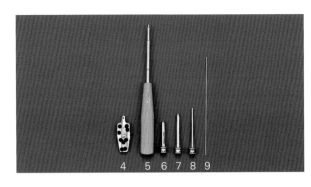

4. 瞄准模块
5. 配套瞄准模块的螺丝刀
6. 配套瞄准模块的 6.0/5.0 mm 中心套筒
7. 配套瞄准模块的 5.0/2.9 mm 钻头导向器
8. 配套瞄准模块的 1.6 mm 克氏针中心套筒
9. 150 mm 长的 1.6 mm 克氏针
图 3.3.1-5b 临时固定的工具

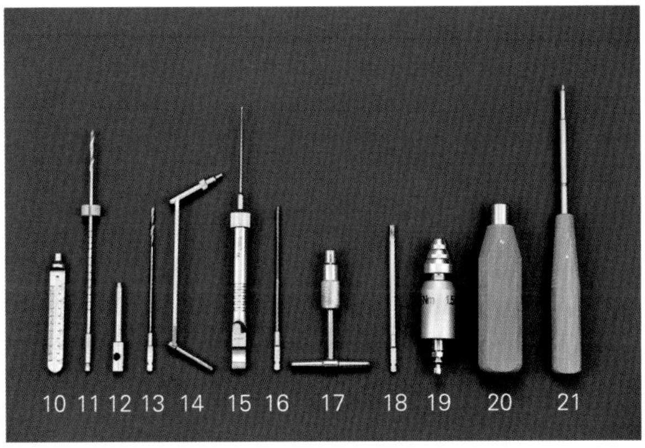

10. 克氏针测深尺
11. 2.8 mm LCP 锁钉钻头
12. 2.8 mm LCP 锁钉钻头导向器
13. 2.5 mm 钻头
14. 通用钻头导向器（3.5/2.5 mm）
15. 测深尺
16. 3.5 mm 丝攻
17. T 形手柄
18. 螺丝刀杆
19. 1.5 Nm 扭力限制器
20. 扭力限制手柄
21. 螺丝刀
图 3.3.1-5c 使用 PHILOS 接骨板固定骨折的工具

8 手术步骤和技术

- 经前方胸大肌三角肌入路暴露肩关节，切口位于三角肌的前缘和胸大肌之间。注意保护头静脉
- 暴露骨折线，清除血肿。不要剥离骨折块所附着的软组织，避免影响血供
- 使用高强线在肩袖附着的结节骨块腱骨交界处缝合，并用钳子固定住高强线。这些缝线可用来控制这些骨块，并且后面可以用这些线将结节骨块和肩袖固定到其他骨折块或接骨板上（图 3.3.1-6a）
- 可从骨折缝隙插入骨膜剥离子复位肱骨头，使用 2 枚或多枚 2.0 mm 克氏针维持复位，在使用 PHILOS 接骨板最终固定前先透视确认
- 将瞄准模块固定到所选 PHILOS 接骨板上
- 沿着肱骨干方向插入接骨板，并将接骨板贴于

复位的肱骨头上。使用克氏针经瞄准模块确定接骨板的高度，克氏针应该正好位于肱骨头上方与之相切
- 将缝合肩袖的高强线穿入 PHILOS 接骨板边缘的缝合孔（图 3.3.1-6b）
- 将接骨板固定在肱骨干上的第一枚螺钉是经滑动孔固定的 3.5 mm 普通皮质骨螺钉（图 3.3.1-6c）
- 经过接骨板上无螺纹的螺钉孔放置通用钻头导向器，使用 2.5 mm 钻头钻孔，测量深度，拧入合适长度的自攻皮质骨螺钉
- 使用透视设备确认复位情况和 PHILOS 接骨板的位置
- 如果接骨板位置不满意，轻轻拧松螺钉，然后可以往近端或往远端沿着肱骨调整接骨板位

置。一旦接骨板位置满意，完全拧紧螺钉

■ 将三联套筒固定在瞄准模块的合适位置上，可经螺钉孔往肱骨头植入临时固定的克氏针（图3.3.1-6d）

■ 使用透视设备检查克氏针的位置

■ 可以根据临时固定的克氏针的深度来确定螺钉的长度，直接测量克氏针的深度，然后逐一使

用合适长度的锁定螺钉来替换克氏针。锁定螺钉要比关节面所在的位置至少短 5 mm，降低术后一旦发生头吸收时螺钉穿入关节的风险

■ 取出克氏针和三联套筒中的克氏针内套筒

■ 使用 2.8 mm 钻头钻至所需的螺钉深度，可直接从钻头读出钻入的深度（图 3.3.1-6e）

■ 去除三联套筒中的锁钉钻套

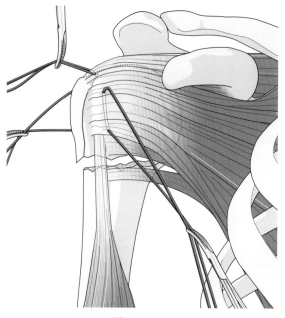

图 3.3.1-6a

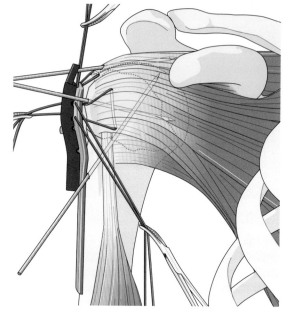

图 3.3.1-6b

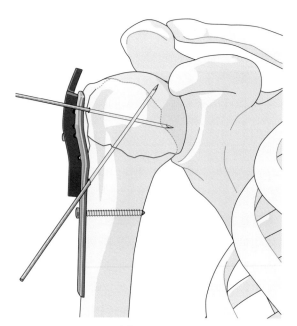

图 3.3.1-6c

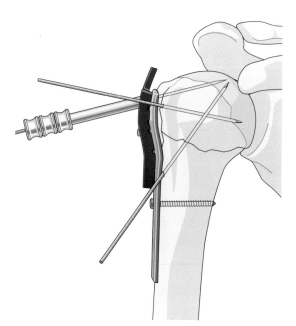

图 3.3.1-6d

- 使用动力经三联套筒的外套筒中拧入合适长度的 3.5 mm 锁定螺钉，在最后几圈手动使用 1.5 Nm 的扭力限制器拧入螺钉（图 3.3.1-6f）
- 根据骨质量和骨折形态确定固定肱骨头的螺钉的数目，一般为 4~6 枚
- 可使用 3.5 mm 自攻皮质骨螺钉固定接骨板和肱骨干部。如果骨质量不行，也可使用锁定螺钉
- 对于 3.5 mm 自攻螺钉，经无螺纹的接骨板孔，通过带有弹簧头的通用导向器用 2.5 mm 钻头钻孔。测量螺钉的长度，拧入并拧紧合适长度的螺钉
- 将 2.8 mm 锁钉导向器拧入接骨板上带有螺纹的钉孔，钻孔，拧入锁定螺钉
- 使用 2.8 mm 钻头钻孔，移除导向器，测深，拧入锁定螺钉
- 可用高强线将结节骨块和肩袖绑到接骨板上的缝线孔上（图 3.3.1-6g）
- 用图像增强器检查正位和轴位的固定情况

- 撤出拉钩以后，胸大肌三角肌间隙会自动合拢，无须另外缝合。检查头静脉是否完好
- 关闭伤口

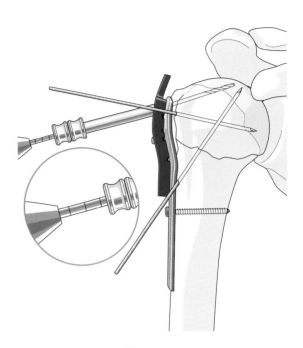

图 3.3.1-6e

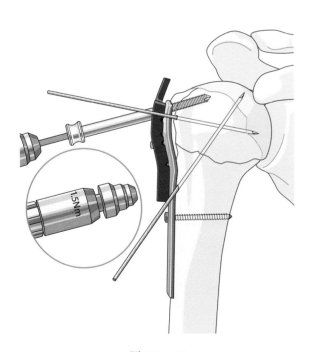

图 3.3.1-6f

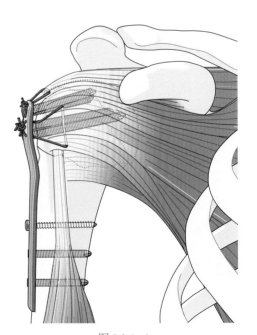

图 3.3.1-6g

9 围手术期特殊护理

- 确保整个手术中患者的头被牢固的固定并且保护好气管插管
- 注意上臂的良好的衬垫和支撑，防止尺神经受压

- 因为透视设备需要围绕手术部位调整，确保维持无菌的术野

10 术后特殊护理

- 使用 Velpeau 贴胸颈腕带或绷带将患肢固定至躯干，直至患者麻醉清醒能主动配合
- 如果内固定牢靠，则不用颈腕带固定，尽早进行患肢的被动或辅助下主动功能锻炼
- 主动功能锻炼和负重时机则需要根据患者的骨

质量、软组织损伤而定，由主刀医生个体化指导
- 肩关节制动过长将不可避免地导致僵硬和持续的疼痛

11 手术室人员注意事项

- 交叉核对患者的基本信息、骨折部位、手术标记和手术部位是否正确
- 检查所有的内植物和工具是否完备
- 经接骨板仅能使用 1.6 mm 克氏针
- 如经非接骨板使用克氏针，则其他规格克氏针

都可选用
- 使用粗线缝合肩袖和固定结节骨块
- 准备不同规格的螺钉
- 可能需要长 PHILOS 接骨板
- 记录并补充用掉的内植物

12 手术医生注意事项

- 交叉核对患者的基本信息、骨折部位、手术标记和手术部位是否正确
- 制订内固定的术前计划，并告知手术室人员
- 铺单前检查患者体位，确保透视设备能得到肩关节标准的 2 个面的图像
- 植入螺钉前检查骨折的复位是否满意，接骨板的位置是否正确。一旦滑动孔内第一枚皮质骨螺钉拧入以后，接骨板就只有有限的调整范围了

- 如果肱骨干向内移位，逐渐拧紧第一枚骨干远端的皮质骨螺钉。它可将骨干拉向接骨板。通常这枚螺钉会比较长，需要替换为短的螺钉
- 肱骨头的螺钉植入需要使用瞄准模块
- 避免螺钉穿出关节面
- 徒手使用扭力限制螺丝刀拧紧锁钉。如果不使用扭力限制器，将可能导致螺钉头冷焊接，影响螺钉取出
- 清楚记录手术过程，包括术后的特殊处理，要做到文字清晰

3.3.2 两部分关节外双处肱骨近端骨折（11–A3）：使用肱骨近端髓内钉固定（PHN）

原著 David Limb
翻译 芮碧宇 审校 刘敬锋

手术处理

- 使用肱骨近端髓内钉（PHN）固定

可选择的内植物

- 小接骨板，3.5 mm 螺钉以及张力带技术
- PHILOS 接骨板
- 克氏针，4.0 mm 空心钉结合微创技术

---

1 介绍（图 3.3.2–1）

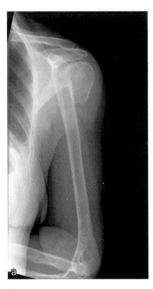 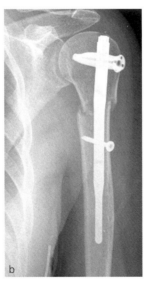

图 3.3.2–1

a. 术前 X 线：肱骨近端横形关节外骨折移位。b. 术后 X 线：采用肱骨近端髓内钉固定（PHN）

- 髓内钉相对于接骨板生物力学更有优势，固定更稳定，尤其是对于两部分骨折。当然它的优点可以抵消相应的缺点，主要劣势包括稳定结节骨块或者肱骨头以及置钉时破坏肩袖的问题
- 可采取微创的方法植入髓内钉。使用肱骨近端特殊设计的髓内钉，如果结节骨块可以被复位或者本身没有明显移位，那髓内钉也可以稳定固定住结节骨块
- 对于老年骨质疏松患者，可能更推荐半肩关节置换或保守治疗
- 相比较保守治疗，年老体弱患者其骨折的复位和内固定并没被证明能带来更好的疗效

2　术前准备

手术室人员（ORP）需要了解和确认以下方面

- 骨折的部位
- 计划手术的种类
- 确认手术医生已标记手术部位
- 软组织条件
- 使用的内固定
- 患者体位
- 患者的具体细节（包括已签字确认的手术同意书和预防用抗生素及预防血栓形成的药物）
- 合并疾病，包括过敏史

需要的器械

- 肱骨近端髓内钉工具盒
- 通用骨科器械
- 可兼容的气动钻或电动钻配件
- 动力的扩髓配件接口

设　备

- 允许设置成沙滩椅位的标准手术床
- 协助固定沙滩椅体位的配件和支架
- 固定臂托的小台子
- 图像增强器
- 手术相关人员和患者 X 线防护装备

3　麻醉

- 全麻
- 局部神经阻滞
- 局部神经阻滞结合喉罩麻醉

4　患者及透视体位

- 推荐使用沙滩椅位
- 患者麻醉后摆成躯干倾斜30°的沙滩椅位，麻醉师加固经口插管并将患者的头转向健侧
- 如果使用带有肩部支架的标准手术床，先在小腿下方垫一个枕头，手术床整体向头侧倾斜10°，然后再抬高上身
- 如果使用多功能手术床，确保头部已被牢固固定，然后拿走患肩下方的支撑结构，有利于手术操作和清楚的透视。然后再经髋部调整手术床，将患者摆成30°半坐位，并在患侧安装手托，将患侧上肢置于45°外展位，放松三角肌（图 3.3.2-2a）
- 从头侧摆放透视设备，球管倾斜 20°~30°，以便获得良好的肩关节正位像（图 3.3.2-2b）
- 术前要确认是否可以获得满意的肩关节透视
- 同样如果患者仰卧于透视手术床，也可进行髓内钉植入。患侧肩部可以固定在肩部托架上或者悬挂在透视板上

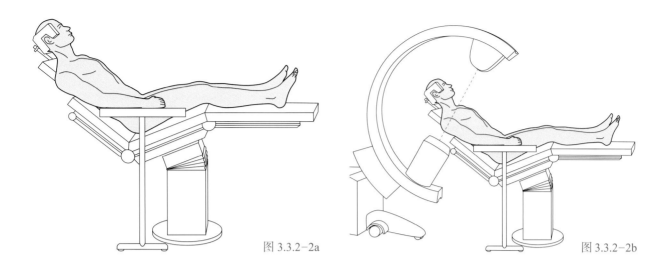

图 3.3.2–2a

图 3.3.2–2b

5　皮肤消毒和铺巾

- 让助手协助抬高手臂，然后从颈部到手指尖完整消毒整个上肢和肩部（图 3.3.2–3a）
- 将手和前臂使用防水弹力绷带包裹
- 用 U 形的单子围住腋窝，U 形单子的底部覆盖胸部外侧，两个头经前后在颈根部粘在一起

（图 3.3.2–3b）
- 将上肢保持旋转中立位放在侧方的小台子上（前臂不靠近患者胸部，与小台子平行）
- 使用无菌套套住图像增强器

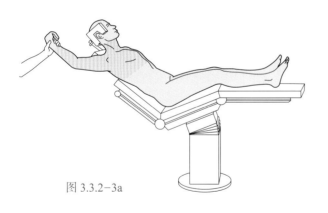

图 3.3.2–3a

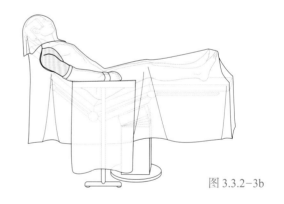

图 3.3.2–3b

6　手术室设置

- 主刀医生和手术相关工作人员面对患者肩关节站立，靠近手术床和患者腋部
- 手术助手最初站在患者肩关节的后方，如果透视时则靠近主刀医生
- 洗手护士站在两位手术医生之间

- 麻醉医生站在患者的健侧头部或者站在患者足侧
- 将透视设备的显示屏放置于手术医生和放射技师都能清楚看到图像的位置（图 3.3.2–4）

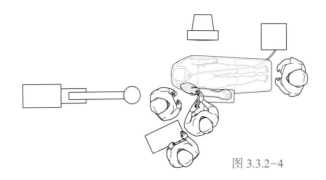

图 3.3.2-4

7　手术器械（图 3.3.2-5）

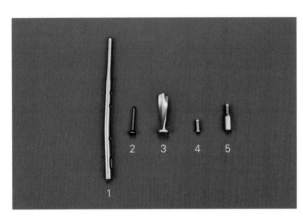

1. 7.5 mm PHN
2. 3.9 mm 锁定螺钉
3. 螺旋刀片
4. 0 mm 尾帽
5. 加长尾帽

图 3.3.2-5a　内植物

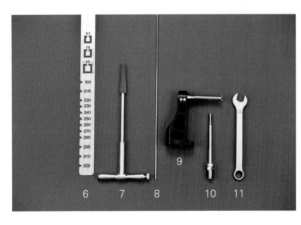

6. 透视测量尺
7. 开口锥
8. 2.5 mm 克氏针，280 mm 长，尖头
9. 插钉手柄
10. 连接螺栓
11. 11 mm 组合扳手

图 3.3.2-5b　髓内钉植入工具

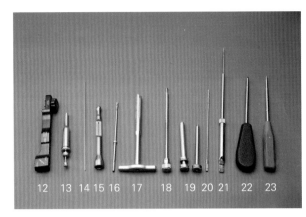

12. 瞄准装置
13. 已组装好的三联钻套（带 2.0 mm 穿刺器的 14.0/4.5 mm 保护套筒，4.5/2.0 mm 钻套）
14. 2.0 mm 克氏针，230 mm 长，螺纹针
15. 螺旋刀片的直接测深尺
16. 4.5 mm 空心钻头
17. 螺旋刀片的植入手柄
18. 连接螺栓
19. 已组装好的三联钻套（带 8.0 mm 穿刺器的 11.0/8.0 mm 保护套筒，8.0/2.7 mm 钻套）
20. 2.7 mm 钻头
21. 锁定螺钉测深尺
22. 大螺丝刀（用于锁定螺钉和加长尾帽）
23. 小螺丝刀（用于 0 mm 尾帽）
注意：图中没有通用 T 形夹头
图 3.3.2-5c 近端和远端锁定工具

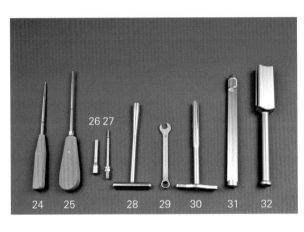

24. 小螺丝刀（用于 0 mm 尾帽）
25. 大螺丝刀（用于锁定螺钉和加长尾帽）
26. 拔出连接头
27. 连接螺栓
28. 11 mm 套筒扳手
29. 11 mm 组合扳手
30. 螺旋刀片的植入手柄
31. 插入杆 / 拔出杆
32. 滑锤
图 3.3.2-5d 内植物取出工具

8 手术步骤和技术

- 将患肢放在侧方小台子上，处于放松状态。肩关节轻度后伸，使得肱骨头和大、小结节移向前方
- 从肩峰前缘做切口，沿肱骨方向延向远端，长 3~4 cm。小心腋神经，它一般于肱骨头下 5 cm 处环绕肱骨
- 劈开三角肌暴露下方肩袖在大、小结节上的止点。不要将任何三角肌从肩峰上剥离
- 患肢置于合适的位置有助于识别大结节正确的髓内钉进钉点（图 3.3.2-6a~b），它与肱骨干的轴线相一致。用通用 T 形夹头插入 2.5 mm

导针（图 3.3.2-6c）
- 透视检查导针位置。正位像上进针点位于肱骨头上方关节面的外侧缘，侧位像上导针应位于头的中心
- 顺着纤维走行方向劈开肩袖，尽量微创插入髓内钉。在劈开的肩袖两侧用缝线固定，以便在关闭伤口时修复肩袖。老年患者通常肩袖已经撕裂，因此暴露进针点较为方便
- 经 2.5 mm 导针插入空心开口锥开口（图 3.3.2-6d）
- 使用透视测量尺确定髓内钉的长度和直径

■ 将合适长度和直径的肱骨近端髓内钉,通过连接螺栓组装到插入手柄上。确保髓内钉的弧度(凸侧)指向插入手柄的对侧(图 3.3.2-6e)

■ 轻轻牵引手臂并复位骨折,手动前后旋转用力插入髓内钉直至过骨折端(图 3.3.2-6f)

■ 不要使用骨锤,可能会造成肱骨劈裂甚至骨折

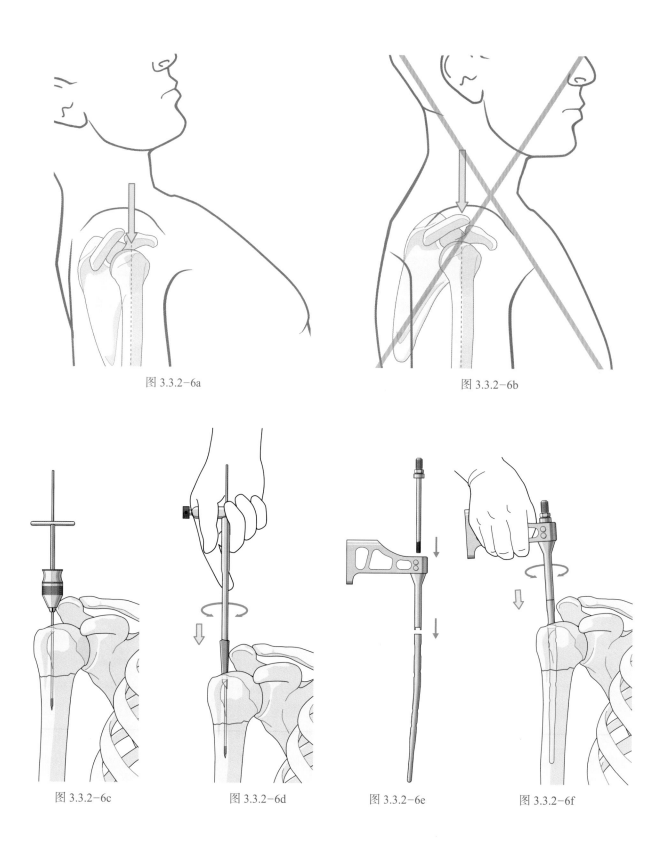

图 3.3.2-6a

图 3.3.2-6b

图 3.3.2-6c

图 3.3.2-6d

图 3.3.2-6e

图 3.3.2-6f

- 插入髓内钉直至尾端恰好位于肱骨头关节软骨下。尾端不能高出，否则会影响肩袖的修复以及造成肩部疼痛

近端锁定

- 近端先使用螺旋刀片或者锁定螺钉锁定。对于骨质量差的患者螺旋刀片可以获得更好的把持力
- 通过插入手柄连接髓内钉和螺旋刀片瞄准装置。肱骨头通常是后倾的，因此将瞄准装置向前旋转 20° 以确保螺旋刀片位于头的中央
- 将组装好的三联套筒从瞄准装置最上方的孔插入
- 皮肤做一个小切口，钝性分离三角肌，插入顶棒直至肱骨头骨面。小心腋神经
- 移去穿刺器，向肱骨头植入 2.0 mm 克氏针。透视检查克氏针位置，确保它没有穿出肱骨头关节面（图 3.3.2-6g）
- 利用螺旋刀片直接测深尺测量克氏针长度（图 3.3.2-6h）
- 去除软组织保护套筒中的内套筒
- 使用 4.5 mm 螺旋刀片空心钻钻孔，并自动限深。去除空心钻头，确保克氏针没有跟随钻头

一起退出（图 3.3.2-6i）
- 将合适的螺旋刀片通过连接螺栓固定在螺旋刀片的植入手柄上
- 取出保护套筒
- 通过克氏针导针引导螺旋刀片经瞄准装置插入外侧皮质（图 3.3.2-6j）
- 将 T 形手柄的方向调至与瞄准装置的连接臂平行
- 用骨锤轻轻敲击连接螺栓，将螺旋刀片插入肱骨头。螺旋刀片往里进时，T 形手柄会旋转 90°
- 透视检查螺旋刀片的位置
- 松开螺旋刀片的植入手柄，取出克氏针
- 可使用 3.9 mm 角稳定的锁定螺钉加强近端螺旋刀片的固定作用，也是通过瞄准装置，通过远端锁定工具和方法植入这枚锁钉

远端锁定

- 远端锁定前，确保骨折端没有分离。可将肘关节向近端推挤来对骨折端加压
- 从瞄准装置的相应孔中插入套筒两件套（保护套筒和 8 mm 穿刺器）
- 做一个小皮肤切口，将穿刺器插入直至骨面

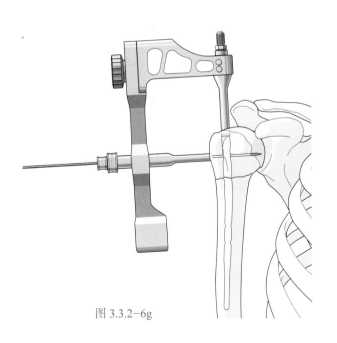

图 3.3.2-6g

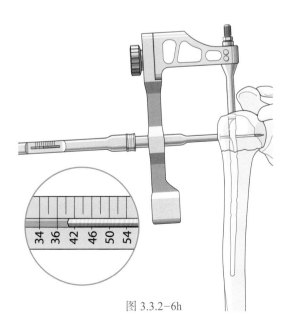

图 3.3.2-6h

- 用 8.0/3.2 mm 钻套替换穿刺器
- 使用 3.2 mm 钻头钻穿双层皮质，测量锁钉长度。测深结果需加 2 mm（图 3.3.2-6k）
- 去除钻套，拧入合适长度的锁定螺钉（图 3.3.2-6l）
- 用同样的方法拧入第二枚锁钉
- 透视检查螺旋刀片和锁钉的位置

- 最后使用带螺纹的尾帽将螺旋刀片锁定于髓内钉上。所选择的尾帽固定后必须与肱骨头关节面平齐（图 3.3.2-6m）
- 用不可吸收线缝合进钉部位劈开的肩袖肌腱。取出自动撑开器后三角肌纤维将自动靠拢
- 关闭伤口

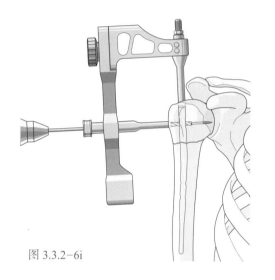

图 3.3.2-6i

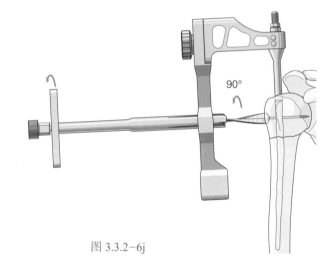

图 3.3.2-6j

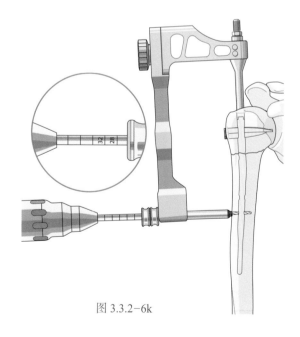

图 3.3.2-6k

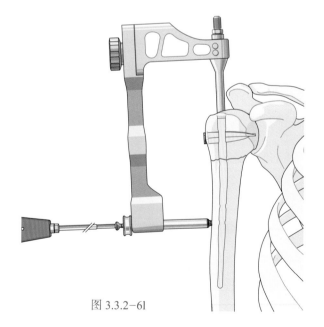

图 3.3.2-6l

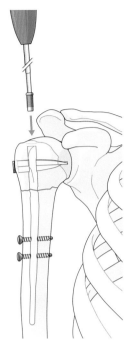

图 3.3.2–6m

9 围手术期特殊护理

- 确保整个手术中患者的头被牢固固定并且保护好气管插管
- 注意上臂的良好的衬垫和支撑，防止尺神经受压
- 因为透视设备需要围绕手术部位调整，确保维持无菌的术野

10 术后特殊护理

- 制动肩关节直至患者麻醉清醒能主动配合
- 如果内固定牢靠，则尽早进行患肢的被动或辅助下主动功能锻炼
- 主动功能锻炼和负重时机则需要根据患者的骨质量、软组织损伤而定，由主刀医生个体化指导
- 肩关节制动过长将不可避免地导致僵硬和持续的疼痛

11 手术室人员注意事项

- 交叉核对患者的基本信息、骨折部位、手术标记和手术部位是否正确
- 检查所有的内植物和工具是否完备
- 确保每次都使用新的合适的导针。损坏的导针可能卡在开口锥或钻头上
- 要注意开口锥用 2.5 mm 的克氏针，螺旋刀片用 2.0 mm 克氏针，不要搞混
- 丢弃使用后的导针
- 使用后冲洗和清洁（探针探查和刷洗）空心工具
- 将髓内钉正确地组装在插入手柄上
- 记录并补充用掉的内植物

12 手术医生注意事项

- 交叉核对患者的基本信息、骨折部位、手术标记和手术部位是否正确
- 制订内固定的术前计划，并告知手术室人员
- 铺单前检查患者体位，确保透视设备能得到肩关节标准的 2 个面的图像
- 当使用三角肌劈开入路和插入螺旋刀片时注意不要损伤腋神经
- 插入髓内钉后确保钉尾不高于骨面
- 仔细缝合进针点部位劈开的肩袖。如处理得不好会造成持续的肩部不适
- 清楚记录手术过程，包括术后的特殊处理，要做到文字清晰

3.4 肱骨干骨折

原著 Rogier Simmermacher
翻译 芮碧宇 审校 刘敬锋

内植物和手术技术

- 非扩髓（实心）肱骨钉（UHN）
- 4.5 mm 窄 LC–DCP

病 例

- 肱骨干骨折（12–C2）
- 肱骨干骨折（12–A1）

介 绍

- 根据 Müller AO/OTA 分型，肱骨干骨折可分为:
  - 12–A 简单骨折
  - 12–B 楔形骨折
  - 12–C 复杂骨折
- 所有骨折中肱骨干骨折约占 1%
- 年轻患者肱骨干骨折通常是由于直接暴力、运动中的旋转损伤和交通伤。老年患者，通常是由于摔倒导致
- 肱骨中段骨折以及肱骨远 1/3 骨干骨折，有可能导致桡神经损伤。因此必须在任何治疗前仔细检查和记录桡神经的功能
- 保守治疗，如使用功能支具，是已被广泛接受的治疗闭合性肱骨干骨折的方法
- 手术的绝对适应证包括:
  - 大多数开放骨折
  - 骨折合并血管损伤
  - 浮肘或浮肩
  - 双侧肱骨干骨折并非绝对适应证而是相对适应证

- 病理性骨折
- 继发神经损伤——闭合复位骨折导致的神经损伤
- 相对手术适应证包括原发神经损伤、肥胖和患者意愿
- 肱骨中 1/3 骨干骨折可使用闭合复位髓内钉治疗（可顺行或逆行置钉）或接骨板（切开或使用 MIPO 技术）。大部分医生喜欢使用接骨板治疗大多数肱骨干骨折
- 肱骨干近 1/3 骨折或远 1/3 骨折使用接骨板固定是比较方便和安全的，尤其是骨折线累及关节面
- 髓内钉和接骨板长期随访的结果类似，因此选择内固定的方式主要依据手术医生的个人喜好和经验
- 外固定支架作为终极治疗的方法只是一种选择，不推荐使用，因为外固定比较笨重，而且不利于护理

Müller AO/OTA 骨折分型——肱骨干

12-A1	12-A2	12-A3	12-B1	12-B2	12-B3	12-C1	12-C2	12-C3

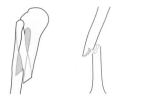 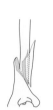   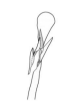

12-A 简单骨折

12-A1 螺旋形骨折

12-A2 斜形骨折 ≥ 30°

12-A3 横形骨折 <30°

12-B 楔形骨折

12-B1 螺旋楔形骨折

12-B2 弯曲楔形骨折

12-B3 粉碎楔形骨折

12-C 复杂骨折

12-C1 螺旋骨折

12-C2 节段性骨折

12-C3 不规则骨折

3.4.1 肱骨干骨折（12–C2）：使用肱骨髓内钉（UHN）固定

原著　Rogier Simmermacher

翻译　芮碧宇　　审校　刘敬锋

手术处理

- 使用逆行非扩髓肱骨髓内钉（UHN，7.5 mm 非扩髓肱骨髓内钉）固定

可选择的内植物

- 肱骨专家型髓内钉
- 接骨板：
  – 4.5 mm 窄或宽的 LC–DCP
  – 4.5/5.0 mm 窄或宽的 LCP

1 介绍（图 3.4.1–1）

- 大部分肱骨干骨折都可以通过支具或者石膏进行保守治疗。必须仔细评估手术适应证
- 手术通常在伤后 8~10 天进行，除非有紧急手术的指征，比如开放性骨折和/或合并血管神经损伤
- 若合并桡神经损伤不建议使用闭合髓内钉固定，因为无法在术中探查桡神经
- 顺行髓内钉虽然行得通，但仍存在争议，因为顺行髓内钉的进钉点可能会导致部分患者术后肩部不适
- 弹性髓内钉仅适用于儿童，不在本文讨论范围内

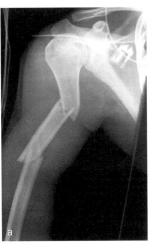
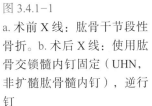
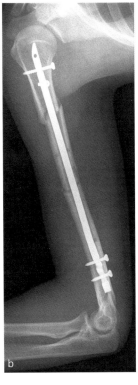

图 3.4.1–1
a. 术前 X 线：肱骨干节段性骨折。b. 术后 X 线：使用肱骨交锁髓内钉固定（UHN，非扩髓肱骨髓内钉），逆行钉

2 术前准备

手术室人员（ORP）需要了解和确认以下方面

- 骨折的部位
- 计划手术的种类
- 确认手术医生已标记手术部位
- 软组织条件
- 使用的内固定（如顺行或是逆行髓内钉）
- 患者体位
- 患者的具体细节（包括已签字确认的手术同意书和预防用抗生素及预防血栓形成的药物）
- 合并疾病，包括过敏史

需要的器械

- UHN 工具盒

- 扩髓工具（以防万一）
- 手动扩髓工具
- 通用骨科器械
- 可兼容的气动钻或电动钻
- 扩髓配件（以防万一）

设　备

- 标准手术床
- 协助固定俯卧体位的配件和支架
- 图像增强器
- 手术相关人员和患者 X 线防护装备

3 麻醉

- 根据患者体位和手术部位，只有全麻既能让患　者舒适也方便手术团队操作

4 患者及透视体位

- 患者使用俯卧位或侧卧位。这里介绍俯卧位
- 将患肢置于可透视的搁手板或搁手台上，肘关节屈曲 90°（图 3.4.1-2）
- 在固定头部前支撑好患者的胸部
- 确保牢固的固定头部，固定好气管插管
- 从手术床的头侧摆放透视设备
- 确认整个肱骨包括肱骨近端和肘关节都可以获得满意的正侧位透视

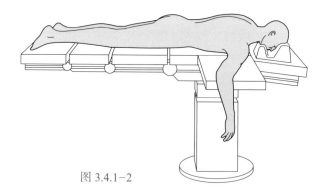

图 3.4.1-2

5 皮肤消毒和铺巾

- 从颈部到手部完整消毒整个手术暴露区域，包括腋窝（图 3.4.1-3a）
- 铺巾，将整个肱骨近端、上臂和肘关节暴露在

外。手和前臂用弹力绷带包好（图 3.4.1-3b）
- 使用无菌套套住图像增强器

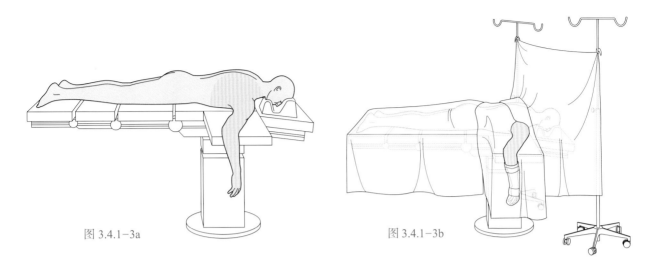

图 3.4.1-3a　　　　　　　　　　图 3.4.1-3b

6　手术室设置

- 麻醉师和麻醉设备位于患者健侧
- 主刀医生和助手位于患者患侧
- 洗手护士站在两位手术医生之间（后方）
- 将透视设备的显示屏放置于手术医生和放射技师都能清楚看到图像的位置（图 3.4.1-4）

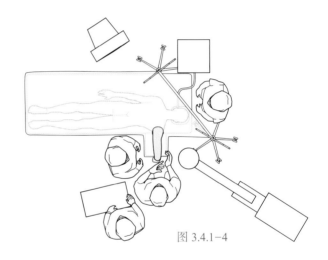

图 3.4.1-4

7　手术器械（图 3.4.1-5）

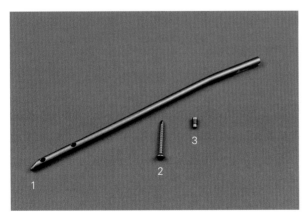

1. 7.5 mm UHN
2. 3.9 mm 锁定螺钉
3. 尾帽

图 3.4.1-5a　内植物

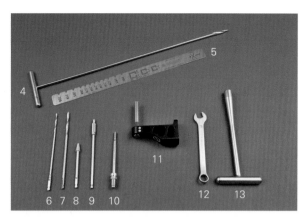

4. 手动扩髓铰刀

5. 透视测量尺

6. 3.2 mm 钻头

7. 4.5 mm 钻头

8. 8.5./3.5 mm 扩髓头

9. 套管

10. 连接螺栓

11. 插入手柄

12. 11 mm 组合扳手

13. 11 mm 套管扳手

图 3.4.1-5b 髓腔开口和髓内钉插入工具

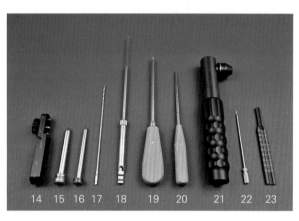

14. 瞄准装置

15. 组装好的双联套筒（11/8.0 mm 保护套筒和 8.0 mm 穿刺器）

16. 8.0./3.2 mm 钻套

17. 3.2 mm 钻头

18. 锁定螺钉测深尺

19. 用于锁定螺钉和加长尾帽的大螺丝刀

20. 用于 0 mm 尾帽的小螺丝刀

21. 可透视的电钻

22. 用于可透视钻头接口的 3.2 mm 钻头

23. 直接测深尺

图 3.4.1-5c 近端和远端锁定工具

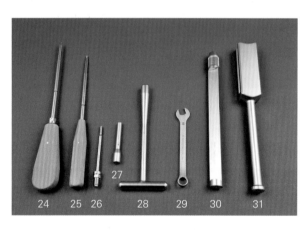

24. 用于锁定螺钉和加长尾帽的大螺丝刀

25. 用于 0 mm 尾帽的小螺丝刀

26. 连接螺栓

27. 拔出连接头

28. 11 mm 套管扳手

29. 11 mm 组合扳手

30. 拔出杆

31. 滑锤

图 3.4.1-5d 内植物取出工具

8 手术步骤和技术

- 从鹰嘴尖往近端沿着上臂后方中线做一长 8~10 cm 的直切口

- 劈开三头肌，暴露鹰嘴窝近端的肱骨远端三角形表面区域

- 在三角形表面区域的中心垂直骨表面用 3.2 mm 钻头钻 3 个孔，打开肱骨骨髓腔（图 3.4.1-6a）

- 然后用 4.5 mm 钻头与肱骨轴线成 30° 角倾斜扩大前面的 3 个小孔，直至打开骨髓腔

- 使用 8.5 mm 圆锥形扩髓头开口，形成 10 mm 宽 20 mm 长的通道（图 3.4.1-6b）

- 如果髓腔较窄，使用手动扩髓铰刀逐渐扩大髓腔

- 用透视测量尺在透视下测量选择合适直径和长度的髓内钉（例如 7.5 mm 直径，280 mm 长度的髓内钉）（图 3.4.1-6c）
- 利用连接螺栓连接髓内钉和插入手柄
- 手动轻轻前后旋转用力，在透视监测下插入髓内钉直至过骨折端（图 3.4.1-6d）
- 不要使用骨锤敲击髓内钉，有可能会造成进钉点骨折
- 进一步插钉直至髓内钉的尖部刚好进入肱骨头。这样近端锁定时，可以在肩袖远端由外而内锁定肱骨头
- 主刀医生可以自己选择先锁近端还是远端

远端锁定

- 将瞄准装置组装到插入手柄上，检查插入手柄是否和髓内钉还是紧密连接，必要时再次拧紧连接螺栓
- 从瞄准装置插入钻套。做一个小皮肤切口，插入双联套筒直至骨面（图 3.4.1-6e）
- 使用 2.7 mm 或 3.2 mm 钻头（根据髓内钉直径选择）从后往前钻第一个锁钉孔

- 测量锁钉长度（钻透对侧皮质时直接从钻头的刻度读数）后再加 2 mm 即可保证锁钉能把持到对侧皮质
- 用螺丝刀经保护套筒拧入合适长度的直径 3.4 mm 或 3.9 mm 自攻锁钉
- 按上述方法拧入第二枚锁钉

近端锁定

- 透视检查骨折复位情况（骨折端无分离），再次确认无旋转移位
- 由外向内进行近端锁定，可使用徒手技术或使用可透视的钻头接口
- 调整 C 臂的位置，直至髓内钉近端锁定孔在透视屏幕上显示为标准圆（图 3.4.1-6f~g）
- 用手术刀在透视下标记确认位于标准圆上，然后做一个小皮肤切口。不要使用手术刀进一步切开，避免损伤腋神经
- 钝性分离深层组织
- 将 3.2 mm 或 2.7 mm 钻头（根据髓内钉的直径）倾斜置于小切口内，然后在透视下确保钻头的尖部位于标准圆的中心，此时将钻头顶住皮质

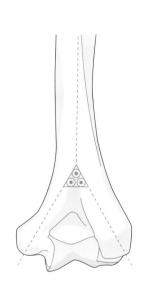

图 3.4.1-6a

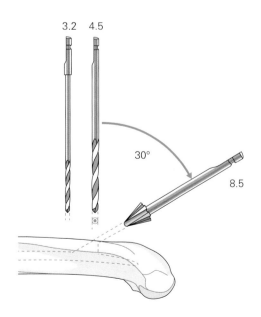

图 3.4.1-6b

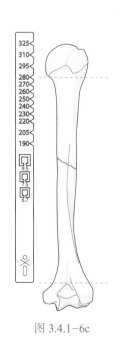

图 3.4.1-6c

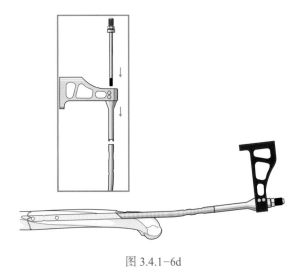

图 3.4.1-6d

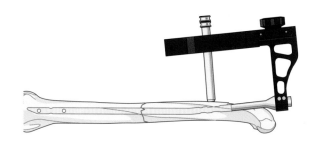

图 3.4.1-6e

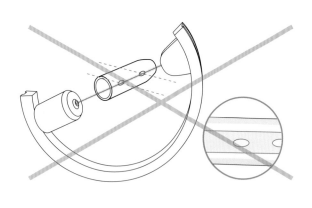

图 3.4.1-6f

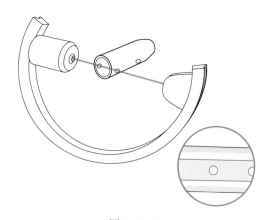

图 3.4.1-6g

（图 3.4.1-6h）

- 确保钻头不在骨面滑动，调整钻头的倾斜角度直至与透视的轴线重合
- 使用可透视钻头接口确保钻孔时可以连续观察钻头的位置是否在锁定孔内
- 现在开始钻孔（钻头不要在骨面上滑动），先钻近侧骨皮质。钻透第一层后停下，然后手动调整钻头在髓内钉锁定孔内的位置后钻透对侧皮质（图 3.4.1-6i）
- 由于在钻孔时钻头经常在骨面上滑动，很多医生先在透视下在标准圆的中央使用骨锤敲击斯氏针在骨面上做标记

- 透视确认钻头位于髓内钉的锁定孔内
- 使用测深尺测量锁钉的长度。确保外套筒和骨面紧贴，然后测深的钩子钩住对侧皮质，所得读数加 2 mm
- 用螺丝刀拧入合适长度的直径 3.4 mm 或 3.9 mm 锁定螺钉
- 透视确认锁钉长度合适
- 按相同方法拧入第二枚锁钉（图 3.4.1-6j）
- 选择并拧入合适长度的尾帽
- 正侧位透视最终结果并打印保存
- 关闭伤口

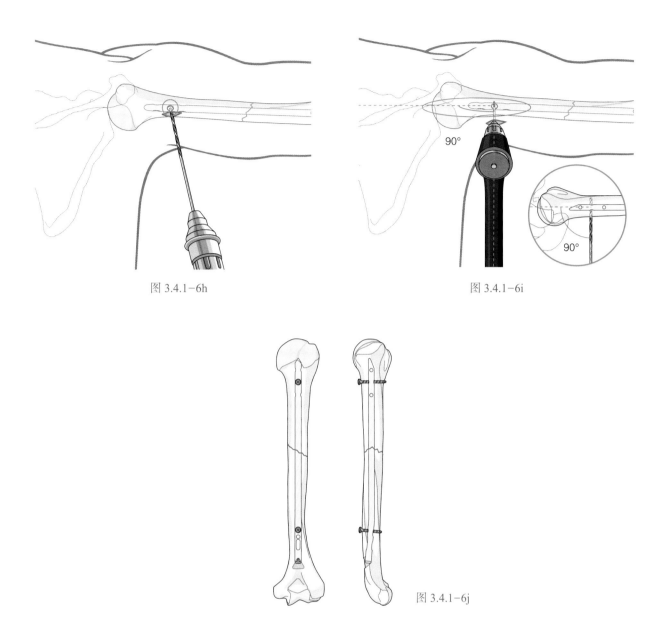

图 3.4.1-6h

图 3.4.1-6i

图 3.4.1-6j

9 围手术期特殊护理

- 确保患者正确的体位，并且被牢固固定在手术床上
- 注意易受压部位良好的衬垫和支撑
- 确保透视或移动肢体时维持无菌的术野

10 术后特殊护理

- 从术后第一天起逐渐增加肘关节和肩关节的活动范围
- 避免抗阻旋转活动直至 X 线上出现连接骨折端的骨痂

195

11 手术室人员注意事项

- 交叉核对患者的基本信息、骨折部位、手术标记和手术部位是否正确
- 检查所有的内植物和工具是否完备
- 确保手动扩髓可供使用
- 不要搞混不同规格的髓内钉、钻头和锁定螺钉
- 记录并补充用掉的内植物

12 手术医生注意事项

- 交叉核对患者的基本信息、骨折部位、手术标记和手术部位是否正确
- 确认已检查桡神经的功能，并在术前术后做记录
- 铺单前检查图像增强器，确保能得到合适的图像
- 一定要注意鹰嘴窝开口时的通道要足够大，避免插钉时造成劈裂或医源性骨折
- 徒手插入髓内钉，不能用骨锤敲击进钉
- 近端锁钉时一定要钝性分离软组织直至骨面，注意不要损伤腋神经
- 骨折端不能有分离
- 清楚记录手术过程，包括术后的特殊处理，做到文字清晰

3.4.2 肱骨干骨折（12-A1）：使用 4.5 mm 窄 LC-DCP 固定

原著　Rogier Simmermacher

翻译　芮碧宇　　审校　刘敬锋

手术处理

▪ 使用 4.5 mm 窄 LC-DCP 固定

可选择的内植物

▪ 肱骨髓内钉 UHN（顺行或逆行）
▪ 接骨板：
 – 4.5/5.0 mm 窄 或 宽 LCP（切 开 或 者 使 用
 MIPO 技术）
 – 4.5 mm 窄或宽 DCP

1 介绍（图 3.4.2-1）

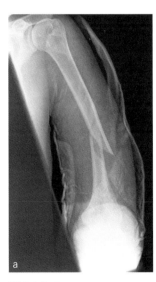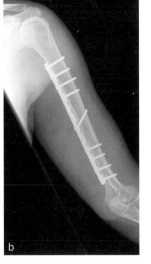

▪ 大部分肱骨干骨折都可以通过支具或者石膏保
守治疗。手术适应证必须仔细地评估
▪ 手术通常在伤后 8~10 天进行，除非有紧急手
术的指征，比如开放性骨折和/或合并血管神
经损伤
▪ 如果需要探查桡神经或者骨折累及肱骨近端或
远端，接骨板固定是很好的适应证
▪ 简单斜形（和横形骨折）是接骨板固定最好的
适应证，可对骨折块进行加压，提供绝对稳定
的固定

图 3.4.2-1

a. 术前 X 线：肱骨干螺旋骨折。b. 术后 X 线：使用拉力
螺钉和肱骨前方放置 4.5 mm 窄 LC-DCP 接骨板固定骨折

2 术前准备

手术室人员（ORP）需要了解和确认以下方面

- 骨折的部位
- 计划手术的种类
- 确认手术医生已标记手术部位
- 软组织条件
- 使用的内固定
- 患者体位
- 患者的具体细节（包括已签字确认的手术同意书和预防用抗生素及预防血栓形成的药物）
- 合并疾病，包括过敏史

需要的器械

- 大骨折块工具盒

- 4.5 mm 窄 LC-DCP 工具盒
- 4.5 mm 宽 LC-DCP 工具盒（以防万一）
- 接骨板折弯工具
- 用于桡神经探查的血管牵开带
- 通用骨科器械
- 可兼容的气动钻或电动钻

设 备

- 标准手术床以及透视搁手台或手臂托架
- 协助固定俯卧体位的配件和支架
- 图像增强器
- 手术相关人员和患者 X 线防护装备

3 麻醉

- 患者处于全麻或区域麻醉下手术

4 患者及透视体位

- 患者俯卧位，肱骨后侧入路（图 3.4.2-2）
- 也可采取沙滩椅位，从前方进行切口暴露，本章节未做描述，见章节 3.3
- 上臂置于手术床伸出的搁手台上，肘关节屈曲
- 从手术床的头侧摆放透视设备，整个肱骨包括肱骨头和肘关节均能够获得正侧位透视

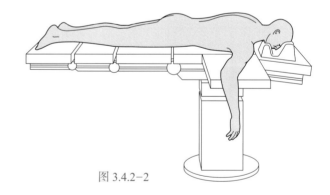

图 3.4.2-2

5 皮肤消毒和铺巾

- 用合适的消毒剂从颈部到手完整消毒整个上肢暴露的区域，包括腋窝（图 3.4.2-3a）
- 铺巾，将整个肱骨后方从肩关节到肘关节暴露

在外。手和前臂用弹力绷带包好（图 3.4.2-3b）
- 使用无菌套套住图像增强器

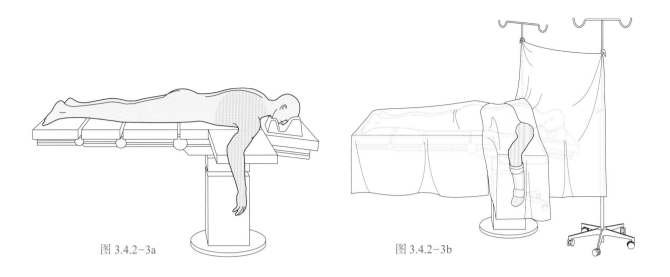

图 3.4.2-3a　　　　　　　　　　图 3.4.2-3b

6　手术室设置

- 麻醉师和麻醉设备位于患者健侧
- 主刀医生和助手位于患者患侧
- 洗手护士站在两位手术医生之间（后方）
- 需要的话，把透视设备从头侧方向推入透视
- 将透视设备的显示屏放置于手术医生和放射技师都能清楚看到图像的位置（图 3.4.2-4）

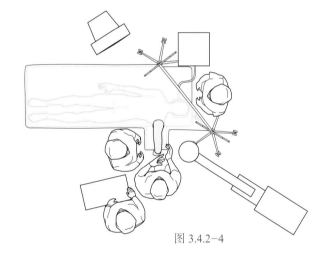

图 3.4.2-4

7　手术器械（图 3.4.2-5）

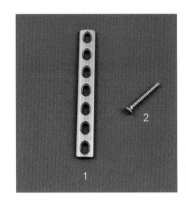

1. 4.5 mm 窄 LC-DCP
2. 4.5 mm 皮质骨螺钉
图 3.4.2-5a　内植物

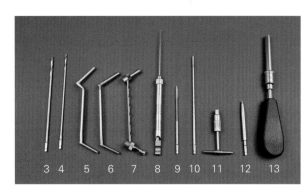

3. 4.5 mm 钻头

4. 3.2 mm 钻头

5. 双头钻套 4.5/3.2 mm

6. 双头钻套 6.5/3.2 mm

7. 4.5 mm LC-DCP 钻套

8. 测深尺

9. 4.5 mm 丝攻

10. 6.5 mm 丝攻

11. T 形手柄

12. 螺丝刀杆

13. 带有持钉器的螺丝刀

图 3.4.2-5b 使用 4.5 mm 窄 LC-DCP 固定骨折的工具

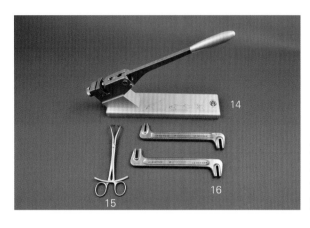

14. 折弯台钳

15. 点式复位钳，大

16. 折弯棒（2 个）

图 3.4.2-5c 复位和塑形工具

8 手术步骤和技术

- 患者俯卧位，肘关节屈曲，取后侧入路
- 在上臂后方做一长 10~15 cm 的纵向正中切口。切口确切的长度和位置取决于骨折的部位和所用接骨板的长度。经三头肌内、外侧头之间劈开肌肉。确认并用血管牵开带保护好经过肱骨表面的桡神经及其伴行血管
- 确认已足够游离桡神经，以便于接骨板从神经下方穿过
- 术前根据骨折形态规划好实际固定的方法。本文描述了使用加压模式作为接骨板的固定方式
- 使用点式复位钳直接复位骨折（图 3.4.2-6a）
- 选择合适长度的 4.5 mm 窄 LC-DCP（至少 9 孔），塑形并预弯，以获得最大的加压效果（图 3.4.2-6b）
- 第一枚螺钉以中立位方式植入，将接骨板紧贴

骨面

- 使用 3.2 mm 钻头经绿色一头的 LC-DCP 钻套钻第一个钉孔。确保螺钉以中立位方式植入。绿色一头钻套上的箭头指向骨折端
- 测量螺钉长度，使用 4.5 mm 皮质骨丝攻经套筒攻丝。拧入合适长度的 4.5 mm 皮质骨螺钉
- 确保骨折精确复位
- 在骨折另一端，将黄色一头的 LC-DCP 钻套放置在最靠近骨折端的钉孔内，钻套的箭头指向骨折端，使用 3.2 mm 钻头钻一个偏心孔
- 测深，攻丝，拧入螺钉。螺钉在拧紧的过程中，可对骨折进行加压（图 3.4.2-6c）
- 使用绿色一头 3.2 mm 钻套钻孔，进一步植入中立位螺钉。推荐骨折端两侧各有 8 层皮质（4 枚螺钉）固定

- 推荐螺钉的尖端不在一条直线上，互相之间略有角度，避免应力集中
- 在手术记录上标记桡神经和接骨板孔的相互关

系（图 3.4.2–6d）
- 正侧位透视最终结果并打印保存
- 关闭伤口

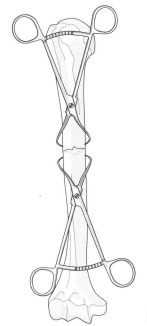

图 3.4.2–6a

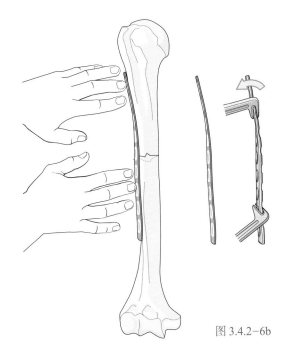

图 3.4.2–6b

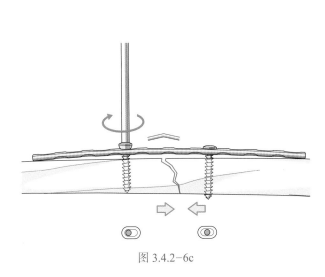

图 3.4.2–6c

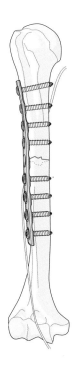

图 3.4.2–6d

201

9 围手术期特殊护理

- 确保患者正确的体位，并且被牢固固定在手术床上

- 注意易受压部位良好的衬垫和支撑
- 确保移动垂下的肢体和透视时维持无菌的术野

10 术后特殊护理

- 患肢下垫一个垫子保持外展
- 从术后立即开始控制下的主动肘关节和肩关节

活动
- 术后第二周开始进行肱骨旋转操练

11 手术室人员注意事项

- 交叉核对患者的基本信息、骨折部位、手术标记和手术部位是否正确
- 检查所有的内植物和工具是否完备
- 记得标记和保护桡神经的血管牵开带

- 植入螺钉时区分加压螺钉和中立位螺钉
- 正确使用 LC–DCP 钻套
- 记录并补充用掉的内植物

12 手术医生注意事项

- 交叉核对患者的基本信息、骨折部位、手术标记和手术部位是否正确
- 必须要有带有具体细节的术前计划
- 确认已检查桡神经的功能，并在术前术后做记录
- 一定要小心桡神经并在手术记录上标记桡神经和接骨板的相互关系
- 铺单前检查透视设备，确保能得到无阻挡的整

个肱骨的图像
- 切开复位需要能提供绝对稳定的内固定（至少8孔的接骨板）
- 对于体型较大的患者可能需要宽的接骨板而不是窄的接骨板
- 清楚记录手术过程，包括术后的特殊处理，要做到文字清晰

3.5 肱骨远端骨折

原著 Bruce Twaddle
翻译 芮碧宇   审校 刘敬锋

病 例

- 13-C2 型骨折，使用拉力螺钉和重建接骨板固定

介 绍

- 根据 Müller AO/OTA 分型，肱骨远端骨折可分为三型：
  - 13-A 型：肱骨远端关节外干骺端骨折
  - 13-B 型：肱骨远端部分关节内骨折
  - 13-C 型：肱骨远端完全关节内骨折
- 所有年龄组均可发生肱骨远端骨折，但总体发生率有一个双峰分布的趋势，一类是高能量损伤导致的年轻患者，通常是男性；另一类是低能量损伤导致的骨质疏松性骨折，通常发生在老年女性
- 单一部位无移位的肱骨远端骨折可以使用石膏夹板保守治疗，需要在指导下小心康复锻炼
- 肱骨远端关节外骨折好发于儿童，不在本章节的介绍范围内
- 肱骨远端完全关节内骨折相对并不常见，手术具有挑战性
- 通常建议手术治疗，除非患者不适合麻醉

- 肱骨远端的解剖比较复杂，因此重建比较难，经常需要很好地显露关节面
- 这种骨折通常会有一个较短的远端骨块或"关节骨块"，需要解剖重建。需要使用接骨板把这个骨块精确且牢固地固定到肱骨干上，才有可能进行早期功能锻炼
- 肱骨远端骨折的详细重建计划非常重要
- 最常用的显露骨折的方法是后路经三头肌两侧暴露骨折。同时可能需要结合鹰嘴截骨（通常是 V 形截骨），将鹰嘴尖端连同附着的肱三头肌肌腱一起截下。手术结束前需要重新将鹰嘴固定回原来的位置
- 精确的解剖重建的关键在于使用克氏针临时复位和固定关节骨块，然后再将这个骨块固定回肱骨干正确的位置。手术计划中，克氏针的固定细节需要单独列出

Müller AO/OTA 分型——肱骨远端

| 13-A1 | 13-A2 | 13-A3 | 13-B1 | 13-B2 | 13-B3 | 13-C1 | 13-C2 | 13-C3 |

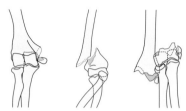 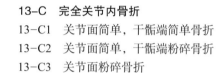

13-A   关节外骨折

13-A1   突起部撕脱骨折

13-A2   干骺端简单骨折

13-A3   干骺端粉碎骨折

13-B   部分关节内骨折

13-B1   矢状面外髁骨折

13-B2   矢状面内髁骨折

13-B3   冠状面骨折

13-C   完全关节内骨折

13-C1   关节面简单，干骺端简单骨折

13-C2   关节面简单，干骺端粉碎骨折

13-C3   关节面粉碎骨折

3.5.1 肱骨远端关节内骨折（13–C2）：使用 2 块 3.5 mm 重建接骨板和 4.0 mm 空心钉固定

原著　Bruce Twaddle

翻译　芮碧宇　　审校　刘敬锋

手术处理

- 固定方式：
  - 4.0 mm 空心钉作为拉力螺钉使用
  - 2 块 3.5 mm 重建接骨板

可选择的内植物

- 3.5 mm 重建锁定板
- 3.5/2.7 mm 肱骨远端解剖锁定板

1 介绍（图 3.5.1–1）

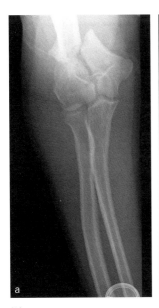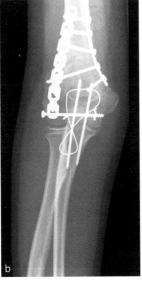

图 3.5.1–1

a. 术前 X 线：移位的肱骨远端完全关节内骨折。b. 术后 X 线：使用拉力螺钉和 2 块 3.5 mm 重建接骨板固定。注意，张力带钢丝用于鹰嘴截骨的固定

- 对于固定骨折时接骨板的排列仍存在争议。本文介绍了互相成 90° 角的外侧后方接骨板结合内侧接骨板的固定方法。有些医生会使用后内侧接骨板结合后外侧接骨板排列方式
- 本文也将介绍解剖锁定接骨板的使用技术，这种接骨板增加了力学强度
- 有时需要进行植骨，因此术前准备时就要考虑到这一点，如需要就要对取骨部位进行消毒铺巾
- 这种骨折很少发生骨不连，如果所选接骨板的力学支撑效果不充分，则早期即可发生骨不连
- 需要告诉患者的是，骨折即使获得完美的解剖重建，仍可能丢失一部分关节活动度

2　术前准备

手术室人员（ORP）需要了解和确认以下方面

- 骨折的部位
- 计划手术的种类
- 确认手术医生已标记手术部位
- 软组织条件
- 使用的内固定（注意：可能使用不同的接骨板）
- 患者体位
- 患者的具体细节（包括已签字确认的手术同意书和预防用抗生素及预防血栓形成的药物）
- 合并疾病，包括过敏史

需要的器械

- 小骨折块工具和 3.5 mm 螺钉工具盒
- 3.5 mm 重建接骨板工具盒

- 折弯工具
- 张力带钢丝工具盒
- 1.4~2.0 mm 克氏针
- 植骨工具盒
- 血管牵开带
- 通用骨科器械
- 可兼容的气动钻或电动钻
- 鹰嘴截骨用的摆锯

设　备

- 可透视的手术床
- 协助固定俯卧位或侧卧位的配件和支架
- 图像增强器
- 手术相关人员和患者 X 线防护装备
- 止血带（可选）

3　麻醉

- 本手术患者采用全身麻醉
- 即使有技术条件，也不推荐区域麻醉，因为手

术操作时间可能延长

4　患者及透视体位

- 麻醉后，患者所摆的体位必须保证上臂和肘关节能方便地伸直以及至少弯曲到 90°
- 俯卧位和侧卧位均可满足上述条件

俯卧位

- 患者俯卧位，离患侧手术台边缘越近越好
- 将患肢放在垫枕或定制托架上并且垫好，不影响肘关节的自由活动（图 3.5.1-2a）
- 将患者身体用垫子固定好
- 注意肩关节不要过度外展，防止臂丛神经过度牵拉

侧卧位

- 将患者身体用垫子固定好（图 3.5.1-2b）
- 肩关节前屈 90°，将患侧上肢外展，置于垫枕或定制托架上，并且垫好（图 3.5.1-2c）
- 为了获得好的透视，将患者摆的离手术台的边缘越近越好
- 确保整个手术期间患者体位不影响麻醉师的操作，固定好患者的面部，不影响气管插管
- 密切注意容易受压的软组织和皮肤，特别是老年患者

- 因为有可能取自体骨移植，因此需要暴露好髂骨或其他取骨部位
- 可以术中摄片或透视。如果术中无法获得好的透视，可能摄片更为有效

- 在消毒和铺巾之前，确保可以正常透视
- 如要使用止血带（消毒或非消毒），确保是窄的袖带，不会侵占手术区域而影响暴露

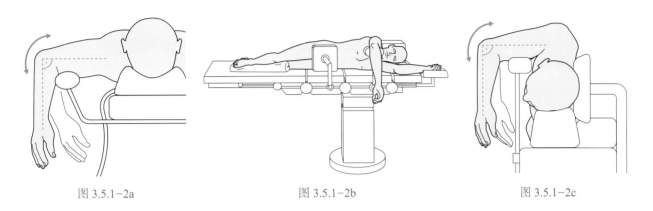

图 3.5.1-2a　　　　图 3.5.1-2b　　　　图 3.5.1-2c

5　皮肤消毒和铺巾

- 在消毒和铺巾时注意肩关节不要过伸，尤其是老年患者。这时候抬高手术床有利于助手的操作，消毒完成后再将手术床调整至合适主刀医生的高度
- 用合适的消毒剂从肩部到手完整消毒整个暴露的区域，包括腋窝（图 3.5.1-3a）。如果使用非消毒止血带的话，要确保消毒的范围足够
- 消毒髂嵴取骨部位。即使最终没有取髂骨，也

要养成消毒好取骨部位的习惯
- 使用肢体铺巾对患侧上臂进行铺巾，注意术野周围铺巾已足够（图 3.5.1-3b）。用套子和弹力绷带包好前臂的远端部分
- 取髂骨部位单独铺巾
- 使用无菌套套住图像增强器
- 通过旋转患肢即可进行多角度透视，但有时候还是需要调整图像增强器的透视角度

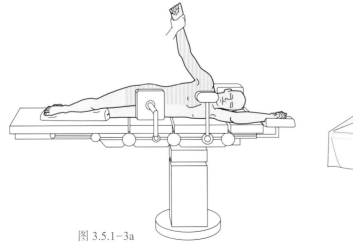

图 3.5.1-3a

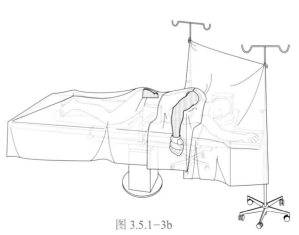

图 3.5.1-3b

207

6 手术室设置

- 主刀医生站在或坐在紧靠患者腋侧的位置
- 助手站在或坐在主刀的对侧。透视时医生有可能要移开
- 洗手护士站在两位手术医生之间，患肢正对的方向
- 图像增强器从手术床的头侧推入
- 如果是透视床的话也可从对侧推入图像增强器，减少对手术区域的影响
- 将图像增强器的显示屏放置于手术医生和放射技师都能清楚看到图像的位置（图 3.5.1−4）

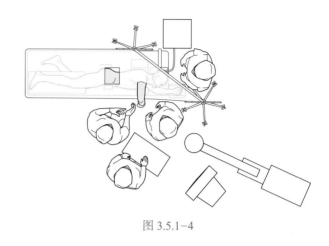

图 3.5.1−4

7 手术器械（图 3.5.1−5）

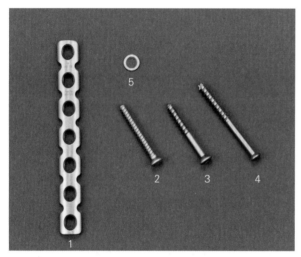

1. 3.5 mm 重建接骨板，7 孔
2. 3.5 mm 皮质骨螺钉
3. 4.0 mm 松质骨螺钉，半螺纹
4. 4.0 mm 空心松质骨螺钉，半螺纹
5. 垫片

图 3.5.1−5a 内植物

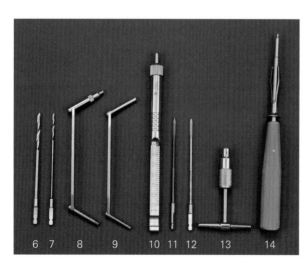

6. 3.5 mm 钻头
7. 2.5 mm 钻头
8. 3.5 mm 通用钻套
9. 3.5/2.5 mm 双头钻套
10. 测深尺
11. 3.5 mm 皮质骨螺钉丝攻
12. 4.0 mm 松质骨螺钉丝攻
13. T 形手柄
14. 带有持钉器的螺丝刀

图 3.5.1−5b 使用 3.5 mm 重建接骨板固定骨折的器械

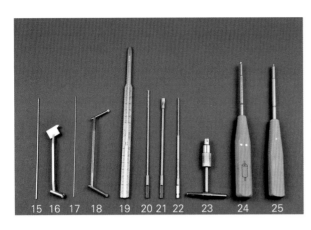

15. 1.6 mm 克氏针（作为临时固定骨折使用）
16. 2.0 mm 三联钻套
17. 1.25 mm 克氏针，150 mm
18. 2.7/1.25 mm 双头钻套
19. 直接测深尺
20. 2.7 mm 空心钻
21. 4.0 mm 埋头器
22. 4.0 mm 空心松质骨螺钉丝攻
23. T 形手柄
24. 空心螺丝刀
25. 螺丝刀（标准）

图 3.5.1–5c　使用 4.0 mm 空心松质骨螺钉固定骨折的器械

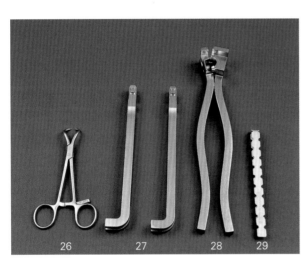

26. 点式复位钳，中号
27. 3.5 mm 重建接骨板折弯棒（2 个）
28. 3.5 mm 重建接骨板折弯钳
29. 3.5 mm 重建接骨板折弯模板

图 3.5.1–5d　复位和塑形工具

8　手术步骤和技术

- 切口：于肘关节后方做一正中切口。近端沿着肱骨的轴线。肘部切口呈弧形，避免在鹰嘴部位留有瘢痕

- 辨认游离尺神经，使用血管牵开带保护。有些情况，如果尺神经影响复位或者影响内固定的位置，可在手术结束前将尺神经前置至内上髁的前方

- 从内外侧游离肱三头肌。有可能有必要从尺骨骨膜下剥离肱三头肌腱或者行尺骨鹰嘴 V 形截骨，肱三头肌附着在截下的鹰嘴骨块上

- 如需要截骨，先使用摆锯，然后最后几个毫米使用骨刀截开，以减少鹰嘴关节面的损伤（图 3.5.1–6a）

- 辨别关节内骨块，条件允许的话尽量解剖复位关节面，使用合适的复位钳和克氏针临时固定（图 3.5.1–6b）

- 如果有关节面的结构性缺损，则需植骨

- 根据关节面骨块的大小，使用 1 枚或 2 枚 4.0 mm 松质骨螺钉做最终的固定

- 平行关节线，使用 2.5 mm 钻头经 2 个骨折块由外向内钻孔。测深，使用 4.0 mm（银色）丝攻攻丝

- 拧入合适长度的半螺纹松质骨螺钉，确保螺纹部分已过骨折线。螺钉拧紧时骨折获得了加压（图 3.5.1–6c）

- 根据手术医生的习惯和骨折的类型，也可以使

用 4.0 mm 半螺纹空心螺钉或 3.5 mm 皮质骨螺钉（作为拉力螺钉使用）

- 关节面骨块一旦超过 2 块，拉力螺钉的加压可能造成骨折移位。此时可拧入 4.0 mm 全螺纹松质骨螺钉作为位置螺钉固定

- 2.5 mm 钻头钻孔，测深，使用 4.0 mm（银色）丝攻攻丝

- 拧入合适长度的 4.0 mm 全螺纹松质骨螺钉。螺钉拧紧时不产生加压。如果空间足够，可拧入第二枚螺钉

- 可使用复位钳或者克氏针将固定好的关节骨块和骨干复位并临时固定在一起（图 3.5.1-6d）

- 透视确认临时复位是否满意。下一步固定前，注意要避免关节面的螺钉穿出关节面

- 根据模板，使用折弯器将 2 块 5 孔和 6 孔 3.5 mm LC-DCP 重建接骨板塑形，分别使用在肱骨远端后外侧和内侧。在术前计划时就要记录好接骨板的确切长度和放置部位（图

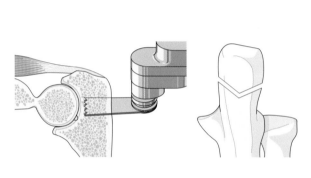

图 3.5.1-6a

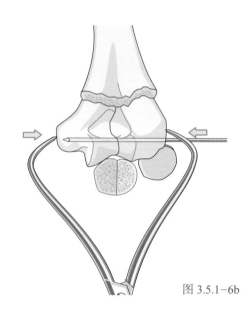

图 3.5.1-6b

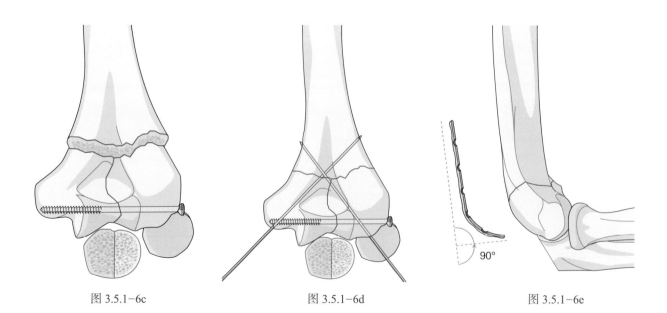

图 3.5.1-6c   图 3.5.1-6d   图 3.5.1-6e

3.5.1-6e）

■ 根据肱骨远端关节面的解剖，可将后外侧接骨板放置的更远，以便有更多的螺钉固定关节面骨块

■ 内侧接骨板放置在内上髁上方，螺钉可以斜向固定关节骨块

■ 确认接骨板不影响肘关节的活动

■ 固定接骨板的螺钉可能会被临时固定的克氏针或另一块接骨板的螺钉所影响。为获得理想的固定可能需要适当调整。术前应该考虑到这些问题，提前做好术前计划

■ 接骨板的远端使用 4.0 mm 松质骨螺钉固定，通常使用全螺纹螺钉。固定的时候，使用 2.5 mm 钻头钻孔，测深，使用 4 mm 丝攻（银色）攻丝，拧入合适的螺钉。有时候可以使用半螺纹螺钉作为加压 2 个骨折块的拉力螺钉使用

■ 避免任何螺钉穿透进入关节，尤其是后外侧接骨板最远端的螺钉

■ 接骨板近端靠近肱骨干位置使用 3.5 mm 皮质骨螺钉

■ 将 3.5 mm 钻套中立位放置在接骨板孔内，使用 2.5 mm 钻头钻孔，测深。使用 3.5 mm 丝攻（黄色）攻丝，拧入合适长度的 3.5 mm 皮质骨螺钉作为中立位固定

■ 可以直视下控制螺钉的植入和螺钉的位置。有时候如果骨折粉碎，需要透视确认螺钉是否影响骨折复位

■ 2 块接骨板一旦植入，拍片或透视确认最终固定，保存影像结果（图 3.5.1-6f）

■ 如果进行了鹰嘴截骨，使用张力带技术再次固定鹰嘴。章节 3.6 将介绍这种技术（图 3.5.1-6g）

■ 关闭伤口

可选择的内植物

■ 3.5 mm LCP 或重建 LCP

■ 3.5/2.7 mm 肱骨远端解剖型锁定板

主要区别

■ 对于较小的骨折块或者骨质疏松性骨折，锁定螺钉可以提供更强的固定效果。因此更适用于复杂的肘部骨折，特别是老年患者

3.5 mm 重建 LCP

■ 传统的 3.5 mm 重建板可以被带有结合孔的 3.5 mm 重建 LCP 所替代（图 3.5.1-7）

■ 当需要经 3.5 mm LCP 植入普通皮质骨或松质骨螺钉时，需要把 2.5 mm 带有弹簧头的钻套放置在结合孔无螺纹的一侧钻孔

■ 当需要植入锁定螺钉时，使用带螺纹的锁定钻套固定到结合孔带有螺纹的一侧，再使用 2.8 mm 钻头钻孔。锁定螺钉固定到结合孔带有螺纹一侧

3.5/2.7 mm 肱骨远端解剖型锁定板

■ 肱骨远端解剖型锁定板根据肱骨远端的解剖形状进行设计，并且二者之间呈一定角度。有后外侧和内侧接骨板供选择，由于是解剖型的，接骨板放置的位置可调整的范围有限（图 3.5.1-8）

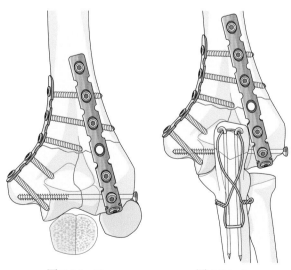

图 3.5.1-6f　　　　　图 3.5.1-6g

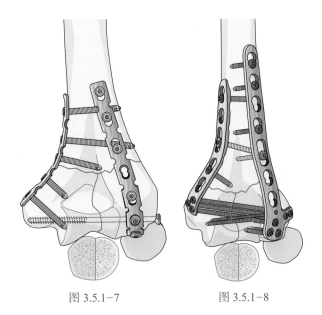

图 3.5.1-7   图 3.5.1-8

- 这种接骨板近端是 3.5 mm 的常规结合孔，远端则是预定角度的 2.7 mm 锁钉孔
- 当放置后外侧板时，板的位置很重要。如果放得太靠远端，2.7 mm 的锁定钉可能会破坏关节软骨，接骨板也会影响关节的完全伸直。在最终确定接骨板的位置时检查这两点至关重要
- 在植入 2.7 mm 锁钉时一定要注意使用正确的

锁定套筒，使用 2.0 mm 的钻头钻孔
- 3.5 mm 结合孔可使用普通螺钉和锁定钉，方法技术在前面的重建 LCP 中已描述

2 种接骨板

- 对于所有的锁定加压板，最重要的一点就是锁定套筒不能有损坏。锁定套筒必须正确无误的固定在结合孔有螺纹的一侧，防止拧入锁钉时螺钉错牙或破坏套筒的螺纹
- 在拧入特别是拧紧锁钉的时候注意要使用扭力限制螺丝刀，防止螺钉取出困难
- 如果螺钉过长，透视时发现已穿进关节，可以使用普通螺丝刀取出螺钉
- 锁定螺钉对于骨折块毫无加压效果。如需要对关节面或简单斜形骨折加压，需要使用普通螺钉
- 如果要结合使用锁定螺钉和普通螺钉，则需要仔细计划螺钉使用的顺序。原则上，首先使用普通螺钉
- 锁定螺钉的方向是特定的由接骨板螺钉孔的设计所决定。因此很重要的一点就是需要检查接骨板的位置，避免二者的锁钉互相干扰

9 围手术期特殊护理

- 确保患者的气管插管已被牢固固定，而且麻醉师有合适的工作空间
- 手术时间可能会超过使用止血带的安全时间范围，因此最好避免使用止血带
- 注意易受压部位的保护，尤其是老年患者

- 确保患者被牢固固定在手术床上，健侧手臂已被正确摆放和支撑好
- 在铺单前确保肘关节至少能屈曲 90°，以便透视时有足够的范围
- 在透视设备围绕术野转动时，确保术野无菌

10 术后特殊护理

- 除非透视设备可以打印透视结果或者保存透视图片，否则术后需要拍 X 线片检查和记录复位情况和内固定的位置

- 固定的强度要允许患肢安全地抬起或悬吊以进行日常护理
- 在康复指导下早期开始常规的肘关节活动，但

在伤口愈合前，应限制活动的范围
- 对于老年患者，由于受到身体状况、配合能力

和依从性的影响，康复锻炼经常受限

11 手术室人员注意事项

- 交叉核对患者的基本信息、骨折部位、手术标记和手术部位是否正确
- 检查所有的内植物和工具是否完备
- 备好 4.0 mm 空心钉和 3.5 mm 接骨板以供选择
- 备好截骨工具和固定鹰嘴的张力带

- 备好合适的钻头
- 记得标记和保护神经的血管牵开带
- 准备好不同种类的螺钉以供使用
- 丢弃使用过的克氏针
- 记录并补充用掉的内植物

12 手术医生注意事项

- 交叉核对患者的基本信息、骨折部位、手术标记和手术部位是否正确
- 带有具体细节的术前计划对于一个成功的手术非常重要
- 患者术前准备非常关键，特别是肘关节良好的活动范围，理想情况下肘关节屈曲至少 90°
- 患肢手术准备和铺单前检查投射设备，确保能得到合适的图像
- 关节面的解剖复位非常重要，因此如需要更好的显露，需进行鹰嘴的截骨
- 显露并用血管牵开带保护好尺神经
- 使用克氏针临时复位固定关节骨块非常重要，

随后再将关节骨块固定到肱骨干上
- 仔细计划接骨板的放置部位，使用模板尽可能精确地塑形接骨板
- 通过术中透视仔细检查评估，确保 2 块接骨板的螺钉之间的干扰不会影响骨折复位
- 半螺纹松质骨拉力螺钉的螺纹必须穿过骨折线，才能允许对骨折线的加压
- 鹰嘴截骨后使用张力带固定
- 确保最终固定的螺钉没有穿入关节且不影响肘关节的活动范围
- 清楚记录手术过程，包括术后的特殊处理，要做到文字清晰

3.6　尺骨鹰嘴骨折

原著　Shaul Beyth

翻译　芮碧宇　　审校　杨云峰

内植物和手术技术

- 张力带——1.0 或 1.25 mm 钢丝以及 1.6 或 1.8 mm 克氏针
- 3.5 mm LC-DCP

病　例

- 鹰嘴横形骨折（21-B1）
- 鹰嘴粉碎骨折（21-B1）

1　介绍

- 根据 Müller AO/OTA 分型，前臂近端骨折可分为三组：
  - 21-A 关节外骨折
  - 21-B 单根骨关节内骨折
  - 21-C 双根骨关节内均骨折
- 尺桡骨近端均骨折很少见，但是属于非常严重的损伤，需要手术干预。本文不介绍此类损伤
- 尺骨鹰嘴骨折通常是由于直接暴力，也可以是极大的外力突然作用于肘关节的伸肘装置导致或是 2 种暴力的联合作用，导致肱三头肌肌腱在尺骨近端的止点分离，引起肘关节伸肘装置的断裂
- 开放性尺骨鹰嘴骨折非常少见，但是鹰嘴表面的软组织常有擦伤或挫伤

- 尺骨鹰嘴横形骨折和粉碎骨折的严重程度、治疗和预后有很大的区别。横形骨折本质上是撕脱骨折（通常由于骨质疏松），由于较小的直接暴力导致。粉碎的尺骨鹰嘴骨折则通常由于局部的高能量损伤导致
- 只有简单骨折而且关节面没有粉碎（见章节 2.4.4）的鹰嘴骨折适合使用张力带固定。使用 8 字形的张力带加压骨折。髓内螺钉和克氏针用于确保骨折端最佳的加压效果
- 如果是鹰嘴粉碎骨折或者骨折线往远端关节面延伸则不适合使用张力带固定，因此需要使用接骨板和拉力螺钉固定
- 关节内粉碎骨折的处理较为棘手，需要仔细的术前计划

Müller AO/OTA 桡骨、尺骨近端骨折分型——尺骨鹰嘴骨折

21 桡骨/尺骨，近端

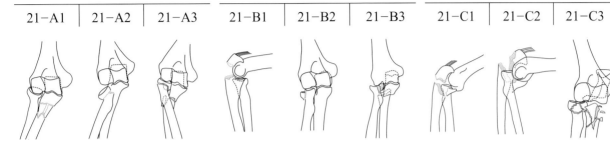

| 21-A1 | 21-A2 | 21-A3 | 21-B1 | 21-B2 | 21-B3 | 21-C1 | 21-C2 | 21-C3 |

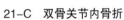

21-A 关节外骨折
21-A1 尺骨骨折，桡骨完整
21-A2 桡骨骨折，尺骨完整
21-A3 双骨折

21-B 关节内骨折
21-B1 尺骨骨折，桡骨完整
21-B2 桡骨骨折，尺骨完整
21-B3 一骨关节内骨折，另一骨关节外骨折

21-C 双骨关节内骨折
21-C1 简单骨折
21-C2 一骨简单骨折，另一骨粉碎骨折
21-C3 双骨粉碎骨折

3.6.1　鹰嘴横形骨折（21-B1）：使用张力带固定

原著　Shaul Beyth

翻译　芮碧宇　　审校　杨云峰

手术处理

- 使用张力带钢丝和 1.6 mm 克氏针固定

可选择的内植物

- 张力带钢丝和 3.5 mm 皮质骨螺钉固定

1　介绍（图 3.6.1-1）

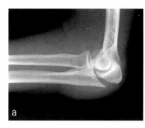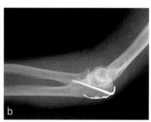

图 3.6.1-1
a. 术前 X 线：鹰嘴短斜形骨折。b. 术后 X 线：2 枚克氏针与张力带钢丝稳定固定

- 简单横形骨折发生于尺骨近端关节面
- 由于肱三头肌的强力收缩作用于近端骨块上，骨折移位各有不同
- 张力带将肱三头肌牵开后侧皮质的张力转化为对关节面的压力（见章节 2.4.4）
- 因为是关节内骨折，需要做到解剖复位，坚强固定和早期活动，恢复关节功能
- 当患者骨质疏松时，钢丝可能切割导致内固定松动。因此对于这一类型患者，可考虑接骨板固定甚至保守治疗

2　术前准备

手术室人员（ORP）需要了解和确认以下方面

- 骨折的部位
- 计划手术的种类
- 确认手术医生已标记手术部位
- 软组织条件
- 使用的内固定
- 患者体位
- 患者的具体细节（包括已签字确认的手术同意书和预防用抗生素及预防血栓形成的药物）
- 合并疾病，包括过敏史

需要的器械

- 小骨折块工具盒
- 克氏针（直径根据解剖而定）
- 1.0 mm 或 1.25 mm 钢丝
- 钢丝工具盒
- 血管牵开带
- 通用骨科器械
- 可兼容的气动钻或电动钻

设 备

- 透视手术床
- 协助固定患者仰卧体位的配件
- 仰卧位或侧卧位可摆放患肢前臂的板子或臂托

- 图像增强器
- 手术相关人员和患者 X 线防护装备
- 充气止血带（可充气或不可充气）

3 麻醉

- 患者处于全麻或区域麻醉下手术
- 区域麻醉
  - 肌间沟阻滞

- 臂丛阻滞
- 区域麻醉可以术后镇痛，因此除非麻醉消退，否则无法进行神经功能的评估

4 患者及透视体位

- 患者仰卧于透视手术床上
- 在患侧肩关节下方塞一个透视垫或 2 层单子，方便患肘平放在胸口上（图 3.6.1-2）
- 在消毒前一定要注意保护患者的面部和眼睛
- 手术床调整至合适的高度
- 将透视设备的显示屏放在手术床的另一侧，主刀的对面。确保肘关节透视时没有被阻挡

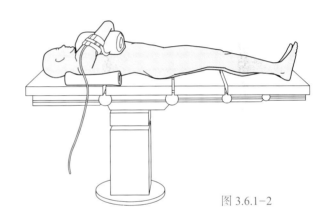

图 3.6.1-2

5 皮肤消毒和铺巾

- 摆好患者的体位后，使用合适的消毒剂消毒整个患侧上肢（图 3.6.1-3a）
- 铺巾包好上臂包括止血带。消毒止血带可以在铺好巾以后使用

- 单独包好手部，方便手术和透视时屈曲肘关节（图 3.6.1-3b）
- 使用一次性铺单或消毒单将患者完全铺好
- 使用无菌套套住图像增强器

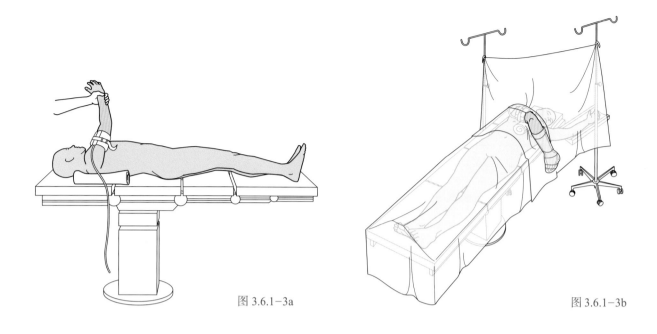

图 3.6.1-3a

图 3.6.1-3b

6   手术室设置

- 主刀医生和洗手护士站在患侧
- 助手站在对侧
- 透视设备位于主刀医生同侧
- 将透视设备的显示屏放置于手术医生和放射技师都能清楚看到图像的位置（图 3.6.1-4）

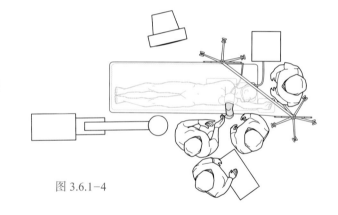

图 3.6.1-4

7   手术器械（图 3.6.1-5）

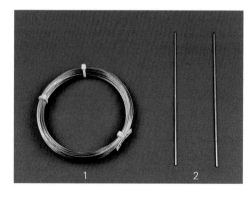

1. 绕成圈的 1.25 mm 钢丝
2. 1.6~2.0 mm 克氏针

图 3.6.1-5a   内植物

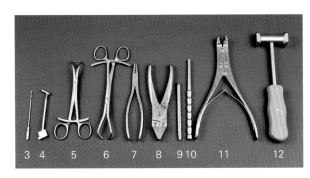

3. 2.0 mm 钻头
4. 2.0 mm 三联套筒
5. 点式复位钳，中号
6. 点式复位钳，大号
7. 钢丝折弯钳
8. 平头老虎钳
9. 克氏针折弯棒
10. 克氏针敲击棒
11. 克氏针剪，大号
12. 骨锤

图 3.6.1-5b 张力带固定骨折的工具

8 手术步骤和技术

- 切口：做一个肘后方纵行切口，切口在鹰嘴部位弧形向桡侧，向尺骨近端 1/3 延伸
- 识别并用血管牵开带保护尺神经（一般不需要游离神经）
- 暴露骨折端，冲洗
- 暴露肘关节
- 使用 2.0 mm 钻头距离骨折线 2~3 cm 在尺骨近端背侧上钻一个单皮质钉孔，作为点式复位钳钳夹尺骨干和鹰嘴的钳夹点（图 3.6.1-6a）
- 将点式复位钳的一个脚固定在刚钻好的单皮质孔内，轻柔地钳夹临时复位骨折（图 3.6.1-6b）
- 使用三联钻套从近端骨块向紧靠冠突下方的远端骨块前方皮质，平行植入 2 枚 1.6 mm 克氏针，

注意钢针不要穿出前方皮质（图 3.6.1-6c~d）
- 透视确认骨折的复位和克氏针位置是否满意。旋转 C 臂并内旋肩关节可以获得侧位片
- 使用 2.0 mm 克氏针经三联套筒于尺骨远端骨块背侧皮质距离骨折线 3~4 cm 钻一个横行双皮质孔（图 3.6.1-6e）
- 使用 300 mm 长的 1.25 mm 钢丝穿过横行孔，并环绕 2 枚克氏针，确保钢丝位于三头肌腱的深处，形成 8 字
- 在一侧绕一个环（以便从两侧同时收紧），另一侧则将钢丝的两头连在一起（图 3.6.1-6f）
- 使用老虎钳逐渐拧紧两侧钢丝，确保两侧的张力一致（图 3.6.1-6g）

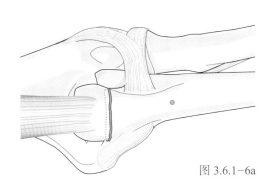

图 3.6.1-6a

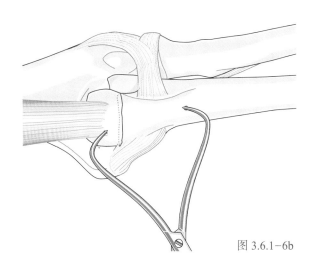

图 3.6.1-6b

- 克氏针退回几个毫米，剪短，然后弯成钩状
- 在钢丝表面用骨锤将克氏针弯曲的尾端敲入尺骨，避免退针
- 剪短张力带两侧绕圈的部分，折弯后紧贴在尺骨表面（图 3.6.1-6h）
- 拍摄最终的正侧位 X 线片并保存好
- 关闭伤口

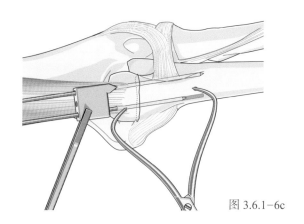

图 3.6.1-6c

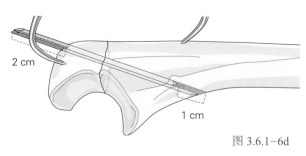

2 cm

1 cm

图 3.6.1-6d

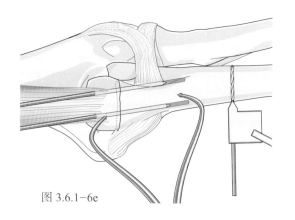

图 3.6.1-6e

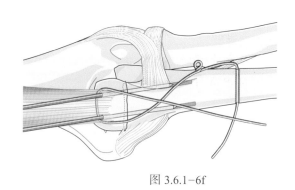

图 3.6.1-6f

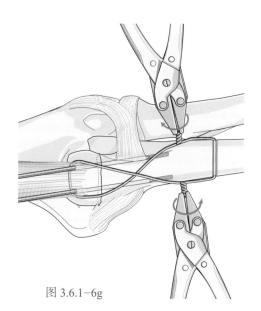

图 3.6.1-6g

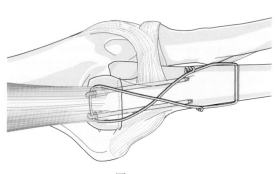

图 3.6.1-6h

9　围手术期特殊护理

- 确保患者的止血带已被衬垫好，根据手臂粗细使用了合适宽度的止血带，设置了正确的压力防止神经功能障碍

- 防止术中止血带使用时间过长
- 不要把器械放在患者的胸部和腹部

10　术后特殊护理

- 如果透视设备不能保存透视图片或质量很差，术后需要拍 X 线片存档并作为随访参考
- 固定的强度要允许早期肘关节的活动

- 要告知患者皮下有钢丝，因此在去除钢丝之前避免鹰嘴受压

11　手术室人员注意事项

- 交叉核对患者的基本信息、骨折部位、手术标记和手术部位是否正确
- 检查所有的内植物和工具是否完备
- 备好血管牵开带
- 检查是否备有接骨板（见图 3.6.2-6），以作

为张力带固定失败后的补救措施

- 准备 2 个老虎钳确保收紧钢丝时两侧的力量一致，保证骨折端承受一致的压力
- 丢弃使用过的和剪下的钢丝
- 记录并补充用掉的内植物

12　手术医生注意事项

- 交叉核对患者的基本信息、骨折部位、手术标记和手术部位是否正确
- 准备好内固定的术前计划，并告知手术室人员
- 伸肘位由远端向近端复位骨折比较容易
- 止血带可能卡住一部分三头肌，造成复位困难
- 如果背侧皮质解剖复位的话可以保证关节面精确对合，可以透视进行确认
- 克氏针在近端骨块上的进针点离得越远越好，但一定要平行，可以确保牢固固定

- 克氏针不要超出尺骨前方的皮质，否则有可能损伤神经血管束
- 要确保克氏针尖锐的末端已被很好地埋入骨组织，防止造成皮肤激惹和伤口感染
- 剪短钢丝时要防止金属尾端崩出
- 术前告知患者克氏针经常会退出，骨折愈合后需要取出
- 清楚记录手术过程，包括术后的特殊处理，要做到文字清晰

3.6.2 尺骨鹰嘴粉碎骨折（21-B1）: 使用 3.5 mm LC-DCP 固定

原著 Shaul Beyth
翻译 芮碧宇　审校 杨云峰

手术处理

- 使用 3.5 mm LC-DCP 固定

可选择的内植物

- 3.5 mm 1/3 管型接骨板
- 3.5 mm LCP
- 3.5 mm DCP
- 3.5 mm 普通或锁定重建板
- 肱骨内髁 3.5 mm 干骺端 LCP

1 介绍（图 3.6.2-1）

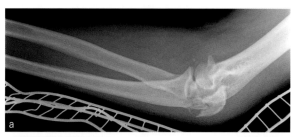
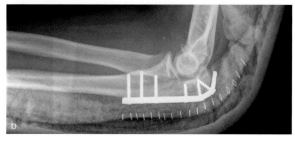

- 粉碎骨折发生于尺骨近端关节面
- 由于肱三头肌的强力收缩，导致骨折移位
- 因为是粉碎骨折，不适用张力带固定
- 需要做到解剖复位和早期活动，恢复关节功能
- 当患者骨质疏松时，可考虑锁定接骨板固定

图 3.6.2-1
a. 术前 X 线：鹰嘴粉碎骨折。b. 术后 X 线：使用 3.5 mm LC-DCP 固定

2　术前准备

手术室人员（ORP）需要了解和确认以下方面

- 骨折的部位
- 计划手术的种类
- 确认手术医生已标记手术部位
- 软组织条件
- 使用的内固定
- 患者体位
- 患者的具体细节（包括已签字确认的手术同意书和预防用抗生素及预防血栓形成的药物）
- 合并疾病，包括过敏史

需要的器械

- 3.5 mm LC-DCP 小骨折块器械盒：工具、螺

钉以及接骨板
- 克氏针
- 通用骨科器械
- 可兼容的气动钻或电动钻

设　备

- 透视手术床
- 协助固定患者仰卧体位的配件
- 仰卧位或侧卧位可摆放患肢前臂的板子或臂托
- 图像增强器
- 手术相关人员和患者 X 线防护装备
- 充气止血带（可充气或不可充气）

3　麻醉

- 患者处于全麻或区域麻醉下手术
- 区域麻醉
    - 肌间沟阻滞
    - 臂丛阻滞

    - Bier 阻滞麻醉
- 区域麻醉可以术后镇痛，因此除非麻醉消退，否则无法进行神经功能的评估

4　患者及透视体位

- 患者仰卧于透视手术床上（图 3.6.2-2）
- 在患侧肩关节下方塞一个透视垫或 2 层单子，方便患肘平放在胸口上
- 在消毒前一定要注意保护患者的面部和眼睛
- 手术床调整至合适的高度
- 将透视设备的显示屏放在手术床的另一侧，主刀的对面。确保肘关节透视时没有被阻挡

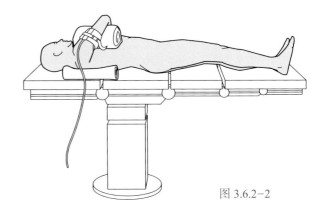

图 3.6.2-2

5 皮肤消毒和铺巾

- 使用合适的消毒剂消毒整个暴露区域（图 3.6.2-3a）
- 铺巾包好上臂包括止血带。消毒止血带可以在铺好巾以后使用（图 3.6.2-3b）
- 单独包好手部，方便手术和透视时屈曲肘关节
- 使用一次性铺单或消毒单将患者完全铺好
- 使用无菌套套住图像增强器

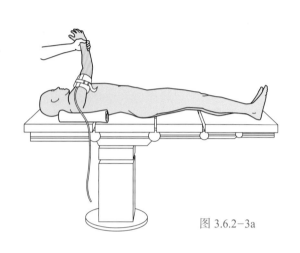

图 3.6.2-3a

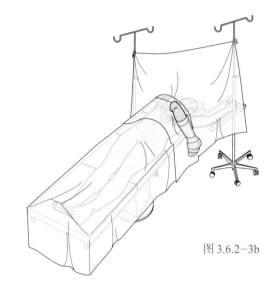

图 3.6.2-3b

6 手术室设置

- 主刀医生和洗手护士站在患侧
- 助手站在对侧
- 透视设备位于主刀医生同侧
- 将透视设备的显示屏放置于手术医生和放射技师都能清楚看到图像的位置（图 3.6.2-4）

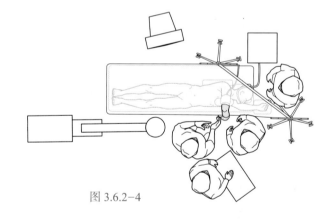

图 3.6.2-4

7　手术器械（图 3.6.2-5）

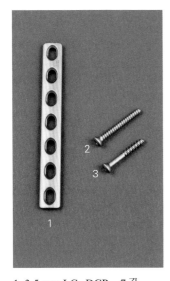

1. 3.5 mm LC-DCP，7 孔
2. 3.5 mm 皮质骨螺钉
3. 4.0 mm 松质骨螺钉，半螺纹

图 3.6.2-5a　内植物

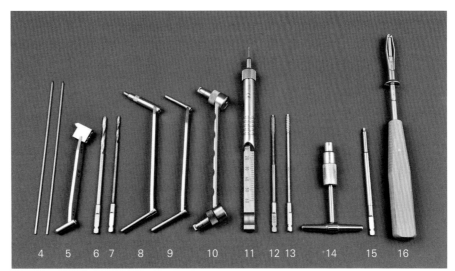

4. 1.6 mm 克氏针（临时固定）
5. 2.0 mm 三联套筒
6. 3.5 mm 钻头
7. 2.5 mm 钻头
8. 3.5 mm 通用钻套
9. 3.5/2.5 mm 双头钻套
10. 3.5 mm LC-DCP 钻套

11. 测深尺
12. 3.5 mm 丝攻
13. 4.0 mm 丝攻
14. 带有快接的 T 柄
15. 螺丝刀杆
16. 带有持钉器的螺丝刀

图 3.6.2-5b　使用 3.5 mm LC-DCP 固定骨折的工具

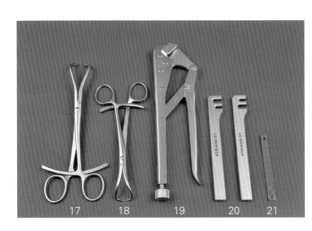

17. 点式复位钳，大号
18. 点式复位钳，中号
19. 接骨板折弯钳
20. 接骨板折弯棒
21. 3.5 mm LC-DCP 折弯模板

图 3.6.2-5c　复位和塑形工具

8 手术步骤和技术

- 切口：做一个肘后方纵行切口，切口在鹰嘴部位弧形向桡侧，向尺骨近端 1/3 延伸
- 识别并用血管牵开带保护尺神经，根据骨折线的延伸有必要游离尺神经
- 暴露骨折端，冲洗
- 暴露肘关节
- 识别关节面的骨块
- 使用点式复位钳复位关节骨块，恢复关节面
- 使用克氏针临时固定复位的关节骨块（图 3.6.2-6a）
- 复位其余骨折块，使用克氏针或点式复位钳临时固定
- 透视确认是否获得解剖复位
- 选择合适长度的 LC-DCP（通常 8~9 孔），根据尺骨的形态折弯（图 3.6.2-6b）。接骨板的精确塑形非常重要
- 有些病例可能使用 1/3 管型接骨板或重建接骨板更加适合，因为需要较大的折弯的时候会更加方便
- 使用 4.0 mm 松质骨螺钉将接骨板固定在近端主要骨折块上。使用 2.5 mm 钻头经通用钻套（或 LC-DCP 3.5 mm 双头钻套，绿色）在中立位（推入弹簧）钻孔，测量深度，使用 4.0 mm（银色）丝攻攻丝，并且拧入适当长度的 4.0 mm 松质骨螺钉（图 3.6.2-6c）
- 钻孔或拧入螺钉时要小心避免穿入关节面
- 在固定接骨板的远端螺钉时，可以对骨折部位适当加压。可以通过夹紧点式复位钳和 / 或将远端第一枚螺钉作为加压螺钉来完成加压。是否需要以及如何加压将取决于骨折的类型
- 使用 2.5 mm 钻头在远端第一个螺孔，经通用钻套（或 LC-DCP 3.5 mm 双头钻套，绿色）在中立位（推入弹簧）钻孔。测量深度并用 3.5 mm（金色）丝攻攻丝。拧入适当长度的 3.5 mm 皮质骨螺钉（图 3.6.2-6d）。这个螺钉不会轴向加压

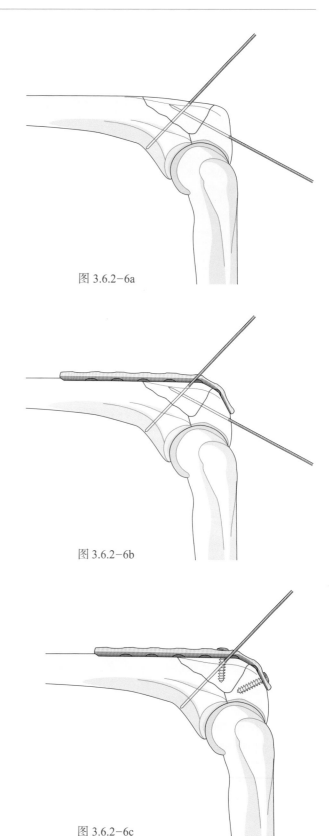

图 3.6.2-6a

图 3.6.2-6b

图 3.6.2-6c

- 如果远端骨折块上接骨板的第一枚皮质骨螺钉作为加压螺钉固定，则使用 2.5 mm 钻头经未向下推的 2.5 mm 通用钻套（或 3.5 mm LC-DCP 双头钻套，金色箭头指向骨折端）偏心钻孔（见章节 2.4.3）。测量螺钉长度，用 3.5 mm（金色）丝攻攻丝，然后拧入螺钉。拧紧螺钉时，对骨折部位施加压力

- 一旦骨折复位（如需要，已经加压），将其余

的 3.5 mm 皮质骨螺钉中立位拧入远端骨折块，将 4.0 mm 松质骨螺钉拧入近端骨折块。远端至少 6 层皮质（至少 3 枚螺钉），尽管空间不一定足够，如果可能的话，近端尽可能使用 3 枚螺钉（图 3.6.2−6e）

- 去除克氏针和复位钳
- 拍摄最终的正侧位 X 线片并保存好
- 关闭伤口

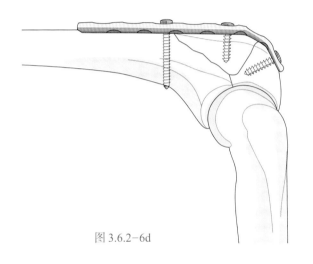

图 3.6.2−6d

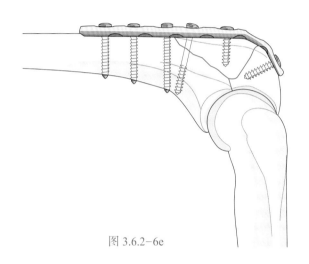

图 3.6.2−6e

9　围手术期特殊护理

- 确保患者的止血带已被衬垫好，宽度合适，设置了正确的压力防止神经功能障碍

- 防止术中止血带使用时间过长
- 不要把器械放在患者的胸部和腹部

10　术后特殊护理

- 如果透视设备不能保存透视图片或质量很差，术后需要拍 X 线片存档并作为随访参考

- 理想情况下，固定的强度要允许肘关节即刻活动，然而很多时候达不到

- 术后可能需要使用后侧石膏或肘上石膏保护，并让患者觉得舒适

- 要告知患者皮下有内固定，因此在去除接骨板之前避免鹰嘴受压

11 手术室人员注意事项

- 交叉核对患者的基本信息、骨折部位、手术标记和手术部位是否正确
- 检查所有的内植物和工具是否完备
- 使用接骨板的手术切口比使用张力带的切口要大
- 备有其他可替代的 3.5 mm 接骨板

- 检查螺钉的长度和类型。经常会搞混皮质骨螺钉和松质骨螺钉
- 检查各种螺钉相应的丝攻是否正确。金色是皮质骨螺钉的丝攻，银色是松质骨螺钉的丝攻
- 记录并补充用掉的内植物

12 手术医生注意事项

- 交叉核对患者的基本信息、骨折部位、手术标记和手术部位是否正确
- 准备好内固定的术前计划，并告知手术室人员
- 伸肘位由远端向近端复位骨折比较容易
- 止血带可能卡住一部分三头肌，造成复位困难
- 通过 X 线很难评估这些骨折块，因此即使有仔细的术前计划仍有可能需要调整
- 需要直视下完成关节面的解剖复位，因为是粉碎骨折，后方皮质精确复位并不能保证关节面的解剖复位
- 仔细检查螺钉长度，防止穿入关节

- 有时需要使用骨折块间拉力螺钉将鹰嘴关节面较大的、分离的骨块拼成一整个近端骨块，然后再使用接骨板。确保任何拉力螺钉的钉头不会妨碍后面接骨板的放置
- 如果骨质量较差，则使用 LCP 或重建 LCP，骨折的两端拧入普通螺钉以后，就可以使用锁定螺钉，这使得固定更牢固并且可以允许更早的活动。在骨折端加压之前，不可以拧入锁定螺钉
- 清楚记录手术过程，包括术后的特殊处理，要做到文字清晰

3.7 前臂骨干骨折

原著 Mariusz Bonczar
翻译 芮碧宇 审校 杨云峰

病 例

- 使用 3.5 mm LC-DCP 固定双骨干简单骨折

介 绍

- 根据 Müller AO/OTA 分型，前臂骨干骨折可分
  为三组：
  - 22-A：单骨或双骨简单骨折
  - 22-B：单骨或双骨楔形骨折
  - 22-C：一骨粉碎骨折另一骨简单骨折或双
    骨粉碎骨折
- 手臂的功能是将手放在不同的位置。前臂不仅
  有助于手臂的屈曲和伸展，而且还负责手的所
  有旋转
- 连接手腕和手的桡骨围绕不动的尺骨旋转时，
  前臂发生旋转。近端，旋转发生于上尺桡关节；
  远端，旋转发生于下尺桡关节。当旋后时，桡
  骨和尺骨几乎平行，但旋前时，桡骨与尺骨的
  长轴交叉（图 3.7-1）
- 旋转取决于前臂骨骼的形状以及上下尺桡关节
  的完整性。整个前臂实际上是一个复杂的关节
- 为了维持旋转功能，前臂骨干骨折需要解剖
  复位
- 骨折愈合受限、轴向或旋转畸形或愈合过程
  中过多的骨痂将导致旋转受限，从而影响手部
  功能
- 单发的，完全没有移位的单骨骨折可以保守治
  疗。成人其他所有的前臂骨折均需手术

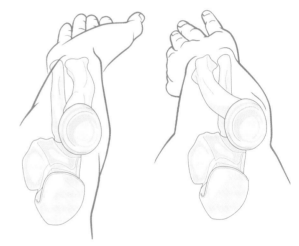

图 3.7-1 左侧，前臂旋后——桡骨和尺骨平行。右侧，前臂旋前——桡骨与尺骨的长轴交叉

- 单发移位的桡骨骨折通常伴有下尺桡关节脱
  位，单发移位的尺骨骨折通常伴有桡骨头脱
  位。骨折的解剖复位和固定将复位这些脱位的
  关节，需要通过 X 线确认
- 相对于尺骨，桡骨骨折的治疗更为复杂，因为
  它有弧度，横截面不规则且皮质很厚，以及承
  担了旋转载荷
- 术前计划非常重要
- 当准备采取内固定时，不仅要考虑骨折类型，
  也要考虑软组织的损伤情况

Müller AO/OTA 分型——前臂骨干骨折

22　桡骨 / 尺骨，骨干

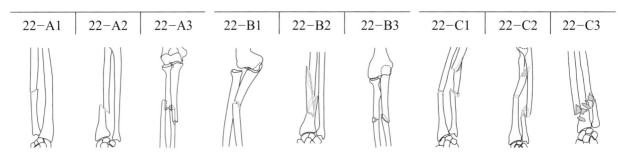

| 22-A1 | 22-A2 | 22-A3 | 22-B1 | 22-B2 | 22-B3 | 22-C1 | 22-C2 | 22-C3 |

22-A　简单骨折

22-A1　尺骨骨折，桡骨完整

22-A2　桡骨骨折，尺骨完整

22-A3　双骨折

22-B　楔形骨折

22-B1　尺骨骨折，桡骨完整

22-B2　桡骨骨折，尺骨完整

22-B3　一骨楔形骨折，另一骨简单
　　　　骨折

22-C　粉碎骨折

22-C1　尺骨粉碎骨折，桡骨简单骨折

22-C2　桡骨粉碎骨折，尺骨简单骨折

22-C3　双骨粉碎骨折

3.7.1 尺桡骨骨折（22-A3）：使用 3.5 mm LC-DCP 固定

原著 Mariusz Bonczar
翻译 芮碧宇 审校 杨云峰

手术处理

- 使用 3.5 mm LC-DCP 固定

可选择的内植物

- 3.5 mm DCP
- 3.5 mm LCP

1 介绍（图 3.7.1-1）

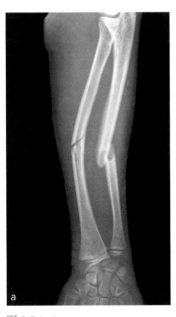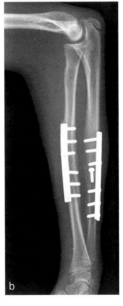

- 斜形骨折可以使用拉力螺钉固定，保护接骨板加强，横形骨折需要使用加压接骨板固定。严重粉碎骨折通常需要使用接骨板桥接固定
- 骨质量差的话，可以使用 LCP 和锁定螺钉固定。年轻成人患者通常不需要这种接骨板

图 3.7.1-1
a. 术前 X 线：桡骨干横形骨折，尺骨干短斜形骨折。b. 术后 X 线：桡骨使用 3.5 mm LC-DCP 固定，尺骨使用 3.5 mm LC-DCP 固定

2 术前准备

手术室人员（ORP）需要了解和确认以下方面

- 骨折的部位
- 计划手术的种类
- 确认手术医生已标记手术部位
- 软组织条件（开放或闭合骨折 / 骨筋膜室综合征）
- 使用的内固定
- 患者体位
- 患者的具体细节（包括已签字确认的手术同意书和预防用抗生素及预防血栓形成的药物）
- 合并疾病，包括过敏史

需要的器械

- 3.5 mm LC-DCP 小骨折块器械盒：工具、螺钉以及接骨板
- 折弯器械
- 通用骨科器械
- 可兼容的气动钻或电动钻

设 备

- 带有透视手臂托板的手术床
- 协助固定患者仰卧体位的配件
- 图像增强器
- 手术相关人员和患者 X 线防护装备
- 充气止血带（可选）

3 麻醉

- 患者处于全麻或区域麻醉下手术
- 如使用区域麻醉，手术医生应该在麻醉消退以

前完成手术

4 患者及透视体位

- 将麻醉好的患者仰卧于手术床上，患肢置于透视手臂托板上（图 3.7.1-2）
- 保护好软组织和容易受压的部位，以及皮下的神经特别是肘关节处的尺神经
- 将手术床和手臂托板调整到合适的高度
- 将透视设备放在患者患肢和主刀医生的对面。主刀可以旋转前臂透视侧位片

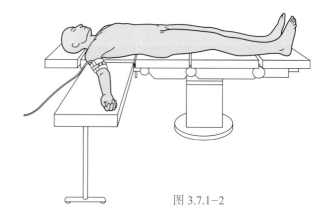

图 3.7.1-2

5　皮肤消毒和铺巾

- 患者摆好体位，绑好止血带以后，使用合适的消毒剂从指尖开始消毒整个手臂（图3.7.1-3a）
- 避免消毒剂流到止血带的下方
- 无菌铺单，确保术野防水。手部用单子包裹后显得比较大，使用消毒套包裹后使用自粘绷带

或透明薄膜巾环绕可能更为合适（图3.7.1-3b）
- 铺巾包好上臂包括止血带。消毒止血带可以在铺好巾以后使用
- 使用无菌套套住图像增强器

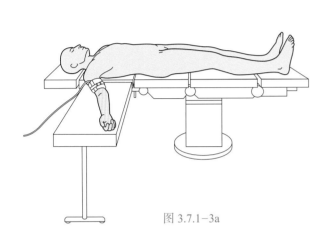

图 3.7.1-3a

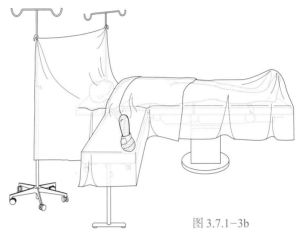

图 3.7.1-3b

6　手术室设置

- 主刀医生坐在面向患者头部的位置，助手坐在对面，洗手护士坐在手臂托板的远端
- 从助手一侧推入透视设备。透视时助手要暂时离开位置
- 将透视设备的显示屏放置于手术医生和放射技师都能清楚看到图像的位置（图3.7.1-4）

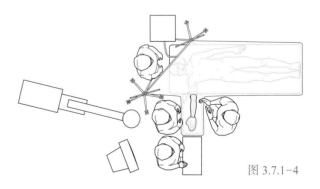

图 3.7.1-4

233

7 手术器械（图 3.7.1-5）

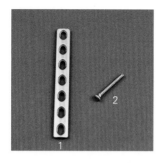

1. 3.5 mm LC-DCP，7 孔
2. 3.5 mm 皮质骨螺钉

图 3.7.1-5a 内植物

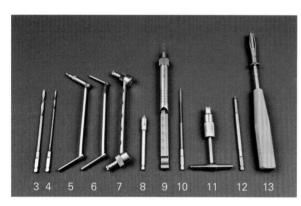

3. 3.5 mm 钻头
4. 2.5 mm 钻头
5. 3.5 mm 通用钻套
6. 3.5/2.5 mm 双头钻套
7. 3.5 mm LC-DCP 钻套
8. 3.5 mm 埋头器
9. 测深尺
10. 3.5 mm 皮质骨丝攻
11. T 形手柄
12. 螺丝刀杆
13. 带有持钉器的螺丝刀

图 3.7.1-5b 使用 3.5 mm LC-DCP 固定骨折的工具

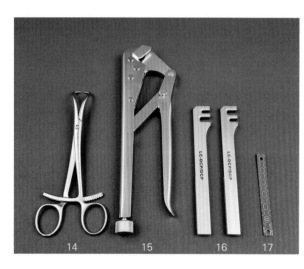

14. 点式复位钳
15. 接骨板折弯钳
16. 接骨板折弯棒（2 件）
17. 3.5 mm LC-DCP 折弯模板

图 3.7.1-5c 复位和塑形工具

8 手术步骤和技术

■ 切口：用 2 个不同的切口分别固定桡骨和尺骨骨折，降低两骨之间形成骨桥的风险

■ 通常使用 2 种方法显露桡骨。掌侧入路（Henry）时，前臂处于完全旋后的位置，平放在托手板上。背侧入路（Thompson）是在前臂处于旋后的情况下进行的。这 2 种入路都很复杂，一

些重要的结构可能存在损伤的风险。因此，如果手术团队不熟悉所使用的入路，则建议阅读手术入路或解剖学的标准参考书

- 经后内侧皮下缘显露尺骨。显露时，需要屈曲肘关节。助手应将前臂垂直于台面握住

固定桡骨

接骨板作为中和接骨板使用。

- 在固定任何一根骨之前，必须暴露并复位好两根骨。先固定一根骨的话可能会无法复位另一根骨

- 可以使用点式复位钳复位骨折，尽量保护好附着的软组织

- 使用复位钳轻柔地复位骨折（图 3.7.1-6a）

- 如果要使用拉力螺钉，则使用 3.5 mm 钻头经过相应的钻套垂直于骨折线在近侧皮质钻一个滑动孔（图 3.7.1-6b）

- 将 2.5 mm 钻套插入滑动孔用 2.5 mm 钻头钻对侧皮质

- 近侧皮质使用埋头器埋头，使用测深尺测深，使用皮质骨螺钉丝攻（金色）对对侧皮质攻丝

- 拧入合适长度的 3.5 mm 皮质骨螺钉并拧紧，注意不要过分拧紧破坏螺纹（图 3.7.1-6c）

- 精确塑形长度合适的 3.5 mm LC-DCP（6~9 孔）。接骨板上骨折端的两侧各至少有 3 枚双皮质螺钉固定

- 用手指将接骨板轻轻固定，这比用钳子夹住接骨板所造成的软组织的剥离和损伤要小得多

- 使用 2.5 mm 钻头经 LC-DCP 钻套（绿色）钻透双层皮质，测深，使用 3.5 mm 丝攻（金色）攻丝，中立位拧入并拧紧所有的螺钉（图 3.7.1-6d）

- 最后，拧紧所有的螺钉。注意不要过分拧紧破坏螺纹

固定尺骨

接骨板作为加压接骨板使用。

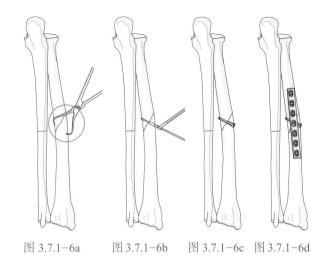

图 3.7.1-6a　　图 3.7.1-6b　　图 3.7.1-6c　图 3.7.1-6d

- 如果是短斜形或横形骨折，则应使用加压接骨板模式进行固定

- 预塑形或预弯 3.5 mm LC-DCP（6~9 孔）的中央区域。将接骨板置于已复位的骨折部位（图 3.7.1-6e）。每侧至少有 3 枚双皮质螺钉固定

- 经中立位拧入第一枚螺钉，使用 2.5 mm 钻头经 LC-DCP 钻套（绿色），箭头指向骨折线，钻透双层皮质，测深，使用 3.5 mm 丝攻（黄色）攻丝，拧入并拧紧螺钉

- 在骨折另一侧骨块上经接骨板钻第二个螺钉孔，使用偏心钻套（黄色）按照加压模式钻孔，箭头指向骨折线（图 3.7.1-6f）

- 测深，使用 3.5 mm 丝攻（黄色）攻丝。一旦拧紧合适长度 3.5 mm 皮质骨螺钉，将会对骨折端加压（见章节 2.4.2）。透视确认骨折的复位情况

- 剩余的螺钉孔中立位拧入 3.5 mm 皮质骨螺钉（图 3.7.1-6g）

- 2 根骨都固定完成后检查前臂的旋转范围。如果精确固定的话，前臂的旋前和旋后都能到达最大的角度

- 拍摄并保存 X 线

- 关闭伤口

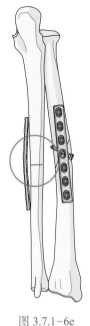

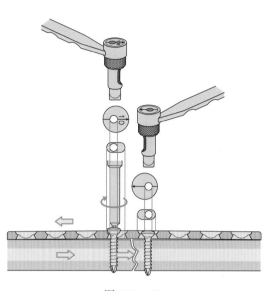

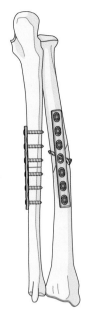

图 3.7.1-6e   图 3.7.1-6f   图 3.7.1-6g

9 围手术期特殊护理

- 保护好容易受压的部位特别是肘关节处位于皮下的神经
- 确保正确应用止血带，设置了正确的压力，防

止充气时间过长
- 在透视设备旋转时保持术野的无菌环境

10 术后特殊护理

- 术后仔细观察患肢，早期发现是否发生骨筋膜室综合征
- 除非透视时能获得合适的图像，否则术后需要拍 X 线片检查和记录复位的情况和内固定的位置

- 内固定的强度要允许腕、手和肘关节的主动活动，包括前臂的旋转在内，术后要尽早开始锻炼。通常不需要石膏固定
- 术后鼓励患者使用患手，根据随访时的 X 线，在 6~12 周内避免举重物

11 手术室人员注意事项

- 交叉核对患者的基本信息、骨折部位、手术标记和手术部位是否正确
- 检查所有的内植物和工具是否完备
- 检查螺钉的长度和类型。经常会搞混皮质骨螺

钉和松质骨螺钉
- 检查各种螺钉相应的丝攻是否正确。金色是皮质骨螺钉的丝攻，银色是松质骨螺钉的丝攻
- 记录并补充用掉的内植物

12 手术医生注意事项

- 交叉核对患者的基本信息、骨折部位、手术标记和手术部位是否正确
- 准备好详细的术前计划，以及手术示意图
- 选择先固定哪根骨（通常是简单一侧），考虑将使用哪种模式的接骨板（保护、加压或桥接）以及每个骨折螺钉拧入的先后顺序
- 确认患者满意的术前准备

- 确保获得满意的正侧位 X 线片
- 小心地处理软组织和骨折块，保护血供避免造成血供的丧失
- 在固定之前复位好双骨折
- 术后检查并记录好末端的神经功能
- 清楚记录手术过程，包括术后的特殊处理，要做到文字清晰

3.8 桡骨远端骨折

原著 Martin Wood

翻译 芮碧宇　审校 杨云峰

内植物和手术技术

- 3.5 mm T 形接骨板
- 微型外固定支架
- 2.4 mm 桡骨远端 LCP

病 例

- 桡骨远端部分关节内骨折（23-B3）
- 桡骨远端粉碎骨折（23-C2）
- 桡骨远端粉碎骨折（23-C3）

介 绍

- 尺桡骨远端骨折可分为以下三组：
  - 23-A：关节外骨折（包括 23-A1 型的单纯尺骨骨折）
  - 23-B：桡骨远端部分关节内骨折
  - 23-C：桡骨远端完全关节内骨折

  根据骨折的形态以及骨折块的粉碎程度可进一步分为各个亚型
- 大部分桡骨远端骨折好发于骨质疏松的老年患者单纯跌倒后
- 年轻患者发生桡骨远端骨折大部分由于高能量损伤造成
- 根据骨折的形态，桡骨远端骨折可以采用手法复位夹板固定、经皮克氏针固定、外固定或者内固定来治疗。尽管目前缺乏充足的临床研究证实内固定的远期效果优于经皮克氏针固定，但内固定被广泛用于越来越多的不稳定骨折
- 当闭合复位无法获得满意的骨折对位，且/或复位无法得到稳定维持，则考虑采用切开/闭合复位后内固定治疗
- 对于年轻患者，当骨折造成关节面相互不匹配

时将会造成创伤后关节炎，但这种情况在老年患者中较少发生
- 腕关节力线异常合并桡骨短缩以及/或掌倾角丢失将会造成持续的腕关节不稳定，表现为肌力下降以及活动度降低
- 无法恢复桡骨的长度是造成手术效果不佳的重要因素
- 对于合并掌侧移位的简单部分关节内骨折，采用掌侧的支撑接骨板可以有效维持复位
- 对于较为复杂的关节内骨折，可以采用解剖型锁定接骨板进行治疗。对于桡骨茎突的骨块，可以通过额外的茎突支撑接骨板获得稳定固定
- 对于复杂粉碎骨折，尤其是骨量较差的患者，很难做到复位所有的骨块并用单一的接骨板进行固定。在这种情况下，可以应用外固定支架桥接固定，同时通过韧带复位来维持复位和力线
- 在合并严重软组织损伤的情况时，外固定的效果要优于内固定

Müller AO/OTA 分型——桡骨远端骨折

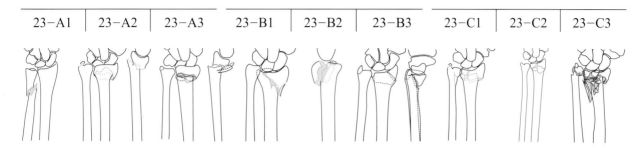

| 23-A1 | 23-A2 | 23-A3 | 23-B1 | 23-B2 | 23-B3 | 23-C1 | 23-C2 | 23-C3 |

23-A 关节外骨折

23-A1 单纯尺骨骨折

23-A2 桡骨简单骨折合并断端嵌插

23-A3 干骺端粉碎骨折

23-B 部分关节内骨折

23-B1 矢状面骨折

23-B2 冠状面骨折，背侧缘

23-B3 冠状面骨折，掌侧缘

23-C 完全关节内骨折

23-C1 关节面简单骨折，干骺端简单骨折

23-C2 关节面简单骨折，干骺端粉碎骨折

23-C3 关节面粉碎骨折

3.8.1 部分关节内骨折（23-B3）：使用 3.5 mm T 形接骨板固定

原著 Martin Wood

翻译 芮碧宇　审校 杨云峰

手术处理

- 采用 3.5 mm 直 T 形接骨板固定

可选择的内植物

- 3.5 mm 斜 T 形接骨板
- 3.5 mm 直 T 形 LCP
- 3.5 mm、2.7 mm 或者 2.4 mm 掌侧 LCP

1　介绍（图 3.8.1-1）

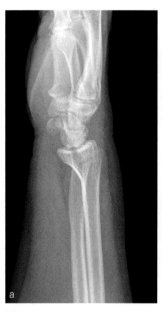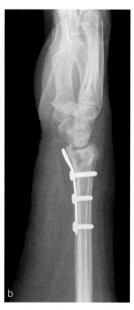

- 该病例是一例合并掌侧移位的简单关节内骨折，但该病例很难通过手法复位夹板固定获得满意的解剖位置
- 掌侧的骨块通常需要切开复位并用简单的支撑接骨板进行固定
- 该类型骨折通过解剖复位和内固定往往可以获得满意的效果

图 3.8.1-1

a. 术前 X 线：部分关节内骨折合并骨块掌侧移位。b. 术后 X 线：采用 3.5 mm 直 T 形接骨板固定

2　术前准备

手术室人员（ORP）需要了解和确认以下方面

- 骨折的部位
- 计划手术的种类
- 确认手术医生已标记手术部位
- 软组织条件
- 使用的内固定
- 患者体位
- 患者的具体细节（包括已签字确认的手术同意书和预防用抗生素及预防血栓形成的药物）
- 合并疾病，包括过敏史

需要的器械

- 3.5 mm 小骨折块工具盒
- 3.5 mm 直 T 形接骨板，以及 3.5 mm 和 4.0 mm 螺钉
- 通用骨科小器械
- 可兼容的气动钻或电动钻

设　备

- 带有透视搁手台的标准手术床
- 图像增强器
- 手术相关人员和患者 X 线防护装备
- 止血带（可选）

3　麻醉

- 患者处于全麻或区域麻醉下手术

4　患者及透视体位

- 将麻醉好的患者仰卧于带有透视搁手台的手术床上，患肢外展 80°~90°，手腕和手位于搁手台的正中（图 3.8.1-2）
- 注意避免牵拉臂丛神经，不要过度外展或后伸肩关节。为了预防这一点，搁手台要和手术床位于同一个高度
- 上臂使用有合适袖带的止血带。根据术者的需要使用
- 将透视设备置于腕关节处，避免碰到器械车和搁手台的底座

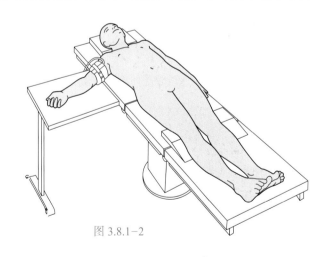

图 3.8.1-2

5 皮肤消毒和铺巾

- 在铺巾前可以将上肢进行驱血。如果预期的手术时间较长，可以在铺巾完成后给止血带充气，从而增加止血带时间
- 采用合适的消毒剂消毒患肢，消毒区域需到达肘关节平面（图 3.8.1-3a）
- 在搁手台上先铺一层无菌单，之后用一张较大的无菌单铺在上方，并用该无菌单包裹前臂从

而隔开手术区和其他区域。将第三张无菌大单盖在患者身上，并将该无菌单的边缘包裹患肢将非无菌区封闭（图 3.8.1-3b）

- 用无菌套套住图像增强器，其中球管部分由于在透视时放置在搁手台下方，因此不需要覆盖无菌单

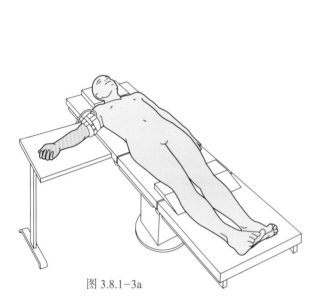

图 3.8.1-3a

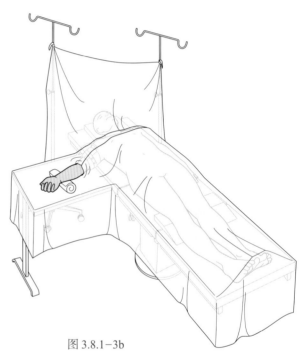

图 3.8.1-3b

6 手术室设置

- 主刀医生坐在患侧躯干的旁边
- 助手坐在搁手台的对面
- 洗手护士在助手的旁边
- 确保助手和洗手护士不阻碍透视设备的推入
- 将透视设备的显示屏放置于手术医生和放射技师都能清楚看到图像的位置（图 3.8.1-4）

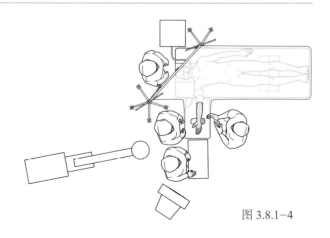

图 3.8.1-4

7 手术器械（图 3.8.1-5）

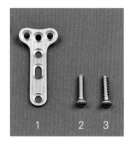

1. 3.5 mm 3 孔直 T 形接骨板
2. 3.5 mm 皮质骨螺钉
3. 4.0 mm 松质骨螺钉

图 3.8.1-5a 植入物

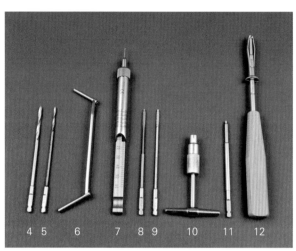

4. 3.5 mm 钻头
5. 2.5 mm 钻头
6. 3.5/2.5 mm 双头钻头套筒
7. 测深尺
8. 3.5 mm 皮质骨螺钉丝攻
9. 4.0 mm 松质骨螺钉丝攻
10. T 形手柄
11. 螺丝刀杆
12. 配有持钉器的螺丝刀

图 3.8.1-5b 3.5 mm T 形接骨板植入所需器械

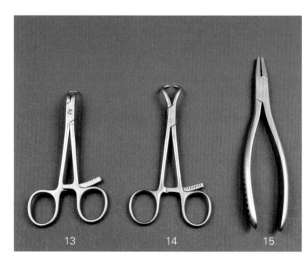

13. 小鹿角钳
14. 小点式复位钳
15. 折弯器

图 3.8.1-5c 复位及塑形工具

8 手术步骤和技术

- 从腕横纹向近端沿着桡侧屈腕肌做 6 cm 切口
- 切开桡侧屈腕肌下方腱鞘至桡骨远端掌侧皮质，将桡动脉向桡侧牵开并将桡侧屈腕肌向尺侧牵开
- 将旋前方肌在桡骨的桡侧缘切开掀起并用骨膜剥离器暴露桡骨（图 3.8.1-6a）
- 仔细暴露骨折断端后清理碎骨片和血痂。通过纵向牵拉前臂并推压骨折块即可复位
- 将 T 形接骨板作为支撑接骨板来复位移位的掌侧骨块，因此设计为非解剖型可以获得最大的支撑效果。该接骨板在设计时已经预弯处理，因此无须再次预弯，T 形部分可以良好覆盖骨折块并且维持复位
- 确保接骨板正确放置不影响腕关节活动，接骨板的长轴需要和桡骨长轴一致
- 第一枚 3.5 mm 皮质骨螺钉在桡骨的干部拧入相应的椭圆孔（图 3.8.1-6b）
- 使用 2.5 mm 钻头钻透双层皮质，测深，使用相

应的丝攻攻丝（金色），拧入合适长度的 3.5 mm 皮质骨螺钉
- 调整接骨板的位置后拧紧螺钉。这个步骤将骨折块复位在完整的背侧皮质上（图 3.8.1-6c）
- 使用透视设备正侧位透视检查接骨板的位置和复位的情况
- 如果复位并接骨板的位置满意，经接骨板向桡骨干拧入第二枚皮质骨螺钉
- 在近端骨折块上拧入另一枚皮质骨螺钉，防止侧方移位
- 在远端骨折块拧入松质骨螺钉。2.5 mm 钻头钻孔，测深，使用相应的丝攻攻丝（银色），然后拧入合适长度的 4.0 mm 松质骨螺钉。这些螺钉并不是必须使用，根据术者的要求而定（图 3.8.1-6d）
- 拍摄并保存最终的正侧位 X 线片
- 关闭伤口

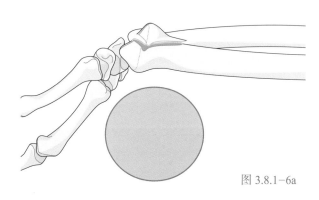

图 3.8.1-6a

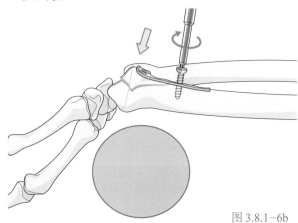

图 3.8.1-6b

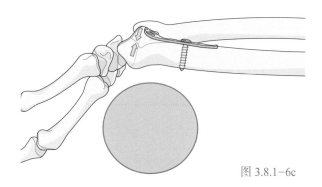

图 3.8.1-6c

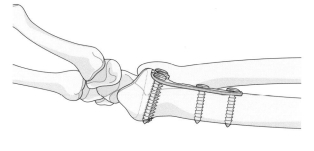

图 3.8.1-6d

9 围手术期特殊护理

- 放置体位时需要注意避免过度牵拉上臂损伤颈丛和臂丛神经

- 预先手法复位可以帮助复位嵌插的骨块，从而便于术中复位

10 术后特殊护理

- 术后再次摄片检查并记录复位情况以及内植物的位置，以免由于术中透视未获得需要的影像学资料

- 术后 48 h 逐步开始活动
- 注意观察是否发生正中神经卡压表现，如果发现，应考虑立即行腕管切开减压术

11 手术室人员注意事项

- 交叉核对患者的基本信息、骨折部位、手术标记和手术部位是否正确
- 检查所有的 T 形接骨板工具是否完备
- 做好使用计划外的 T 形接骨板的准备，例如锁定加压 T 形接骨板或者较小尺寸的 T 形接

骨板
- 如果选择使用斜 T 形接骨板，而不是常规使用的直 T 形接骨板，需要注意接骨板的左右是否正确
- 记录并补充用掉的内植物

12 手术医生注意事项

- 交叉核对患者的基本信息、骨折部位、手术标记和手术部位是否正确
- 在侧位片透视检查复位完成后，需要正位透视检查骨块是否向桡侧移位
- 确保远端的螺钉不要穿入关节，可以通过检查

活动关节时是否有摩擦音来判断，影像学检查有时很难发现螺钉穿出
- 清楚记录手术过程，包括术后的特殊处理，要做到文字清晰

3.8.2 桡骨远端粉碎骨折（23–C2）：使用微型外固定支架固定

原著　Martin Wood
翻译　芮碧宇　审校　杨云峰

手术处理

- 使用微型外固定支架固定

可选择的内植物

- 切开复位，使用桡骨远端 3.5 mm 或 2.4 mm 接骨板固定

1 介绍（图 3.8.2–1）

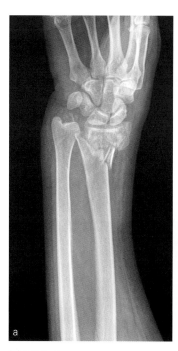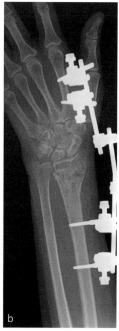

图 3.8.2–1
a. 术前 X 线：桡骨远端关节内粉碎骨折。b. 术后 X 线：使用微型外固定支架固定

- 外固定支架的手术指征
  - 软组织条件不允许切开复位内固定
  - 骨折过于粉碎，切开复位接骨板内固定无法获得满意的效果
- 应用的技术
  - 如果使用跨关节桥接模式，2 枚螺钉固定在第二掌骨上，2 枚固定在骨折近端的桡骨干上
  - 如果使用非跨关节模式，2 枚螺钉固定在桡骨远端无骨折的骨块上，2 枚固定在桡骨干上，这允许腕关节的早期活动
  - 外固定架可配合使用经皮克氏针或螺钉固定，克氏针或螺钉可以稳定单独的骨块

2 术前准备

手术室人员（ORP）需要了解和确认以下方面

- 骨折的部位
- 计划手术的种类
- 确认手术医生已标记手术部位
- 软组织条件（开放或闭合骨折）
- 使用的内固定
- 患者体位
- 患者的具体细节（包括已签字确认的手术同意书和预防用抗生素及预防血栓形成的药物）
- 合并疾病，包括过敏史

需要的器械

- 微型外固定支架器械盒，3.0 mm 和 4.0 mm Schanz 钉
- 1.2~1.6 mm 克氏针
- 通用骨科小器械
- 可兼容的气动钻或电动钻

设 备

- 带有透视搁手台的标准手术床
- 图像增强器
- 手术相关人员和患者 X 线防护装备
- 止血带（可选，很少应用）

3 麻醉

- 患者处于全麻或区域麻醉下手术

4 患者及透视体位

- 将麻醉好的患者仰卧于带有透视搁手台的手术床上，患肢外展 80° ~90° ，手腕和手位于搁手台的正中（图 3.8.2-2）
- 注意避免牵拉臂丛神经，不要过度外展或后伸肩关节。为了预防这一点，搁手台要和手术床位于同一个高度
- 上臂使用有合适袖带的止血带。需要时再充气
- 将透视设备置于腕关节处，避免碰到器械车和搁手台的底座

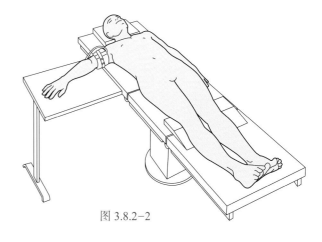

图 3.8.2-2

5 皮肤消毒和铺巾

- 使用合适的消毒剂从肘上开始消毒整个前臂和手（图 3.8.2–3a）
- 在搁手台上先铺一层无菌单，之后用一张较大的无菌单铺在上方，并用该无菌单包裹前臂从而隔开手术区和其他区域。将第三条无菌大单

盖在患者身上，并将该无菌单的边缘包裹患肢将非无菌区封闭（图 3.8.2–3b）
- 用无菌套套住图像增强器。透视设备的底部（X线球管）位于搁手台的下方，不需要用无菌套套起来

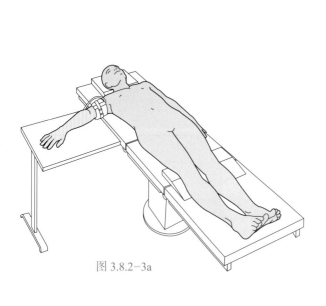

图 3.8.2–3a

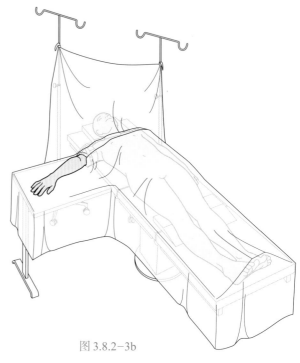

图 3.8.2–3b

6 手术室设置

- 主刀医生坐在患侧躯干的旁边
- 助手坐在搁手台的对面
- 洗手护士在助手的旁边
- 确保助手和洗手护士不阻碍透视设备的推入
- 将透视设备的显示屏放置于手术医生和放射技师都能清楚看到图像的位置（图 3.8.2–4）

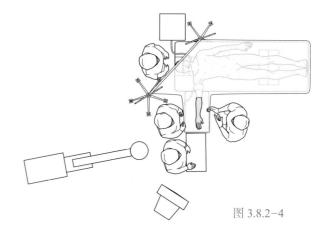

图 3.8.2–4

7　手术器械（图 3.8.2-5）

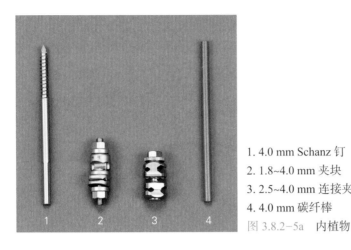

1. 4.0 mm Schanz 钉
2. 1.8~4.0 mm 夹块
3. 2.5~4.0 mm 连接夹块
4. 4.0 mm 碳纤棒

图 3.8.2-5a　内植物

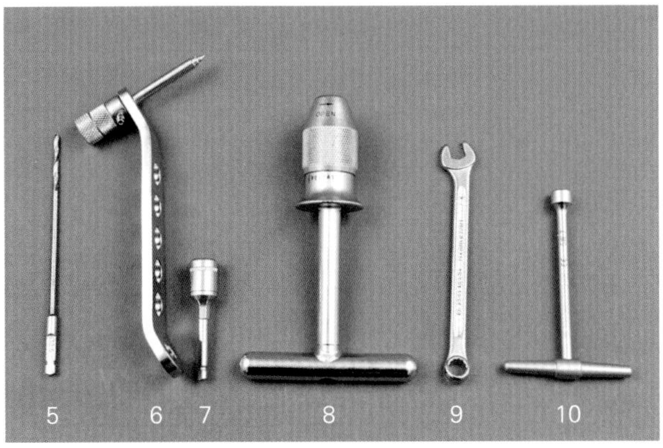

5. 2.5 mm 钻头
6. 三联组装钻套（4.0 mm 钻套，4.0/2.5 mm 钻套，2.5 mm 顶棒和手柄）
7. 4.0 mm Schanz 钉接头
8. 带有 T 柄的通用夹头，小号
9. 7 mm 组合扳手
10. 7 mm 套筒扳手

图 3.8.2-5b　使用外固定支架固定骨折的工具

8　手术步骤和技术

- 在透视引导下复位骨折
- 必要时植入克氏针复位和固定骨折块
- 透视确认植入每个 Schanz 钉的位置，在皮肤上用记号标记
- 根据骨的大小使用 3.0 mm 或 4.0 mm 自钻 Schanz 钉
- 掌骨上的 2 枚 Schanz 钉相互之间的距离越远越好，但要固定在皮质骨上，而不是干骺端
- 在第二掌骨上做小切口。在钻孔或植入螺钉时屈曲掌指关节，将掌侧的指神经远离 Schanz 钉植入的部位。钝性分离至骨表面
- 以 40°~60° 的夹角植入掌骨和桡骨的 Schanz 钉（图 3.8.2-6a）

- 使用带顶棒的组合套筒感受骨的两侧边缘，从而找到中心部位
- 将组合套筒置于骨的中央，拿走顶棒，植入连接在电钻接头上的自钻 Schanz 钉
- 在自钻 Schanz 钉钻透近侧皮质并顶到对侧皮质之后先停下，在使用动力钻时比较难判断，因此最后几圈使用带有通用夹头的 T 形手柄徒手拧入更为安全（图 3.8.2-6b）
- 如果使用普通的 Schanz 钉，在拿走顶棒后，先要使用钻头经过组合钻套钻透 2 层皮质，4.0 mm 的 Schanz 钉使用 2.5 mm 钻头，3.0 mm 的 Schanz 钉使用 2.0 mm 钻头
- 退出钻头并拧入 Schanz 钉。确保拧入的深度

超出了对侧皮质
- 桡骨近端的 Schanz 钉应紧靠骨折线的近端经由正常的软组织拧入，另一枚则位于更近端，二者距离 5~6 cm
- 在桡骨每个自钻 Schanz 钉的置钉部位做一个小切口，钝性分离至骨面，避免损伤邻近的桡神经浅支
- 在植入 4.0 mm 自钻 Schanz 钉之前充分显露骨面，定位组合钻套，使用和掌骨置钉一样的技术
- 透视检查所有的 Schanz 钉的位置是否满意
- 将掌骨和桡骨上各一对 Schanz 钉用夹块和碳纤棒连接起来，使用 7 mm 组合扳手拧紧所有

的螺帽（图 3.8.2-6c）
- 使用 2 个连接夹块将第三根较短的碳纤棒连接到之前的 2 根碳纤棒上，连接的位置尽量靠近骨折线（图 3.8.2-6d）。不要拧紧连接夹块
- 透视下完成最终复位，使用组合扳手拧紧所有的螺帽
- 拍摄并保存正侧位 X 线片
- 如果需要增加稳定性，可使用额外的 1 根碳纤棒直接连接桡骨最远端和掌骨最近端的 2 枚 Schanz 钉
- 注意适当松解 Schanz 钉周围的皮肤
- 关闭桡骨上的皮肤切口

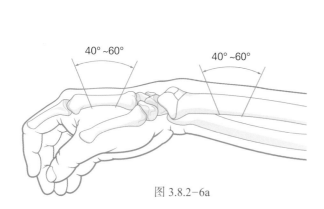

图 3.8.2-6a

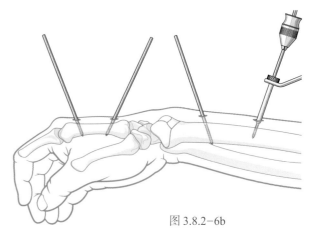

图 3.8.2-6b

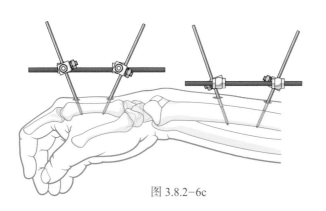

图 3.8.2-6c

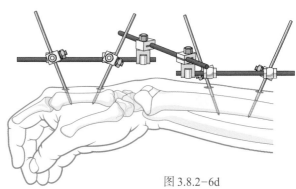

图 3.8.2-6d

9 围手术期特殊护理

- 放置体位时需要注意避免过度牵拉上臂损伤颈丛和臂丛神经
- 避免腕关节的过度牵引，否则可能会导致僵硬以及增加术后复杂区域疼痛综合征的发生概率

- 外固定支架术后拍摄的 X 线片上不应该发现关节间隙增大，这意味着过度牵引
- 连接夹块和碳纤棒时要保证能拍摄骨折部位的正侧位 X 线片

10 术后特殊护理

- 术后再次摄片检查并记录复位情况以及外固定的位置，以免由于术中透视未获得需要的影像学资料
- 每天清洁和包扎钉道。等到钉道既清洁又干燥

时，不再需要包扎
- 根据骨折愈合的情况，术后 4~6 周去除外固定支架

11 手术室人员注意事项

- 交叉核对患者的基本信息、骨折部位、手术标记和手术部位是否正确
- 术前检查所有不同的夹块和碳纤棒的数量是否完备
- 知道自钻 Schanz 钉和普通 Schanz 钉的区别，

普通 Schanz 钉需要使用钻头先钻孔，4.0 mm 的 Schanz 钉使用 2.5 mm 钻头，3.0 mm 的 Schanz 钉使用 2.0 mm 钻头
- 记录并补充用掉的内植物

12 手术医生注意事项

- 交叉核对患者的基本信息、骨折部位、手术标记和手术部位是否正确
- 确保在骨的中央植入 Schanz 钉，穿透双层皮质，保证有最大的把持力。自钻 Schanz 钉的尖端固定住对侧皮质，无须穿透
- 试图复位骨折时不要过度牵引腕部的韧带。这并无作用，而且会造成患者痛苦，并可对韧带造成永久的损伤，增加患者罹患复杂区域疼痛

综合征的概率
- 应用外固定支架时确保患者腕关节处于中立位。这更有功能方面的意义，尤其是在腕关节已经发生僵硬的情况下
- 确保已经松解每个 Schanz 钉旁边的皮肤，防止皮肤过度紧张和激惹
- 清楚记录手术过程，包括术后的特殊处理，要做到文字清晰

3.8.3 桡骨远端粉碎骨折（23-C3）：使用 2.4 mm 桡骨远端 LCP 和 2.4 mm 直形桡侧支撑接骨板固定

原著　Martin Wood
翻译　芮碧宇　　审校　杨云峰

手术处理

- 2.4 mm 桡骨远端 LCP 结合 2.4 mm 直形桡侧支撑接骨板固定

可选择的内植物

- 外固定
- 不联合 2.4 mm 桡侧支撑接骨板的 2.4 mm 桡骨远端 LCP 固定
- 背侧 L 形或 T 形 2.4 mm 桡骨远端 LCP 固定
- 联合或不联合 2.4 mm 桡侧支撑接骨板的掌侧 2.4 mm LCP 固定
- 经皮克氏针固定

---

1 介绍（图 3.8.3-1）

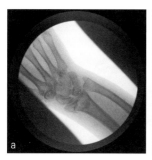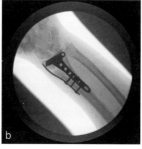

图 3.8.3-1
a. 术前 X 线：桡骨远端关节内粉碎性骨折。b. 术后 X 线：使用 2.4 mm 桡骨远端 LCP 结合 2.4 mm 桡侧支撑接骨板固定

- 复杂的 C3 型骨折通常需要进行固定，仅采用手法复位结合石膏固定难以达到理想的骨折复位固定
- 骨折常伴有移位的桡骨茎突骨折块，可通过桡侧支撑接骨板固定
- 伴桡骨茎突骨折时，腕关节倾向于向桡侧移位
- 累及关节面骨折时，尤其是年轻患者关节面未达解剖复位，易继发创伤后关节炎
- 目前尚无研究证据表明长时间接骨板内固定愈后好于经皮克氏针复位内固定

2　术前准备

手术室人员（ORP）需要了解和确认以下方面

- 骨折的部位
- 计划手术的种类
- 确认手术医生已标记手术部位
- 软组织条件（开放或闭合骨折）
- 使用的内固定
- 患者体位
- 患者的具体细节（包括已签字确认的手术同意书和预防用抗生素及预防血栓形成的药物）
- 合并疾病，包括过敏史

需要的器械

- 桡骨远端内固定工具盒，包括工具和内植物
- 通用骨科小器械
- 可兼容的气动钻或电动钻

设　备

- 带有透视搁手台的标准手术床
- 图像增强器
- 手术相关人员和患者 X 线防护装备
- 止血带（可选）

3　麻醉

- 患者处于全麻或区域麻醉下手术

4　患者及透视体位

- 将麻醉好的患者仰卧于带有透视搁手台的手术床上，患肢外展 80°～90°，手腕和手位于搁手台的正中（图 3.8.3-2）
- 注意避免牵拉臂丛神经，不要过度外展或后伸肩关节。为了预防这一点，搁手台要和手术床位于同一个高度
- 上臂使用有合适袖带的止血带。根据术者的需要使用
- 将透视设备置于腕关节处，避免碰到器械车和搁手台的底座

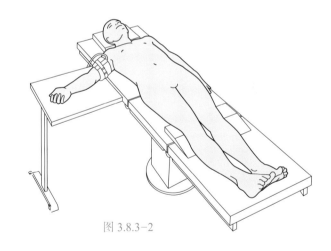

图 3.8.3-2

5　皮肤消毒和铺巾

- 在铺巾前可以将上肢进行驱血。如果预期的手术时间较长，可以在铺巾完成后给止血带充气，从而增加止血带时间
- 采用合适的消毒剂消毒患肢，消毒区域需到达肘关节平面（图 3.8.3-3a）
- 在搁手台上先铺一层无菌单，之后用一张较大的无菌单铺在上方，并用该无菌单包裹前臂从而隔开手术区和其他区域。将第三张无菌大单

盖在患者身上，并将该无菌单的边缘包裹患肢将非无菌区封闭（图 3.8.3–3b）

■ 用无菌套套住图像增强器，其中球管部分由于

在透视时放置在搁手台下方，因此不需要覆盖无菌单

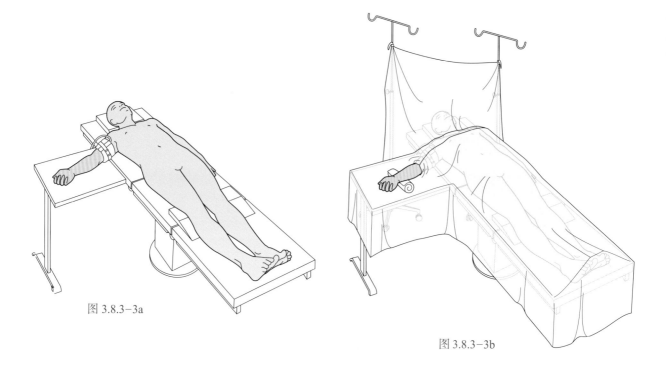

图 3.8.3–3a

图 3.8.3–3b

6 手术室设置

■ 主刀医生坐在患侧躯干的旁边
■ 助手坐在搁手台的对面
■ 洗手护士在助手的旁边
■ 确保助手和洗手护士不阻碍透视设备的推入
■ 将透视设备的显示屏放置于手术医生和放射科技师都能清楚看到图像的位置（图 3.8.3–4）

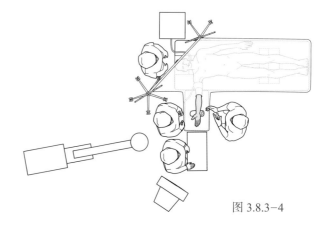

图 3.8.3–4

7　手术器械（图3.8.3-5）

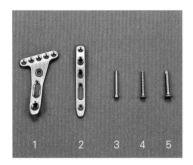

1. 2.4 mm 桡骨远端 LCP，5 孔
2. 2.4 mm 桡骨远端 LCP，直板，5 孔
3. 2.4 mm 锁定螺钉
4. 2.4 mm 皮质骨螺钉
5. 2.7 mm 皮质骨螺钉

图 3.8.3-5a　植入物（右）

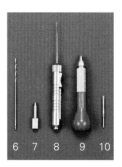

6. 1.8 mm 钻头
7. 1.8 mm LCP 套筒
8. 测深尺
9. 带有迷你快接的手柄
10. 自持式螺丝刀头

图 3.8.3-5b　用于固定骨折的 2.4 mm 桡骨接骨板和 2.4 mm LHS 的手术工具

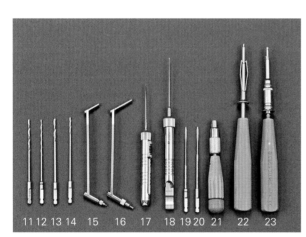

11. 2.4 mm 钻头
12. 1.8 mm 钻头
13. 2.7 mm 钻头
14. 2.0 mm 钻头
15. 2.4 mm 通用钻套
16. 2.7 mm 通用钻套
17. 2.4 mm 螺钉测深尺
18. 2.7 mm 螺钉测深尺
19. 2.4 mm 丝攻
20. 2.7 mm 丝攻
21. 快接手柄
22. 2.7 mm 自持螺丝刀
23. 2.4 mm 自持螺丝刀

图 3.8.3-5c　用于固定骨折的 2.4 mm 桡骨接骨板和 2.4~2.7 mm 皮质骨螺钉的手术工具

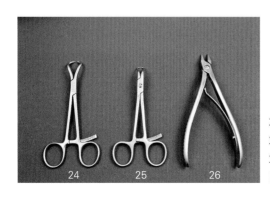

24. 点式复位钳，小号
25. 鹿角复位钳，小号
26. 1.0~2.4 mm 接骨板折弯器

图 3.8.3-5d　复位及塑形工具

8 手术步骤和技术

- 自腕横纹向近端沿桡侧腕屈肌肌腱（FCR）走行方向做 6 cm 长切口
- 切开 FCR 肌腱深面组织床，并继续分离直至暴露骨组织。保证桡动脉位于切口外侧，肌腱位于切口中间。自桡骨外侧缘掀起旋前方肌并暴露桡骨
- 暴露骨折区域并小心清理碎片及血凝块
- 沿桡骨长轴向远端牵引以复位骨折。关节内骨折块需解剖复位。抬高并复位压缩骨块。术前 CT 扫描能够获得骨折的精确影像学图像，并可以用于复杂骨折手术计划的制订
- 经皮克氏针临时固定复位后的骨折块
- 将 2.4 mm 桡骨远端 LCP 置于骨面。折弯接骨板使之外形与桡骨远端外形相匹配（图 3.8.3-6a）。折弯时需注意接骨板底面的刻痕
- 接骨板左右两侧不同，术中需明确采用了正确术侧的接骨板
- 首先自滑动孔将 1 枚 2.7 mm 皮质骨螺钉植入

干骺端。在通用钻套保护下使用 2 mm 钻头钻孔、测深、植入合适长度的螺钉。由于所有螺钉均为自攻螺钉因而不需在使用前进行攻丝。调整接骨板位置并拧紧螺钉（图 3.8.3-6b）
- 在其余螺钉植入前，采用正侧位透视确认骨折复位情况及接骨板放置位置
- 确认复位成功后将第二枚 2.7 mm 皮质骨螺钉植入骨干或植入 1 枚 2.4 mm 锁定螺钉（图 3.8.3-6c）。骨质质量较差时需要在桡骨骨干植入多枚锁定螺钉
- 使用 2.4 mm 锁定螺钉固定远端骨折块以防止骨折移位
- 在 LCP 套筒保护下使用 1.8 mm 钻头钻取 2.4 mm 锁定螺钉孔。使用测深尺测量所需螺钉长度。植入合适长度的 2.4 mm 自攻 LHS。螺钉数量及位置根据骨折类型决定
- 当主力接骨板无法固定桡骨茎突时，采用桡侧支撑接骨板固定。该接骨板需要在固定远端骨

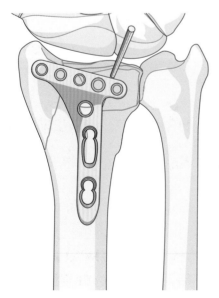

图 3.8.3-6a

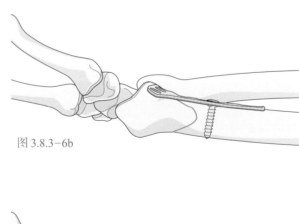

图 3.8.3-6b

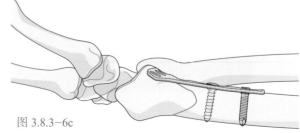

图 3.8.3-6c

折块的螺钉植入前进行植入并固定

- 首先复位桡骨茎突，并自桡骨茎突顶端斜向植入 1 枚克氏针。桡侧支撑接骨板远端有与克氏针相对合的切迹，接骨板可向远端紧贴克氏针
- 桡侧支撑接骨板的植入需另行手术切口，选用腕关节桡背侧切口并于第一、二伸肌间室之间打开并暴露桡骨
- 使用 2.4 mm 自攻皮质骨螺钉（使用 1.8 mm 钻头钻孔）在近端将接骨板压向桡骨骨干，以此对远端骨折块起到支撑作用（图 3.8.3-6d）

- 透视确认骨折复位和接骨板固定情况
- 采用 2.4 mm 皮质骨螺钉或锁定螺钉固定接骨板至桡骨骨干。骨质量较差者需要在桡骨干处植入多枚 LHS
- 必要时通过双接骨板使用锁定螺钉固定远端骨折块以保持骨折稳定（图 3.8.3-6e）
- 去除临时固定的克氏针
- 拍摄并保存正侧位 X 线片
- 关闭伤口

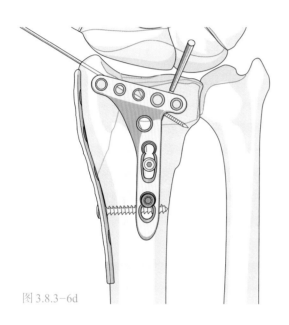

图 3.8.3-6d

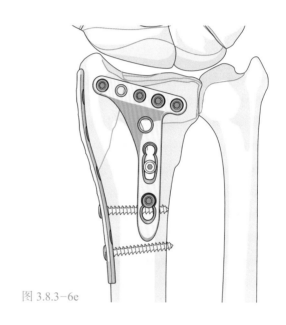

图 3.8.3-6e

9 围手术期特殊护理

- 放置体位时需要注意避免过度牵拉上臂损伤颈丛
- 预先手法复位可以帮助复位嵌插的骨块，从而

便于术中复位
- 使用中式指套轴向牵引有助于维持复位

10 术后特殊护理

- 术后再次摄片检查并记录复位情况以及内植物的位置，以免由于术中透视未获得需要的影像学资料

- 术后 48 h 去除敷料后逐步开始轻柔的活动
- 注意观察是否发生正中神经卡压表现，如果发现，应考虑立即行腕管切开减压术

11 手术室人员注意事项

- 交叉核对患者的基本信息、骨折部位、手术标记和手术部位是否正确
- 检查所有的接骨板和螺钉是否完备
- 注意有特殊的左右不同版本的掌侧锁定接骨板
- 注意桡骨远端接骨板 T 形区域螺钉孔中仅能植入 2.4 mm LHS
- 注意桡骨远端接骨板干部螺钉孔中能够植入 LHS 或传统 2.4 mm、2.7 mm 皮质骨螺钉

- 注意桡骨茎突支撑接骨板螺钉孔仅能植入 2.4 mm 螺钉
- 注意选用正确的钻头
  - 2.4 mm 螺钉使用 1.8 mm 钻头
  - 2.7 mm 螺钉使用 2.0 mm 钻头
- 所有的螺钉都是自攻的
- 记录并补充用掉的内植物

12 手术医生注意事项

- 交叉核对患者的基本信息、骨折部位、手术标记和手术部位是否正确
- 在侧位片透视检查复位完成后，需要正位透视检查骨块是否向桡侧移位
- 利用针头小心确认桡腕关节的位置
- 不要从掌侧打开关节，这可能导致腕关节不稳定

- 注意在相应的螺钉孔内使用正确的钻头以及配套的螺钉
- 确保远端的螺钉不要穿入关节
- 由于桡骨远端的掌倾角，很难从 X 线上判断螺钉是否穿入关节。可拍摄向尺侧倾斜 20° 的侧位片，该位置较标准侧位片有更少的骨性遮挡（图 3.8.3-7）

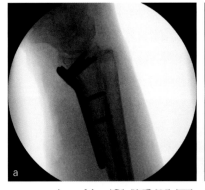 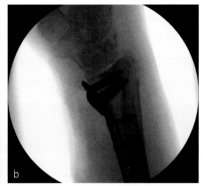

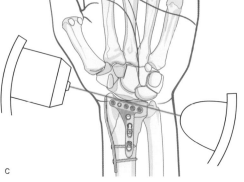

图 3.8.3-7
a. 标准侧位片中，固定桡骨茎突的螺钉会被误认为穿入关节内。b~c. 平行于桡骨远端关节面的 20° 侧位片能够充分显示关节面

3.9　手部骨折

原著　Doug Campbell
翻译　朱振中　　审校　杨云峰

内植物和手术技术

- 紧凑型手部 2.0 mm LC–DCP
- 3.0 mm 无头加压螺钉（HCS）
- 1.5 mm 皮质骨螺钉（拉力螺钉技术）

病　例

- 掌骨干骨折
- 移位的舟状骨腰部骨折
- 指骨髁骨折

介　绍

- 手部软组织的功能重要，因此骨折具有特殊的挑战性
- 通过自然愈合过程形成瘢痕会延迟康复，因此必须通过仔细的外科技术、正确的骨折暴露、轻柔的操作和防止软组织干燥来减少瘢痕
- 小骨需要小的内植物，精确的计划，放置和插入对稳定性的建立至关重要
- 手术方法必须通过对滑动软组织损伤最小的平面和区域进行
- 单纯手指肿胀而无骨折、撕裂或手术暴露，足以导致小关节永久僵硬。损伤和治疗都会导致水肿和僵硬，必须通过抬高、压迫和活动积极主动地识别和治疗
- 手部骨折模式与大骨骼类似。骨干损伤可以是横形、斜形（长的或短的）、螺旋形或多发骨折。旋转移位纠正不佳会导致手指在完全弯曲时"交叉"。因此，应该首先纠正手部骨折后的旋转移位。骨骼短缩会导致明显的功能障碍，因为上面的肌肉和肌腱张力会发生改变
- 伤手需要早期活动，这就要求任何手术治疗都必须达到稳定固定，需要医生具备高超的技术水平。与其他解剖区域不同，在愈合成熟之前不建议固定手
- 如果手部有多个结构受伤，如何处理骨折的决定将取决于损伤涉及其他哪些结构。例如，如果肌腱修复是必要的，并且修复后康复过程需要活动，那么骨骼修复必须在早期足够稳定，以允许肌腱的康复

Müller AO/OTA 分类——手部骨折

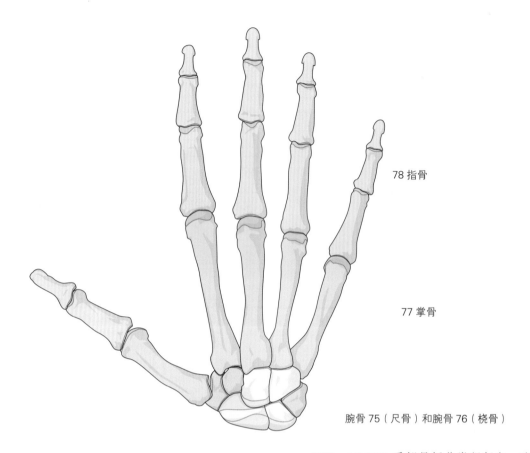

78 指骨

77 掌骨

腕骨 75（尺骨）和腕骨 76（桡骨）

Müller AO/OTA 手部骨折分类很复杂。腕骨被分类为 75（尺骨腕骨）和 76（桡骨腕骨），掌骨为 77，指骨为 78。

3.9.1 掌骨干骨折：用背部紧凑型手部 LC-DCP 2.0 固定

原著　Doug Campbell
翻译　芮碧宇　　审校　杨云峰

手术处理

- 背部紧凑型手部 2.0 mm LC-DCP 固定

可选择的内植物

- 紧凑型手部 2.4 mm LC-DCP，适用于成人
- 2.0 mm LCP

1 介绍（图 3.9.1-1）

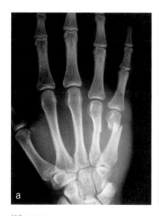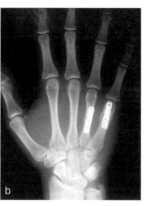

图 3.9.1-1

a. 术前 X 线：第五掌骨干横形骨折。b. 术后 X 线：用 2.0 mm LC-DCP 固定

- 掌骨骨折很常见。最常见的骨折类型是颈部骨折，常无须处理。而骨干部骨折则需要复位和固定，因为其成角造成的短缩较颈部骨折更为严重，会影响伸肌腱的功能
- 当在掌骨（食指或小指）边缘发生不稳定性骨折时，手的稳定性受影响最大
- 通过受影响的掌骨之间的单个切口可以接近相邻的骨折
- 只有当掌侧皮质未发生断裂时，放在背部的压力板才能起到张力带的作用
- 如果制订早期主动锻炼计划，内固定效果良好
- 有时，骨折愈合后需要移除内植物。现代内植物由于设计和表面处理的改进，可不取出

2 术前准备

手术室人员（ORP）需要了解和确认以下方面

- 骨折的部位
- 计划手术的种类
- 确认手术医生已标记手术部位
- 软组织条件
- 使用的内固定
- 患者体位
- 患者的具体细节（包括已签字确认的手术同意书和预防用抗生素及预防血栓形成的药物）
- 合并疾病，包括过敏史

需要的器械

- 紧凑型手部 2.0 mm 工具
- 4 孔和 5 孔 2.0 mm LC-DCP
- 通用骨科小器械
- 微型驱动或类似的小型可兼容的气动钻或电洞钻及其配件

设 备

- 标准手术床
- 可透视搁手台
- 图像增强器（如果有，小的更合适）
- 手术相关人员和患者 X 线防护装置
- 带驱血带的止血带

3 麻醉

- 在区域麻醉（如腋窝）或全身麻醉下进行

4 患者及透视体位

- 患者仰卧位，区域麻醉时，颈部及膝关节下方使用枕头使其保持舒适（图 3.9.1-2）
- 肩部仅由高位阻滞麻醉（肌间阻滞或锁骨上阻滞），并存肩部病变的患者须小心放置，避免引起不适
- 围绕上臂放置一个衬垫良好的充气止血带
- 由于手部倾向于旋前，因此应旋转肩部，将手置于合适的旋前位置进行手术
- 从搁手台的对侧放入图像增强器

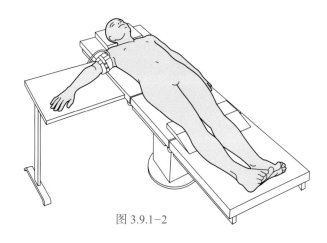

图 3.9.1-2

5　皮肤消毒和铺巾

- 使用适当消毒液消毒整个手、手腕和手臂，直至止血带袖口的顶端，以利于充分驱血（图 3.9.1–3a）
- 手术时整个上肢应允许重新调整位置
- 如果使用含酒精的消毒液，请注意确保它不会

积在止血带下面，因为在手术过程中长时间接触消毒液会导致皮肤损伤
- 建议使用带有可扩展臂的一次性闭合手盖布（图 3.9.1–3b）
- 用无菌套套住图像增强器

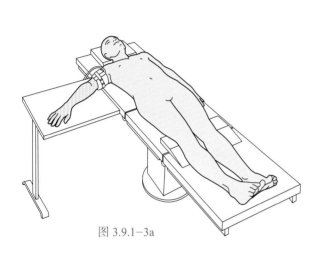

图 3.9.1–3a

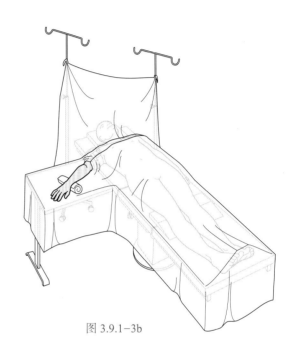

图 3.9.1–3b

6　手术室设置

- 主刀医生坐在患者头部旁边，以获得良好的视野
- 助手坐在主刀医生对面
- 洗手护士在助手旁边
- 为所有相关人员提供可调节高度的凳子和保护性铅衣
- 将透视设备的显示屏放置于手术医生和放射技师都能清楚看到图像的位置（图 3.9.1–4）

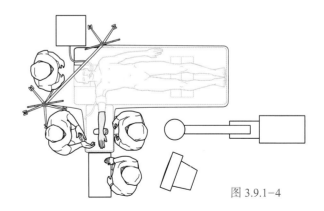

图 3.9.1–4

263

7 手术器械（图 3.9.1–5）

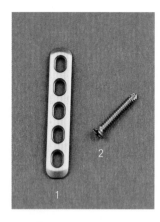

1. 2.0 mm LC-DCP，5 孔
2. 2.0 mm 皮质骨螺丝，自攻

图 3.9.1–5a 植入物

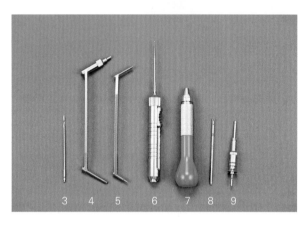

3. 1.5 mm 钻头
4. 2.0 mm 通用钻套
5. 2.0/1.5 mm 双头套筒
6. 测深尺
7. 带迷你快速接的手柄，中等
8. 带持钉器的螺丝刀杆
9. 带柄螺丝刀套筒

图 3.9.1–5b 用于 2.0 mm LC-DCP 进行骨折固定的器械

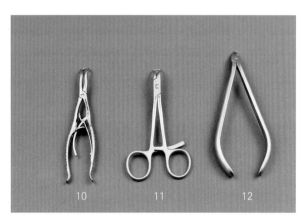

10. 窄边带软性锁的点式复位钳
11. 鹿角钳，小
12. 折弯钳，平口，小的

图 3.9.1–5c 用于复位和塑形的器械

8 手术步骤和技术

- 在受伤的掌骨的背侧或相邻的掌骨之间做纵向切口
- 注意表浅入路应识别并保护细小的感觉神经分支
- 牵开伸肌腱。可能有必要分离相邻伸肌腱之间的连接,以允许足够的牵开及骨折术野暴露。这些结构必须在关闭时进行修复
- 纵向打开骨膜以显示骨折
- 清洁并纠正骨折,清除血肿及嵌入的软组织
- 使用图像增强器确认复位
- 如果手掌皮层没有碎片,预弯 5 孔 2.0 mm LC-DCP
- 将 LC-DCP 应用于掌骨的背面
- 在骨折的一侧植入 2 枚 2.0 mm 皮质骨螺钉,

确保接骨板沿掌骨背侧长轴。使用 1.5 mm 钻头和双钻套筒,在中立位置钻 1 个 1.5 mm 的孔,测量深度,并植入 1 枚 2.0 mm 自攻皮质骨螺钉(图 3.9.1-6a)
- 检查远端是否有旋转畸形
- 在靠近骨折线的孔中使用通用钻套做 1.5 mm 的偏心钻孔(图 3.9.1-6b)。测量深度并植入 2.0 mm 自攻皮质骨螺钉。拧紧螺钉时观察骨折部位的加压情况(图 3.9.1-6c)
- 将第二枚皮质骨螺钉植入中立位置(图 3.9.1-6d)
- 最终 X 线检查及存档
- 用可吸收缝线修复骨膜
- 闭合伤口

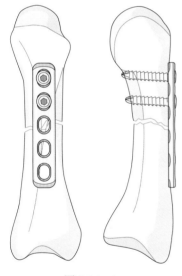

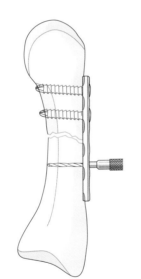
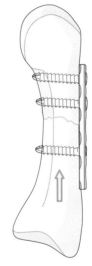
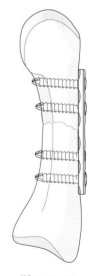

图 3.9.1-6a   图 3.9.1-6b   图 3.9.1-6c   图 3.9.1-6d

9 围手术期特殊护理

- 确保给予术前抗生素
- 保护患者的手臂免受尖锐器械和钻头的伤害
- 在钻孔期间用连续盐水灌洗冷却钻头。钻头会变热,特别是如果钻头不锋利的话,可能导致

骨坏死,且过热的钻头更容易破损
- 在植入螺钉之前准确测量每个螺钉
- 确保螺钉牢固地安装在螺丝刀上
- 在整个过程中保持图像增强器悬垂的无菌性

10 术后特殊护理

- 局部麻醉消失前，确保上肢受到有效保护
- 检查并记录所有手指的感觉及存在和/或恢复的情况
- 在手术后数小时内定期检查所有手指的毛细管充盈情况

- 将肢体置于高臂吊带中，并鼓励患者在最初的72 h内持续穿戴
- 出院前安排物理治疗
- 在康复的早期进行 X 线检查并重复，直到痊愈

11 手术室人员注意事项

- 交叉核对患者的基本信息、骨折部位、手术标记和手术部位是否正确
- 检查是否有全套内植物和器械
- 检查气动钻头和动力

- 检查气动止血带及其供气
- 植入螺钉前仔细测量每个螺钉的长度
- 记住钻孔时冷却钻头
- 记录并补充用掉的内植物

12 手术医生注意事项

- 交叉核对患者的基本信息、骨折部位、手术标记和手术部位是否正确
- 制订术前固定计划并通知手术室人员
- 确保充分透视
- 在整个过程中反复检查手指的旋转
- 定期采用图像增强器检查复位情况

- 使用图像增强器确定内植物的位置和螺钉长度
- 必要时将腱肌（与相邻手指上的伸肌腱之间的连接）分开，以充分地移动伸肌腱，注意关闭时将其修复
- 清楚记录手术过程，包括术后的特殊护理，要做到文字清晰

3.9.2 舟状骨骨折：3.0 mm 空心无头加压螺钉（HCS）经皮内固定

原著 Doug Campbell
翻译 朱振中　审校 杨云峰

手术处理

- 使用 3.0 mm 空心无头加压螺钉（HCS）进行经皮固定

可选择的内植物

- 3.0 mm 或 2.4 mm 空心螺钉

1 介绍（图 3.9.2–1）

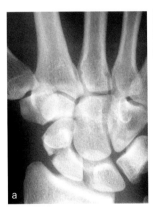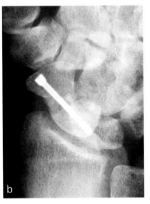

图 3.9.2–1
a. 术前 X 线片：横向移位的舟状骨骨折。b. 术后 X 线：使用 3.0 mm 空心无头加压螺钉（HCS）进行固定

- 舟状骨和其他腕骨的骨折可能难以诊断。这组骨骼的解剖学排列使得难以在 X 线和多个视图上单独看到每个骨骼，通常需要辅以其他影像检查（例如 CT 或 MRI）才能有效地诊断损伤

- 临床症状和体格检查结果因患者而异，导致许多伤后腕部疼痛的患者在等待放射学证据或症状消退时被视为骨折

- 舟状骨具有不寻常的血液供应，血管由背侧远端表面的骨骼进入并且逆行至近端。由于这个原因，移位的骨折或骨的近端骨折可能造成骨折近端部分的血液供应不良。这种骨折通常通过精确复位来控制，并通过内固定来稳定，以减少不愈合的可能

- 一些患者选择经皮螺钉固定治疗其未移位的舟状骨骨折。这样可缩短外固定的时间，但不能保证一定愈合

- 80%~85% 的未移位的舟状骨骨折通过支具外固定可获得愈合

- 舟状骨倾斜地横跨手腕，其排列随着手腕位置的改变而变化。外科医生在进行经皮穿刺时可利用此特点

2　术前准备

手术室人员（ORP）需要了解和确认以下方面

- 骨折的部位
- 计划手术的种类（经皮或开放式手术）
- 确认手术医生已标记手术部位
- 软组织条件
- 使用的内固定
- 患者体位
- 患者的具体细节（包括已签字确认的手术同意书和预防用抗生素及预防血栓形成的药物）
- 合并疾病，包括过敏史

需要的器械

- 3.0 mm 无头加压螺钉（HCS）套装
- 各种长度的螺钉，长短螺纹
- 通用微型骨科器械
- 小型可兼容的气动钻或电动钻及其配件

设　备

- 标准手术床
- 可透视搁手台
- 图像增强器（小型即可）
- 用于手术相关人员和患者的 X 线防护装备
- 带驱血带的止血带

3　麻醉

- 手术在区域麻醉（腋窝）或全身麻醉下进行

4　患者及透视体位

- 将患者置于仰卧位，如果处于区域麻醉状态，头部和膝关节下方置枕头以保持患者舒适
- 手心向上置于手台（图 3.9.2–2）
- 在上臂周围放置带衬垫的充气止血带袖口
- 确保图像增强器可顺利进出手术区域

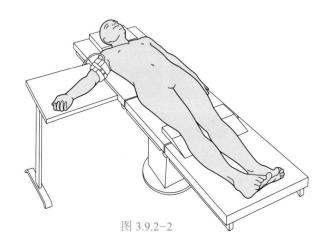

图 3.9.2–2

5　皮肤消毒和铺巾

- 使用适当消毒液消毒整个手、手腕和手臂，直至止血带袖口的顶端，以利于充分驱血（图

3.9.2–3a）
- 手术时整个上肢应允许重新调整位置

- 如果使用含酒精的消毒液，请注意确保它不会积在止血带下面，因为在手术过程中长时间接触消毒液会导致皮肤损伤
- 建议使用带有可扩展臂的一次性闭合手盖布（图 3.9.2-3b）

- 经皮穿刺时，采用腕部极度过伸和尺偏位来限制舟骨的方向尤为重要。可通过毛巾卷垫衬实现（图 3.9.2-3c~d）
- 用无菌套套住图像增强器

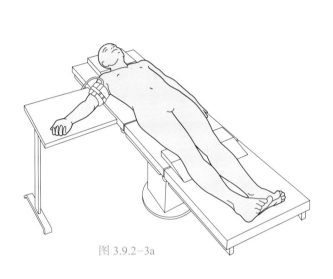

图 3.9.2-3a

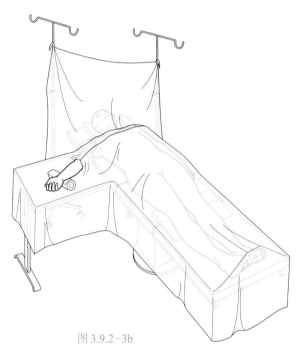

图 3.9.2-3b

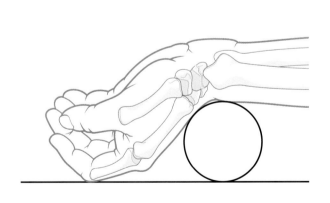

图 3.9.2-3c

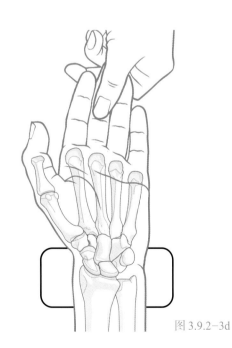

图 3.9.2-3d

6 手术室设置

- 主刀医生坐在手台的末端，以最好地了解舟状骨的解剖和定位
- 助手坐在患者的腋窝部位，以控制整个手术过程中手腕的方向
- 洗手护士位于主刀医生和助手之间
- 为所有相关人员提供可调节高度的凳子和保护性铅裙
- 将透视设备的显示屏放置于手术医生和放射技师都能清楚看到图像的位置（图 3.9.2-4）

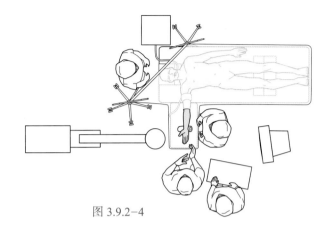

图 3.9.2-4

7 手术器械（图 3.9.2-5）

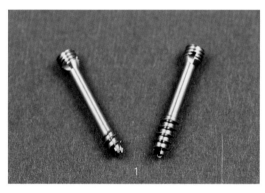

1. 3.0 mm 空心无头加压螺钉，短螺纹和长螺纹
图 3.9.2-5a　内植物

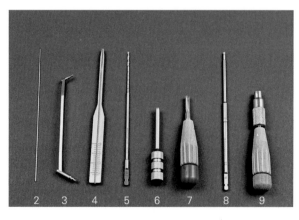

2. 1.1 mm 导丝，长 150 mm，带螺纹尖
3. 2.0 / 1.1 mm 双钻套
4. HCS 直接测量装置
5. 2.0 / 1.15 mm 空心钻头
6. 适用于 3.0 mm HCS 的压缩套管
7. 压缩套管手柄
8. 螺丝刀杆
9. 快速接头手柄
图 3.9.2-5b　用于无头加压螺钉进行骨折固定的器械

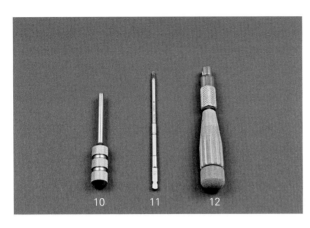

10. 适用于 3.0 mm HCS 的压缩套管
11. 螺丝刀杆
12. 快速接头手柄
图 3.9.2-5c　移除内植物的器械

8　手术步骤和技术

- 使用图像增强器，将手腕过伸置于卷起的毛巾上，以复位骨折并获得导针植入的最佳角度。手腕放置在最佳位置后，在插入导针前不得再次移动手腕
- 用记号笔标记舟骨与大多角骨关节、桡腕关节，以便在实现骨折复位后显示舟状骨的长轴
- 切口：在舟状骨与大多角骨关节水平做长 1 cm 的横切口。通过鱼际肌肉使用钝性解剖进入舟状骨与大多角骨关节
- 这个过程中最重要的一步是识别。选择正确的

进针点。进针点应位于舟状骨远端的中心位置，因此内植物应沿着骨骼的长轴插入，而不是斜行穿过骨骼。通常需要用咬骨钳或小骨凿去除大多角骨的悬垂边缘，以显示正确的进入点（图 3.9.2-6a）
- 在图像增强器的引导下，沿着舟状骨的长轴插入带有相应双钻套管的 1.1 mm 螺纹导针
- 在不同视图上检查导针的位置，以确保导针的尖端保持在舟状骨内（图 3.9.2-6b）
- 将测量设备的窄端滑过导针，测量所需螺钉的

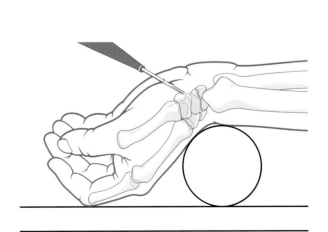

图 3.9.2-6a

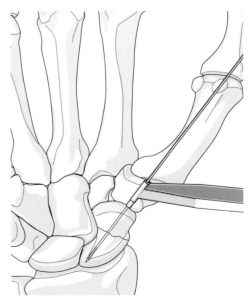

图 3.9.2-6b

271

深度（图 3.9.2-6c）。用埋头钉时减去 2~3 mm（有必要可更多），以在断端形成加压

- 确定螺钉长度和螺纹长度
- 使用 2 mm 空心钻头和钻套扩孔。深度不要超过导针的螺纹部分（图 3.9.2-6d）。确保在此步骤中不会无意中移除导针
- 将压缩套管拧到所选螺钉的头部，然后将压缩套管的手柄（卡入到位）插入套管 / 螺钉组件中。使用套管 / 手柄组件将螺钉引入导针（图 3.9.2-6e）。使用图像增强器观察螺钉的进度
- 当压缩套管接触舟状骨时，进一步插入将导致

骨折部位的压迫。这是因为套筒隐藏了近端螺纹部分，因此螺钉表现为拉力螺钉（图 3.9.2-6f）

- 当施加压力时，由于致密松质骨的高扭矩阻力，存在引起骨折碎片旋转移位的危险。插入第二枚平行的抗旋转导针可以防止这种情况发生
- 当达到所需的压缩量时，取下压缩套管的手柄，并插入带有彩色标记的空心螺丝刀杆，手柄上有彩色标记。当螺丝刀正确安装在螺丝头凹槽中时，压缩套管的轴环上会看到绿线（图 3.9.2-6g）

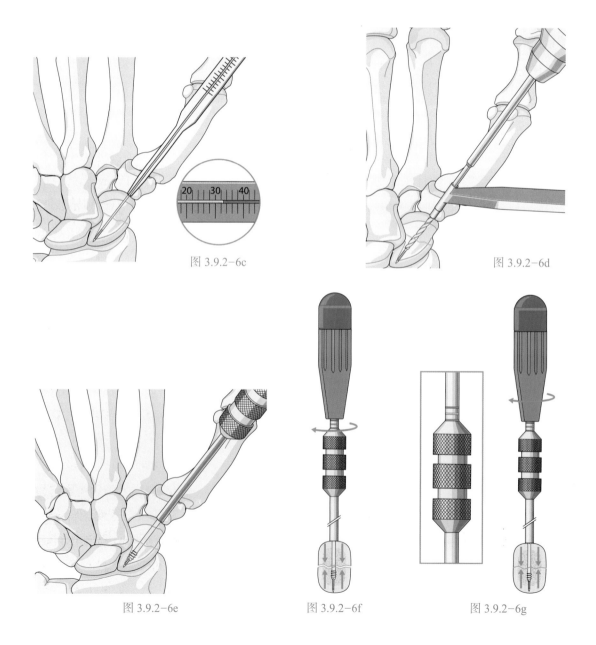

图 3.9.2-6c

图 3.9.2-6d

图 3.9.2-6e

图 3.9.2-6f

图 3.9.2-6g

- 用手指牢固地握持压缩套筒以防止进一步旋转，通过转动螺丝刀推进螺钉。当螺钉前进到骨中时，压缩套管将对骨折产生加压作用。当黄线与压缩套环接合时，螺钉头与骨表面齐平。进一步插入，直到只有红线可见，代表 2 mm 的

埋头孔（图 3.9.2-6h）

- 取出导针（图 3.9.2-6i）
- 拍摄 2 个平面的 X 线片，并保存
- 闭合伤口

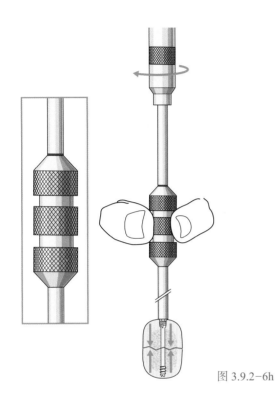

图 3.9.2-6h

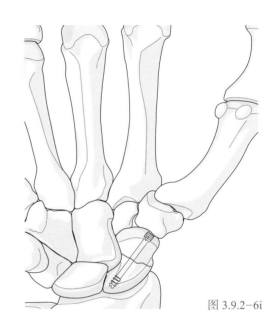

图 3.9.2-6i

9　围手术期特殊护理

- 确保给予术前抗生素
- 在手术过程中保护患者的上肢免受尖锐器械和

钻头的伤害

- 指派一名助手负责维持术中手腕的特定体位

10　术后特殊护理

- 区域麻醉消退前，确保上肢保持受到保护
- 检查并记录所有手指的感觉及存在和 / 或恢复的情况
- 在手术后数小时内定期检查所有手指的毛细管

充盈情况

- 将肢体置于高臂吊带中，并鼓励患者在最初的 72 h 内持续穿戴。出院前安排物理治疗
- 在康复的早期进行 X 线检查并重复，直到痊愈

11 手术室人员注意事项

- 交叉核对患者的基本信息、骨折部位、手术标记和手术部位是否正确
- 检查是否有全套植入物和器械
- 检查气动钻头和动力
- 备用几根额外的导针
- 为每次尝试穿刺提供新的导针，它们使用后会变钝，重复使用可靠性不佳
- 使用后丢弃导针
- 确保器械正确组装并按正确顺序交给外科医生
- 小心清洁空心钻头
- 导针经常会粘在钻头内，需要小心拆卸
- 记住钻孔时冷却钻头
- 记录并补充用掉的内植物

12 手术医生注意事项

- 交叉核对患者的基本信息、骨折部位、手术标记和手术部位是否正确
- 花时间正确定位手腕并做出准确的表面标记
- 初始定位后不要重新定位手腕
- 专注于辨认正确的进针点
- 重复穿刺导针，直到其位置理想
- 不要过度钻导针的螺纹部分
- 仔细计算正确的螺钉长度
- 在插入过程中使用图像增强器监控螺钉的进度
- 清楚记录手术过程，包括术后的特殊护理，要做到文字清晰

3.9.3 指骨单髁骨折：采用 1.5 mm 皮质骨螺钉固定

原著 Doug Campbell

翻译 朱振中 　审校 杨云峰

手术处理

- 使用 1.5 mm 皮质骨螺钉作为拉力螺钉固定

可选择的内植物

- 根据骨折碎片大小，采用 1.3 mm 或 2.0 mm 皮质骨螺钉（拉力螺钉技术）

1 介绍（图 3.9.3-1）

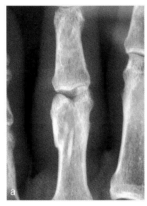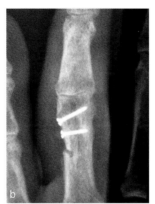

图 3.9.3-1
a. 术前 X 线：近端指骨远端移位的部分关节骨折。b. 术后 X 线：使用 1.5 mm 皮质骨螺钉进行固定

- 指骨关节面骨折移位未达解剖复位常导致疼痛及关节僵硬，早期发生关节炎并不少见
- 固定必须足够稳定，以便早期活动
- 手指关节的解剖需要谨慎的手术入路
- 拉力螺钉固定提供解剖复位，碎片间加压，并提供绝对稳定性，以实现必要的早期康复

2 术前准备

手术室人员（ORP）需要了解和确认以下方面

- 骨折的部位
- 计划手术的种类
- 确认手术医生已标记手术部位
- 软组织条件
- 使用的内固定
- 患者体位

- 患者的具体细节（包括已签字确认的手术同意书和预防用抗生素及预防血栓形成的药物）
- 合并疾病，包括过敏史

需要的器械

- 紧凑型 1.5 mm 和 1.3 mm 手外科工具套装
- 通用小型骨科器械

- 微型驱动或类似的小型可兼容的气动钻或电动钻及其配件

设　备
- 标准手术床

- 可透视搁手台
- 图像增强器（小型即可）
- 用于手术相关人员和患者的 X 线防护装备
- 带驱血带的止血带

3　麻醉

- 建议进行区域（例如腋窝）或全身麻醉。亦可进行手指区域阻滞麻醉，不过后者可能会引起

不适，并且难以保持无血术野

4　患者及透视体位

- 将患者置于仰卧位，如果处于区域麻醉状态，头部和膝关节下方置枕头以保持患者舒适（图 3.9.3-2）
- 肩部仅由高位阻滞麻醉（肌间阻滞或锁骨上阻滞），并存肩部病变的患者须小心放置，避免引起不适
- 围绕上臂放置一个衬垫良好的充气止血带
- 由于手部倾向于旋前，因此应旋转肩部，将手置于合适的旋前位置进行手术
- 从手桌的对侧放入图像增强器

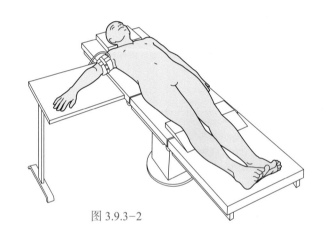

图 3.9.3-2

5　皮肤消毒和铺巾

- 使用适当消毒液消毒整个手、手腕和手臂，直至止血带袖口的顶端，以利于充分驱血（图 3.9.3-3a）
- 手术时整个上肢应允许重新调整位置
- 如果使用含酒精的消毒液，请注意确保它不会

积在止血带下面，因为在手术过程中长时间接触消毒液会导致皮肤损伤
- 建议使用带有可扩展臂的一次性闭合手盖布（图 3.9.3-3b）
- 用无菌套套住图像增强器

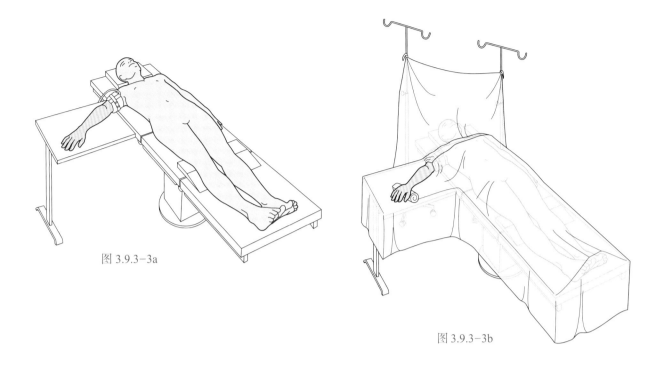

图 3.9.3-3a

图 3.9.3-3b

6　手术室设置

- 主刀医生坐在患者头部旁边，以获得良好的视野
- 助手坐在主刀医生对面
- 洗手护士在助手旁边
- 为所有相关人员提供可调节高度的凳子和保护性铅衣
- 将透视设备的显示屏放置于手术医生和放射技师都能清楚看到图像的位置（图 3.9.3-4）

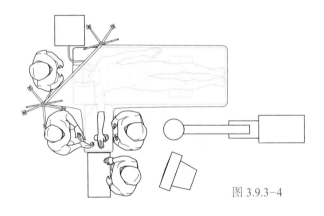

图 3.9.3-4

7　手术器械（图 3.9.3-5）

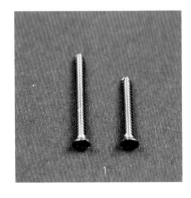

1.1.5 mm 自攻螺钉
图 3.9.3-5a　内植物

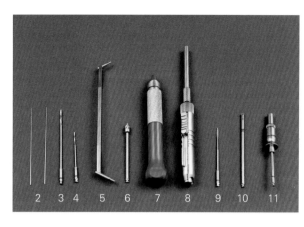

2. 0.6 mm 克氏针

3. 1.5 mm 钻头

4. 1.1 mm 钻头

5. 1.5/1.1 mm 双钻套筒

6. 1.5~2.4 mm 埋头器

7. 带迷你快速接的手柄

8. 测深尺

9. 1.5 mm 丝攻

10. 带持钉器的螺丝刀杆

11. 带持套筒的螺丝刀柄

图 3.9.3-5b 用 1.5 mm 皮质骨螺钉进行骨折固定的器械

8 手术步骤和技术

- 做一个 1 cm 的中轴切口,以避免损伤背部肌腱和其他滑动结构

- 使用钝性解剖暴露骨折,小心避开神经血管结构

- 使用点式复位钳和 0.6 mm 克氏针小心复位关节面。克氏针进针点应尽量避免阻碍后续拉力螺钉放置(图 3.9.3-6a)

- 将螺钉置于韧带起点近端,避免损伤侧副韧带

- 使用拉力螺钉技术。首先,使用 1.1 mm 钻头和钻套在 2 个碎片上钻孔;测量深度,然后用 1.5 mm 钻头于近骨折块扩孔,形成滑动孔(图 3.9.3-6b~d)并植入适当的螺钉

- 如果骨折块几何形状允许,可放置第二枚拉力螺钉。这将有助于控制骨折块的旋转。该螺钉可使用前期克氏针使用过的位置,该克氏针用于在植入第一枚螺钉期间维持复位。克氏针孔使用 1.5 mm 钻头过度钻孔,在近皮质中形成滑动孔。使用 1.1 mm 钻头钻探远皮质(图 3.9.3-6e~f)

- 使用图像增强器检查复位情况

- 通过临床评估其在手指弯曲时的相对位置来检查手指的旋转

- 在两个平面上拍摄 X 线并保存

- 闭合伤口

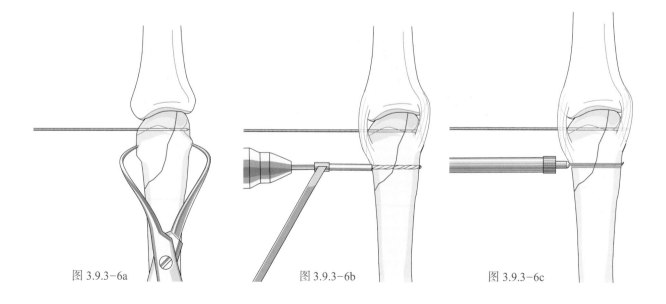

图 3.9.3-6a   图 3.9.3-6b   图 3.9.3-6c

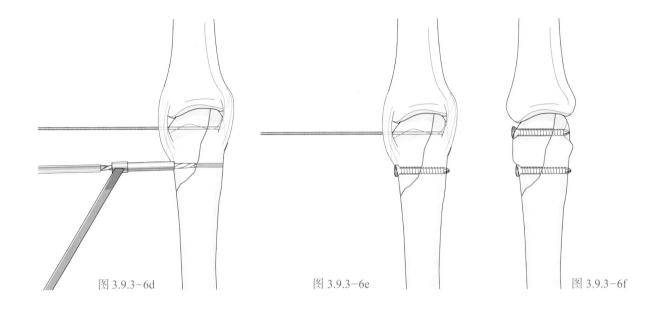

图 3.9.3-6d   图 3.9.3-6e   图 3.9.3-6f

9   围手术期特殊护理

- 确保给予术前抗生素
- 保护患者的手臂免受尖锐器械和钻头的伤害。确保以正确的顺序使用正确的钻头
- 在钻孔过程中通过连续盐水灌洗小心地冷却钻头。钻头会变热,特别是如果它们不锋利的话,

可能导致骨坏死
- 过热的钻头更容易破损
- 在植入螺钉之前立即准确测量每个螺钉
- 确保螺钉牢固地安装在螺丝刀上
- 在整个过程中保持图像强度悬垂的无菌性

10   术后特殊护理

- 局部麻醉消失前,确保上肢受到有效保护
- 检查并记录所有手指的感觉及存在和 / 或恢复的情况
- 在手术后数小时内定期检查所有手指的毛细管充盈情况

- 将肢体置于高臂吊带中,并鼓励患者在最初的 72 h 内持续穿戴
- 出院前安排物理治疗
- 在康复的早期进行 X 线检查并重复,直到痊愈

11   手术室人员注意事项

- 交叉核对患者的基本信息、骨折部位、手术标记和手术部位是否正确
- 手术前检查是否有全套螺钉和器械
- 备有适当尺寸的备用钻头
- 检查气动钻头和动力

- 检查气动止血带及其供气
- 植入螺钉前仔细测量每个螺钉的长度
- 记住钻孔时冷却
- 记录并补充用掉的内植物

12　手术医生注意事项

- 交叉核对患者的基本信息、骨折部位、手术标记和手术部位是否正确
- 制订术前固定计划并通知手术室人员
- 确保充分的透视
- 在整个过程中反复检查手指的旋转

- 利用图像增强器检查复位情况
- 使用图像增强器检查内植物的位置和螺钉长度
- 清楚记录手术过程，包括术后的特殊护理，要做到文字清晰

3.10 骨盆环骨折

原著　AD Patel

翻译　朱振中　　审校　杨云峰

植入物和手术技巧

- 大型外固定支架
- 4.5 mm 窄 LC-DCP

病 例

- 外固定支架在不稳定骨盆环骨折中的应用（61-C1）
- 耻骨联合受损使用接骨板固定（61-B1）

介 绍

- 根据 Müller AO/OTA 分类，骨盆是 6，骨盆环指定为 61：
  - 61-A：单发骨折，无骨盆环不稳定
  - 61-B：部分骨盆环破坏，后骶髂结构完整
  - 61-C：完全骨盆环破坏
- 不破坏骨盆环的骨盆孤立骨折通常是低能量损伤，常见于患有骨质疏松的老年人。大多数可以非手术治疗。导致骨盆环破坏的伤害是高能量创伤的结果，并且经常危及生命
- 破坏导致穿过骨盆的血管受损。环的开放增加了体积并出现容纳大量出血的空间，而不稳定骨盆的持续运动破坏了血肿形成。这又造成了进一步的不稳定
- 急诊处理应包括液体复苏

- 应用骨盆稳定器维持正常骨盆容积，同时尽量减少骨盆运动，以防止骨盆腔内血肿的破坏
- 这些措施通常足以控制盆腔失血并稳定患者。由盆腔出血引起的持续血流动力学不稳定是主要的紧急情况。患者可能需要使用外固定器和骨盆填塞。在专业机构中可以进行血管造影以确定任何动脉出血源。如果确定出血源头，使用这种技术，通常可以通过向受损血管中注射栓塞物质来控制出血，从而形成凝块并停止出血（放射造影下血管栓塞术）
- 血流动力学稳定的患者，随后骨盆环最终稳定应在 14 天内建立，这可能需要转移到专科中心处理

Müller AO/OTA 分类——骨盆骨折

61-A1
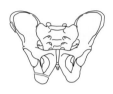

61-A2
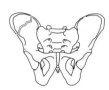

61-A3
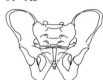

61-A　骨盆环稳定

61-A1　髋骨骨折，撕脱
61-A2　髋骨骨折，直接打击
61-A3　骶骨和尾骨横形骨折

61-B1
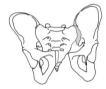

61-C1
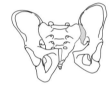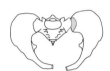

61-B2
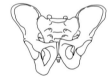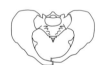

61-C2
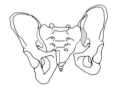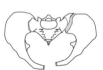

61-B3
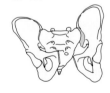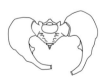

61-C3
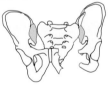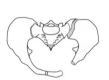

61-B　骨盆环部分稳定

61-B1　单侧，后弓部分破坏，外旋（"翻书式"损伤）
61-B2　单侧，后弓部分破坏，内旋（侧压受伤）
61-B3　双侧，后弓部分病变

61-C　骨盆环完全破坏后弓不稳定

61-C1　单侧，完全破坏后弓
61-C2　双侧，同侧完全，对侧不完全
61-C3　双侧，完全中断

3.10.1 骨盆环骨折，完全骨盆环破裂（61–C1）：使用大型外固定支架固定

原著　AD Patel
翻译　朱振中　　审校　杨云峰

手术处理

- 使用大型外固定支架固定

可选择的内植物

- 骨盆 C 形钳

1　介绍（图 3.10.1–1）

- 对于血流动力学不稳定的骨盆环不稳定患者，除液体复苏和骨盆黏合剂外，还需使用外固定
- 在此情况下，几乎都需要进行此急诊手术以挽救患者生命。应先于腹部创伤救治行骨盆填塞止血术和／或剖腹探查术
- 外固定可作为骨盆骨折进行最终治疗前，将患者转移至专业机构时的临时手段
- 对于一般情况较差，最终治疗需要延迟进行的患者，外固定可提供临时的固定手段
- 最终手术的时机取决于许多因素，尤其是患者的一般状况。经常采用损害控制策略（见章节

2.9）

- 外固定也可用于部分骨盆环破坏患者的治疗，其后骶髂关节结构完整
- 不稳定的患者通常情况危急，可能会在没有通知的情况下到达手术室
- 外固定针可固定到髂嵴或骨盆的髋臼上区域
- 髂嵴部位更容易识别，技术要求更低，应用更快，但存在固定不牢，无法控制骨盆后环不稳定等不足
- 这种技术应始终用于缺乏经验的外科医生的紧急固定，并且不需要使用图像增强器

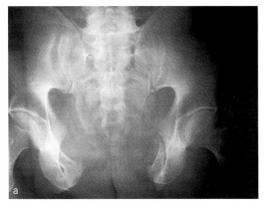
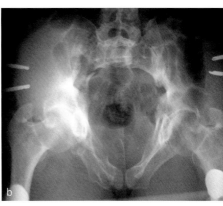

图 3.10.1–1
a. 术前 X 线：C 型骨盆环骨折显示垂直和旋转不稳定。b. 术后 X 线：紧急稳定

- 上髋臼外固定技术要求很高。使用图像增强器是强制性的。由于骨折移位，定位很困难。可能发生髋部的无意穿透，并且直接位于髋关节前方的神经血管束也可能存在损伤风险
- 然而，上髋臼技术与髂嵴技术相比具有显著优势。在骨盆的上髋臼区域，骨质量和固定质量

更好。插入该区域的外固定针可以更好地压缩骨盆，并且可以更好地控制后部结构
- 由于上髋臼技术的潜在危险，它应该只由经验丰富的外科医生使用，理想情况下，速度不是至关重要的

2　术前准备

手术室人员（ORP）需要了解和确认以下方面

- 骨折的部位
- 计划手术的种类
- 软组织条件
- 使用的内固定
- 患者体位
- 患者的具体细节（包括已签字确认的手术同意书和预防用抗生素及预防血栓形成的药物）
- 合并疾病，包括过敏史

需要的器械

- 大型外固定支架

- 急诊剖腹手术工具
- 一般骨科器械
- 可兼容的气动钻或电动钻及其配件

设　备

- 如果可能，使用可透视的骨盆手术床，以允许前后位、入口位和出口位透视
- 如果不可用，请使用标准手术床
- 定位配件以协助患者的仰卧位
- 用于手术相关人员和患者的 X 线防护装备

3　麻醉

- 手术在全麻下进行
- 在到达手术室之前，患者可能已经被麻醉（作

为复苏过程的一部分）

4　患者及透视体位

- 将患者置于仰卧位，膝关节下方垫圆滚，并且腿保持系在一起（图 3.10.1-2）。腿应该在内旋，这可使"翻书式"骨盆环骨折闭合（61-B1）
- 转移患者时应小心，以尽量减少骨盆环骨折的活动

- 通过定位患者确保任何其他伤害都不会变得更糟
- 保护受压区域
- 理想情况下，手术床应该允许图像增强器进入骨盆，尽管这并不总是可行的

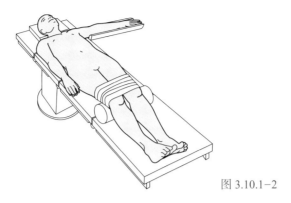

图 3.10.1-2

5 皮肤消毒和铺巾

- 从膝关节到中胸部消毒，并用适当的消毒剂尽可能横向消毒（图 3.10.1-3a）
- 应暴露双侧髂嵴，并允许随后剖腹术或骨盆填塞术（图 3.10.1-3b）
- 用无菌套套住图像增强器

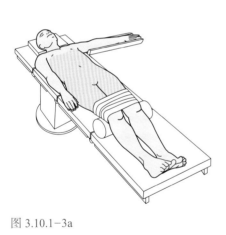

图 3.10.1-3a

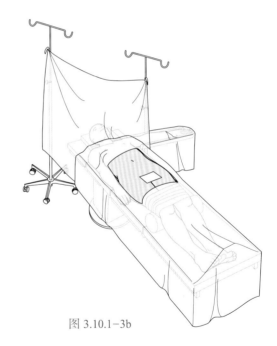

图 3.10.1-3b

6 手术室设置

- 主刀医生站在患者的一侧
- 助手站在主刀医生的对面
- 洗手护士与主刀医生相邻
- 图像增强器从主刀医生对面进入
- 将透视设备的显示屏放置于手术医生和放射技师都能清楚看到图像的位置（图 3.10.1-4）

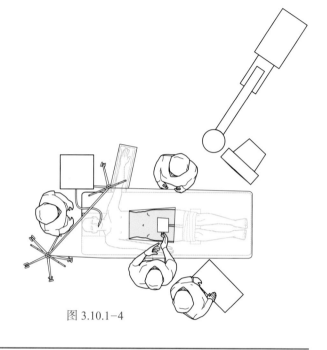

图 3.10.1-4

7 手术器械（图 3.10.1-5）

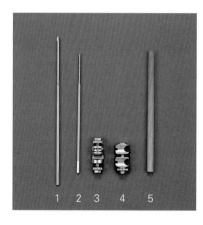

1. 5.0 mm 自钻螺钉
2. 5.0 mm Schanz 钉
3. 自持夹
4. 自持组合夹
5. 11 mm 碳纤维杆

图 3.10.1-5a　内植物

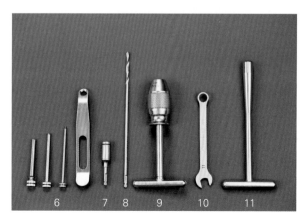

6. 三钻套筒组件（6.0 / 5.0 mm 钻套，5.0 / 3.5 mm 钻套，3.5 mm 套管针和手柄）
7. 5.0 mm Seldrill Schanz 钉适配器
8. 3.5 mm 钻头
9. 带快接的 T 形手柄
10. 11 mm 组合扳手
11. 11 mm 套筒扳手

图 3.10.1-5b　用外固定支架进行骨折固定的器械

8 手术步骤和技术

髂嵴手术

- 在髂前上棘后方 1 cm 处做一长 2 cm 的切口，以髂嵴为中心，但与其呈直角
- 务必准确识别髂骨翼的位置，骨盆环损伤可能发生移位
- 通过钝性分离暴露髂骨
- 在髂骨翼的两侧各植入 1 枚 2 mm 克氏针，沿着骨表面向下延伸，以确定其准确的方向（图 3.10.1-6a）
- 将三重套管组件放在髂嵴上，目的是将 2 枚克氏针之间的角度进行二等分（图 3.10.1-6b）
- 如果使用 Seldrill Schanz 钉，需取下三重导向器的套管针和内套管
- 将长 5 mm 的 Seldrill Schanz 钉安装到钻头上，植入螺钉，直到外侧皮质骨被穿透并开始向前推进，对准髋关节方向
- 一旦螺纹啮合，卸下钻头，改用 T 形手柄手动植入螺钉
- 如果使用传统的 Schanz 钉，取下套管针，用 3.5 mm 钻头钻入髂骨翼的外侧皮质骨，并改用 T 形手柄手动植入螺钉
- 如果有 C 臂，需检查骨内螺钉的位置
- 植入 Schanz 钉，直到看不见螺纹为止
- 使用相同的方法在髂嵴上植入第二枚 Schanz 钉，以便在不移动患者的情况下尽可能远的到达髂嵴后方（图 3.10.1-6c）。由于髂嵴后部有侧向突出部分，因此植入该螺钉时，应稍偏向髂嵴中间内侧
- 髂嵴的横截面为三角形，并且从皮质骨表面向下 2~3 cm 逐渐缩小。因此，在 2 个骨皮质之间插入 Schanz 钉比看上去更加困难。Schanz 钉经常会穿破一侧皮质，必须仔细评估以把控每个螺钉的固定质量。2 枚固定良好的螺钉通常足以实现稳定性，必要时需植入第三枚螺钉
- 螺钉的尖端在髋臼上方汇合

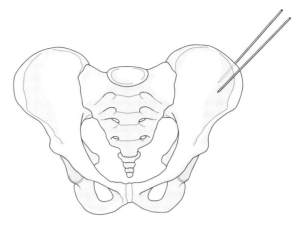

图 3.10.1-6a

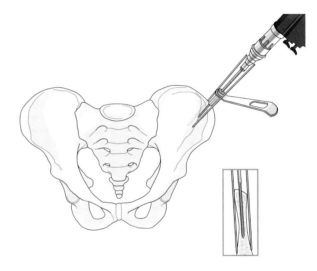

图 3.10.1-6b

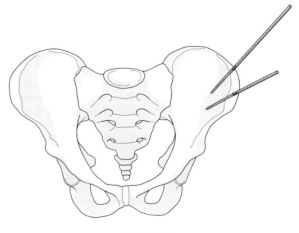

图 3.10.1-6c

- 在每个 Schanz 钉上放置一个钉杆夹（自持夹）。如果可以，需使用可磁共振成像的安全夹和碳纤维杆，以便于后续的影像学检查
- 用 1 根短杆将 2 个夹子连接起来，该杆在前 Schanz 钉前方约 5 cm（图 3.10.1-6d）
- 将组合夹连接到连接 Schanz 钉的前部杆上，并用它连接 1 根较长的杆，该杆向骨盆中线延伸，构成框架结构的一半。用手拧紧螺母
- 在对侧髂嵴上完成相同的手术。如果可以的话，可由第二术者完成，以缩短手术时间
- 然后可以通过组合夹将每侧的长杆连接在远离耻骨联合水平的中线的前方，给剖腹手术或骨盆包扎留下空间（图 3.10.1-6e）
- 在透视下，通过推动大转子压缩骨盆来调整骨盆的位置，以尽可能恢复骨盆的解剖位置
- 用 11 mm 扳手拧紧所有螺母
- 包扎置钉处

上髋臼手术

- 标记两侧髂前上棘（ASIS）
- 在 ASIS 远端 5 cm，内侧 3 cm 处，用尺子量出并标记 Schanz 钉的进钉点
- 将 C 臂放置在骨盆出口位 30° 方向并向外旋转（约 20°），直到髂嵴可以在侧面被观测到，并且髂前上棘呈一个巨大的泪珠状结构
- 切开皮肤并钝性分离，直到暴露髂嵴为止
- 将三重套管组件置入髂前上棘的正下方，并使用 C 臂定位
- 如果使用 Seldrill Schanz 钉，请使用快速接头适配器在钻头上安装 5 mm 螺钉。从套管上取下套管针和内套管，植入螺钉，直到所有螺纹都在骨中（图 3.10.1-7a）
- 如果使用传统的 Schanz 钉，则取下套管针并用 3.5 mm 钻头钻入外侧皮质骨。取下钻头和内侧套管，改用 T 形手柄植入 5.0 mm 螺钉，直到所有螺纹都在骨中
- 用 C 臂检查 Schanz 钉的位置。对另一侧重复以上步骤
- 在距离皮肤约 2 cm 处，在每枚 Schanz 钉上放置 1 个钉杆夹（自固夹）
- 如果可以，需使用可磁共振成像的安全夹和碳纤维杆，以便于后续的影像学检查
- 将杆连接到每个夹子上并用手拧紧螺母
- 调整 2 根杆以在耻骨联合远端的中线向前相遇，并使用组合夹连接它们（图 3.10.1-7b）
- 在 C 臂引导下调整骨盆的位置，并用 11 mm 扳手拧紧所有螺母
- 包扎置钉处

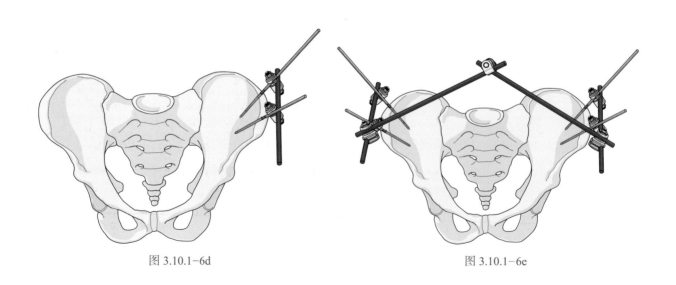

图 3.10.1-6d   图 3.10.1-6e

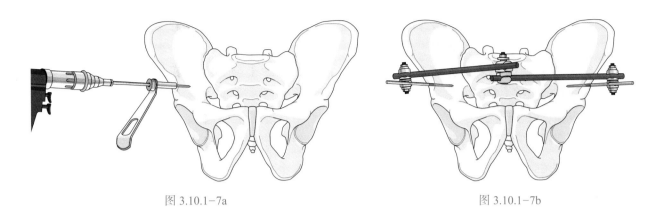

图 3.10.1–7a   图 3.10.1–7b

9 围手术期特殊护理

- 确保患者被固定在手术床上
- 注意任何受压区域

- 注意那些经常受到严重创伤但情况并不紧急的肢体，必要时临时夹板固定

10 术后特殊护理

- 除非术中 C 臂保存的图片足够，否则必须在术后拍摄 X 线片以检查并记录复位情况和 Schanz 钉的位置
- 细心的钉道护理对预防感染至关重要。首先，

钉道部位必须每天清洁和包扎
- 如果可能的话，在 14 天内对任何可能的有限骨盆内固定术进行准备

11 手术室人员注意事项

- 交叉核对患者的基本信息、骨折部位、手术标记和手术部位是否正确
- 检查所有的内植物和手术器械是否可用
- 检查是否有适当长度的 11 mm 碳纤维（或不锈钢）棒，以及 5 mm 的 Seldrill Schanz 钉或传统的 Schanz 钉可供选择

- 准备额外的 Schanz 钉和止血钳以备用
- 确保外固定支架没有损坏并装配正确
- 如果外部固定无法控制患者的失血，请做好外固定后立即进行骨盆包扎和 / 或剖腹手术的准备
- 记录并补充用掉的内植物

12 手术医生注意事项

- 交叉核对患者的基本信息、骨折部位、手术标记和手术部位是否正确
- 只有髂嵴 Schanz 钉可以在没有 C 臂的情况下

植入。除非外科医生在植入上髋臼螺钉方面非常有经验，否则只能在紧急情况下使用该技术

- 髂骨螺钉并不总是牢固的。应至少使用 2 枚螺钉。特别是在没有 C 臂的情况下，第三枚螺钉的植入比 2 枚钉更安全
- 不管使用任何钉道，都应注意骨盆环破坏会扭曲正常的骨盆方向并进一步使螺钉植入变得复杂

- 一旦螺纹与骨啮合，请勿使用电钻植入 Seldrill Schanz 钉或传统 Schanz 钉。因为这增加了螺钉在髂嵴 2 个骨板之间向下移动时穿破它们的概率，从而大大削弱了螺钉的固定效果
- 清楚记录手术过程，包括术后的特殊护理，要做到文字清晰

3.10.2 骨盆环骨折合并耻骨联合分离（61–B1）：使用 4.5 mm 窄 LC–DCP 固定

原著 AD Patel

翻译 姜晨轶 审校 杨云峰

手术处理

- 用 4.5 mm 窄 LC–DCP 固定

可选择的内植物

- 带同轴结合孔的 3.5 mm 耻骨联合接骨板
- 4.5/5.0 mm 窄 LCP
- 4.5 mm 重建板

1 介绍（图 3.10.2–1）

- 耻骨联合的分离可能发生在骶髂关节的部分分离，其允许骨盆环打开，以剩余的骶髂后韧带作为铰链（61–B1），也可能发生在骶髂关节处的骨盆环的完全破裂或经骶骨骨折（61–C1）
- 当分离超过 2.5 cm 时，有固定耻骨联合分离的指征
- 必须确定后方不稳定的程度，并且需要在手术前进行 CT 扫描
- 当完全骨盆不稳定时，骶髂关节可能需要在应用耻骨联合接骨板的同时固定，这里不做阐述
- 骨盆前环不稳定也可能由耻骨上下支或髋臼骨

折导致，这里不对这些损伤的治疗做阐述
- 骨盆环损伤的患者经常合并其他严重创伤，并且这些损伤的处理可能优先耻骨联合的固定
- 患者应使用骨盆带临时固定，直至进行明确的手术
- 这些骨折伴有尿道损伤的发生率很高，其表现包括尿道外口的血液、阴囊或阴茎的瘀斑，以及直肠检查时发现的高位前列腺。如果怀疑损伤，应在手术前进行逆行尿道造影以对尿道进行成像。如果确认撕裂，则必须在手术前插入耻骨上膀胱造瘘导尿管

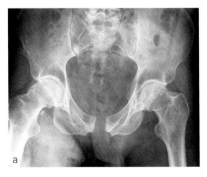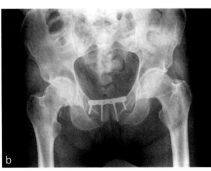

图 3.10.2–1

a. 术前 X 线：B 型骨盆环骨折，表现为旋转不稳定。b. 术后 X 线：使用 4.5 mm 窄 LC–DCP 固定

2 术前准备

手术室人员（ORP）需要了解和确认以下方面

- 骨折的部位
- 计划手术的种类
- 确认手术医生已标记手术部位
- 软组织条件
- 使用的内固定
- 患者体位
- 患者的具体细节（包括已签字确认的手术同意书和预防用抗生素及预防血栓形成的药物）
- 合并疾病，包括过敏史

需要的器械

- 基本器械和 4.5/6.5 mm 螺钉套装
- 4.5 mm LC-DCP 器械和接骨板套装
- 一般骨科器械
- 可兼容的气动钻或电动钻及其配件

设 备

- 推荐透视骨盆手术床，允许正位、入口位和出口位透视。如果没有，请使用标准手术床。
- 体位配件以协助患者仰卧位
- C 臂
- 用于手术相关人员和患者的 X 线防护装备

3 麻醉

- 手术在全麻下进行，包括肌松以放松腹直肌
- 在术前或术后进行硬膜外麻醉（取决于移动患者的能力）有助于控制术后疼痛

- 在手术开始前，必须使用导尿管或耻骨上膀胱造瘘导尿管（取决于是否存在尿道撕裂），以确保膀胱排空

4 患者及透视体位

- 将患者置于仰卧位，膝关节下方垫枕头，并将腿部捆绑在一起，保持下肢内旋（图 3.10.2-2）
- 转移患者时要小心，以尽量减少骨盆环骨折的活动
- 确保患者体位不对其他损伤造成影响
- 受压区域应受到保护
- 理想情况下，手术床应允许 C 臂进入透视骨盆，但这并不总是可行的

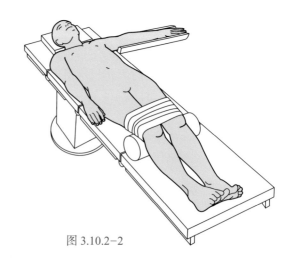

图 3.10.2-2

5 皮肤消毒和铺巾

- 需要进行会阴部备皮，并应在手术将要开始之前进行
- 使用消毒剂消毒暴露的区域，从膝关节到胸中部，包括整个腹部（图 3.10.2-3a）

- 铺巾应允许可能需要接着进行的剖腹探查术或骨盆填塞术（图 3.10.2-3b）
- C 臂无菌铺巾覆盖

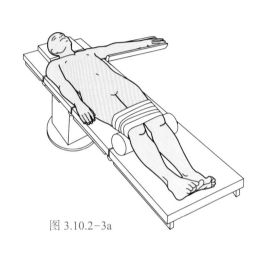

图 3.10.2-3a

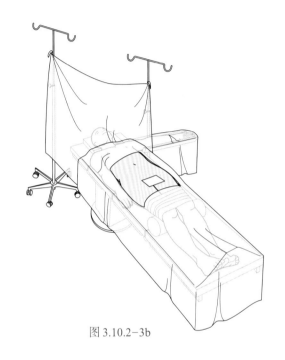

图 3.10.2-3b

6 手术室设置

- 主刀站在患者的一侧
- 助手站在主刀的对面
- 手术室人员与主刀相邻
- C 臂从主刀对面进入
- 将透视设备的显示屏放置于手术医生和放射技师都能清楚看到图像的位置（图 3.10.2-4）

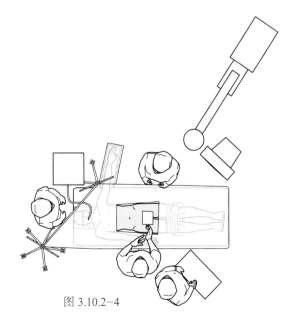

图 3.10.2-4

7 手术器械（图 3.10.2-5）

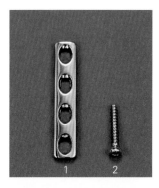

1. 4.5 mm 窄 LC-DCP，4 孔
2. 4.5 mm 皮质骨螺钉

图 3.10.2-5a 内植物

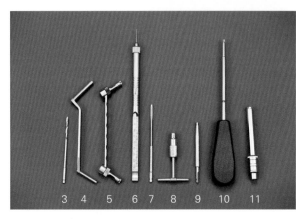

3. 3.2 mm 钻头
4. 4.5 / 3.2 mm 双头钻头套筒
5. 4.5 mm LC-DCP 钻头套筒
6. 测深尺
7. 4.5 mm 皮质骨螺钉丝攻
8. T 形手柄
9. 螺丝刀头
10. 带螺钉把持器的螺丝刀
11. 螺钉把持器套筒，大号

图 3.10.2-5b 用 4.5 mm LC-DCP 固定骨折的器械

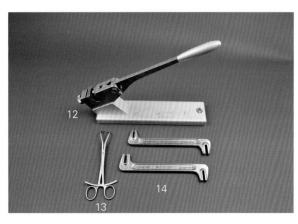

12. 台式折弯器
13. 点式复位钳，大号
14. 折弯棒（2 个）

图 3.10.2-5c 用于复位和塑形的器械

8 手术步骤和技术

- 沿着皮肤自然褶皱线，在耻骨联合上方做一长 5~8 cm 的弧形皮肤切口。切开皮下脂肪以显露腹直肌鞘。平行皮肤切口分离股直肌鞘

- 一侧的腹直肌几乎总是从其耻骨止点撕脱的。将两侧腹直肌牵开

- 结合锐性和钝性分离将腹直肌从耻骨结节和耻骨上支部分剥离，显露耻骨结节和两侧耻骨上支的内侧部分

- 使用大号点式复位钳复位耻骨联合分离（图 3.10.2-6a）。助手手动压缩骨盆会使这一操作

更容易

- 放置 4 孔 4.5 mm 窄 LC-DCP，以便在耻骨联合两侧各植入 1 枚 4.5 mm 皮质骨螺钉
- 将接骨板置于复位的耻骨联合的上表面
- 使用中性（绿色）钻孔导向器，箭头指向骨折，在耻骨体上钻一 3.2 mm 的孔，注意钻头不要穿透耻骨的内壁，因为这会导致膀胱损伤

- 测深、攻丝并植入适当长度的 4.5 mm 皮质骨螺钉
- 在对侧钉孔重复操作，然后继续在 2 个空的钉孔置钉（图 3.10.2-6b~c）
- C 臂透视检查接骨板和螺钉的位置，应行正位、入口位和出口位透视
- 闭合伤口

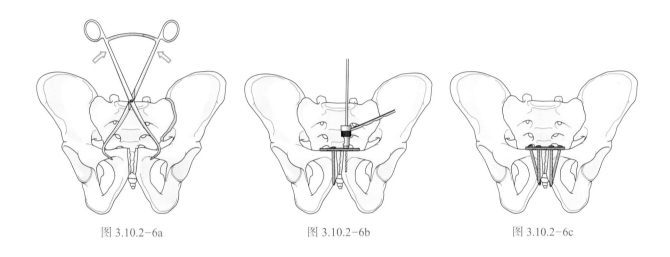

图 3.10.2-6a　　　　　　　图 3.10.2-6b　　　　　　　图 3.10.2-6c

9　围手术期特殊护理

- 确保患者在手术床上妥善固定
- 小心所有受压区域
- 小心经常出现严重但不太紧急损伤的肢体，可

能需要临时夹板固定
- 做好拆除外固定支架的准备

10　术后特殊护理

- 除非 C 臂保存的图像已经足够，否则必须在术后重新拍摄 X 线片以检查并记录复位情况以及接骨板和螺钉的位置

- 患者负重由主刀医生自行决定，但常规至少术后 3 个月内避免负重

11　手术室人员注意事项

- 交叉核对患者的基本信息、骨折部位、手术标记和手术部位是否正确
- 检查是否有全套内植物和器械可供使用

- 如果出现意外并发症，做好开腹手术准备
- 准备拆除外固定支架的器械
- 记录并补充用掉的内植物

12　手术医生注意事项

- 交叉核对患者的基本信息、骨折部位、手术标记和手术部位是否正确
- 在开始手术前确保已明确骨盆不稳定程度
- 小心钻头或螺钉不要穿透耻骨的后侧皮质，因为这可能导致膀胱损伤
- 以这种方式使用的常规 LC-DCP 和 LCP 由于

横跨耻骨联合的高应力而容易断裂
- 由于这个原因，一些手术医生更喜欢使用更强的替代品，例如带同轴结合孔的 3.5 mm 耻骨联合接骨板
- 清楚记录手术过程，包括术后的特殊护理，要做到文字清晰

3.11　股骨近端骨折

原著　Malcolm Smith, Matthew Porteous
翻译　芮碧宇　审校　杨云峰

内植物和手术技术

- 7.3 mn 空心钉
- 动力髋螺钉（DHS）
- 股骨近端抗旋髓内钉（PFNA）
- 股骨近端髓内钉（PFN）
- 95° 髁刃接骨板

病　例

- 股骨颈囊内骨折（31-B1）
- 股骨关节外转子间骨折（31-A2）
- 股骨关节外转子间骨折（31-A2）
- 股骨转子下骨折（32-A2）
- 特殊股骨转子下骨折（32-B2）

介　绍

- 根据 Müller AO/OTA 分型，股骨近端骨折可分为三组：
  - 31-A 关节外转子间骨折
  - 31-B 关节内股骨颈骨折
  - 31-C 关节内股骨头骨折（不在本章介绍范围内）
- 转子下骨折定义为股骨干转子下区域的骨折，分为 32-A1-3.1 和 32-B1-3.1。.1 代表转子下骨折。32-C 型骨折没有分列出转子下骨折
- 相对于偏远端的干部骨折，转子下骨折更难处理，因为这个部位的内固定要承担很大的应力
- 股骨近端骨折常见于老年人，因为他们骨质疏松且伴有较多的合并疾病。这类骨折的发生率明显增多，造成了巨大的个人或社会经济负担问题
- 老年移位的股骨颈囊内骨折通常选择人工股骨头置换或全髋关节置换。本章不讨论此部分内容
- 年轻患者也可发生类似的骨折，通常是由于高能量损伤导致，常常伴随其他严重损伤
- 股骨颈的局部解剖，尤其是转子下区域的特殊性，导致此处生物力学环境非常复杂。内植物承担很大的应力，一旦固定失效，常常会导致内固定断裂等并发症
- 无移位或者外展嵌插的股骨颈骨折可以保守治疗
- 转子区域的骨折可以根据固定后是否稳定分为稳定型（31-A1）和不稳定型（31-A2，31-A3）。稳定性由骨折复位后内侧皮质（股骨距）是否完整所决定。稳定的骨折可以选用髓外固定，通常是 DHS。不稳定骨折则需要更稳定的固定，比如使用股骨近端抗旋髓内钉（PFNA）或股骨近端髓内钉（PFN）固定。不稳定型骨折如果要使用 DHS 则要增加一块转子稳定接骨板（TSP）加强固定
- 转子下骨折和转子间骨折延伸至转子下区域的骨折，根据生物力学的要求通常选择髓内固定
- 特殊情况可使用角稳定刃接骨板和动力髁螺钉

Müller AO/OTA 分型——股骨近端骨折

| 31−A1 | 31−A2 | 31−A3 | 31−B1 | 31−B2 | 31−B3 | 31−C1 | 31−C2 | 31−C3 |

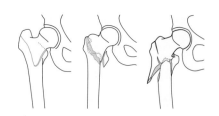 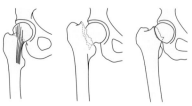 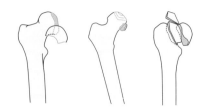

31−A 关节外骨折，转子间区域

31−A1 转子间简单骨折

31−A2 转子间粉碎骨折

31−A3 逆转子间骨折

31−B 关节外骨折，颈部

31−B1 头下骨折，轻度移位

31−B2 经颈骨折

31−B3 头下骨折，移位，非嵌插

31−C 关节内骨折，股骨头

31−C1 劈裂骨折（Pipkin）

31−C2 伴有压缩

31−C3 伴有颈骨折

3.11.1 股骨颈囊内骨折（31–B1）：使用 7.3 mm 空心钉固定

原著 Malcolm Smith, Matthew Porteous
翻译 芮碧宇   审校 杨云峰

手术处理

- 使用 7.3 mm 空心钉固定

可选择的内植物

- 6.5 mm 空心钉
- 6.5 mm 松质骨螺钉
- DHS 结合 6.5 mm 松质骨螺钉

1 介绍（图 3.11.1–1）

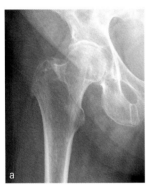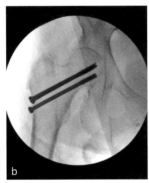

图 3.11.1–1
a. 术前 X 线：股骨颈囊内嵌插骨折。b. 术后 X 线：使用 3 枚空心钉固定骨折

- 经股骨颈发生的关节内骨折
- 移位的骨折会影响股骨头的血供，因此对于年轻患者需要复位和固定此类骨折。老年患者则进行人工股骨头置换或全髋置换
- 轻度移位或无移位的骨折应该手术治疗，因为此类骨折有内翻塌陷的趋势
- 最简单的固定方法就是在透视下通过外侧的小切口植入 3 枚空心钉，允许可控的骨折加压
- 如果复位是稳定的，螺钉贴着骨皮质而不是居中（中间部分骨量不足）植入，通常疗效满意
- 大部分失败病例要进行全髋置换翻修
- 具有较多合并疾病的老年患者，如果是外展嵌插骨折，可选择保守治疗，但有较高的二次移位的风险，发生移位时只能选择人工股骨头置换或全髋置换

2　术前准备

手术室人员（ORP）需要了解和确认以下方面

- 骨折的部位
- 计划手术的种类
- 确认手术医生已标记手术部位
- 软组织条件
- 使用的内固定
- 患者体位
- 患者的具体细节（包括已签字确认的手术同意书和预防用抗生素及预防血栓形成的药物）
- 合并疾病，包括过敏史

需要的器械

- 7.3 mm 空心钉工具盒
- 通用骨科器械
- 可兼容的气动钻或电动钻

设　备

- 带有扩展架的牵引床或透视手术床
- 协助固定体位的配件
- 图像增强器
- 手术相关人员和患者 X 线防护装备

3　麻醉

- 患者处于全麻或区域麻醉下手术

4　患者及透视体位

- 患者麻醉后，重新调整手术床或将患者搬到牵引床上
- 靠患侧装上包裹好的会阴柱
- 患者纵向牵引
- 屈曲并外展健侧下肢，使用妇科截石位托架支撑（图 3.11.1-2a）。髋部屈曲有利于更大的外展角度，使用托架有助于术中透视。另一种可选择的方法，将健侧下肢固定在垫好衬垫的足托里直接外展肢体（图 3.11.1-2b）。锁紧牵引床各可活动的关节
- 将同侧上肢包裹好置于或固定在胸口，避免影响手术操作
- 小心保护好软组织和皮肤容易受压的部位，尤

其是老年患者
- 将手术床调整至合适的高度
- 从双下肢之间斜向推入 C 臂直至患侧髋部，拍摄正位片（图 3.11.1-3a）
- 将 C 臂旋转 90° 透视侧位片（图 3.11.1-3b）
- 确保通过旋转 C 臂就可以获得髋关节的正位和侧位图像。直到获得满意的透视图像后再开始铺单
- 解锁牵引床的可活动关节，复位骨折（通常先牵引，再内收和内旋下肢），然后锁住牵引床的可活动关节
- 准备手术之前骨折要得到满意的复位

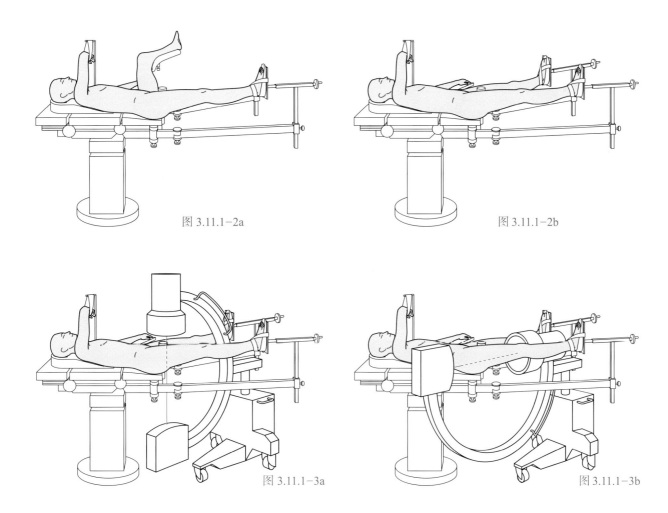

图 3.11.1-2a

图 3.11.1-2b

图 3.11.1-3a

图 3.11.1-3b

5　皮肤消毒和铺巾

- 使用合适的消毒剂消毒手术区域（图 3.11.1-4a）
- 铺单时包裹好患肢。可使用一次性无菌单（图 3.11.1-4b）

- 透视设备靠近铺单的非无菌区域。因此在透视侧位时要注意维持术野的无菌
- 如使用传统的无菌单铺单，要确保术野防水
- 用无菌套套住图像增强器

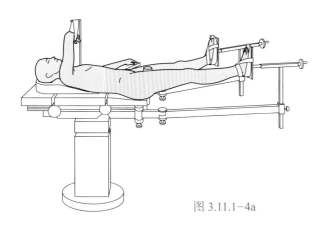

图 3.11.1-4a

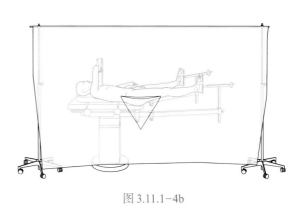

图 3.11.1-4b

6　手术室设置

- 主刀医生和洗手护士站在患侧
- 透视设备位于双下肢之间，从患肢的内侧推入
- 将透视设备的显示屏放置于手术医生和放射技师都能清楚看到图像的位置（图 3.11.1-5）

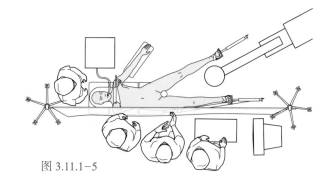

图 3.11.1-5

7　手术器械（图 3.11.1-6）

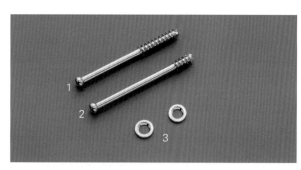

1. 7.3 mm 空心钉，32 mm 长螺纹
2. 7.3 mm 空心钉，26 mm 短螺纹
3. 垫片

图 3.11.1-6a　内植物

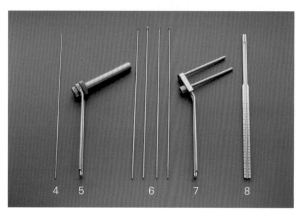

4. 2.0 mm 克氏针，长
5. 可组装的保护套筒（三部分）
6. 2.8 mm 螺纹导针
7. 可调节 2.8 mm 平行导向器
8. 2.0 mm 和 2.8 mm 导针测深工具

图 3.11.1-6b　植入导针的工具

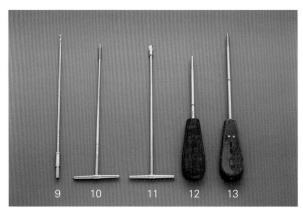

9. 5.0 mm 空心钻
10. 空心丝攻
11. 空心埋头器
12. 拧紧或取出螺钉的内六角螺丝刀
13. 空心内六角螺丝刀
图 3.11.1-6c　植入螺钉的工具

8　手术步骤和技术

- 股骨近端外侧相应于股骨颈的位置做一个小切口
- 用 1 枚长克氏针的钝头一端沿着股骨颈前方表面滑动植入，标记股骨颈的前倾角
- 使用保护套筒和导向器，从小转子上方水平的外侧皮质向股骨头植入 2.8 mm 螺纹导针。导针位于股骨矩内，与前方标记前倾角的克氏针平行。使用 C 臂透视确保导针正侧位的位置都满意。取出标记前倾角的克氏针（图 3.11.1-7a）
- 使用可调节平行套筒在第一枚导针近端向股骨颈和股骨头平行植入另 2 枚导针。相对于第一枚导针，1 枚偏前，1 枚偏后。导针在正侧

位都应位于软骨下 1 cm。也可以徒手植入导针。导针的位置决定最终空心钉的位置（图 3.11.1-7b）
- 移除顶棒和钻套，使用直接测深尺测量所需螺钉的长度（图 3.11.1-7c）
- 使用 5.0 mm 空心钻和软组织保护套筒经导针钻开外侧皮质，如果骨质量好的话则需要继续钻孔直至距离导针尖端 1 cm。如果钻孔完成退出钻头时导针退出，小心的插回导针至初始位置，并透视确认
- 如果骨质量很好，要对外侧皮质攻丝
- 使用空心螺丝刀拧入相应的长螺纹或短螺纹空

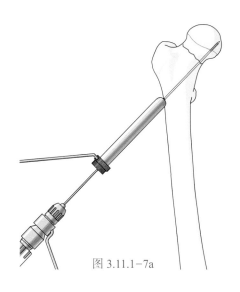

图 3.11.1-7a

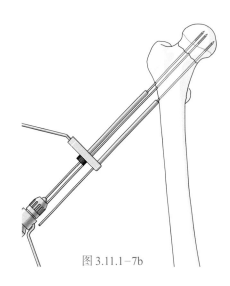

图 3.11.1-7b

心钉。确保螺纹越过骨折线进入股骨头（图 3.11.1-7d）

■ 老年患者要使用垫片防止螺钉头拧入皮质

■ 在钻孔和拧入螺钉时要透视防止导针穿入盆腔

■ 移除导针，使用普通螺丝刀最后拧紧螺钉（图 3.11.1-7e）

■ 正侧位透视并保存最终透视结果

■ 关闭伤口

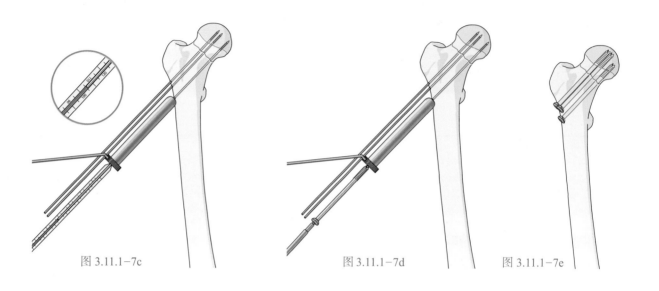

图 3.11.1-7c   图 3.11.1-7d   图 3.11.1-7e

9　围手术期特殊护理

■ 注意易受压部位的保护（尤其是老年患者）

■ 确保患者被牢固固定在牵引床上，骨折复位满意

■ 在透视设备围绕术野转动时，确保术野无菌

■ 在钻孔和拧入螺钉时要透视防止导针穿入盆腔

■ 确保锐利的器械没有刺穿无菌贴膜

10　术后特殊护理

■ 除非透视设备可以打印透视结果或者保存透视图片，否则术后需要拍 X 线片检查和记录复位情况和内固定的位置

■ 固定的强度要允许安全地抬起或扶住患者进行日常护理

■ 患者术后即刻开始活动。年轻患者术后 6 周内部分负重，但对于老年患者可能达不到这一要求

■ 对于老年患者，由于受到身体状况、配合能力和依从性的影响，康复锻炼经常受限

11 手术室人员注意事项

- 交叉核对患者的基本信息、骨折部位、手术标记和手术部位是否正确
- 检查所有的内植物和工具是否完备
- 确保每次使用合适尺寸的新导针。损坏的导针可能在钻孔或拧入螺钉时弯曲，导致穿入盆腔
- 确保有合适尺寸的导针备用

- 检查螺钉的长度，选择合适的螺纹
- 术后检查导针没有被卡在空心钻内
- 小心冲刷和清洗（使用通条，刷洗）所有空心工具
- 丢弃使用过的导针
- 记录并补充用掉的内植物

12 手术医生注意事项

- 交叉核对患者的基本信息、骨折部位、手术标记和手术部位是否正确
- 好的患者的术前准备和骨折的复位非常重要：骨折端应处于稳定状态，消毒前患髋轻度外展（牵引），对于年轻患者满意的复位非常重要，因此必要时切开复位
- 需要拍摄满意的正侧位确保导针和螺钉的精确植入：第一枚位于股骨矩，另 2 枚位于近端，一前一后。如果螺钉不平行，将阻碍骨折端可控的短缩加压，影响愈合

- 避免反复植入导针。当患者负重时，外侧的针孔将影响皮质的强度导致转子下骨折的发生。如果空心钉的植入位置低于小转子水平也会发生类似的骨折
- 在钻孔和拧入螺钉时常规透视确认导针的位置
- 螺钉的螺纹必须越过骨折线才能对骨折进行加压
- 最后拧紧螺钉或取出螺钉时使用普通螺丝刀
- 清楚记录手术过程，包括术后的特殊处理，要做到文字清晰

3.11.2 股骨关节外转子间骨折（31-A2）：使用动力髋螺钉（DHS）固定

原著 Malcolm Smith, Matthew Porteous
翻译 芮碧宇　审校 杨云峰

手术处理

- 使用动力髋螺钉（DHS）固定

可选择的内植物

- 股骨近端抗旋髓内钉固定（PFNA）
- 股骨近端髓内钉固定（PFN）

1 介绍（图 3.11.2-1）

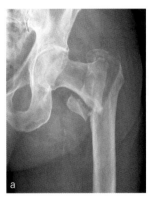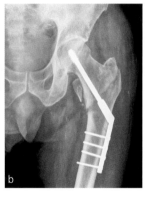

图 3.11.2-1
a. 术前 X 线：股骨近端囊外骨折。b. 术后 X 线：使用动力髋螺钉（DHS）固定

- 关节外骨折主要发生于股骨颈基底附近的转子间区域
- 这种骨折不影响股骨头的血供，但是骨折形态容易导致股骨颈内翻
- DHS 被设计作为髓外固定方式治疗这种转子间骨折

- 先将 1 枚大的拉力螺钉拧入股骨颈，然后将带有固定角度套筒的接骨板套住拉力螺钉，接骨板则固定在股骨干上。当患者开始负重时，这种装置允许拉力螺钉经套筒滑动，加压骨折端
- 如选择合适的骨折类型（31-A1，31-A2）正确应用 DHS，疗效满意
- 可增加 1 枚 6.5 mm 松质骨螺钉防止 DHS 固定后股骨头的旋转
- 对于不稳定的骨折类型（31-A2），可增加使用转子稳定接骨板（TSP）防止骨折愈合时股骨干的内移
- 如果骨折复位不满意，内固定位置欠佳或者不能产生滑动，将导致一系列问题。常会引起螺钉切出
- 根据骨折类型决定是否可以负重，简单骨折可以即刻负重
- DHS 不再用于逆转子（31-A3）或转子下骨折的治疗

2　术前准备

手术室人员（ORP）需要了解和确认以下方面

- 骨折的部位
- 计划手术的种类
- 确认手术医生已标记手术部位
- 软组织条件
- 使用的内固定
- 患者体位
- 患者的具体细节（包括已签字确认的手术同意书和预防用抗生素及预防血栓形成的药物）
- 合并疾病，包括过敏史

需要的器械

- DHS 内固定和工具盒
- 4.5/6.5 mm 螺钉和基本工具盒
- 通用骨科器械
- 可兼容的气动钻或电动钻

设　备

- 带有扩展架的牵引床或透视手术床
- 协助固定体位的配件
- 图像增强器
- 手术相关人员和患者 X 线防护装备

3　麻醉

- 患者处于全麻或区域麻醉下手术

4　患者及透视体位

- 患者麻醉后，重新调整手术床或将患者搬到牵引床上
- 靠患侧装上包裹好的会阴柱
- 患肢纵向牵引
- 屈曲并外展健侧下肢，使用妇科截石位托架支撑（图 3.11.2-2a）。髋部屈曲有利于更大的外展角度，使用托架有助于术中透视。另一种可选择的方法，将健侧下肢固定在垫好衬垫的足托里直接外展肢体（图 3.11.2-2b）。锁紧牵引床各可活动的关节
- 将同侧上肢包裹好置于或固定在胸口，避免影响手术操作
- 小心保护好软组织和皮肤容易受压的部位，尤

其是老年患者
- 将手术床调整至合适的高度
- 从双下肢之间斜向推入 C 臂直至患侧髋部，拍摄正位片（图 3.11.2-3a）
- 将 C 臂旋转 90° 透视侧位片（图 3.11.2-3b）
- 确保通过旋转 C 臂就可以获得髋关节的正位和侧位图像。直到获得满意的透视图像后再开始铺单
- 解锁牵引床的可活动关节，复位骨折（通常先牵引，再内收和内旋下肢），然后锁住牵引床的可活动关节
- 准备手术之前骨折要得到满意的复位

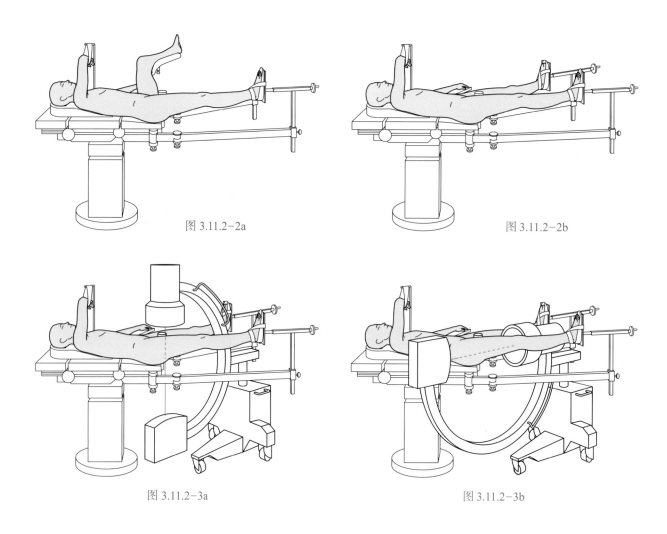

图 3.11.2-2a

图 3.11.2-2b

图 3.11.2-3a

图 3.11.2-3b

5 皮肤消毒和铺巾

- 使用合适的消毒剂消毒手术区域（图 3.11.2-4a）
- 铺单时包裹好患肢。可使用一次性无菌单（图 3.11.2-4b）

- 透视设备靠近铺单的非无菌区域。因此在透视侧位时要注意维持术野的无菌
- 如使用传统的无菌单铺单，要确保术野防水
- 使用无菌套套住图像增强器

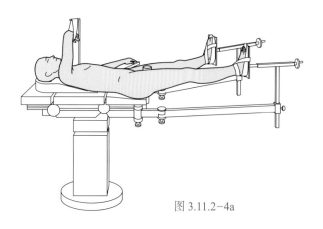

图 3.11.2-4a

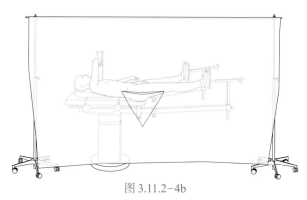

图 3.11.2-4b

6　手术室设置

- 主刀医生和洗手护士站在患侧
- 透视设备位于双下肢之间，从患肢的内侧推入
- 将透视设备的显示屏放置于手术医生和放射技师都能清楚看到图像的位置（图 3.11.2-5）

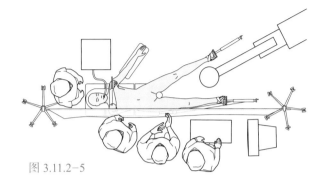

图 3.11.2-5

7　手术器械（图 3.11.2-6）

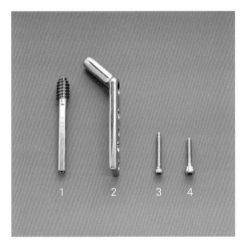

1. DHS 螺钉
2. DHS 接骨板
3. 4.5 mm 皮质骨螺钉
4. DHS 加压螺钉

图 3.11.2-6a　内植物

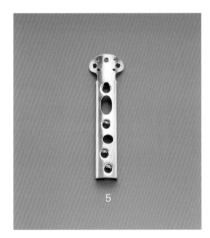

5. DHS 转子稳定接骨板

图 3.11.2-6b　内植物

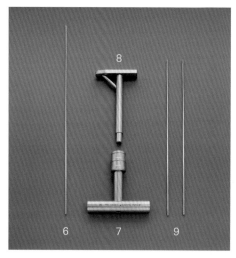

6. 2.0 mm 克氏针，长
7. 带有接头的 T 柄
8. DHS 带角度导向器（注意正确的角度，例如 135°）
9. 2.5 mm DHS 带螺纹导针

图 3.11.2-6c　植入导针的工具

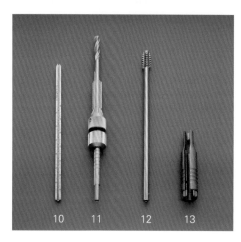

10. 直接测深尺
11. DHS 三联扩髓头，长套筒
12. DHS 丝攻，连接 T 柄使用（7）
13. DHS 中心套筒

图 3.11.2-6d　DHS 螺钉测深、扩髓和攻丝的工具

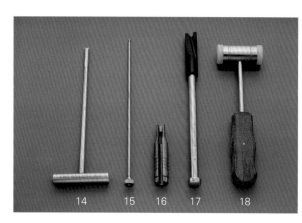

14. DHS 一次性植入扳手
15. 连接螺栓
16. DHS 中心套筒
17. DHS 加压棒
18. 骨锤

图 3.11.2-6e　植入螺钉和接骨板的工具

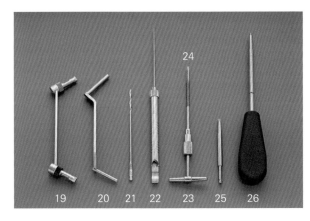

19. 4.5 mm DCP 钻套
20. 3.2/4.5 mm 双头钻套
21. 3.2 mm 钻头
22. 测深尺
23. T 柄
24. 4.5 mm 皮质骨螺钉丝攻
25. 螺丝刀杆
26. 螺丝刀

图 3.11.2-6f 固定接骨板的工具

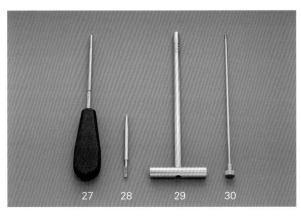

27. 螺丝刀
28. 螺丝刀杆
29. DHS 取出扳手
30. 连接螺栓

图 3.11.2-6g 取出工具

8 手术步骤和技术

- 在大腿外侧自股骨颈近端开始向远端做一纵行切口。切口的长短取决于使用接骨板的长度
- 打开阔筋膜，劈开股外侧肌或将肌肉拉向前方
- 用 1 枚克氏针的钝头一端沿着股骨颈前方表面滑动植入，标记股骨颈的前倾角（图 3.11.2-7a）
- 使用 T 柄固定好带角度的导向器（通常是 135°），将其紧贴股骨表面，然后经导向器植入 2.5 mm 螺纹导针，正侧位透视下确保导针位于股骨颈和股骨头的中心。导针与标记前倾角的克氏针须平行（图 3.11.2-7b）
- 导针的尖端必须位于正侧位股骨头中心的软骨下骨内
- 小心导针不要穿入髋关节
- 取出标记前倾角的克氏针
- 使用直接测深尺测量导针的长度（图 3.11.2-7c）
- 将三联扩髓头的深度定在比导针长度少 10 mm 的位置，经导针开髓（图 3.11.2-7d）
- 导针可能卡在扩髓头里一起退出来。如果发生这种情况，使用带有套筒的倒置的拉力螺钉作为导向器小心准确地再次插入导针。透视确保再次插入的导针位于正确的位置
- 年轻骨量好的患者需要攻丝（图 3.11.2-7e）
- 组装接骨板，螺钉和套筒：经扳手插入连接螺栓，将合适的接骨板套入扳手。将连接螺栓和 DHS 螺钉相连，然后接上中心套筒
- 经导针拧入螺钉直至套筒上的深度标记为 0，此时螺钉尖部距离关节面应为 10 mm。拧入螺钉时确保导针没有被卡住而向前穿入盆腔（图 3.11.2-7f）

- 螺钉拧入后 T 柄要和股骨的长轴平行，此时 DHS 螺钉上的平面和接骨板套筒内的平面相一致（这些平面提供了旋转稳定性）（图 3.11.2-7g）
- 正侧位透视确认螺钉位置
- 取出导针
- 敲击接骨板至所需位置（图 3.11.2-7h）。取出中心套筒和植入工具
- 使用 4.5 mm 皮质骨螺钉将接骨板固定在股骨干上。使用 DCP 钻套经中立位（绿色）钻 3.2 mm 的钉孔，测深，使用保护套筒和 4.5 mm 皮质骨螺钉丝攻攻丝，拧入合适长度的螺钉（图 3.11.2-7i~j）

- 再次拧紧所有螺钉
- 骨质疏松患者不能使用 DHS 加压螺钉，否则会导致拉力螺钉在股骨头内的把持力下降。当患者负重时骨折端接触获得了骨折的加压。如果手术时需要使用 DHS 加压螺钉加压，这种方法仅适合骨量好的患者，拧紧加压螺钉时放松牵引，加压完成后取出加压螺钉
- 正侧位透视并保存最终透视结果
- 关闭伤口

转子稳定接骨板（TSP）

- 对于不稳定骨折（31-A2）将此接骨板附加在 DHS 上有助于增加稳定性

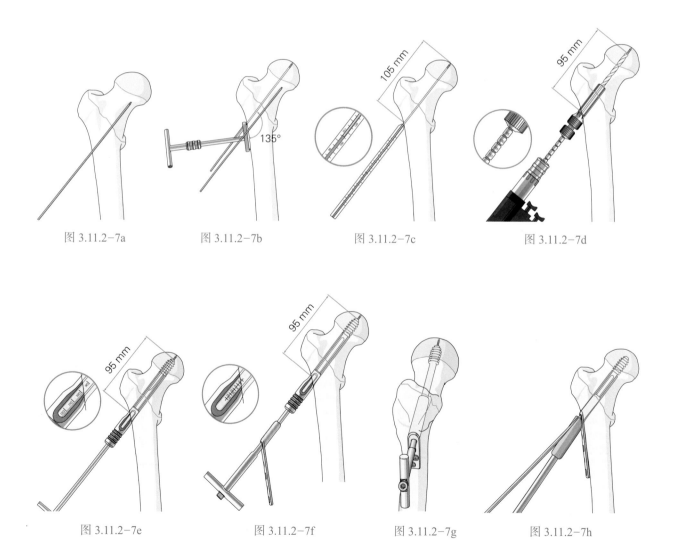

图 3.11.2-7a　　　图 3.11.2-7b　　　图 3.11.2-7c　　　图 3.11.2-7d

图 3.11.2-7e　　　图 3.11.2-7f　　　图 3.11.2-7g　　　图 3.11.2-7h

- 常规方式植入 DHS，但只用 1 枚皮质骨螺钉固定在股骨上
- 然后将 TSP 置于 DHS 接骨板表面（图 3.11.2-8a）。剩余的钉孔可将两块接骨板固定在股骨上
- 经接骨板向股骨头拧入 1 枚所谓的防旋螺钉（松质骨螺钉，6.5 mm 半螺纹）

- 透视引导下使用 3.2 mm 钻头，于 DHS 螺钉近端并与此平行向股骨头钻孔（图 3.11.2-8b）。测深，使用 6.5 mm 丝攻对外侧皮质攻丝，拧入 1 枚半螺纹 6.5 mm 松质骨螺钉（图 3.11.2-8c）
- 必要时可经接骨板近端的螺钉孔植入其他螺钉或使用钢丝固定大转子骨块

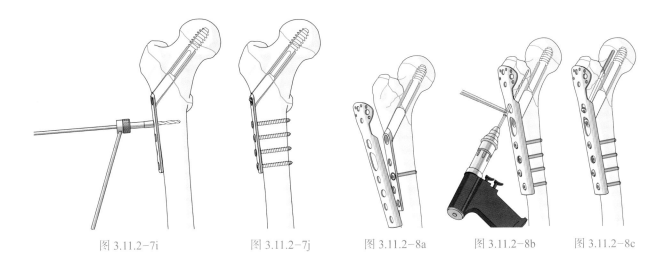

图 3.11.2-7i   图 3.11.2-7j   图 3.11.2-8a   图 3.11.2-8b   图 3.11.2-8c

9 围手术期特殊护理

- 注意易受压部位的保护，尤其是老年患者
- 确保患者被牢固固定在牵引床上，骨折复位满意

- 在透视设备围绕术野转动时，确保术野无菌
- 在钻孔和拧入螺钉时要透视防止导针穿入盆腔
- 确保锐利的器械没有刺穿无菌贴膜

10 术后特殊护理

- 除非透视设备可以打印透视结果或者保存透视图片，否则术后需要拍 X 线片检查和记录复位情况和内固定的位置
- 固定的强度要允许安全地抬起或扶住患者进行

日常护理
- 大部分患者术后即刻允许完全负重
- 对于老年患者，由于受到其他疾病的影响，康复锻炼经常受限

11 手术室人员注意事项

- 交叉核对患者的基本信息、骨折部位、手术标记和手术部位是否正确
- 检查所有的内植物和工具是否完备
- 确保使用新的合适长度的 2.5 mm 导针。损坏的导针可能在钻孔或拧入螺钉时弯曲，导致穿入盆腔
- 确保有合适的导针备用
- 不要混淆不同的三联扩髓头：DHS 扩髓头（短套筒和长套筒版本）以及 DCS 扩髓头
- 和主刀确认扩髓头设置的深度

- 组装螺钉时确认螺钉长度
- 确认接骨板的角度正确
- 如需要短的螺钉（<80 mm），则使用短套筒 DHS
- 术后检查导针没有被卡在钻内
- 小心冲洗空心三联扩髓头
- 丢弃使用过的导针
- 准备好需要使用的不同螺钉，包括 TSP
- 记录并补充用掉的内植物

12 手术医生注意事项

- 交叉核对患者的基本信息、骨折部位、手术标记和手术部位是否正确
- 好的患者的术前准备和骨折的复位非常重要：骨折端应处于稳定状态，消毒前患髋轻度外展（牵引）
- 需要拍摄满意的正侧位确保精确地将导针和螺钉置于股骨头和颈的中心
- 如果螺钉未在正侧位上位于头的中心将大大增加术后螺钉切出和内固定失败的风险

- 如果螺钉过短，距离关节面超过 10 mm，也将增加螺钉切出的风险
- 在钻孔和拧入螺钉时常规透视确认导针的位置未穿入盆腔
- 取出螺纹导针时要反转
- 当考虑需要增加旋转稳定性时（增加平行的拉力螺钉），和转子稳定接骨板
- 清楚记录手术过程，包括术后的特殊处理，要做到文字清晰

3.11.3 股骨关节外转子间骨折（31-A2）：使用股骨近端抗旋髓内钉（PFNA）固定

原著 Malcolm Smith, Matthew Porteous
翻译 芮碧宇 　审校 　杨云峰

手术处理

- 使用股骨近端抗旋髓内钉（PFNA）固定

可选择的内植物

- 动力髋螺钉（DHS）
- 股骨近端髓内钉（PFN）

1 介绍（图 3.11.3-1）

- 关节外转子间和转子下骨折主要发生于股骨颈基底附近
- 这种骨折不影响股骨头的血供
- PFNA 被设计作为手术固定"不稳定"转子间骨折，包括 31-A2、31-A3 和应力环境欠佳的转子下骨折的固定方式（32-A、32-B、32-C）

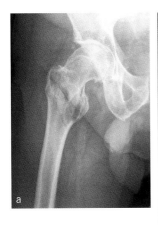
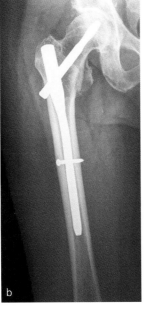

图 3.11.3-1
a. 术前 X 线：股骨近端囊外骨折。b. 术后 X 线：使用 PFNA 固定

- PFNA 是一种髓内钉（有短钉和长钉版本），使用单一螺旋刀片固定头颈骨块，远端与股骨干相锁定
- 有 3 种不同直径的髓内钉
- 短钉双侧均可使用，长钉则因为需要匹配股骨弓分左右版本（用于骨折线的延伸）
- PFNA 有不同的颈干角的版本（CCD 角），因此术前在对侧的髋关节正位片上测量颈干角非常重要，可以使用量角器或模板测量角度。CCD 130° 的 PFNA 最为常用
- 首先将髓内钉植入股骨髓腔，然后经瞄准装置植入螺旋刀片，最后完成远端锁定
- 长 PFNA 远端必须在透视下徒手锁定
- 螺旋刀片可压紧股骨颈内的松质骨，有利于骨折愈合
- 植入螺旋刀片时，刀片夯实了股骨头内的松质骨。相比股骨近端髓内钉（PFN）提高了抗骨折旋转的能力
- PFNA 术后允许即刻负重，这对老年患者很重要
- 精确复位、正确使用内固定可以获得满意的结果

2　术前准备

手术室人员（ORP）需要了解和确认以下方面

- 骨折的部位
- 计划手术的种类
- 确认手术医生已标记手术部位
- 软组织条件
- 使用的内固定（普通 PFNA 或左 / 右长 PFNA）
- 患者体位
- 患者的具体细节（包括已签字确认的手术同意书和预防用抗生素及预防血栓形成的药物）
- 合并疾病，包括过敏史

需要的器械

- PFNA 工具盒
- 长 PFNA（根据骨折类型）
- 通用骨科器械
- 长 PFNA 远端锁定使用的透光夹块
- 如使用长 PFNA 可能需要软扩髓（比如，Synream）

设　备

- 带有扩展架的牵引床或透视手术床
- 协助固定体位的配件
- 图像增强器
- 手术相关人员和患者 X 线防护装备

3　麻醉

- 患者处于全麻或区域麻醉下手术

4　患者及透视体位

- 患者麻醉后，重新调整手术床或将患者搬到牵引床上
- 靠患侧装上包裹好的会阴柱
- 患肢纵向牵引
- 屈曲并外展健侧下肢，使用妇科截石位托架支撑（图 3.11.3-2a）。髋部屈曲有利于更大的外展角度，使用托架有助于术中透视。另一种可选择的方法，将健侧下肢固定在垫好衬垫的足托里直接外展肢体（图 3.11.3-2b）。锁紧牵引床各可活动的关节
- 将同侧上肢包裹好置于或固定在胸口，避免影响手术操作
- 小心保护好软组织和皮肤容易受压的部位，尤其是老年患者
- 将手术床调整至合适的高度
- 从双下肢之间斜向推入 C 臂直至患侧髋部，拍摄正位片（图 3.11.3-3a）
- 将 C 臂旋转 90° 透视侧位片（图 3.11.3-3b）
- 确保通过旋转 C 臂就可以获得髋关节的正位和侧位图像
- 解锁牵引床的可活动关节，复位骨折（通常先牵引，再内收和内旋下肢），然后锁住牵引床的可活动关节
- 准备手术之前骨折要得到满意的复位
- 如果使用长 PFNA，在进行远端锁定时需要调整 C 臂透视远端侧位片

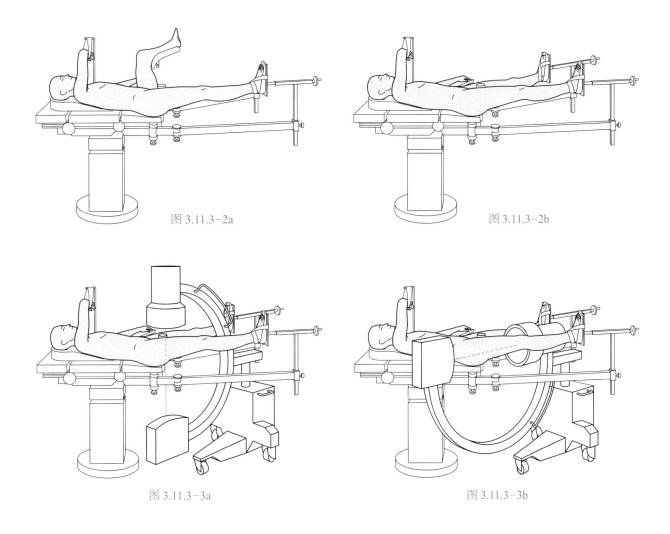

图 3.11.3-2a

图 3.11.3-2b

图 3.11.3-3a

图 3.11.3-3b

5 皮肤消毒和铺巾

- 患者摆好体位后，使用合适的消毒剂消毒手术区域（图 3.11.3-4a）
- 可使用一次性无菌单（图 3.11.3-4b）
- 透视设备靠近铺单的非无菌区域。因此在透视

侧位时要注意维持术野的无菌
- 如使用传统的无菌单铺单，要确保术野防水
- 用无菌套套住图像增强器

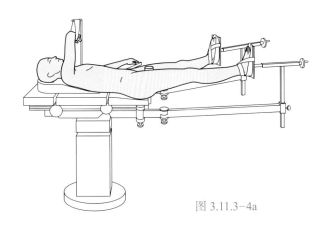

图 3.11.3-4a

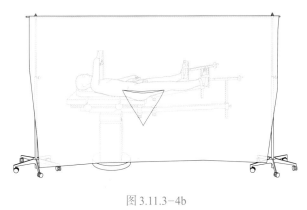

图 3.11.3-4b

6 手术室设置

- 主刀医生和洗手护士站在患侧
- 透视设备位于双下肢之间，从患肢的内侧推入
- 将透视设备的显示屏放置于手术医生和放射技师都能清楚看到图像的位置（图 3.11.3-5）

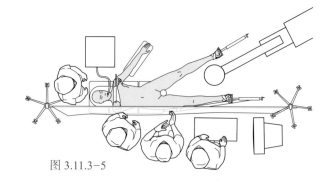

图 3.11.3-5

7 手术器械（图 3.11.3-6）

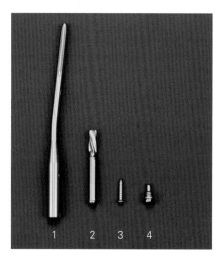

1. PFNA 髓内钉
2. PFNA 刀片
3. 4.9 mm 锁钉
4. 尾帽

图 3.11.3-6a 内植物

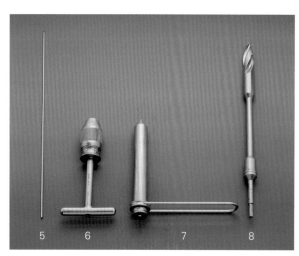

5. 3.2 mm 螺纹导针
6. 带有通用夹头的 T 柄
7. 保护套筒（两部分）
8. 17 mm 空心钻

图 3.11.3-6b 开髓工具

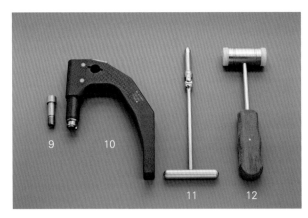

9. 连接螺栓
10. 插入手柄
11. 带有 T 柄的套筒扳手
12. 骨锤
图 3.11.3-6c　髓内钉组装工具

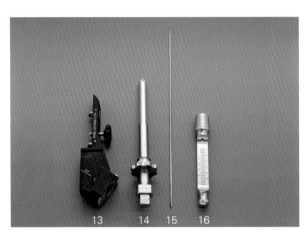

13. 螺旋刀片的瞄准装置（可选角度）
14. 组合保护套筒（四部分）
15. 3.2 mm 螺纹导针
16. 测深
图 3.11.3-6d　螺旋刀片的植入工具

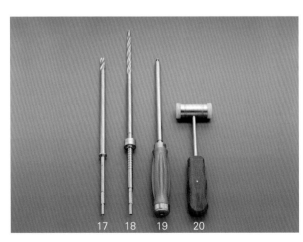

17. 带有限深的 11 mm 空心钻
18. 带有刻度和深度限制的 11 mm 空心钻
19. PFNA 刀片手柄
20. 骨锤
图 3.11.3-6e　螺旋刀片的植入工具

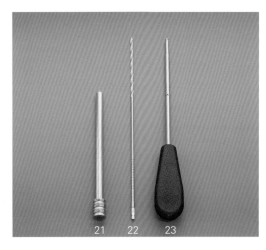

21. 组合钻套（三部分）
22. 带有刻度的 4.0 mm 钻头
23. 内六角螺丝刀，长

图 3.11.3-6f　锁钉的植入工具

8　手术步骤和技术

- 透视下使用透视尺测量选择合适的髓内钉的直径

- 使用透视尺透视标记正侧位股骨轴线

- 切口：在大转子尖部近端做一 5 cm 长的纵行切口

- 在正侧位透视下经大转子顶点向股骨髓腔植入 3.2 mm 导针。侧位片进针点应该位于股骨颈中心轴线上

- 正侧位导针的精确植入非常重要。正位片上导针相对股骨髓腔的轴线有 6° 夹角。侧位片上导针应该与髓腔的轴线重合

- 将软组织保护套筒套在导针上

- 使用 17 mm 空心钻经导针开髓直至限深位置（图 3.11.3-7a）

- 将 PFNA 连接至插入手柄（图 3.11.3-7b）

- 将髓内钉徒手轻柔地插入股骨近端，穿过骨折端直至髓内钉近端末端到达股骨大转子

- 透视检查骨折复位情况和髓内钉的位置。正位片上经髓内钉螺旋刀片孔中心放置的标记克氏针应该位于股骨头的中心

- 选择并组装所需的瞄准装置至插入手柄上

- 经股骨颈前方表面放置克氏针或使用 C 臂透视真正的髋关节侧位片来判断前倾角

- 经瞄准装置的滑动孔内植入带螺纹的瞄准套筒

（三部分），并卡到正确的位置。切开皮肤，插入套筒旋转螺帽直至套筒抵住股骨外侧皮质（图 3.11.3-7c）

- 取出顶棒，使用 3.2 mm 螺纹导针代替

- 透视下确保将螺纹导针植入股骨头的中心。如果导针不在股骨头的中心，则要调整髓内钉的位置，重新植入导针直至位置满意

- 使用直接测深尺测量螺旋刀片的长度（图 3.11.3-7d）。螺旋刀片的尖端距离关节面 10~15 mm。如果导针距离关节面 5 mm，则测量长度减去 10 mm 就是所需螺旋刀片的长度

- 使用带有限深的 11 mm 钻头钻开外侧皮质

- 将 11 mm 的空心钻的深度标尺固定在所选螺旋刀片的长度读数上，扩至合适的深度。如果患者有严重的骨质疏松则不需要扩髓

- 当扩髓时确保导针没用穿入盆腔

- 将合适长度的螺旋刀片固定到手柄上。初始提供的螺旋刀片是锁定的。将其逆时针完全拧在手柄上时即可完全解锁，此时螺旋刀片可以自由转动

- 使用骨锤轻柔敲击将其经导针插入。透视确认刀片的尖端位于股骨头的中心并且距离髋关节面 10 mm

- 完全植入刀片后顺时针旋转手柄锁住刀片（图

3.11.3–7e），然后取出插入手柄，瞄准套筒和导针

- 远端可以使用静力锁定（使用植入螺旋刀片相同的瞄准装置）（图 3.11.3–7f）或动力锁定（使用标记动力锁定的单独瞄准装置）

- 经瞄准装置的孔插入三联套筒，皮肤做一个小切口，将套筒顶至骨面。取出顶棒，使用 4.0 mm 带刻度的钻头钻孔。经钻头读数确定锁钉长度。移除钻头和内套筒，经外套筒拧入合适长度的 4.9 mm 锁钉

- 如果使用长 PFNA，使用透视夹头在侧位透视下进行远端的徒手锁定（此部分内容在股骨髓内钉技术一章介绍，见章节 3.12.1）

- 取出髓内钉的插入手柄

- 拧入选择好的尾帽。使用带钩的导针、空心螺丝刀杆和扳手（图 3.11.3–7g）

- 正侧位透视并保存最终透视结果

- 关闭伤口

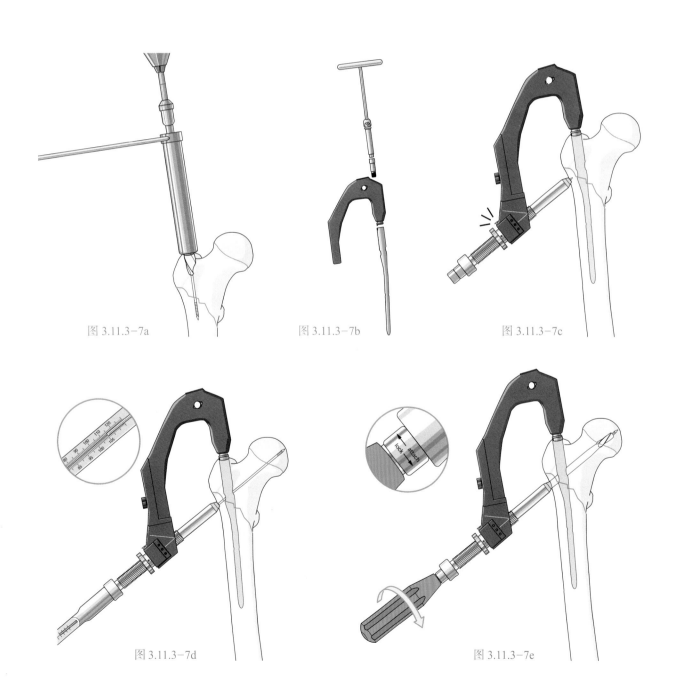

图 3.11.3–7a

图 3.11.3–7b

图 3.11.3–7c

图 3.11.3–7d

图 3.11.3–7e

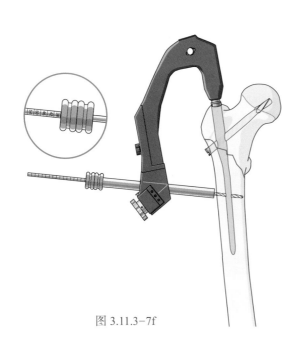

图 3.11.3-7f

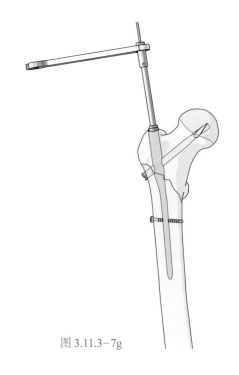

图 3.11.3-7g

9 围手术期特殊护理

- 注意易受压部位的保护，尤其是老年患者
- 确保患者被牢固固定在牵引床上，骨折复位满意

- 在透视设备围绕术野转动时，确保术野无菌
- 在钻孔和拧入螺钉时要透视防止导针穿入盆腔
- 确保锐利的器械没有刺穿无菌贴膜

10 术后特殊护理

- 除非透视设备可以打印透视结果或者保存透视图片，否则术后需要拍 X 线片检查和记录复位情况和内固定的位置
- 固定的强度要允许安全地抬起或扶住患者进行

日常护理
- 大部分患者术后即刻允许完全负重
- 对于老年患者，由于受到其他疾病的影响，康复锻炼经常受限

11 手术室人员注意事项

- 交叉核对患者的基本信息、骨折部位、手术标记和手术部位是否正确
- 检查所有的内植物和工具是否完备
- 确保每次使用新的 3.2 mm 导针。损坏的导针可能在钻孔或拧入刀片时弯曲，导致穿入盆腔

- 确保有额外的合适的导针备用
- 和主刀确认使用正确角度的瞄准装置
- 和主刀确认使用正确深度的扩髓设置和正确长度的螺旋刀片
- 插入螺旋刀片之前确保刀片能在套筒内自由

旋转

- 术后检查导针没有被卡在钻内
- 小心冲刷和清洗（使用通条，刷洗）所有空心

工具

- 丢弃使用过的导针
- 记录并补充用掉的内植物

12　手术医生注意事项

- 交叉核对患者的基本信息、骨折部位、手术标记和手术部位是否正确
- 好的患者的术前准备和骨折的复位非常重要：骨折端应处于稳定状态，患髋轻度外展（牵引）
- 股骨开髓之前正侧位透视确认导针的进针点和位置
- 精确植入导针非常重要
- 徒手插入 PFNA；避免锤入防止导致股骨骨折

- 髓内钉插入的深度和旋转将影响螺旋刀片在股骨颈内的正确位置
- 插入螺旋刀片时要确保刀片能自由旋转，插入后正确锁住刀片
- 在钻孔和插入刀片时常规透视确认导针的位置
- 取出螺纹导针时要反转
- 清楚记录手术过程，包括术后的特殊处理，要做到文字清晰

3.11.4　股骨转子下骨折（32–A2）：使用股骨近端髓内钉（PFN）固定

原著　Malcolm Smith, Matthew Porteous
翻译　芮碧宇　　审校　杨云峰

手术处理

- 使用股骨近端髓内钉（PFN）固定

可选择的内植物

- 股骨近端抗旋髓内钉（PFNA）
- 转子固定髓内钉（TFN）
- 95° 角接骨板
- 股骨近端锁定接骨板

1　介绍（图 3.11.4–1）

- 股骨转子下骨折的很多生物力学特点和股骨近端骨折类似，且很多时候是病理性的
- 移位的转子下骨折其近端骨块通常处于屈曲外展位，对复位造成很大困难
- 由于移位的转子下骨折复位和固定较为困难，因此该类型的骨折畸形愈合、骨不连、螺钉切出等并发症并不少见

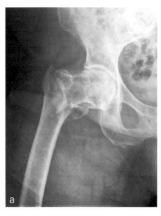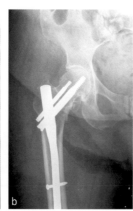

图 3.11.4–1
a. 术前 X 线：股骨转子下骨折。b. 术后 X 线：采用股骨近端髓内钉（PFN）固定

- 可使用的固定方法有许多，髓内固定系统可向股骨颈方向锁定，进行固定，拥有诸多优点。DHS 和 DCS 在转子下骨折并不适用
- 股骨近端髓内钉（PFN）通过 2 枚平行的螺钉固定头颈骨块，远端与股骨干相锁定
- PFN 的规格有 3 种，短钉不分左右，长钉由于需要适应股骨解剖形态设计为弯曲的造型，因此分为左右两种（为固定骨折平面靠远端的骨折类型）
- 首先将主钉插入股骨髓腔，随后在瞄准装置的协助下植入头钉，最后植入远端交锁钉
- PFN 长钉的远端交锁钉需要盲锁或者可通过术中透视协助植入
- PFN 术后可即刻下地，尤其对于老年人来说是至关重要的
- 如果骨折复位不良或者内植物植入位置不佳可能出现相关并发症
- 患者的某些合并疾病将会对预后产生显著影响

2　术前准备

手术室人员（ORP）需要了解和确认以下方面

- 骨折的部位
- 计划手术的种类
- 确认手术医生已标记手术部位
- 软组织条件
- 使用的内固定（标准或左 / 右长钉）
- 患者体位
- 患者的具体细节（包括已签字确认的手术同意书和预防用抗生素及预防血栓形成的药物）
- 合并疾病，包括过敏史

需要的器械

- PFN 工具盒
- 长 PFN（根据骨折类型）

- 通用骨科器械
- 可兼容的气动钻或电动钻
- 长 PFN 远端锁定使用的透视夹块
- 如使用长 PFN 可能需要软扩髓（比如，Synream）

设　备

- 带有扩展架的牵引床或透视手术床
- 协助固定体位的配件
- 图像增强器
- 手术相关人员和患者 X 线防护装备

3　麻醉

- 患者处于全麻或区域麻醉下手术

4　患者及透视体位

- 患者麻醉后，重新调整手术床或将患者搬到牵引床上
- 靠患侧装上包裹好的会阴柱
- 患肢纵向牵引
- 将健侧下肢固定在垫好衬垫的足托里直接外展肢体（图 3.11.4-2a）（髋部屈曲有利于更大的外展角度，也可使用妇科截石位托架支撑）（图 3.11.4-2b）有助于术中透视。锁紧牵引床各可活动的关节
- 将同侧上肢包裹好置于或固定在胸口，避免影响手术操作
- 小心保护好软组织和皮肤容易受压的部位，尤其是老年患者
- 将手术床调整至合适的高度

- 从双下肢之间斜向推入 C 臂直至患侧髋部，拍摄正位片（图 3.11.4-3a）
- 将 C 臂旋转 90° 透视侧位片（图 3.11.4-3b）
- 确保通过旋转 C 臂就可以获得髋关节的正位和侧位图像
- 解锁牵引床的可活动关节，复位骨折（通常先牵引，再内收和内旋下肢），然后锁住牵引床的可活动关节
- 准备手术之前骨折要得到满意的复位
- 如使用平的透视手术床，患者仰卧位。患肢蛙式位时可以透视股骨头
- 如果使用长 PFN，在进行远端锁定时需要调整 C 臂透视远端侧位片

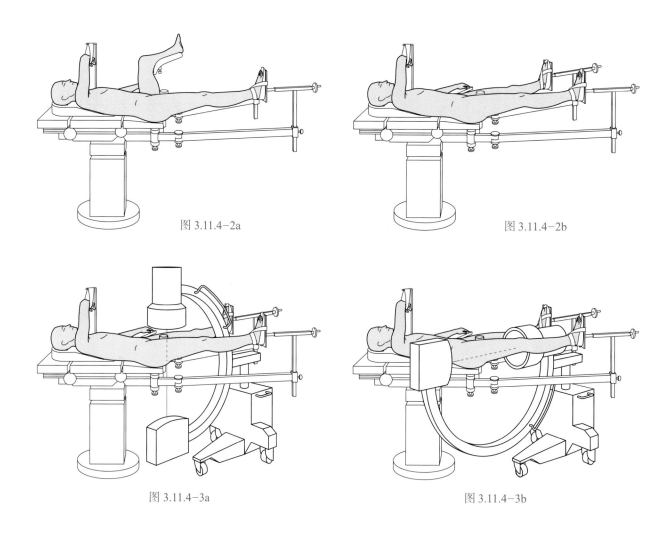

图 3.11.4-2a   图 3.11.4-2b

图 3.11.4-3a   图 3.11.4-3b

5 皮肤消毒和铺巾

- 患者摆好体位后，使用合适的消毒剂消毒手术区域（图 3.11.4-4a）
- 可使用一次性无菌单（图 3.11.4-4b）
- 透视设备靠近铺单的非无菌区域。因此在透视

侧位时要注意维持术野的无菌
- 整个股骨都要在术野内（远端锁定）
- 如使用传统的无菌单铺单，要确保术野防水
- 用无菌套套住图像增强器

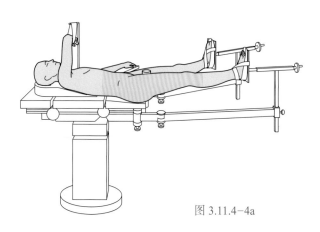

图 3.11.4-4a

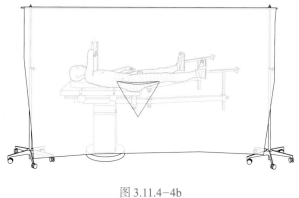

图 3.11.4-4b

6 手术室设置

- 主刀医生和洗手护士站在患侧
- 透视设备位于双下肢之间，从患肢的内侧推入
- 将透视设备的显示屏放置于手术医生和放射技师都能清楚看到图像的位置（图 3.11.4-5）

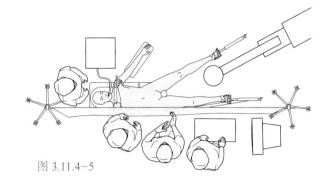

图 3.11.4-5

7 手术器械（图 3.11.4-6）

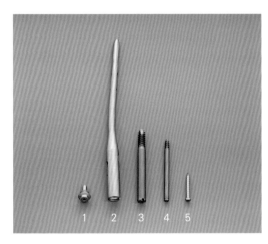

1. 尾帽
2. PFN 髓内钉
3. 11 mm 股骨颈螺钉，自攻
4. 6.5 mm 髋部钉，自攻
5. 4.9 mm 锁钉

图 3.11.4-6a 内植物

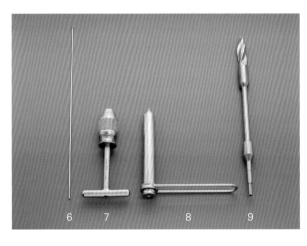

6. 2.8 mm 螺纹导针
7. 带有通用夹头的 T 柄
8. 保护套筒（两部分）
9. 17 mm 空心钻

图 3.11.4-6b 开髓工具

327

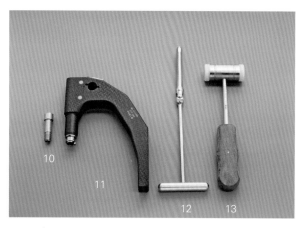

10. 连接螺栓
11. 插入手柄
12. 带有 T 柄的套筒扳手
13. 骨锤

图 3.11.4-6c　髓内钉组装工具

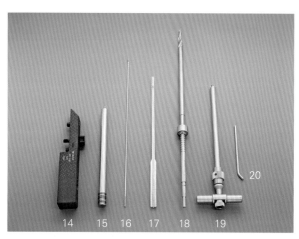

14. 瞄准装置（可选角度）
15. 组合保护套筒（粉色，三部分）
16. 2.8 mm 螺纹导针
17. 直接测深尺
18. 带有限深的 11 mm 空心扩髓头
19. 带有加压螺帽和连接螺栓的扳手
20. 髋部钉扳手

图 3.11.4-6d　股骨颈螺钉的植入工具

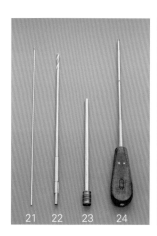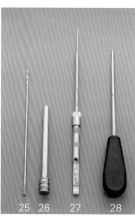

21. 2.8 mm 导针
22. 6.5 mm 空心钻
23. 髋螺钉的组合钻套（蓝色，三部分）
24. PFN 空心螺丝刀

图 3.11.4-6e　髋螺钉的植入工具

25. 4.0 mm 钻头
26. 组合钻套（绿色，三部分）
27. 测深
28. 内六角螺丝刀

图 3.11.4-6f　锁钉的植入工具

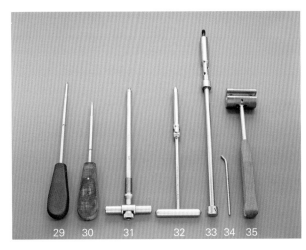

29. 螺丝刀（尾帽）
30. 螺丝刀（螺栓）
31. 带加压螺丝帽扳手
32. T 型扳手
33. 连接杆
34. 髋部钉扳手
35. 滑动锤

图 3.11.4-6g　PFN 取出工具

8　手术步骤和技术

- 透视下使用透视尺测量选择合适的髓内钉的直径
- 使用透视尺透视标记正侧位股骨轴线
- 切口：在大腿外侧做纵行切口，切口位置为大转子近端 5 cm
- 在透视辅助下将 2.8 mm 导针从大转子顶点植入髓腔（图 3.11.4-7a）

- 正侧位确认导针的进针点和位置是至关重要的
- 将保护套筒套入导针
- 用 17 mm 空心钻开口至限深位置（图 3.11.4-7b）
- 将 PFN 安装在插入手柄上（图 3.11.4-7c），缓慢将其从股骨近端开口处插入并通过骨折部位，直至主钉尾部到达大转子顶点水平。正侧

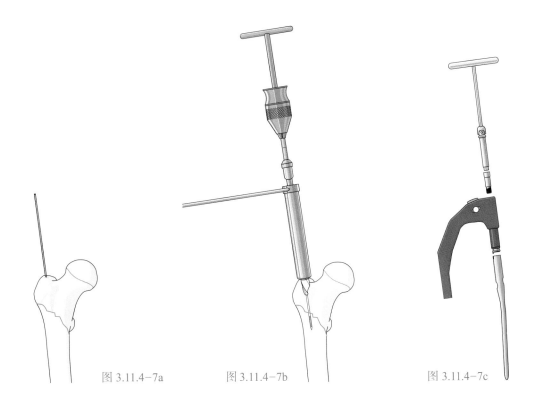

图 3.11.4-7a　　　　　图 3.11.4-7b　　　　　图 3.11.4-7c

位透视确认主钉位置

- 将瞄准装置安装到手柄上
- 经股骨颈前方表面放置克氏针或使用 C 臂透视真正的髋关节侧位片来判断前倾角
- 将组装的大（粉色）套筒从导向器孔中插入，用尖刀刺破皮肤后将套筒插入至皮质骨表面
- 取出套筒针后将 2.8 mm 导针在透视辅助下通过保护套植入股骨头中，导针的位置需要在正位片上到达股骨头的远端并在侧位片上位于股骨头中央
- 如需要调整，则可通过调节主钉的位置来重新插入导针
- 在紫套筒的近端孔中插入蓝色保护套筒，并将另一枚用于插入较小髋螺钉的 2.8 mm 导针植入股骨头内（图 3.11.4-7d）
- 股骨颈螺钉的导针在股骨头内长度不能超过股骨头关节表面下 1 cm，髋螺钉导针的长度需要较头钉导针短 2 cm，这样可使两导针水平面上等高
- 导针的位置可看作最终 2 枚螺钉的位置
- 用测深尺来测量 2 枚螺钉的长度（图 3.11.4-7e）
- 用 6.5 mm 钻头在蓝色套筒内开口，并用空心

螺丝刀将髋螺钉植入（丝攻只需在皮质骨使用）

- 将 11 mm 扩髓钻头扩髓至测量好的股骨颈螺钉深度，扩髓深度可以在钻头外套上的限深尺上设定，完成可进行扩髓（图 3.11.4-7f）
- 安装股骨颈螺钉的植入手柄，选择合适长度的股骨颈螺钉后将其紧紧固定在把手上，在套筒内沿导针拧入（图 3.11.4-7g）
- 将动力钻调至反转把导针取出
- 通过导向器植入远端的静态交锁钉和动态交锁钉
- 将绿色套筒插入导向器上的合适位置，用尖刀皮肤开口后将套筒插入至皮质骨表面。将套筒针拔除后用 4.0 mm 钻头钻孔，可在钻头上读出所需螺钉长度（图 3.11.4-7h）
- 取出内套筒后植入 4.9 mm 合适长度的锁钉，锁定尖端需要穿过对侧皮质（图 3.11.4-7i）
- 如果使用长钉，需远端盲锁或者在透视辅助下用透视夹头操作（此部分内容在股骨髓内钉技术一章介绍，见章节 3.12.1）
- 卸下主钉手柄后可插入尾帽
- 正侧位透视并保存最终透视结果
- 关闭伤口

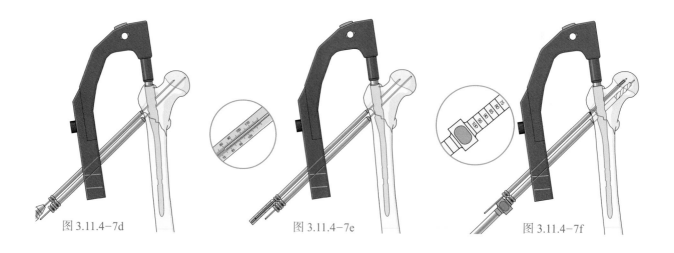

图 3.11.4-7d   图 3.11.4-7e   图 3.11.4-7f

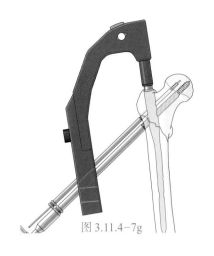

图 3.11.4-7g

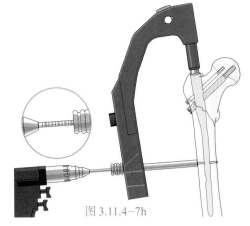

图 3.11.4-7h

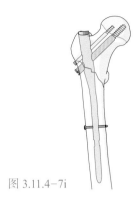

图 3.11.4-7i

9　围手术期特殊护理

- 注意易受压部位的保护，尤其是老年患者
- 确保患者被牢固固定在牵引床上，骨折复位满意

- 在透视设备围绕术野转动时，确保术野无菌
- 在钻孔和拧入螺钉时要透视确认导针位置
- 确保锐利的器械没有刺穿无菌贴膜

10　术后特殊护理

- 固定的强度要允许安全地抬起或扶住患者进行日常护理
- 术后第一天，复查 X 线片记录骨折、复位情

况和内固定位置
- 术后即刻允许负重

11　手术室人员注意事项

- 交叉核对患者的基本信息、骨折部位、手术标记和手术部位是否正确
- 检查所有的内植物和工具是否完备
- 插入主钉后在插入手柄上组装瞄准装置
- 确保每次使用新的 2.8 mm 导针。损坏的导针可能在钻孔或拧入螺钉时弯曲，导致穿入盆腔
- 确保有额外的合适的导针备用

- 确定合适的股骨颈螺钉的扩髓深度
- 不要搞混 2 种螺钉的工具
- 术后检查导针没有被卡在钻内
- 小心冲刷和清洗（使用通条，刷洗）所有空心工具
- 丢弃使用过的导针
- 记录并补充用掉的内植物

12 手术医生注意事项

- 交叉核对患者的基本信息、骨折部位、手术标记和手术部位是否正确
- 好的患者的术前准备和骨折的复位非常重要：骨折端应处于稳定状态，患髋轻度外展
- 宁愿切开复位也比闭合插入髓内钉固定不良的复位要好。复位不良导致较高的骨不连率和较高的内固定失败率
- 在2个平面调整主钉导针位置是十分重要的，如果未能调整至合适的位置将会导致之后的手术操作困难甚至导致股骨医源性骨折

- 徒手插入 PFN，避免锤入防止导致股骨骨折
- 髓内钉插入的深度和旋转将影响螺钉在股骨颈内的正确位置
- 先植入股骨颈螺钉导针，再植入髋螺钉导针
- 在钻孔和拧入螺钉时常规透视确认导针的位置，避免穿入盆腔
- 取出螺纹导针时要反转
- 清楚记录手术过程，包括术后的特殊处理，要做到文字清晰

3.11.5　特殊股骨粗隆下股骨骨折（32–B2）：以95°髁接骨板固定

原著　Malcolm Smith, Matthew Porteous
翻译　姜晨轶　审校　杨云峰

手术处理

- 95°髁接骨板（角接骨板）

可选择的内植物

- 股骨近端锁定板

1　介绍（图 3.11.5–1）

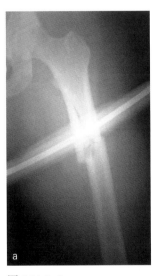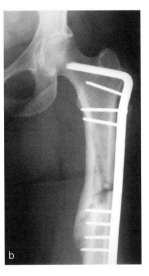

图 3.11.5–1

a. 术前 X 线：股骨干近端楔形骨折。b. 术后 X 线：以倒置 95° 反向髁接骨板固定

- 95° 角接骨板可用于稳定的股骨近端骨折
- 当原先有畸形，畸形愈合或骨不连时，它特别有用
- 通常需要矫正内翻畸形
- 角接骨板是一体的固定角度的内固定装置，带有 U 形刀片和侧板，用 4.5 mm 皮质骨螺钉固定
- 有各种长度的刀片和接骨板可供选择
- 基座骨凿用于准备刀片在股骨颈中的确切位置
- 因为刀片必须在 3 个平面中准确定向，所以刀片植入比较困难。始终需要精确的术前计划
- 手术的成功取决于内植物的位置和达到的稳定程度

2　术前准备

手术室人员（ORP）需要了解和确认以下方面

- 骨折的部位
- 计划手术的种类
- 确认手术医生已标记手术部位

- 软组织条件
- 使用的内固定
- 患者体位
- 患者的具体细节（包括已签字确认的手术同意

书和预防用抗生素及预防血栓形成的药物）

- 合并疾病，包括过敏史
- 有关骨移植的计划

需要的器械

- 角接骨板器械包
- 各种尺寸的 95° 角接骨板
- 基本的 4.5 mm 螺钉器械
- 一般骨科器械

- 可兼容的气动钻或电动钻及其配件
- 锯（用于截骨，如果需要）
- 骨移植器械包

设　备

- 骨折牵引床或透视手术床
- 体位固定配件
- 图像增强器
- 手术人员和患者 X 线防护装备

3　麻醉

- 该手术在患者全麻或区域麻醉下进行

4　患者及透视体位

- 患者麻醉后，重新调整手术床或将患者搬到牵引床上
- 靠患侧装上包裹好的会阴柱
- 患肢纵向牵引
- 将健侧下肢固定在垫好衬垫的足托里直接外展肢体（图 3.11.5-2a）（髋部屈曲有利于更大的外展角度，也可使用妇科截石位托架支撑）（图 3.11.5-2b）有助于术中透视。锁紧牵引床各可活动的关节
- 将同侧上肢包裹好置于或固定在胸口，避免影响手术操作
- 小心保护好软组织和皮肤容易受压的部位，尤其是老年患者
- 将手术床调整至合适的高度
- 从双下肢之间斜向推入 C 臂直至患侧髋部，拍摄正位片（图 3.11.5-3a）
- 将 C 臂旋转 90° 透视侧位片（图 3.11.5-3b）
- 确保通过旋转 C 臂就可以获得髋关节的正位和侧位图像
- 解锁牵引床的可活动关节，复位骨折（通常先牵引，再内收和内旋下肢），然后锁住牵引床

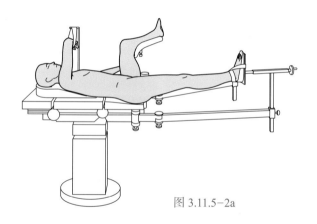

图 3.11.5-2a

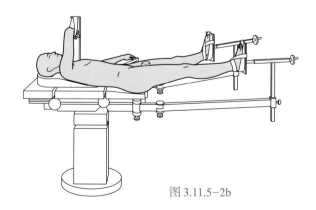

图 3.11.5-2b

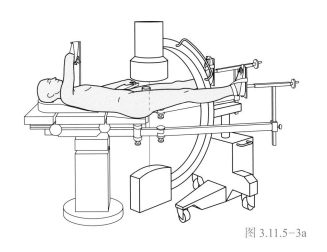

图 3.11.5-3a

的可活动关节

- 准备手术之前骨折要得到满意的复位
- 可以使用普通手术床作为替代方案
- 将患者仰卧在普通手术床上。如果进行矫正性股骨转子间截骨术，这是首选体位
- 可以在手术侧的臀部下方置入沙袋（图 3.11.5-4）

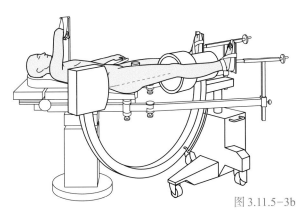

图 3.11.5-3b

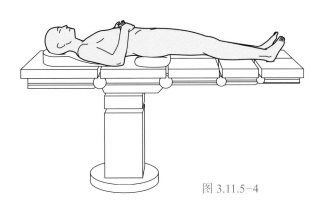

图 3.11.5-4

5　皮肤消毒和铺巾

- 患者摆好体位后，使用合适的消毒剂消毒手术区域（图 3.11.5-5a）
- 可使用一次性无菌单（图 3.11.5-5b）
- 透视设备靠近铺单的非无菌区域。因此在透视侧位时要注意维持术野的无菌
- 如使用传统的无菌单铺单，要确保术野防水
- 铺巾应始终允许进行取髂骨植骨（图 3.11.5-5c）
- 用无菌套套住图像增强器

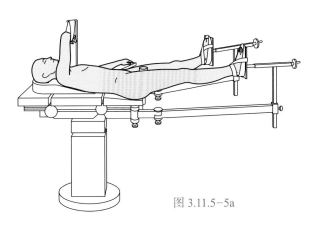

图 3.11.5-5a

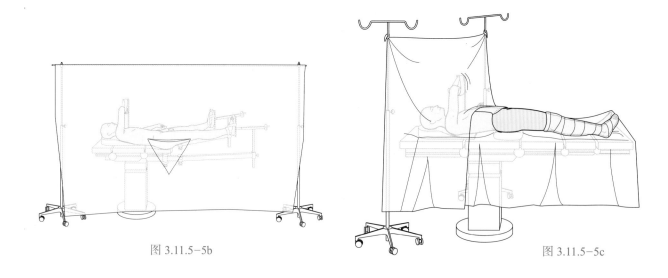

图 3.11.5-5b

图 3.11.5-5c

6 手术室设置

- 主刀医生和洗手护士站在患侧
- 透视设备位于双下肢之间，从患肢的内侧推入
- 将透视设备的显示屏放置于手术医生和放射技师都能清楚看到图像的位置（图 3.11.5-6）

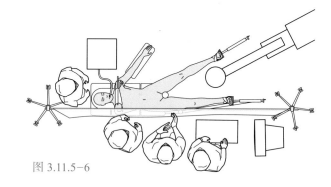

图 3.11.5-6

7 手术器械（图 3.11.5-7）

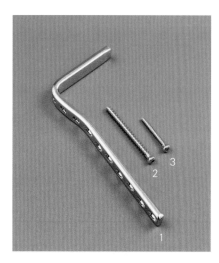

1. 95° 髁接骨板
2. 6.5 mm 松质骨螺钉
3. 4.5 mm 皮质骨螺钉

图 3.11.5-7a 内植物

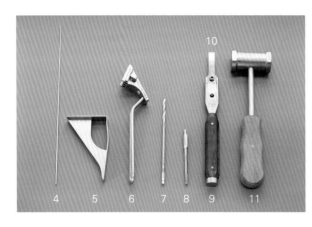

4. 长克氏针，2.0 mm
5. 髁接骨板导向器
6. 三孔钻头导向器
7. 4.5 mm 钻头
8. 开槽钻
9. 骨凿手柄
10. 骨凿刀刃
11. 锤子

图 3.11.5-7b　用于打开外侧皮质的器械

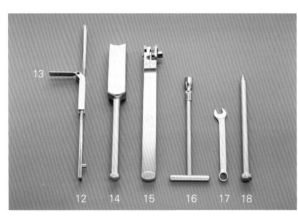

12. 基座骨凿
13. 骨凿导向器（使用螺丝刀调整导向器的角度）
14. 开槽锤
15. 置入器
16. 套筒扳手
17. 11 mm 组合扳手
18. 打击器

图 3.11.5-7c　植入接骨板的器械

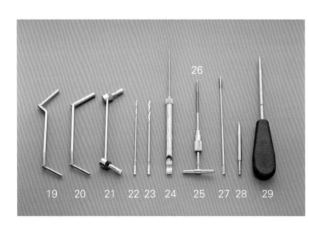

19. 4.5/3.2 mm 双头套筒
20. 6.5/3.2 mm 双头套筒
21. 4.5 mm DCP 钻头套筒
22. 3.2 mm 钻头
23. 4.5 mm 钻头
24. 测深尺
25. T 柄
26. 4.5 mm 皮质骨螺钉丝攻
27. 6.5 mm 松质骨螺钉丝攻
28. 螺丝刀头
29. 内六角螺丝刀

图 3.11.5-7d　用于固定接骨板的器械

8　手术步骤和技术

- 切口：在大腿外侧做纵向切口。切口的长度由要使用的植入物的尺寸决定
- 使用 2.0 mm 克氏针（首先插入钝端）识别股骨颈前倾角的平面
- 根据术前计划，确定基座骨凿的准确放置点，标记，并透视确认位置（图 3.11.5-8a）
- 使用 16.0 mm 的骨凿准备位于外侧皮质的骨槽或利用三孔导向器钻 3 个 4.5 mm 的钻孔，并使用开槽钻将它们连接以形成一个槽骨（图 3.11.5-8b~c）

- 将骨凿导向器安装到基座骨凿上。设置并以所需角度固定导向片
- 使用开槽锤控制旋转，在正侧位 X 线透视定位下，将基座骨凿打入股骨颈，直至达到所需的深度（图 3.11.5-8d）
- 插入骨凿时，要特别注意检查前倾角，旋转对线和相对股骨干的角度。任何不准确都会导致接骨板位置不良
- 确定骨凿上刻度所需的刃片长度
- 将选定的刃接骨板正确安装到置入器上：置入器的手柄和接骨板的刃片必须是在同一平面上对齐（置入器头端的缺口允许精细调整）拧紧置入器手柄的螺栓
- 准备好插入刀片时，取下基座骨凿
- 轻轻锤击插入刀片（图 3.11.5-8e）
- 使用打击器将接骨板最终固定就位
- 如果需要，将 6.5 mm 松质骨螺钉植入刀片下

- 的两钉孔内（图 3.11.5-8f）
- 使用钻孔导向器钻 1 个 3.2 mm 的孔，测量深度，然后对外侧皮质骨进行攻丝，植入适当长度的全螺纹松质骨螺钉
- 用 4.5 mm 皮质骨螺钉固定接骨板
- 如果需要，可以通过植入拉力螺钉（或使用铰接式张紧装置）来实现轴向加压
- 在接骨板远端钉孔使用金色钻孔导向器，箭头指向骨折线，钻 1 个 3.2 mm 的偏心孔。测量深度并完全攻丝。植入正确长度的 4.5 mm 皮质骨螺钉并拧紧
- 使用绿色钻孔导向器将剩余的远端螺钉植入，不做加压。测量深度，攻丝，然后植入皮质骨螺钉（图 3.11.5-8g）
- 拍摄并保存最终正侧位 X 线片
- 闭合伤口

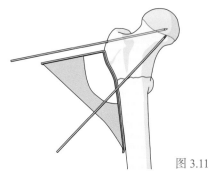

图 3.11.5-8a

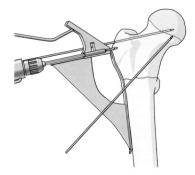

图 3.11.5-8b

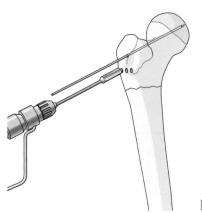

图 3.11.5-8c

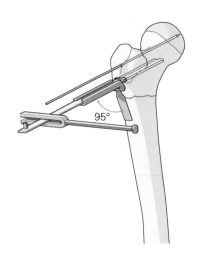

图 3.11.5-8d

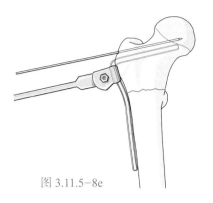
图 3.11.5-8e

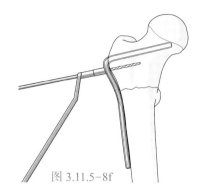
图 3.11.5-8f

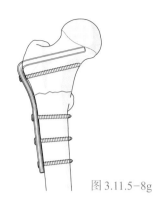
图 3.11.5-8g

9 围手术期特殊护理

- 注意易受压部位的保护，尤其是老年患者
- 确保患者被牢固固定在牵引床上，骨折复位满意

- 在透视设备围绕术野转动时，确保术野无菌
- 在钻孔和拧入螺钉时要透视确认导针位置
- 确保锐利的器械没有刺穿无菌贴膜

10 术后特殊护理

- 除非透视设备可以打印透视结果或者保存透视图片，否则术后需要拍 X 线片检查和记录复位情况和内固定的位置

- 固定的强度要允许安全地抬起或扶住患者进行日常护理
- 患者的活动取决于通过固定获得的稳定性

11 手术室人员注意事项

- 交叉核对患者的基本信息、骨折部位、手术标记和手术部位是否正确
- 检查是否有全套内植物和器械可供使用
- 不要混淆成人、青少年和儿童用的基座骨凿（不同尺寸）

- 将接骨板正确安装在置入器上
- 当手术医生移除基座骨凿时，安装好接骨板以备立即使用
- 考虑到需要使用骨移植的器械套装
- 记录并补充用掉的内植物

12 手术医生注意事项

- 交叉核对患者的基本信息、骨折部位、手术标记和手术部位是否正确
- 对于接骨板的确切放置，精确的术前计划是绝对必要的
- 在手术前确认所需内植物的可用性
- 手术铺巾始终需要允许进行骨移植

- 在将基座骨凿插入股骨颈时，确保外翻/内翻、前倾/后倾和旋转正确
- 如果需要进行截骨术，则在进行截骨术之前插入基座骨凿并松开
- 清楚记录手术过程，包括术后的特殊护理，要做到文字清晰

3.12 成人与儿童股骨干骨折

原著　Nigel D Rossiter
翻译　樊　健　审校　林　森

内固定与手术技巧

- 股骨空心髓内钉（CFN）
- 股骨远端髓内钉（DFN）
- 钛弹性钉（TEN）

病　例

- 成人股骨干骨折（32-A3）
- 成人股骨干骨折（32-C3）
- 儿童股骨干骨折（32-A）

介　绍

- 根据 Müller AO/ OTA 分型，将成人股骨干骨折分为三型：
  - 32-A 型：简单骨折——螺旋形、斜形或横形骨折
  - 32-B 型：楔形骨折——主要骨折块之间存在部分连续性
  - 32-C 型：粉碎性骨折——主要骨折块之间无连续性
- 股骨骨折占所有骨折的 2.5%，其主要发生在三组患者中：
  - 儿童：通常由于扭伤、高能量直接损伤或非外伤性损伤
  - 青年：多发生于男性，高能量损伤，常合并其他外伤
  - 骨质疏松患者：低能量损伤，常由于摔伤导致
- 交锁髓内钉的出现极大促进了成人股骨干骨折的治疗方式
- 髓内钉的设计理念使得其一方面可以顺行通过股骨大结节尖端侧后方的梨状窝打入髓腔；另一方面可以逆行通过髌骨下方入路打入髓腔
- 大多数成人股骨干骨折治疗方式选择髓内固定，但是部分骨质疏松的患者及假体周围骨折的患者仍依旧首选锁定接骨板
- 绝对稳定设计理念的加压接骨板并非成人新鲜股骨干骨折的手术适应证，但在骨不连和畸形愈合的治疗中仍被广泛应用
- 在多发伤患者（ISS>17）中，股骨骨折代表严重危及生命的伤害，需要尽早进行紧急处理和稳定。生理稳定的患者可以通过早期全面护理进行治疗，并立即进行明确的固定。在不稳定的患者中，应采用损伤控制手术策略，使用外固定器稳定长骨骨折，然后在几天后进行明确的内固定（见章节 2.9）
- 在生长板未闭合的儿童中，不推荐使用"成人型钉"进行髓内钉固定，因为钉子插入可导致生长板发生不可逆损伤，有造成生长停滞的风险
- 弹性钉显著改变了儿童股骨骨折的治疗方式，可应用于 3~14 岁儿童

Müller AO/OTA 分型——股骨干骨折

32-A1	32-A2	32-A3	32-B1	32-B2	32-B3	32-C1	32-C2	32-C3

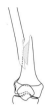 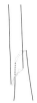 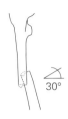 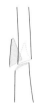 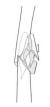 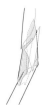  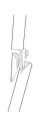

32-A 型　简单骨折

32-A1　螺旋形

32-A2　斜形（>30°）

32-A3　横形（<30°）

32-A（1~3）.1=转子下骨折

32-B 型　楔形骨折

32-B1　螺旋楔形

32-B2　屈曲楔形

32-B3　粉碎楔形

32-B（1~3）.1=转子下骨折

32-C 型　复杂骨折

32-C1　螺旋形

32-C2　多段

32-C3　不规则

32-C（1~3）.1=转子下骨折

3.12.1　成人股骨干骨折（32–A3）：股骨空心髓内钉固定

原著　Nigel D Rossiter
翻译　樊　健　审校　林　森

手术处理

- 利用股骨空心髓内钉（CFN）闭合（间接）复位和内固定

可选择的内植物

- 实心（未扩孔）股骨钉（UFN）
- 股骨远端髓内钉（DFN）
- 专用逆行/顺行股骨髓内钉（R/AFN）
- 4.5 mm 宽 LC–DCP 或 4.5/5 mm 宽 LCP
- 大号外固定支架

1　介绍（图 3.12.1–1）

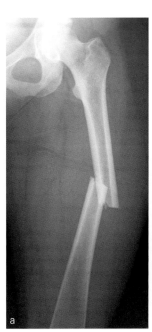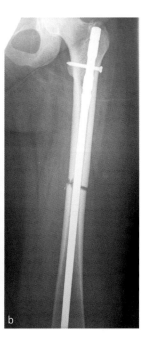

图 3.12.1–1
a. 术前 X 线：股骨干横形骨折。b. 术后 X 线：使用股骨空心髓内钉内固定

- 目前，成人股骨骨折的髓内钉大多为顺行入路进行扩髓并髓内锁定
- 传统入钉点位于梨状窝内，允许内植物在前后平面上向前弯曲
- 较新的内植物将转子顶端或外侧作为入钉点，这使得髓内钉更容易植入，特别是在肥胖患者中，但这需要内植物有近端弯曲和前弓。最新的转子外侧入钉点（专用股骨外侧髓内钉——LFN）结合了股骨转子外侧自然的类似"开瓶器"形状的解剖位置
- 扩髓是植入髓内钉的标准化步骤。有充分证据表明，与没有扩髓的内植物相比扩髓后的内固定失败率更低，骨折愈合率更高（见章节 2.4.5）
- 对于有严重肺损伤的多发伤患者和/或已知患者有心脏分流（可能存在于多达 25% 的健康人群中）的患者，推荐不扩髓

- 扩髓铰刀有深而锋利的舌管，以减少扩髓过程中的过热和骨坏死。一些新型扩髓铰刀配备了直接冷却系统和清除骨碎片的吸出系统
- 扩髓铰刀轴是实心的，没有"缠绕线"，减少了铰刀轴在扩髓过程中发生故障或断裂的概率，并减少了在清洗和去污过程中出现问题的

概率
- 带有实心轴的扩髓铰刀可以留有余地，允许卡住的扩髓铰刀失效。但带有"绕线"轴的扩髓铰刀绝不能反转，因为这将导致轴线的退绕和铰刀轴的损坏

2 术前准备

手术室人员（ORP）需要了解和确认以下方面

- 骨折的部位
- 计划手术的种类
- 确认手术医生已标记手术部位
- 软组织条件（骨折开放或闭合）
- 使用的内固定（是否扩髓）
- 患者体位
- 患者的具体细节（包括已签字确认的手术同意书和预防用抗生素及预防血栓形成的药物）
- 合并疾病，包括过敏史

需要的器械

- 用于股骨远端干骺端的牵引针（如使用牵引床）
- 股骨空心髓内钉植入相关设备

- 股骨空心髓内钉可选植入物
- 扩髓装置
- 2 根 1 150 mm 扩髓导针
- 手动扩髓装置
- 大型牵开器或外固定器（可选）
- 通用骨科器械
- 成套的气动钻或电动钻
- 可透视驱动器

设 备

- 标准放射手术台，可重置为牵引床
- 辅助仰卧 / 侧卧和双腿单独位置的桌子和定位附件
- 图像增强器
- 手术相关人员和患者 X 线防护装备

3 麻醉

- 该手术在全麻或区域麻醉下进行
- 对于腿部受伤的患者，应避免术后长时间的完

全疼痛阻滞，避免隐藏可能出现的骨筋膜室综合征的症状

4 患者及透视体位

股骨髓内钉可在骨折牵引手术床或标准可透视手术床的外侧位置进行。2 种方法描述如下。

骨折牵引床上操作

- 股骨远端皮肤消毒

- 于股骨远端干骺端平髌骨上极处钻入 1 枚 2 mm 克氏针（避免干扰远端交锁螺钉），并在其上安装牵引弓
- 不建议使用牵引靴，因为脚可能会滑出
- 重新配置手术台或将患者移至牵引床上
- 将腿放在不同的高度并靠紧或者将未受影响的腿悬挂在受影响的一侧下方，也可将其提升到有衬垫的托具之中，以防功能障碍（图 3.12.1-2）
- 如果可能，在准备和悬垂患者之前，通过牵引和操作来复位骨折
- 仔细衬垫所有的着力点（尤其是老年人）
- 将同侧手臂放在胸部上方，支撑，保持上身呈"风吹"状态，使患臀尽可能内收，以帮助显露入钉点
- 将图像增强器放置于健侧，并利于术者操作
- 在铺巾前，确保获得良好的入钉点、骨折部位和股骨远端的正侧位 X 线透视

标准手术床上仰卧或侧位操作

- 肥胖患者在没有骨骼牵引的情况下，从技术上将更容易在外侧位置进行顺行股骨髓内钉固定
- 将患者侧位（或仰卧时，患臀下方垫沙袋）放在可透视手术台上
- 健肢内收并患肢稍外展
- 在另一侧放置图像增强器。在铺巾前，检查是否能获得满意的正侧位 X 线透视

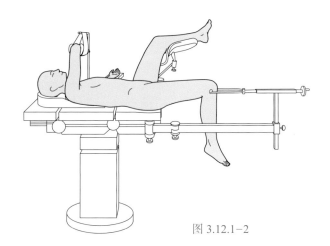

图 3.12.1-2

5　皮肤消毒和铺巾

- 在准备过程中，助手需保持患肢呈轻微牵引状态（可能需要站于踩凳上），以避免骨折部位过度形变
- 用适当消毒剂对上至髂嵴上方下至胫骨中部的暴露部位进行消毒（图 3.12.1-3a）
- 如果在牵引床上操作，需用一次性隔离罩进行隔离（图 3.12.1-3b）

- 确保无菌覆盖薄膜足够大，能覆盖从髂嵴到膝关节的部位，以允许远端锁定
- 将图像增强器放置在隔离罩的非无菌一侧
- 传统的隔离罩可用于牵引床和标准手术床。确保操作区域有防水环境
- 对图像增强器进行铺单

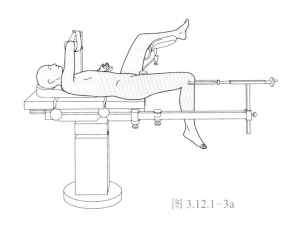

图 3.12.1–3a

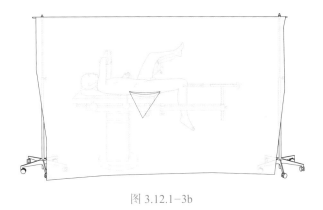

图 3.12.1–3b

6 手术室设置

- 将手术床（如果可行）放置在手术室合适位置，以便为骨科医生、工作人员和手推车在手术侧留出最大空间
- 骨科医生、助手和护士站于患侧
- 将图像增强器放于健侧
- 图像显示屏置于手术组和放射技师的视野中（图 3.12.1–4）

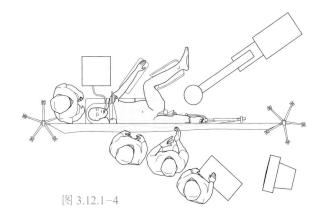

图 3.12.1–4

7 手术器械（图 3.12.1–5）

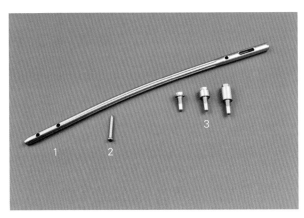

1. 股骨空心髓内钉
2. 4.9 mm 自攻交锁螺钉
3. 尾帽

图 3.12.1–5a 内植物

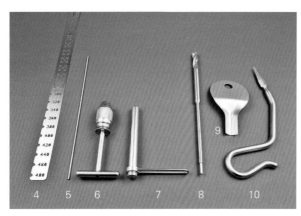

4. 可透视直尺

5. 直径 3.2 mm 的 300 mm 长导针

6. T 形手柄通用套柄

7. 双钻套套筒（保护套 17/15 mm 和钻套 15/3.2 mm）

8. 空心钻头 13 mm

9. 软组织保护器

10. 开口器

图 3.12.1-5b　开口及髓内钉测量器械

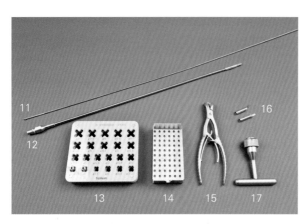

11. 2.5 mm 扩髓导针，长 1 150 mm

12. 柔性扩髓钻

13. 放置扩髓绞刀头的托盘

14. 拆卸工具

15. 铰杆夹持钳

16. 直线和曲线复位头

17. T 形手柄

图 3.12.1-5c　髓内扩髓器械

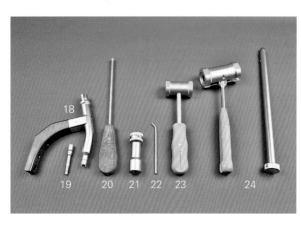

18. 插入手柄

19. 连接螺钉

20. 球面六角螺丝刀

21. CFN 驱动盖

22. 销扳手

23. 锤子

24. 滑锤和滑锤导向器

图 3.12.1-5d　植入器械

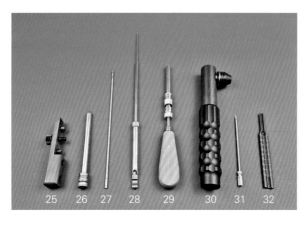

25. CFN 的标准瞄准臂

26. 三钻套套筒（保护套 11/8 mm，钻套 8/4 mm，套管针 4 mm）

27. 4.0 mm 校准钻头

28. 交锁螺钉测深尺

29. 带固定套的交锁螺钉螺丝刀

30. 可透视驱动装置

31. 可透视钻头 4.0 mm

32. 直接测量装置

图 3.12.1-5e　近、远端锁定螺钉和尾帽植入器械

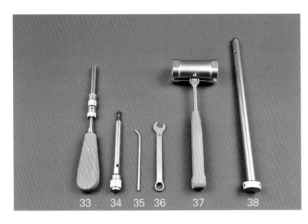

33. 带固定套的交锁螺钉螺丝刀
34. 取钉器
35. 销扳手
36. 11 mm 组合扳手
37. 滑锤
38. 滑锤导向装置

图 3.12.1-5f　内固定取出器械

8　手术步骤和技术

进钉和近端锁定

- 开始前检查对侧未受伤腿的旋转功能
- 透视引导下，在准备和铺巾前进行复位（如果是粉碎骨折或不稳定骨折，复位较困难）
- 在股骨大转子附近沿股骨轴方向做一小切口
- 切开肌肉，通过触诊确定进针点，然后将 3.2 mm 螺纹导针通过 T 形手柄（或开口器）向下插入梨状窝
- 透视进针点位置，确保其位于正位片上的梨状窝，并在正侧位上导针与髓腔方向呈"直线"（图 3.12.1-6a~b）
- 将双钻套套筒成安装到导针上
- 在 3.2 mm 导针（图 3.12.1-6c）上方用 13 mm 的插管钻头（对于大于 12 mm 的髓内钉，使用 16 mm 的钻头）手动开口至 10 cm 深度。在肥胖患者中，使用开口器扩髓
- 将空心钻头和导针更换为能通过 T 形手柄安装不同扩髓球头钻头进行扩髓的导针
- 将球头扩髓导针穿过股骨干，穿过骨折线至股骨远端至干骺端水平
- 如果球头扩髓导针无法穿过骨折线，可将空心复位头（直的或弯的）连接到安装在 T 形手柄上的同步轴，结合大腿的外部操作，帮助完成复位穿过
- 在正侧位上检查股骨远端的球头扩髓导针位

置。如果其位置不在股骨远端的中心，将导致严重的内翻或外翻成角，特别是骨折位于股骨中段
- 髓内钉的长度和直径是在透视和测量装置的指导下确定
- 也可使用 2 根相同长度的球头扩髓导针比较来确定长度。将另一根球头扩髓导针一端放于进针点头端，其超出原导针的部分即为髓内钉的长度
- 以 8.5 mm 铰刀头开始扩髓，使用弹性扩髓钻沿着扩髓导针向下扩髓
- 将扩髓钻头尺寸逐步增加 0.5 mm 进行扩髓
- 确保扩髓器始终以全速向前运行，避免中途停止，尤其是在骨折部位
- 使用专用杆握钳将扩髓器从导管中拔出时，防止扩髓中导针退出
- 如果扩髓钻头不能充分推进，取出扩髓钻头（仍在运行的），清洁扩髓钻头的切割凹槽，在重新插入前清除所有骨质
- 在扩髓过程中，透视检查有无障碍物或复位丢失
- 继续扩髓，直到听到皮质颤动或直径比预先测量的髓内直径大 1.0 mm
- 避免扩髓中清除过多皮质骨
- 确认髓内钉尺寸

347

- 用连接螺钉将髓内钉固定于插入手柄上，用球头螺丝刀拧紧（图 3.12.1-6d）
- 将髓内钉插入扩髓导针上，通过扩髓导针将其向下推至股骨远端的干骺端处。可以手动完成，也可锤击。将驱动器连接到插入手柄上，用销扳固定，插入锤导，用滑锤轻轻敲击（图 3.12.1-6e）。切勿直接敲击侧臂
- 拆除扩髓导针，透视结合临床检查复位情况（重点：旋转！）
- 决定首先锁定近端还是远端。虽然先锁定近端比较容易，但建议首先锁定远端，因为这样可以在骨折分离的情况下回锤复位，并使旋转移位更容易纠正

远端锁定

- 使用徒手技术从外侧对 CFN 进行远端锁定，使用透视引导有助于瞄准过程
- 锁定螺钉数量取决于骨折部位和类型，但通常锁入 2 枚螺钉即可。如有必要，摆动另一条腿以便透视定位
- 调整透视器的定向，使得 X 线发射方向从外科医生一侧至屏幕一侧
- 将 C 臂对齐骨折远端最靠近骨折端的孔，直到屏幕上出现一个完整的圆圈（图 3.12.1-6f~g，所示为远端孔）
- 不要通过调整腿的位置来对齐孔，这可能会导致骨折旋转复位的丢失，但是可以通过调整整体床的位置来对位
- 将手术刀片置于切口中心的皮肤，标记并切开
- 钝性分离至骨质
- 将相应钻头（4.0 mm）的尖端斜穿过切口，根据透视确保钻头尖端置于钉孔中心并牢靠紧贴（图 3.12.1-6h）
- 确保锋利的钻头尖不移动，调节钻头角度，直至与 X 线射线方向完全对齐（图 3.12.1-6i）
- 在骨皮质上保持固定后钻孔，下一个孔同样

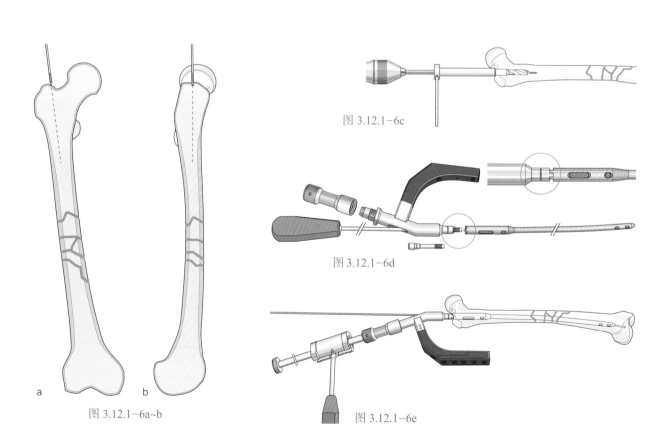

图 3.12.1-6c

图 3.12.1-6d

图 3.12.1-6e

a   b

图 3.12.1-6a~b

操作

- 在钻下一远端孔前，用手动引导钻头穿过钻孔后的钉孔
- 如果没有尖头钻头可用，可用短的 Steinmann 顶在钉孔中心位置上锤击钻孔，这也能防止钻孔时钻头滑动
- 从电钻上取下钻头，在透视引导下确认钻头位于钉孔内
- 用测深尺测量螺钉长度，确保其外套与骨接触，测深尺钩抓住对侧皮质
- 如果钻头有深度刻度，可直接从钻头上读取长度。如有必要，应使用透视进行检查
- 使用螺丝刀拧入适当长度（4.9 mm）的锁定螺钉时应使用套筒，防止软组织嵌入
- 透视下验证螺钉长度
- 用同样的方法打入第二枚螺钉，远端锁定一般至少 2 枚螺钉
- 部分外科医生留置第一个远端锁定螺钉钻头，以方便钻第二个孔
- 留置钻头可辅助外科医生钻第二个孔的钻入方向，因为二者是平行的

近端锁定

- 近端锁定前确保骨折良好复位

- 通过透视确定旋转已纠正，表现为骨皮质和骨干宽度在骨折两侧相同
- 通过滑锤回锤主钉，可以纠正骨折端分离。回锤主钉可通过远端交锁螺钉拉紧远侧骨折端
- 注意不要用力过大，因为远端交锁螺钉可能会断裂
- 使用透视观察复位操作程序，这有利纠正错误
- 将钻套组件插入瞄准臂上所需的孔中，在皮肤上做一切口，然后将套管推至骨面
- 取出套管实心头
- 4.0 mm 钻头沿着钻套钻穿股骨 2 层皮质
- 在钻头穿透对侧皮质前，从其上读取螺钉长度（图 3.12.1-6j）
- 取下钻头和内钻套
- 也可使用测量装置从保护套顶端读取螺钉长度，大多增加 2 mm 确保螺钉穿透 2 层皮质
- 选择适当长度和型号的交锁螺钉
- 用螺丝刀将交锁螺钉插入保护套（图 3.12.1-6k），交锁螺钉的尖端不要超出对端皮质骨 1~2 mm
- 如果需要静态锁定，使用相同的方法放置第二枚交锁螺钉
- 透视检查螺钉的位置和长度
- 拆卸髓内钉插入手柄

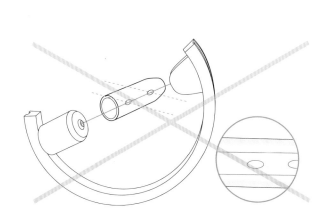

图 3.12.1-6f

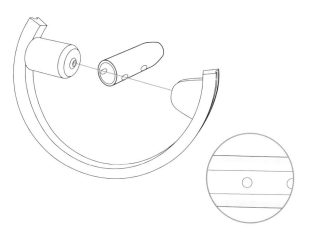

图 3.12.1-6g

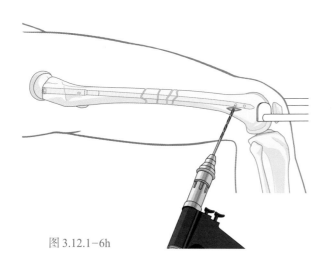

图 3.12.1-6h

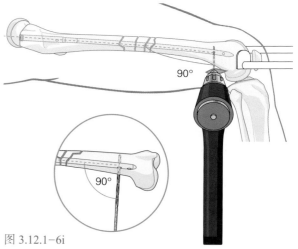

图 3.12.1-6i

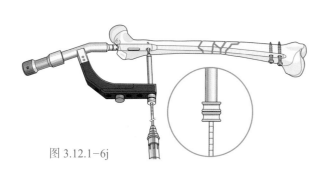

图 3.12.1-6j

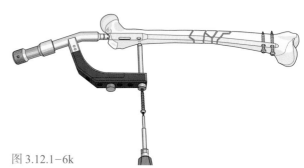

图 3.12.1-6k

植入尾帽

- 尾帽的长短取决于主钉插入股骨的深度
- 植入尾帽后，其顶部应与股骨皮质齐平
- 拆卸瞄准臂、螺钉连接杆和插入式手柄
- 用螺丝刀拧紧尾帽
- 肥胖患者插入尾帽较难，因为插入尾帽的螺丝刀与主钉对齐有难度。在这种情况下，尾帽可能会从螺丝刀上脱落，此时取出尾帽也许会困难，因此，在尾帽周围捆绑一条可吸收缝线，在插入过程中将缝线一端抵住螺丝刀手柄，使螺丝刀对尾帽有更强的黏附力，这样操作还使得取出缝线更容易，并且不太可能将缝线穿进主钉上端的凹槽中

- 最后进行 X 线检查，确保所有的交锁螺钉都正确植入，骨折端复位
- 缝合切口
- 拆下所有巾单，并与另一侧肢体对比，确保髋关节的旋转运动范围是对称的，正常而言在没有髋关节病理的情况下两侧应该是对称的，不对称意味着骨折存有旋转畸形。股骨髓内钉最常见的不足是旋转不良，这只能通过移除近端交锁螺钉及调整股骨来纠正，尽管这意味着再次术前准备和铺巾手术，但比发现问题后二次手术好得多，延误的诊断和治疗也很难向患者解释

9　围手术期特殊护理

- 准备股骨远端干骺端牵引装置
- 注意躯体受压区，尤其是老年患者
- 检查患者是否牢靠固定在手术台上，因为骨折复位时，可能会施加相当大的外力，这会导致患者发生移动影响安全

- 确保透视器臂不接触身体，在手术区域移动时保持无菌
- 如果使用锋利的仪器，请确保其不会穿透无菌巾单

10　术后特殊护理

- 术后进行 X 线检查，除非术中有足够的透视图像
- 鼓励患者尽快恢复髋关节和膝关节运动

- 根据患者的一般情况和术中内固定稳定性，决定是否允许早期负重
- 术后常规预防血栓

11　手术室人员注意事项

- 交叉核对患者的基本信息、骨折部位、手术标记和手术部位是否正确
- 如果要使用牵引床，应先准备牵引装置
- 检查器械和植入物是否齐全
- 准备大型牵开器
- 准备 2 根相同的扩髓导针，可用于髓内钉长度测量

- 准备好手工扩髓钻（以防万一）
- 检查扩髓绞刀钻头有无损坏，确认所有切割槽锋利
- 确认外科医生按正确的顺序获得扩髓绞刀钻头
- 与外科医生确认主钉和交锁螺钉的型号
- 仔细冲洗和清洁所有插入式器械
- 记录并补充用掉的内植物

12　手术医生注意事项

- 交叉核对患者的基本信息、骨折部位、手术标记和手术部位是否正确
- 在铺巾前尽可能精准复位骨折端
- 需花时间在正侧位 2 个平面上找到正确的髓内钉进针位置，因为一旦锁定就无法调整。而如果没有正确的进针点，其余的手术操作将很困难，并可能导致对位不良，股骨近端可能出现劈裂甚至骨折

- 扩髓时始终保持扩髓器不间断运行
- 确保扩髓器始终顺转，而不是逆转
- 如果主钉太紧，不要强行插入髓腔，进一步扩大 0.5 mm 扩髓或减小主钉直径
- 拧入交锁螺钉前，须拔出导针
- 在锁定前和手术结束时，应检查患肢旋转情况
- 清楚记录手术过程，包括术后的特殊护理，要做到文字清晰

3.12.2 成人股骨干骨折（32-C3）：股骨远端髓内钉固定

原著 Nigel D Rossiter
翻译 樊 健 审校 林 森

手术处理

- 间接复位，股骨远端髓内钉逆行固定

可选择的内植物

- 顺行空心股骨髓内钉（CFN）
- 顺行实心股骨髓内钉（UFN）
- 4.5 mm LC-DCP 或 4.5/5 mm LCP
- 股骨远端锁定接骨板 /LISS

1 介绍（图 3.12.2-1）

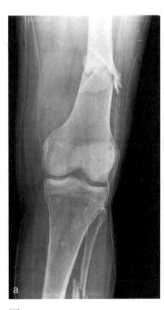 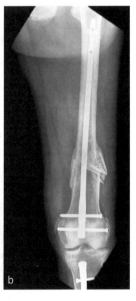

图 3.12.2-1
a. 术前 X 线：股骨干远端粉碎骨折。b. 术后 X 线：使用股骨远端髓内钉固定

- 对股骨干中段或远端 1/3 骨折，股骨远端逆行髓内钉可以替代股骨顺行髓内钉
- 对于术后膝关节疼痛的担忧目前尚未见报道
- 一些髓内钉被设计成前弓状或在远端靠近膝关节处呈轻微弧度，使髓内钉入钉点在滑车上尽可能靠近髁间窝处，以减少对膝关节的损伤
- 股骨髓腔扩髓是标准的流程，有证据显示与不扩髓相比，扩髓后的患者内固定失效率更低，骨折愈合速度更快
- 对于肺部受损的多发伤患者或已知有心脏分流性疾病的患者（占正常人群的 25%）不推荐扩髓
- 最新的扩髓头有锋利的刀片，可以降低髓腔发热及随后骨坏死的概率
- DFN 适应证
  - 近端开口困难的肥胖患者
  - 合并骨盆及髋臼骨折患者
  - 股骨颈合并股骨干骨折患者

- 浮膝损伤可通过一个切口同时对股骨及胫骨插钉
- 同侧或双侧大腿多发伤患者

- 怀孕患者
- 合并髌骨骨折需要内固定的患者

2 术前准备

手术室人员（ORP）需要了解和确认以下方面

- 骨折的部位
- 计划手术的种类
- 确认手术医生已标记手术部位
- 软组织条件（骨折开放或闭合）
- 使用的内固定（是否扩髓）
- 患者体位
- 患者的具体细节（包括已签字确认的手术同意书和预防用抗生素及预防血栓形成的药物）
- 合并疾病，包括过敏史

需要的器械

- 髓内钉器械套装——DFN
- DFN 髓内钉

- 扩髓套装
- 2 套长扩髓头，1 150 mm
- 手动扩髓设备
- 大型牵开器或外固定架
- 骨科通用器械
- 可兼容的气动钻或电动钻
- 可透视驱动器

设 备

- 标准放射手术床，可设置为牵引床
- 辅助仰卧／侧卧和双腿单独位置的桌子和定位附件
- 图像增强器
- 手术相关人员和患者 X 线防护装备

3 麻醉

- 手术在全麻或区域麻醉下进行
- 如使用椎管内麻醉，需确保手术时间不超过 1.5 h

- 应避免长时间的术后镇痛，因其可能掩盖骨筋膜室综合征的症状

4 患者及透视体位

- 患者仰卧位，大腿下垫一滚筒或沙袋使膝关节处于屈曲状态（图 3.12.2-2）
- 身体受压部位予以衬垫，特别是老年患者
- 将图像增强装置置于术者对侧
- 铺巾前确保可以拍摄到高质量的前后位和侧位片
- 尽可能在铺巾前通过人工牵引复位骨折

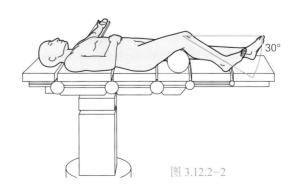

图 3.12.2-2

5 皮肤消毒和铺巾

- 在准备过程中，助手需手动保持患肢轻微牵引状态（可能需要站于踩凳上），以避免骨折部位过度错位变形
- 用适当消毒剂对上至髂嵴上方下至胫骨中部的暴露部位进行消毒（图 3.12.2-3a）
- 如果在牵引床上操作，需使用一次性隔离罩进行隔离（图 3.12.2-3b）

- 确保无菌覆盖薄膜足够大，能覆盖从髂嵴到膝关节的部位，并满足远端锁定
- 将图像增强器放置在隔离罩的非无菌一侧
- 传统的隔离罩可用于牵引床和标准手术床，确保操作区域有防水环境
- 对图像增强器进行铺单

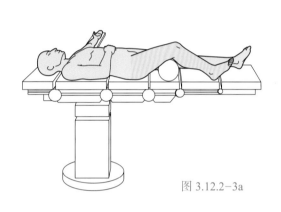

图 3.12.2-3a

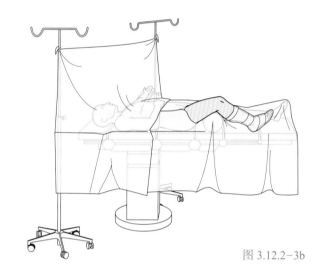

图 3.12.2-3b

6 手术室设置

- 手术医师及手术室工作人员站在患侧
- 手术助手靠近手术主刀站立
- 将图像增强器放于健侧，图像显示屏置于手术组和放射技师的视野中（图 3.12.2-4）

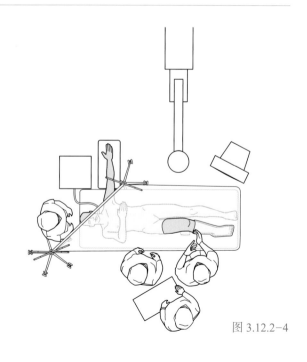

图 3.12.2-4

7 手术器械（图3.12.2-5）

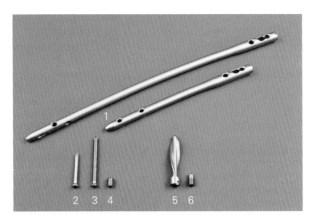

1. DFN，长钉及短钉
2. 4.9 mm 锁定螺栓
3. 6.0 mm 锁定螺钉
4. 使用锁定螺钉时的主钉尾帽
5. DFN 螺旋刀片
6. 使用螺旋刀片时的尾帽

图3.12.2-5a　内植物

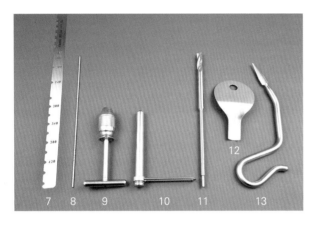

7. 可透视测量尺
8. 3.2 mm，300 mm 导针
9. 通用 T 柄把手
10. 二联钻头套筒（17/15 mm 保护套和 15/3.2 mm 钻套）
11. 13 mm 空心钻头
12. 组织保护套
13. AWI

图3.12.2-5b　髓腔开口器械

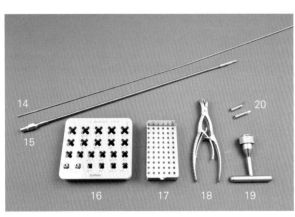

14. 2.5 mm 扩髓导针，长 1 150 mm
15. 柔性扩髓导针
16. 带扩髓头的托盘
17. 取出工具
18. 扩髓棒夹持钳
19. T 柄把手
20. 复位钻头，直，弯

图3.12.2-5c　扩髓器械

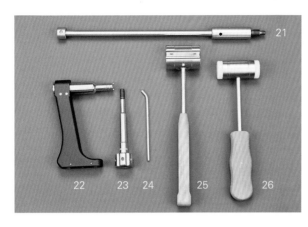

21. 导引棒
22. DFN 插入把手
23. 连接螺钉
24. 插销扳手
25. 滑锤
26. 锤子

图 3.12.2-5d　髓内钉插入工具

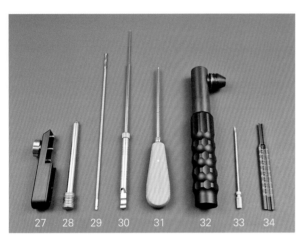

27. DFN 标准瞄准臂
28. 三联钻头套筒（11/8 mm 保护套筒，8/4.9 mm 钻头套筒，4.9 mm 套管针）
29. 带刻度的 4.9 mm 钻头
30. 锁定螺栓测深尺
31. 锁定螺栓刀
32. 透视导向装置
33. 透视导引装置 4.0 mm 钻头
34. 直接测深装置

图 3.12.2-5e　近端及远端锁定器械，尾帽拧入器械

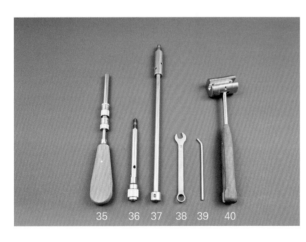

35. 带固定套的交锁螺钉螺丝刀
36. 取钉器
37. 销扳手
38. 11 mm 组合扳手
39. 滑锤
40. 滑锤导向装置

图 3.12.2-5f　内固定取出器械

8　手术步骤和技术

- 检查健侧肢体旋转活动度
- 尽可能手动牵引复位骨折并在正侧位确定复位情况
- 沿髌骨内侧做一 4~6 cm 纵向切口
- 顺切口分离髌骨内侧支持带，打开关节囊，进入膝关节内
- 向外侧牵开髌骨
- 屈膝 30° ~45° ，暴露髁间窝
- 进针点位于股骨干长轴上，在股骨髁间窝稍上方，透视复核进针点（图 3.12.2-6a）
- 使用万能夹头将 3.2 mm 导针插入髓腔，可选择使用钻头套筒（图 3.12.2-6b ）
- 正侧位透视检查导针位置。导针的正确位置很重要，在正位片上导针应位于股骨中央，导针应在正侧位上与股骨长轴对齐
- 在保护套筒下使用 13 mm 空心钻头对髓腔开口，深度至 30 mm，对于肥胖患者可选择开口尖锥（图 3.12.2-6c ）
- 拔出导针
- 使用通用 T 柄把手插入扩髓导针，在透视帮助下穿过骨折端
- 如果扩髓导针无法穿过骨折端，将空心复位头（直或弯）连接在 Synream 杆和 T 柄把手上，手动扩髓
- 可以通过 2 根扩髓导针对比确定髓内钉长度，第二根扩髓导针超出第一根扩髓棒部分即为髓内钉长度。也可在透视下使用测量器测出
- 首先使用 8.5 mm 扩髓钻头，将其卡到扩髓软杆上，沿扩髓棒进入髓腔
- 确保扩髓头以最大钻速前进，避免停顿，尤其在骨干中间部分
- 随后扩髓头直径每次增加 0.5 mm，直到听见骨皮质的咔咔声
- 扩髓至大转子及小转子中央水平
- 当扩髓钻头移出髓腔时使用夹持钳防止扩髓导

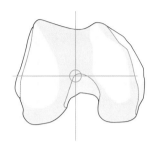

图 3.12.2-6a

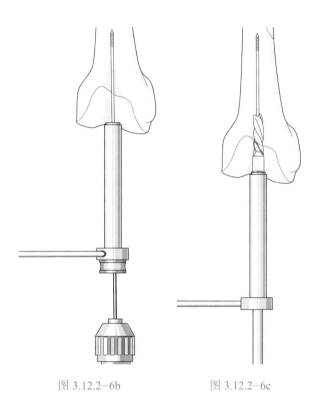

图 3.12.2-6b　　　　　图 3.12.2-6c

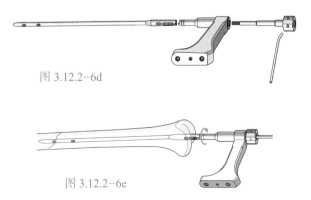

图 3.12.2-6d

图 3.12.2-6e

针被带出

- 如果扩髓推进困难，先撤出扩髓器，清洗扩髓头刀片上的骨碎屑，重新扩髓
- 扩髓过程中使用透视检查有无阻塞或复位丢失
- 扩髓直至可听见骨皮质的咔咔声或超过髓内钉直径 1 mm
- 选择合适型号的 DFN
- 将连接螺钉放入主钉插入把手，使用插销把手拧紧，螺钉瞄准装置连接在髓内钉的外侧（图 3.12.2-6d）
- 将瞄准装置安装在插入把手上，检查钻头套筒是否与髓内钉上的锁定孔相匹配，移除瞄准臂
- 沿扩髓导针插入髓内钉，直到髓内钉尾部埋入股骨髁间窝关节面下（图 3.12.2-6e）
- 检查骨折复位情况及髓内钉位置（在侧位片上髓内钉尾部在 Whiteside 线上）
- 拔出扩髓导针

远端锁定

- 一般先行远端锁定
- 连接瞄准臂
- 将钻头套筒穿过把手上的相应孔中，在皮肤上做一小切口
- 钝性分离软组织至骨表面，将钻头套筒顶至骨面

- 拔出套管柱，4.9 mm 钻头钻孔直至对侧骨皮质，不要钻透（图 3.12.2-6f）
- 钻头上的读数，即为 6.0 mm 锁定螺钉的长度
- 螺钉长度以不能钻透股骨髁对侧骨皮质为准
- 钻透内侧骨皮质将引起软组织激惹
- 拔出内套筒，使用螺丝刀拧入 6.0 mm 螺钉（图 3.12.2-6g）
- 使用相同技术拧入另一枚 6.0 mm 螺钉
- 对于髁上骨折或骨质疏松患者，可选择使用螺旋刀片代替最远端锁定螺钉
- 透视进一步确定螺钉位置及长度
- 行近端锁定前再次确认骨折复位及旋转情况

近端锁定

- 近端锁定时，将透视设置为股骨标准正位，因为锁定孔是前后方向的
- 确保透视装置的接收屏尽可能靠近手术床底，这样可以使 X 线球管与大腿之间保持最大的空间，有利于前后位钻孔
- 调整透视位置使锁定孔成标准圆形（图 3.12.2-6h~i）
- 不要通过调整大腿的位置去对圆，这样可能导致患肢旋转移位。但可通过倾斜手术床来调整
- 将锁定螺钉外套置于皮肤外确定锁定孔的位置，在皮肤外做一切口

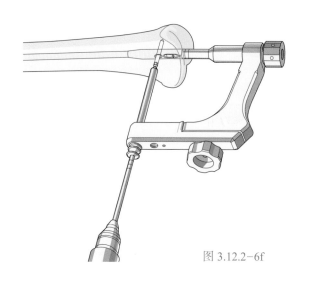

图 3.12.2-6f

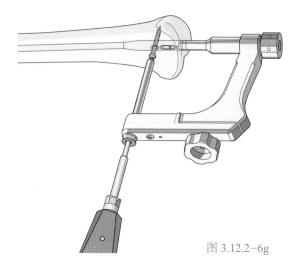

图 3.12.2-6g

- 钝性分离至骨面
- 安装 4.0 mm 尖钻头
- 将钻头斜向插至骨面，在透视帮助下使钻头位于锁定孔中央（图 3.12.2-6j）
- 避免钻头在骨面上滑动，调整钻头角度使其与 X 线方向一致（图 3.12.2-6k）
- 钻穿股骨一侧皮质，手动旋转钻头插入锁定孔，而后钻对侧皮质
- 测量所需螺钉长度，可直接从钻头上读出，也可使用测深装置来确定
- 透视导向装置可监测钻孔过程，使操作更简单
- 拧入 4.9 mm 锁定螺钉（绿色）
- 如果螺丝刀没有固定套筒，可以在螺钉的颈部绑一根可吸收缝线，与螺丝刀把手相连，如果螺钉未能进入锁定孔，这样做可以防止螺钉掉入后侧软组织中
- 当锁定螺钉拧入静态孔后，在正位片上应无法看到静态孔。第二枚锁定钉使用相同技术拧入，远端锁定至少需要 2 枚螺钉
- 在正侧 2 个平面摄片并保存
- 关闭伤口
- 卸下铺巾单，检查患侧及健侧肢体。确认双侧髋关节活动度一致，髋部疾病患者两侧活动度不一致，两侧活动度不一致说明患肢存在旋转畸形。股骨髓内钉术后最常见的对位不良就是旋转移位，这种情况下只有通过移除近端锁定螺栓才能纠正，虽然这意味着重新铺巾消毒，但在初次手术时及时纠正比下次发现问题再手术要简单方便

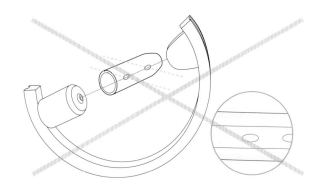

图 3.12.2-6h

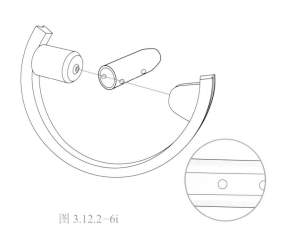

图 3.12.2-6i

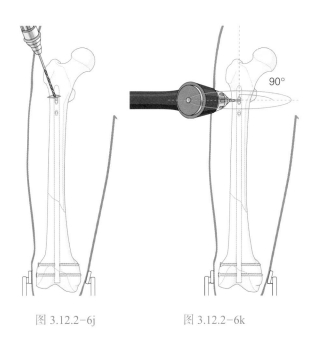

图 3.12.2-6j　　　　　图 3.12.2-6k

9 围手术期特殊护理

- 确认患者在牵引床上放置牢固，避免患者在骨折复位牵引时移动
- 注意保护患者受压部位，尤其是老年患者
- 透视装置旋转时保持无菌

10 术后特殊护理

- 常规术后摄片，除非术中透视图像已足够
- 允许早期负重训练
- 鼓励患者尽早活动髋关节及膝关节
- 术后常规抗血栓治疗
- 使用非甾体抗炎药物会延缓骨折愈合

11 手术室人员注意事项

- 交叉核对患者的基本信息、骨折部位、手术标记和手术部位是否正确
- 检查手术器械及内固定物无误
- 为测量髓内钉长度，需要2根相同的扩髓导针
- 与术者确认髓内钉尺寸
- 确认锁定螺钉有2种尺寸
- 检查扩髓钻头无损坏，确保扩髓刀片锐利
- 确认扩髓头尺寸递增顺序正确
- 仔细冲洗及预清洗手术器械
- 记录并补充用掉的内植物

12 手术医生注意事项

- 交叉核对患者的基本信息、骨折部位、手术标记和手术部位是否正确
- 铺巾前尽可能精准复位骨折
- 确认进针位置在正侧位均准确
- 扩髓前确认导针位置正确
- 扩髓至骨干骨折端时不要停止
- 确保扩髓头一直前进
- 如果主钉太紧，不要将其强行插入髓腔，应扩大 0.5 mm 或减小主钉直径
- 拧入交锁螺钉前，拔出导针
- 锁定前检查患肢旋转情况
- 手术结束时检查患肢旋转情况，如发现任何旋转移位，应即刻手术纠正
- 清楚记录手术过程，包括术后的特殊护理，要做到文字清晰

3.12.3 儿童股骨干骨折（32–A）：钛质弹性髓内钉固定

原著 Nigel D Rossiter
翻译 樊 健　审校 林 森

手术处理

- 钛质弹性髓内钉间接复位

可选择的内植物

- LC–DCP 或 LCP，尺寸根据患者年龄决定
- 外固定架

1 介绍（图 3.12.3–1）

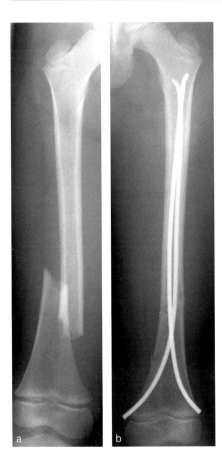

- 儿童股骨骨折内固定物需要比成人重塑性更好
- 传统髓内钉不能用于骨骺生长板未闭合的患者
- TEN 可以用于儿童长骨骨干骨折，髓腔足以容纳髓内钉
- 适用于 3 岁以上的儿童股骨干骨折
- 通常需要 2 根相同尺寸的 TEN 联合使用

图 3.12.3–1
a. 术前 X 线：儿童股骨干横形骨折。
b. 术后 X 线：使用钛质弹性髓内钉固定

2 术前准备

手术室人员（ORP）需要了解和确认以下方面

- 骨折的部位
- 计划手术的种类
- 确认手术医生已标记手术部位
- 软组织条件
- 使用的内固定
- 患者体位
- 患者的具体细节（包括已签字确认的手术同意书和预防用抗生素及预防血栓形成的药物）
- 合并疾病，包括过敏史

需要的器械

- 钛质弹性髓内钉
- 骨科通用器械（根据年龄选择型号）

设 备

- 标准透视手术床
- 可使用牵引床，两侧肢体均需牵引
- 仰卧位及侧卧位辅助工具
- 图像增强器
- 手术相关人员及患者 X 线防护装备

3 麻醉

- 手术通常在全麻下进行

4 患者及透视体位

- 使患者处于仰卧位
- 使用枕垫轻度抬高患肢（图 3.12.3-2）
- 将患者牢固固定于牵引床以防牵引时移动
- 将图像增强器放置于患肢对侧

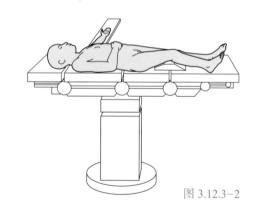

图 3.12.3-2

5 皮肤消毒和铺巾

- 准备手术时维持患肢轻度牵引以防骨折部位过度畸形
- 消毒区域包括髂嵴至足部（图 3.12.3-3a）
- 使用一次性 U 形铺巾单，弹性绷带包裹患肢

下端，胶布固定（图 3.12.3-3b）
- 铺巾后允许患肢自由移动
- 透视装置铺巾

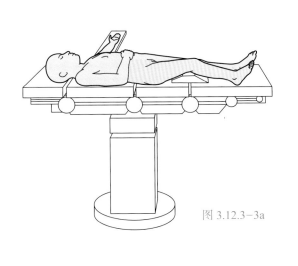

图 3.12.3-3a

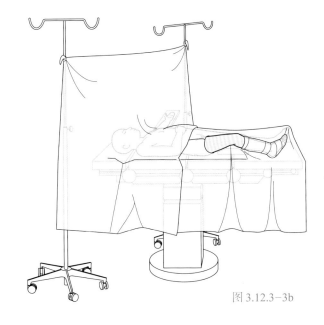

图 3.12.3-3b

6 手术室设置

- 术者及手术室工作人员站于患肢同侧
- 助手站于患者足部帮助牵引复位
- 将透视装置置于患肢对侧，显示屏正对手术团队及摄片者（图 3.12.3-4）

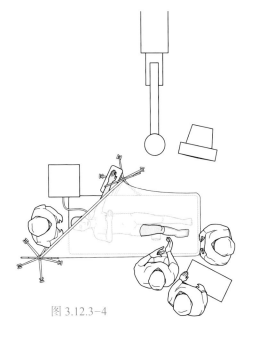

图 3.12.3-4

7 手术器械（图 3.12.3-5）

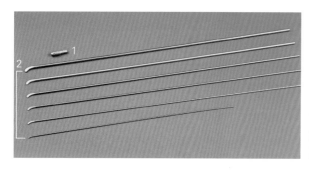

1. 尾帽（3.0~4.0 mm TEN）
2. 1.5~4.0 mm TEN

图 3.12.3-5a　内植物

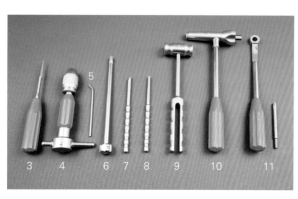

3. 开口器
4. TEN 插入器
5. 插销扳手
6. TEN 滑锤导引
7. 击打器，弯
8. 击打器，直
9. 组合锤子
10. TEN 切割工具
11. 尾帽改锥杆

图 3.12.3-5b　髓腔开口及插钉器械

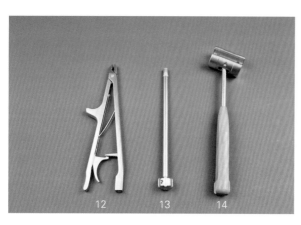

12. 拔出老虎钳
13. TEN 锤子导引
14. 滑锤

图 3.12.3-5c　器械取出工具

8 手术步骤和技术

- 检查健侧肢体旋转度
- 复位骨折端，并在正侧位透视检查复位情况
- 确定髓内钉直径，需要 2 根髓内钉，直径均为髓腔直径的 1/3
- 髓内钉的长度为从进钉点到大转子间长度
- 预弯髓内钉，使其弧度顶端位于骨折部，髓内

钉弧度顶部到尖端的距离大约是髓腔直径的 3 倍（图 3.12.3-6a）
- 确保髓内钉顶部位于其弧度平面
- 2 根髓内钉的外形应保持一致
- 进针点在透视下位于远端骨骺板近侧 1~2 cm
- 在股骨外侧皮肤做一小切口，钝性分离至骨面

- 开口器垂直插向骨面做髓腔开口，然后向近端倾斜开口器，插入髓腔以扩大开口（图3.12.3–6b）
- 用大约 10 cm 的髓内钉把手将髓内钉装在插入器上，髓内钉的尖端应指向插入把手的长臂侧，插钉时可以帮助定位（髓内钉尾部的对齐标记）

- 髓内钉的尖端成 90° 插入骨内，180° 旋转插入器，使得髓内钉的尖端与股骨干平行查向近端（图 3.12.3–6c）
- 插入髓内钉至骨折部，透视确保位置正确
- 使用相同技术插入第二根髓内钉，透视确定其位置（图 3.12.3–6d）

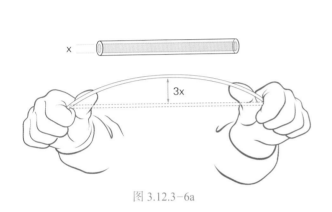

图 3.12.3–6a

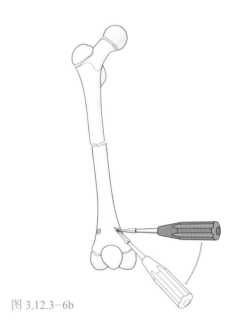

图 3.12.3–6b

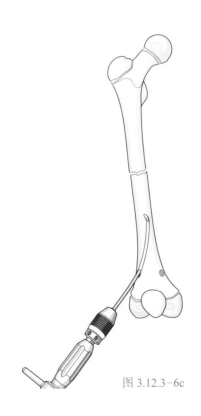

图 3.12.3–6c

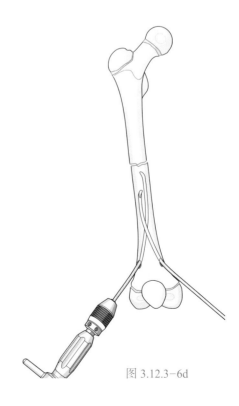

图 3.12.3–6d

- 轻柔转动插入器把手插入髓内钉，也可以用锤子轻轻敲击插入器的打击面，不能敲击 T 柄把手
- 骨折复位后，将第一根髓内钉插过骨折端（图 3.12.3-6e）
- 如果骨折难以复位，可使用 2 根髓内钉作为操纵杆复位。也可使用 F 形复位器复位，当髓内钉穿过骨折端后将其保留在原位。如果以上方法都无法成功，可通过骨折端小切口切开复位
- 2 根髓内钉穿过骨折端后，继续向股骨近端插入直至大小转子之间，髓内钉尖端不能穿过生长板
- 正侧位透视检查股骨旋转、骨折复位及髓内钉位置情况

- 使用切割器剪短髓内钉使其突出骨面约 2 cm 以便于拔出（图 3.12.3-6f）
- 用不同的击打器对髓内钉做最后的弯曲和固定
- 髓内钉的尾部背向骨面有利于取出
- 钝头尾帽（对于 3.0~4.0 mm TEN）可以保护软组织，也可以防止髓内钉尖端移位（图 3.12.3-6g）
- 正侧位摄片并保存
- 卸下铺巾单，检查患侧及健侧肢体。确认双侧髋关节活动度一致，旋转畸形无法在生长过程中得到矫正，在初次手术中需要矫正任何旋转移位
- 关闭伤口

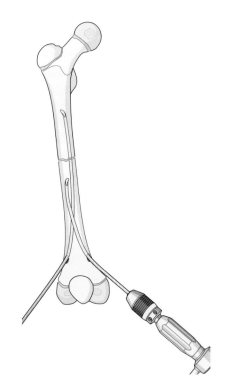

图 3.12.3-6e

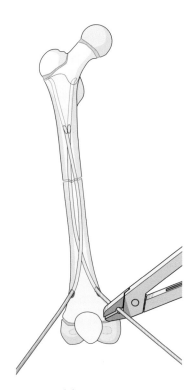

图 3.12.3-6f

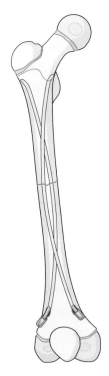

图 3.12.3-6g

9　围手术期特殊护理

- 确保患者牢靠固定在手术台上，因为在复位骨折时可能会施加相当大的力
- 注意保护患者受压部位
- 透视装置旋转时保持无菌

10　术后特殊护理

- 常规术后摄片，除非术中透视图像已足够
- 负重训练由外科医生决定。通常需要限制负重，儿童通常在 6 周左右达到完全负重
- 鼓励患儿尽早活动髋关节及膝关节。膝关节运动可能会不舒服，需要几周时间才能恢复

11　手术室人员注意事项

- 交叉核对患者的基本信息、骨折部位、手术标记和手术部位是否正确
- 检查手术器械及内固定物无误
- 检查每种尺寸至少有 3 根 TEN 钉可用
- 备用通用夹头和 T 形手柄
- 考虑使用 F 工具复位
- 尾帽仅适用于 3.0~4.0 mm TEN
- 记录并补充用掉的内植物

12　手术医生注意事项

- 交叉核对患者的基本信息、骨折部位、手术标记和手术部位是否正确
- 铺巾前尽可能准确复位骨折
- 使用相同直径的 TEN
- 确保 TEN 正确预弯并安装在插入器中
- 第二根 TEN 钉可使用带有 T 形手柄的通用夹头，以便同时操作
- 不要将 TEN 钉旋转超过 180°，否则会相互缠绕
- 尾帽不能过长，否则会引起皮肤刺激
- 清楚记录手术过程，包括术后的特殊护理，要做到文字清晰

3.13 股骨远端骨折

原著 Ian Harris

翻译 樊 健   审校 杨云峰

内固定材料与手术技术

- 95° 髁接骨板
- 股骨远端锁定加压接骨板（4.5/5.0 mm LCP-DF）
- 动力髁螺钉（DCS）及接骨板

病 例

- 股骨远端关节外骨折（33-A2）
- 股骨远端关节内骨折（33-C2）
- 股骨远端关节内骨折（33-C2）

介 绍

- 根据 Müller AO/ OTA 分型，将股骨远端骨折分为三型：
  - 33-A 型：关节外骨折
  - 33-B 型：部分关节内骨折
  - 33-C 型：完全关节内骨折
- 股骨远端关节外骨折最常发生在伴骨质疏松的老年患者中，常为摔倒的间接暴力所致
- 在年轻患者中，关节内骨折主要是由于直接暴力导致的高能量损伤所致，通常是开放性骨折，常伴多处损伤
- 移位的股骨远端骨折治疗要点与其他关节内骨折相似，即解剖复位固定关节面、恢复肢体长度，达到恢复患肢功能及远期确切疗效
- 在少数情况下，无移位的稳定骨折可保守治疗
- 关节外骨折（33-A 型）可选择股骨远端髓内钉（DFN）或固定角度髁接骨板固定，例如 95° 髁接骨板或动力髁螺钉（DCS）。也可选择股骨远端锁定接骨板（LISS 或 LCP-DF），但该内固定方法更多用于复杂股骨远端关节内骨折（33-C 型）
- 部分关节内骨折需要精确复位和稳定固定，通常使用拉力螺钉和 / 或支撑接骨板，但其骨折类型并不常见
- 完全关节内骨折通常需要使用拉力螺钉解剖复位和坚强固定关节内骨块。股骨远端骨折干骺端部分的固定方式取决于骨折类型。简单骨折通常需手术解剖复位和坚强固定，对复杂骨折首先应恢复股骨长度，而后纠正成角和旋转移位，并不需要精确复位每个骨块。固定角度髁接骨板或逆行髓内钉可以固定此类骨折
- 任何骨折手术治疗都应该恢复对位对线（长度、旋转和角度）和关节面平整，而后稳定固定，以实现膝关节早期功能锻炼、恢复患肢长度及减少创伤性骨关节炎的风险

Müller AO/OTA 分型——股骨远端骨折

33-A1	33-A2	33-A3	33-B1	33-B2	33-B3	33-C1	33-C2	33-C3

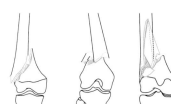 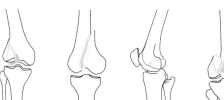 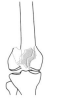 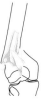 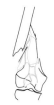

33-A　关节外骨折

33-A1　简单骨折

33-A2　干骺端楔形和 / 或多块骨折

33-A3　干骺端复杂骨折

33-B　部分关节内骨折

33-B1　外侧髁矢状面骨折

33-B2　中间髁矢状面骨折

33-B3　冠状面骨折

33-C　完全关节内骨折

33-C1　关节面简单骨折，干骺端简
　　　　单骨折

33-C2　关节面简单骨折，干骺端多
　　　　块骨折

33-C3　关节面多块骨折

3.13.1 股骨远端关节外骨折（33-A2）：成人95° 髁接骨板固定

原著 Ian Harris
翻译 樊 健　审校 杨云峰

手术处理

- 对于成人骨折，行切开复位 95° 髁接骨板内固定

可选择的内植物

- 股骨远端髓内钉（DFN）（见章节 3.12.2）
- 动力髁螺钉（DCS）
- 股骨远端锁定加压接骨板（4.5/5.0 mm LCP-DF）

1 介绍（图 3.13.1-1）

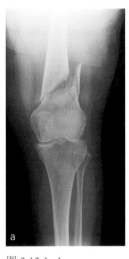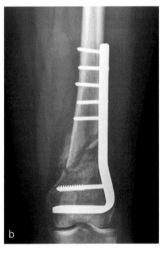

图 3.13.1-1
a. 术前 X 线：股骨远端干骺端多块骨折。b. 术后 X 线：95° 髁接骨板固定

- 95° 髁接骨板是为股骨远端骨折设计的第一款接骨板，在某些国家，该接骨板仍然是唯一可选内植物。目前它仍是股骨远端翻修术和矫正截骨术的首选内植物
- 95° 髁接骨板其固定角度的设计使远端骨折块获得良好把持
- 如果骨折类型简单（33-A1）应行切开复位直接内固定
- 对于干骺端粉碎的骨折类型（33-A3），建议不完全切开暴露骨折端，应行间接复位和桥接内固定
- 使用 95° 髁接骨板固定可以更好把持近端和远端骨折块
- 所有的传统接骨板固定都依赖于骨折断端间以及接骨板与骨之间的加压；骨质疏松症患者可能会受到影响，建议使用其他植入物（DFN 和 LCP-DF）
- 术前详尽的手术方案、正确的切口及切口长度，以及所需的接骨板长度都是不可或缺的

2　术前准备

手术室人员（ORP）需要了解和确认以下方面

- 骨折的部位
- 计划手术的种类
- 确认手术医生已标记手术部位
- 软组织条件
- 使用的内固定
- 患者体位
- 患者的具体细节（包括已签字确认的手术同意书和预防用抗生素及预防血栓形成的药物）
- 合并疾病，包括过敏史

需要的器械

- 角接骨板植入套装

- 95°　髁接骨板植入套装
- 常用器械及 4.5/6.5 mm 系列螺钉
- 通用骨科器械
- 可兼容的气动钻或电动钻及其配件

设　备

- 可透视手术床
- 定位配件以协助患者的仰卧位
- 图像增强器
- 手术相关人员和患者 X 线防护装备
- 止血带（可选）

3　麻醉

- 该手术在全麻或区域麻醉下进行

4　患者及透视体位

- 将患者仰卧在可透视手术床上
- 使用可滚动衬垫支撑膝关节，减少骨折远端腓肠肌的拉力。由于这些肌肉的拉力是骨折移位的主要因素，因此必须克服以实现充分复位。膝关节弯曲有利股骨远端侧位透视（图 3.13.1-2）
- 正侧位透视确保股骨从干到膝关节充分成像
- 如果止血带不妨碍接骨板的放置，可以应用（仅在需要时才进行），如影响操作可铺巾后使用无菌止血带

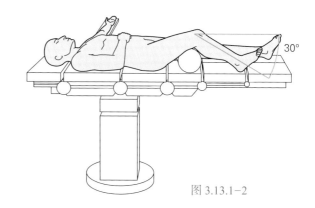

图 3.13.1-2

5　皮肤消毒和铺巾

- 在准备过程中保持肢体轻微的手动牵引，以避免骨折部位过度畸形
- 用适当的消毒剂从臀部（包括足部）消毒整条腿（图 3.13.1-3a）
- 用一次性 U 形布单或四肢巾单覆盖四肢，弹力绷带覆盖足部和小腿，并用胶带固定
- 将腿垂下以使其自由移动（图 3.13.1-3b）
- 将膝关节略屈曲于一卷衬垫上
- 用无菌套套住图像增强器

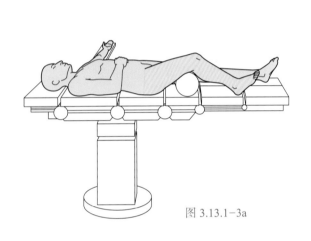

图 3.13.1-3a

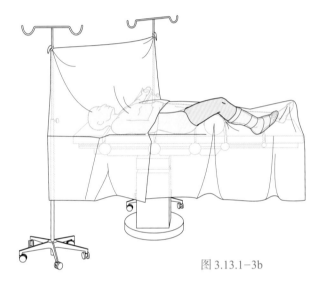

图 3.13.1-3b

6　手术室设置

- 手术室工作人员及和外科医生站在患侧
- 将透视器放置在靠近骨折内侧手术台的对侧，图像显示屏幕在手术团队和放射技师的视野中（图 3.13.1-4）

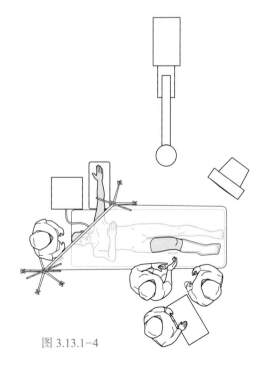

图 3.13.1-4

7　手术器械（图 3.13.1–5）

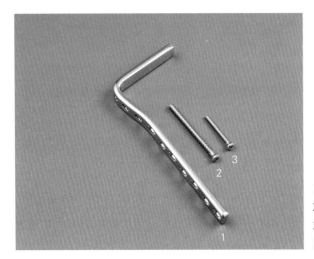

1. 95° 髁接骨板，9 孔
2. 6.5 mm 松质骨螺钉
3. 4.5 mm 皮质骨螺丝

图 3.13.1–5a　内植物

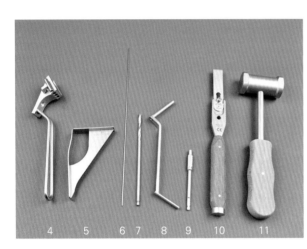

4. 三孔钻入导向器
5. 髁接骨板导板
6. 2.0 mm 克氏针
7. 4.5 mm 钻头
8. 4.5/3.2 mm 双钻套
9. 锁定套筒
10. 锯骨手柄和刀片
11. 锤子

图 3.13.1–5b　外侧皮质钻入器械（导板）

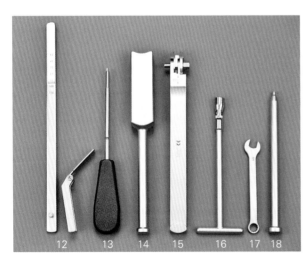

12. 骨刀及骨刀导向器
13. 六角螺丝刀
14. 开槽锤
15. 隔板
16. 11 mm 套筒扳手
17. 11 mm 组合扳手
18. 撞击器

图 3.13.1–5c　95° 髁接骨板固定器械

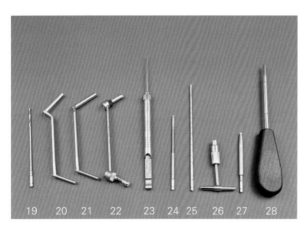

19. 3.2 mm 钻头
20. 4.5/3.2 mm 双钻套
21. 6.5/3.2 mm 双钻套筒
22. 4.5 mm DCP 钻套
23. 测深尺
24. 4.5 mm 皮质骨螺钉螺丝刀头
25. 6.5 mm 松质骨螺钉螺丝刀头
26. T 形手柄
27. 螺丝刀轴
28. 螺丝刀

图 3.13.1-5d 用于固定接骨板的器械

8 手术步骤和技术

■ 从膝关节水平到近端骨折上方做外侧纵行切口

■ 通过从外侧肌间隔分离股外侧肌,暴露股骨髁的侧面、关节外骨折端和股骨干

■ 直接复位骨折,用复位钳或克氏针暂时维持复位

■ 如有可能,先用 4.5 mm 皮质骨拉力螺钉固定骨折块,在螺钉植入时需用复位钳复位加压骨折端,因为螺钉植入时需要对抗力(图 3.13.1-6a)

3.13.1-6a)

■ 距膝关节面 1.5 cm 处作为标记导针插入点,并与股骨轴对齐,具体大约在外侧髁的前 1/3 和后 2/3 的交界处(图 3.13.1-6b)

■ 使用 3 枚克氏针来定位接骨板的正确位置:第一枚(A)标记膝关节的平面;第二枚(B)位于 2 个股骨髁前方髌股关节平面(图 3.13.1-6c);第三枚(C)平行于另外 2 枚克

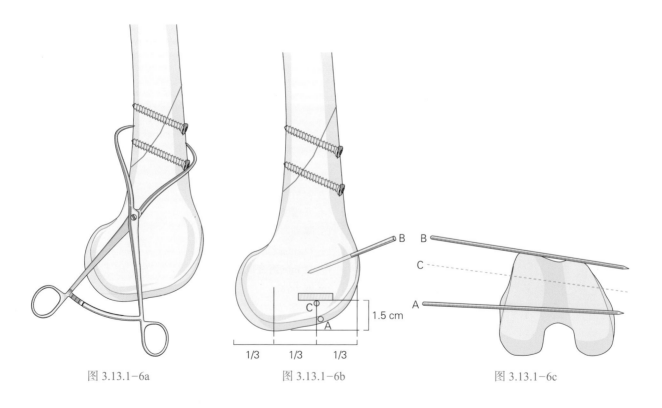

图 3.13.1-6a   图 3.13.1-6b   图 3.13.1-6c

氏针，是接骨板于远端髁中的入口位置，打入前移除第一枚和第二枚克氏针

- 沿第三枚克氏针方向将95°髁接骨板叶片状导板及三孔导向器放置在板入口点上方4.5 mm处（图3.13.1-6d）

- 将4.5 mm钻头插入三孔导向器的中间孔中，透视正侧位检查其位置，要平行于膝关节线（图3.13.1-6e）。如果位置正确，则卸下电钻，将钻头留在原位，并使用单独的4.5 mm钻头钻出另外2个孔。在骨质差的骨骼中，仅需要钻穿近侧皮质，而在骨质好的骨骼中应钻透松质骨

- 拆下钻头和钻孔导向器，使用常规钻头上的接口将3个孔连接起来，形成一个槽（图3.13.1-6f）

- 调整并将骨刀导向器设置为95°，使用大型螺丝刀将其推入滑轨

- 使用开槽锤锤击骨刀刀片形成U形入口（图3.13.1-6g）

- 确保骨刀导向器在矢状面和冠状面上与股骨干平行

- 确保骨刀平行于第三枚克氏针并穿过股骨髁，确保接骨板位置与膝关节平行，并提供5°外翻角

- 透视检查骨刀的正确位置，刀片不要离开内侧皮质。在正位片上看，刀片的长度应比髁的宽度小15~20 cm，因为在正位片上看到的髁的宽度代表股骨远端的宽度，而刀片位于较窄的前半部。直接从骨刀刻度读取刀片的长度，刀片轴与股骨的外侧皮质应紧贴

- 确定髁接骨板的孔数（长度），妥当固定骨折近侧端

- 选择合适的95°髁接骨板并使用组合扳手将其连接到插入器上，确保接骨板的刃和插入器位于同一水平面上

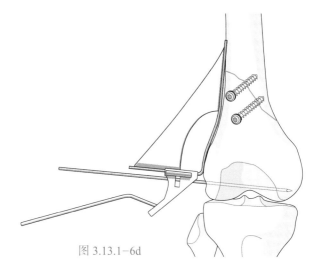
图3.13.1-6d

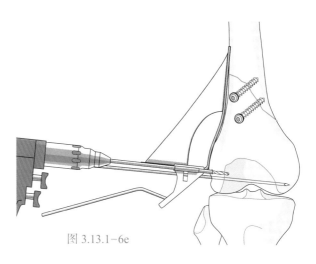
图3.13.1-6e

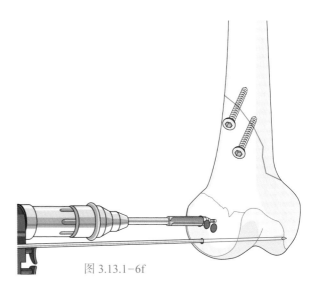
图3.13.1-6f

- 拆下骨刀导向器
- 用手按正确的方向轻轻插入接骨板（图 3.13.1-6h）。使用开槽锤直接敲击至紧贴股骨外侧髁骨皮质。在骨质差的患肢中，透视监测其插入情况，确保接骨板于切割槽中打入
- 敲击固定接骨板
- 可能需要切除股骨远端的上边缘以使接骨板紧贴骨面
- 平行接骨板刃的方向植入 1 枚或 2 枚 6.5 mm 松质骨螺钉进一步固定远端。钻一 3.2 mm 螺钉孔（图 3.13.1-6i），测量深度，拧入长度合适的 6.5 mm 全螺纹松质骨螺钉
- 再次检查骨折复位情况和髁接骨板是否与股骨轴对齐
- 如果干骺端骨折已经复位并用拉力螺钉固定，则该板进一步起到保护作用，并用 3~4 枚 4.5 mm 皮质骨螺钉固定于骨干部。在中间位置（绿色）使用 3.2 mm 钻孔导向器钻一个孔，测量深度，并拧入适当长度的 4.5 mm 皮质骨螺钉
- 如果是横形骨折，可借助铰接式加压装置获得更多的骨折端加压。可使用铰接式加压装置的导向装置，在接骨板近端距接骨板 2 cm 处用 3.2 mm 钻头钻出与其螺孔对齐的双皮质孔。测量钻孔长度并增加 4 mm，以提供合适的螺钉长度，而后用 4.5 mm 攻丝扩孔，将铰接式加压装置安装于接骨板的末端，并拧入 4.5 mm 适当长度的螺钉将该装置连接于骨骼上。使用组合扳手拧紧铰接式加压装置上的螺钉，使得骨折部位获得加压，并通过读取设备上的标尺来估计压缩程度
- 利用上述方法在接骨板的近端区域拧入至少 3 枚 4.5 mm 皮质骨螺钉（图 3.13.1-6j）
- 最后检查骨折复位情况，接骨板刃和螺钉位置以及长度
- 保存图像备档
- 闭合切口

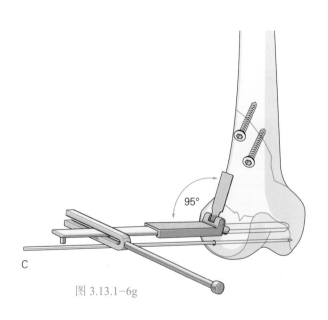

图 3.13.1-6g

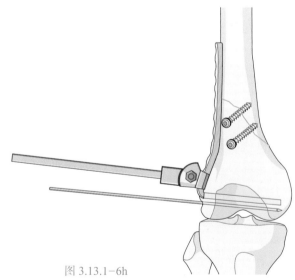

图 3.13.1-6h

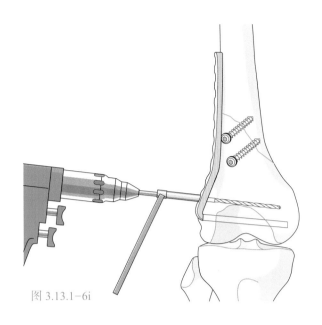

图 3.13.1-6i

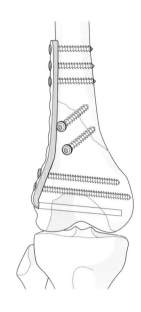

图 3.13.1-6j

9　围手术期特殊护理

- 小心肢体受压区域，特别是老年患者
- 在消毒之前确保骨折端术中能获得足够透视

- 当透视装置从正位转到侧位位置时确保无菌
- 在消毒铺单期间避免骨折部位过度畸形

10　术后特殊护理

- 保存术中透视的影像或保留术后 X 线片
- 除非固定不可靠或者存在需要夹板的其他损伤，否则不要对肢体进行夹板固定
- 早期连续的被动活动可促进膝关节的早期锻炼

- 如果患者符合条件，可在数天内开始部分负重（10~15 kg）。根据骨折愈合的进展，8~12 周后应该可以完全承重

11　手术室人员注意事项

- 交叉核对患者的基本信息、骨折部位、手术标记和手术部位是否正确
- 检查是否有全套植入物和器械
- 检查刀片插入器械是否完整
- 有备用 4.5 mm 钻头
- 与外科医生确认使用 95° 髁接骨板的刃正确

设置骨刀导向器
- 确保在插入器上安装接骨板时，刃片和插入器处于水平对齐状态
- 确保插入器在螺栓的前部位置，以便于在打入刀片之后能容易地移除插入手柄
- 记录并补充用掉的内植物

12　手术医生注意事项

- 交叉核对患者的基本信息、骨折部位、手术标记和手术部位是否正确
- 术前制订正确的手术计划和策略，并确保提供正确尺寸的接骨板
- 了解股骨远端的正常解剖结构（不同平面）和内固定的特征
- 尽可能减少软组织剥离，但要确保有足够的暴露，以便复位和固定
- 在插入模板和刃板的过程中，请注意所有 3 个平面中的刀片对齐
- 确保选择足够长的接骨板以提供骨折近端的充分固定
- 清楚记录手术过程，包括术后的特殊护理，要做到文字清晰

3.13.2　股骨远端关节内骨折（33–C2）：锁定加压接骨板固定

原著　Ian Harris

翻译　樊　健　　审校　杨云峰

手术处理

- 切开复位锁定加压接骨板（4.5/5.0 mm LCP–DF）固定

可选择的内植物

- 微创接骨板（LISS）
- 成人 95° 髁接骨板
- 动力髁螺钉（DCS）

1　介绍（图 3.13.2–1）

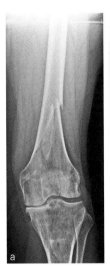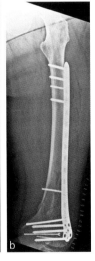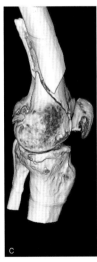

图 3.13.2–1

a. 术前 X 线：股骨远端涉及关节面的多块骨折。b. 术后 X 线：股骨远端锁定加压接骨板固定。c. 三维重建显示骨折涉及关节面

- 这类骨折的关节内骨折部分需要用 1 枚或 2 枚独立的拉力螺钉进行解剖复位和固定，而粉碎的干骺端可以通过经皮插入的 LISS 接骨板或股骨远端 LCP（4.5/5.0 mm LCP–DF）间接复位和桥接固定

- 带结合孔的 LCP 技术与带螺纹圆孔的 LISS 接骨板技术类似。LISS 接骨板首先被应用，其在股骨干上使用 5.0 mm 单皮质骨自攻锁定螺钉（LHS）。如今，LCP 的结合孔使用 5.0 mm 的双皮质骨自攻 LHS 或传统的 4.5 mm 皮质骨螺钉（如果需要）用于接骨板的干部

- 通过透视辅助植入螺钉（LHS）

- 知晓股骨远端有 5°~9° 的外翻角

- 可调节角度的内植物，尤其是锁定接骨板，对于膝关节附近或假体上方的骨折尤其有用，因为远端的骨固定空间有限。在严重骨质疏松症中，它们也能提供更好的治疗效果

2 术前准备

手术室人员（ORP）需要了解和确认以下方面

- 骨折的部位
- 计划手术的种类
- 确认手术医生已标记手术部位
- 软组织条件
- 使用的内固定
- 患者体位
- 患者的具体细节（包括已签字确认的手术同意书和预防用抗生素及预防血栓形成的药物）
- 合并疾病，包括过敏史

需要的器械

- 股骨远端锁定加压接骨板器械及 5.0 mm 锁定螺钉（4.5/5.0 mm LCP-DF）

- 基本器械及 4.5 mm 系列螺钉
- 基本器械及 3.5 mm 系列螺钉
- 1.6~2.0 mm 克氏针
- 股骨远端锁定加压接骨板（4.5/5.0 mm LCP-DF）（分左右）
- 常规骨科器械
- 可兼容的气动钻或电动钻及其配件

设 备

- 可透视手术床
- 辅助患者仰卧位的定位工具
- 图像增强器
- 手术相关人员及患者 X 线防护装备

3 麻醉

- 手术在全麻或区域麻醉下进行

4 患者及透视体位

- 患者麻醉后仰卧在可透视手术台上
- 使用滚筒使膝关节弯曲，减少远端骨折块腓肠肌拉力，肌肉的牵引力是骨折移位的主要因素，因此必须克服这些力才能达到合适的复位（图 3.13.2-2a）。膝关节的弯曲也使得拍摄股骨远端的侧位片变得容易
- 确保拍摄到股骨干到膝关节完整的正侧位片（图 3.13.2-2b~c）

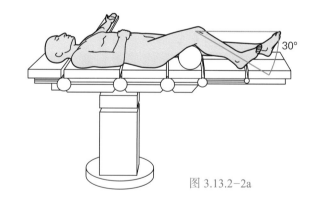

图 3.13.2-2a

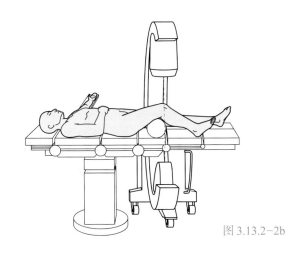

图 3.13.2–2b

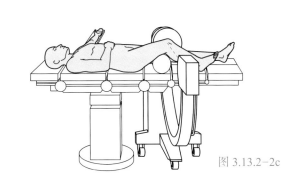

图 3.13.2–2c

5 皮肤消毒和铺巾

- 准备手术前保持四肢轻度牵引，避免骨折部位过度畸形
- 用适当的杀菌剂对包括足在内的整条腿进行消毒（图 3.13.2–3a）
- 用一次性 U 形布单或四肢巾单来覆盖肢体。

专用套包裹足部和小腿，并用胶带固定
- 铺单包裹患肢使其可以自由移动（图 3.13.2–3b）
- 膝盖稍微弯曲到一卷垫子上
- 用无菌套套住图像增强器

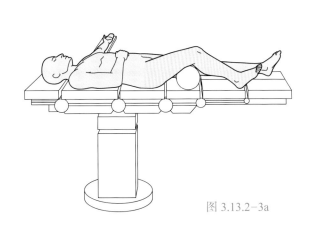

图 3.13.2–3a

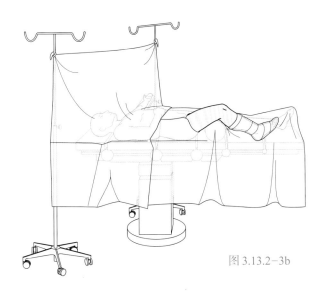

图 3.13.2–3b

381

6 手术室设置

- 手术室工作人员及和外科医生站在患侧
- 图像显示屏置于手术组和放射技师的视野中

（图 3.13.2-4）

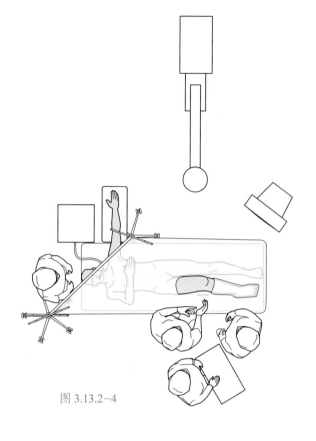

图 3.13.2-4

7 手术器械（图 3.13.2-5）

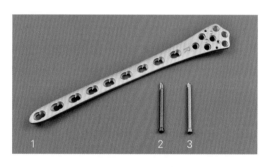

1. 股骨远端锁定接骨板（LCP-DF），9 孔
2. 5.0 mm 自钻自攻锁定螺钉（较少使用）
3. 5.0 mm 自攻锁定螺钉

图 3.13.2-5a 内植物

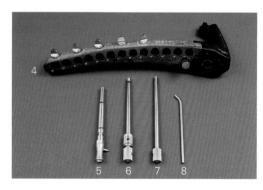

4. 接骨板插入引导器，带外侧螺帽
5. 钻套
6. 固定螺栓
7. 稳定螺栓
8. 插销扳手

图 3.13.2-5b 接骨板配套器械

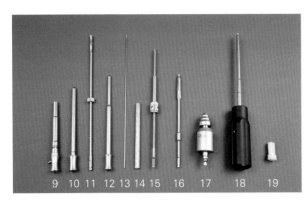

9. 钻套
10. 套管针
11. 4.3 mm 钻头
12. 克氏针的空心套管
13. 2.0 mm，280 mm 带螺纹的克氏针（用于初步固定）
14. 克氏针的测量装置（仅用于自钻螺钉）
15. 牵引装置
16. 螺钉拧入杆
17. 4 Nm 扭矩限制器
18. 带 4 Nm 扭矩限制器的螺丝刀
19. 阻挡塞

图 3.13.2-5c　骨折固定器械

8　手术步骤和技术

- 对肢体进行人工牵引，透视评估整体复位情况
- 在股骨髁外侧做 8~10 cm 髌骨旁纵切口
- 沿皮肤切口向深部切开髌骨外侧支持带和关节囊，暴露股骨髁，将髌骨向外侧牵开或翻转髌骨，暴露骨折的关节内部分
- 在直视下解剖复位关节面骨折，用克氏针初始固定（图 3.13.2-6a）

- 简单骨折可以在接骨板外用 1 枚或 2 枚松质骨拉力螺钉固定。钻一个 3.2 mm 的孔，测量深度，然后对外侧皮质攻丝，植入合适长度的 6.5 mm 部分螺纹松质骨螺钉并拧紧（图 3.13.2-6b），骨质疏松患者要使用垫圈
- 对复杂的关节内骨折需要使用 3.5 mm 或 4.5 mm 皮质骨螺钉作为位置螺钉，在拧入螺钉前对钻

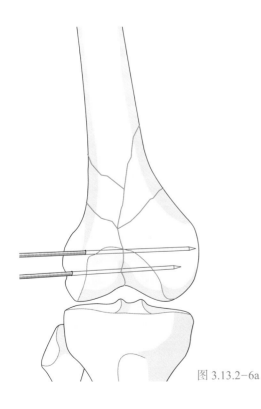

图 3.13.2-6a

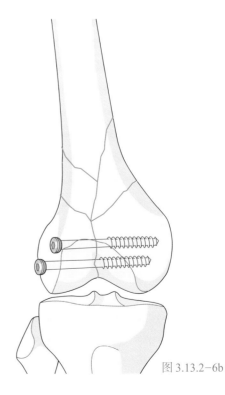

图 3.13.2-6b

孔进行全长攻丝

- 注意螺钉不要位于接骨板所占据的外侧髁的范围内
- 移除维持关节内骨折临时复位固定的克氏针
- 通过屈曲膝关节，减轻腓肠肌对骨折块的牵引，使股骨干与复位固定后的膝关节远端对齐
- 用克氏针临时固定复位的干骺端骨折，也可使用股骨牵引器或外固定支架，以使接骨板内固定时保持股骨的对齐和复位
- 正侧位透视检查股骨干与关节内骨块的对齐及旋转情况
- 根据骨折的粉碎程度，确定LCP-DF的长度（至少9个孔）
- 装配主要部件及可透视的接骨板插入导向器（LCP-DF，左或右）。将固定螺栓穿过A孔将导向器固定在接骨板的远端，并拧紧螺栓（图3.13.2-6c）
- 将带有钻套的螺栓按插入孔B中，使得瞄准臂和接骨板之间实现更稳定的固定（图3.13.2-6d）
- 沿股骨外侧的滑动通道，插入接骨板
- 沿已复位的股骨干外侧边界，将接骨板沿肌肉

下插入，并使接骨板远端接近股骨髁

- 将套管针和钻套插入接骨板最近端的孔中，在皮肤上做标记，做一个足够大的切口以便能插入手指，确保接骨板的近端与股骨干的中心对齐
- 沿着股骨干中心放置接骨板对于接骨板固定的稳定性至关重要，如果接骨板位于前方或后方，螺钉将只抓住一层皮质，它们在骨骼中的固定将受到影响。很难通过C臂的侧位片去准确评估接骨板在股骨上的位置
- 取下套管针，在钻套内插入一个稳定螺栓，并将其固定在接骨板近端孔内（图3.13.2-6e）
- 将1枚2 mm的带螺纹的克氏针插入导向器的远端固定螺栓中，以实现股骨髁间的临时固定
- 将第二枚克氏针穿过近端稳定螺栓，将接骨板顶端固定到股骨干上（如果没有足够的钻套和稳定螺栓，从孔B中取出一对插入近端孔中）（图3.13.2-6f）
- 通过正侧位透视确定接骨板和克氏针的位置
- 这种"框架"结构有助于对接骨板进行进一步操作
- 如有必要，可临时在接骨板中间部分通过收紧

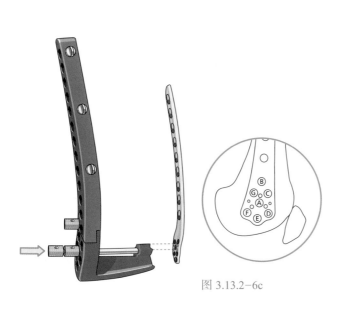

图3.13.2-6c

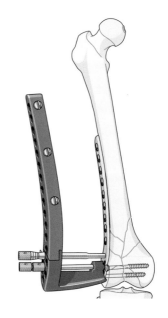

图3.13.2-6d

装置将接骨板贴近骨面。做一个小切口，用电钻将自钻、自攻丝牵引装置（无螺母）通过钻套打入骨骼，拆下钻头并将螺母拧紧在钻套上，将骨"拉"到板上。透视确定复位情况

- 只有在骨折复位并且接骨板位置正确后，才能植入 LHS
- 将第一枚 LHS 穿过导向器的 G 孔打入远端骨折块中
- 将钻套穿入选定的孔，并将固定螺栓拧入带螺纹的接骨板孔内
- 用 4.3 mm 钻头钻 1 个孔，通过钻头上的刻度（图 3.13.2-6g）测量深度
- 拆下固定螺栓，将钻套留在适当位置，并将拧入杆连接到电钻上，打入适当长度的 5.0 mm 自攻 LHS，直到螺丝刀杆上的凸起达到套管顶部，这也表明螺钉头与接骨板平齐，然后使用扭矩限制螺丝刀拧紧螺钉
- 在插入导向器的孔中放置 1 个塑料塞，表明该孔已用螺钉固定
- 将双皮质骨 LHS 拧入股骨干近端
- 用套管针通过钻套插入导向器近端合适的孔，在皮肤上做 1 个小切口，将钻套向下推至接骨

板上，用螺栓替换套管针，该螺栓拧入接骨板孔中。钻孔并插入 LHS

- 继续在 B~F 孔将 LHS 进一步打入远端关节块中，远端至少使用 3 枚 LHS，但在骨质较差的患者中需使用更多
- 在确定 G 孔中 LHS 的长度后，可参考螺钉选择表来确定随后的螺钉长度（表 3.13.2-1）
- 在远离骨折的近端骨干部经皮插入至少 1 枚额外的双皮质骨 LHS，以桥接粉碎的干骺端骨折区
- 移除克氏针。如果需要，可以用更多的 LHS 替换。但在骨折两侧至少插入 2 枚 LHS 之前，不应将其移除（图 3.13.2-6h）
- 如果使用了牵引装置，现可以将其拆下，如果需要，还可以在其位置插入 1 枚额外的 LHS
- 用插销扳手松开固定螺栓，从接骨板上拆下插入导向器
- 如果粉碎性骨折区域没有暴露或操作，通常不需要植骨
- 正侧位透视检查螺钉长度、内固定位置和骨折复位情况，并保存透视图像
- 关闭切口

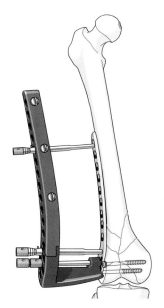

图 3.13.2-6e

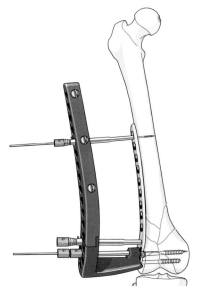

图 3.13.2-6f

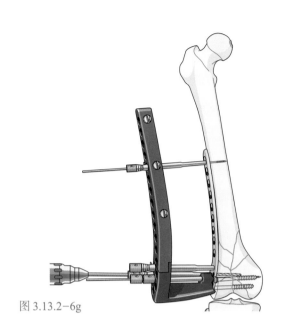

图 3.13.2-6g

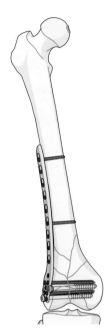

图 3.13.2-6h

表 3.13.2-1　螺钉选择表

髁宽	60~80 mm	81~87 mm	88~95 mm	96~110 mm
螺钉选择		螺钉长度（mm）		
A 孔	65	75	75	85
B 孔	40	40	55	65
C 孔	40	55	65	75
D 孔	55	65	65	75
E 孔	65	75	75	75
F 孔	65	75	75	85
G 孔	55	65	75	85

9　围手术期特殊护理

- 确保肢体受压区域安全，尤其是老年患者
- 消毒前确保可得到满意的透视图像
- 确保 X 透视机在外科区域活动时的无菌
- 准备手术前避免骨折部位过度畸形

10 术后特殊护理

- 保存术中透视影像或进行术后 X 线摄片检查
- 术后不需夹板固定四肢，除非内固定不牢靠或存有需用夹板固定的其他损伤
- 鼓励患者进行早期膝关节活动，最好为持续性的被动活动
- 符合条件的患者可在术后 2 周内开始部分负重锻炼（10~15 kg），而后根据骨折愈合情况，完全负重锻炼应至术后 8~12 周

11 手术室人员注意事项

- 交叉核对患者的基本信息、骨折部位、手术标记和手术部位是否正确
- 检查是否有全套的内植物及器械
- 检查不同的钻套、螺栓及相关工具
- 确保有 3 个甚至 4 个钻套可用（与套管针、钻孔用稳定螺栓、克氏针和牵引装置一起使用）
- 准备不同类型的螺钉
- 考虑使用 3.5 mm 皮质骨螺钉固定关节骨折块
- 考虑使用股骨牵引器或外固定器进行复位
- 拧入自钻锁定螺钉时记得降温
- 丢弃使用过的克氏针
- 记录并补充用掉的内植物

12 手术医生注意事项

- 交叉核对患者的基本信息、骨折部位、手术标记和手术部位是否正确
- 了解股骨远端基本解剖情况以及内植物的特点
- 注意整个手术过程中的骨折复位情况，及时检查正侧透视的骨折端复位情况，通过影像学和临床手段检查骨折端旋转情况，尤其是在插入螺钉之前
- 必须确保接骨板锁定之前骨折复位及对线符合要求。如果锁定螺钉已经拧入，则不能通过拉力螺钉对锁定接骨板第二次加压
- 使用扭矩限制螺丝刀锁紧螺钉。如果使用自动钻头拧入螺钉，最后几圈应始终用扭矩限制器手动完成，以防止螺钉与接骨板锁死
- 确保选择足够长的接骨板，以对近端骨块提供足够的固定长度，尤其当接骨板用于桥接粉碎性骨折区域时
- 当使用锁定板来桥接粉碎性骨折时，与常规接骨板相比，锁定接骨板更长。一般来说，一半的螺钉孔不必打满。要想使用此类技术达到骨折最佳稳定，必须进行详细的术前计划

3.13.3 股骨远端关节内骨折（33-C2）：动力髁螺钉（DCS）固定

原著 Ian Harris

翻译 樊 健　审校 林 森

手术处理

- 切开复位动力髁螺钉（DCS）固定

可选择的内植物

- 微创固定系统（LISS）
- 股骨远端 LCP（LCP-DF）
- 成人 95° 髁接骨板

1 介绍（图 3.13.3-1）

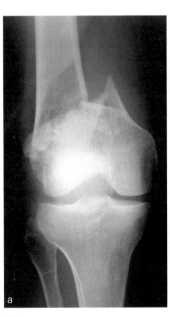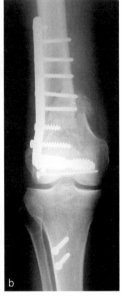

图 3.13.3-1
a. 术前 X 线：股骨远端关节内骨折。b. 术后 X 线：使用拉力螺钉及动力髁螺钉（DCS）固定

- 这类骨折的关节内部分需要解剖复位，并用 1 枚或 2 枚独立于接骨板的拉力螺钉固定。骨折的干骺端部分应该复位及坚强固定，较复杂的骨折最好用桥接接骨板来处理
- 只有在股骨远端至少 4 cm 处和股骨内侧髁的内侧皮质完好无损的情况下，才建议使用 DCS 作为内固定物进行固定
- 如果没有锁定接骨板及螺钉，DCS 尤其有效
- 当使用非锁定螺钉时，固定稳定性取决于骨折块之间、接骨板和骨之间的加压。骨质疏松患者的内固定稳定性较差
- 必须了解股骨远端与股骨干之间的外翻角度（外翻 5°~9°）

2 术前准备

手术室人员（ORP）需要了解和确认以下方面

- 骨折的部位
- 计划手术的种类
- 确认手术医生已标记手术部位
- 软组织条件（开放／闭合）
- 使用的内固定
- 患者体位
- 患者的具体细节（包括已签字确认的手术同意书和预防用抗生素及预防血栓形成的药物）
- 合并疾病，包括过敏史

需要的器械

- DCS 及接骨板

- DHS/DCS 系列器械
- 基本器械及 4.5/6.5 mm 系列螺钉
- 通用骨科器械
- 可兼容的气动钻或电动钻及其配件

设 备

- 可透视手术床
- 辅助仰卧位的固定工具
- 图像增强器
- 手术相关人员和患者 X 线防护装备
- 止血带（可选择）

3 麻醉

- 手术需使用全麻或区域麻醉

4 患者及透视体位

- 患者仰卧于手术台上
- 手术过程中需要膝关节屈曲 90°，使用滚筒使膝关节弯曲，减轻腓肠肌的牵拉（迫使骨折伸展），并允许对股骨远端进行侧位成像（图 3.13.3-2a）

- 确保股骨干到膝关节能完整地正侧位透视（图 3.13.3-2b~c）
- 如果不妨碍接骨板的植入，可以使用止血带(仅在需要时使用)。如存有困难，则在铺巾后使用无菌止血带

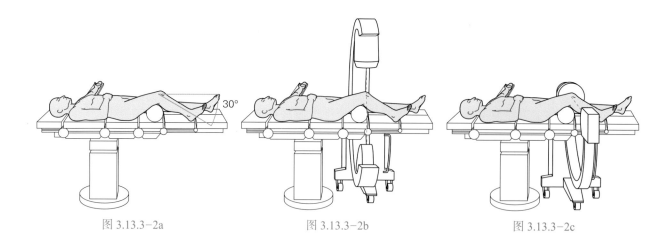

图 3.13.3-2a　　　　　图 3.13.3-2b　　　　　图 3.13.3-2c

5　皮肤消毒和铺巾

- 在准备过程中保持肢体轻微的手动牵引，以避免骨折部位过度畸形
- 用适当的消毒剂从臀部（包括足部）消毒整条腿（图 3.13.3-3a）
- 用一次性 U 形布单或四肢巾单覆盖四肢，弹

力绷带覆盖足部和小腿，并用胶带固定
- 将腿垂下以使其自由移动（图 3.13.3-3b）
- 将膝关节略屈曲于一卷衬垫上
- 用无菌套套住图像增强器

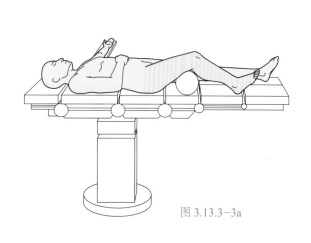

图 3.13.3-3a

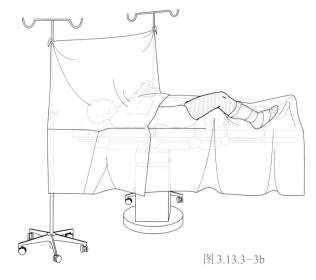

图 3.13.3-3b

6　手术室设置

- 手术室工作人员及和外科医生站在患侧
- 将透视器放置在靠近骨折内侧手术台的对侧，
  图像显示屏幕在手术团队和放射技师的视野中
  （图 3.13.3-4）

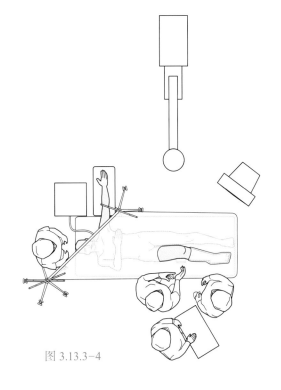

图 3.13.3-4

7　手术器械（图 3.13.3-5）

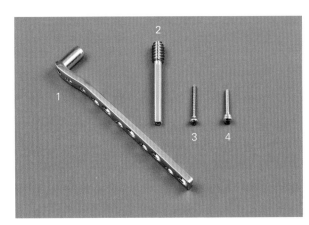

1. DCS 接骨板
2. DCS 螺钉
3. 4.5 mm 皮质骨螺钉
4. DCS 加压螺钉

图 3.13.3-5a　内植物

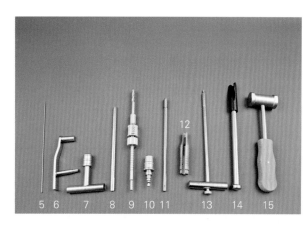

5. 2.5 mm，230 mm 带螺纹导针

6. DCS 角度导向器

7. DHS/DCS T 柄把手

8. DHS/DCS 测深尺

9. DCS 三联铰刀（8.0 mm 钻头，DCS 铰刀及螺母）

10. DHS/DCS 快速配件

11. DHS/DCS 丝攻

12. DHS/DCS 中心套袖

13. DHS/DCS 带连接螺钉的插入扳手

14. DHS/DCS 加压器

15. 滑锤

图 3.13.3-5b　DCS 植入器械

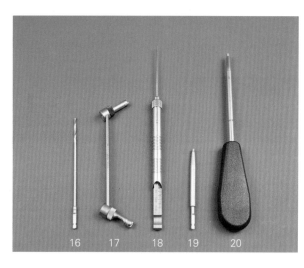

16. 3.2 mm 钻头

17. 4.5 mm DCP 钻套

18. 测深尺

19. 螺栓拧入杆

20. 螺丝刀

图 3.13.3-5c　接骨板植入器械

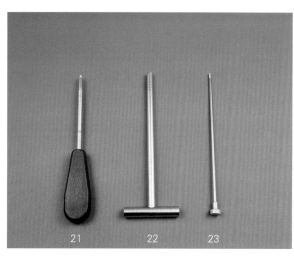

21. 螺丝刀

22. DHS/DCS 移除扳手

23. DHS/DCS 螺钉连接杆，长型

图 3.13.3-5d　内固定拆除器械

8 手术步骤和技术

- 从骨折近端至膝关节水平，在大腿外侧行纵向切口
- 沿皮肤逐层切开至阔筋膜，将股外侧肌从外侧肌筋膜室游离出来，暴露股骨髁、骨折端、股骨干的外侧面
- 将髌骨外侧支持带与膝关节囊分离，暴露外侧膝关节。向内侧牵拉髌骨，暴露关节内骨折
- 将关节内骨折块解剖复位，用复位钳或克氏针暂时固定（图 3.13.3-6a）
- 使用带 T 形手柄的 DCS 角度导向器作为模板，标记出 DCS 入钉点以及接骨板的远端位置。入钉点应在膝关节近端约 2 cm，外侧髁前 1/3 和后 2/3 之间的交界处，与股骨干轴线平行
- 使用 1 枚或 2 枚带部分螺纹的 6.5 mm 松质骨螺钉固定关节内骨折部分，螺钉沿前内侧方向植入，以免干扰已标记的 DCS 螺钉和接骨板的放置
- 用 3.2 mm 钻头钻螺孔，测深，外侧皮质攻丝，植入合适长度的带部分螺纹的 6.5 mm 松质骨

螺钉并拧紧。用同样的技术植入第二枚螺钉（图 3.13.3-6b~c）
- 对骨质疏松患者，松质骨螺钉应与垫圈一起使用
- 对于骨骼较小患者，植入拉力螺钉及 DCS 的空间较为有限，因此植入螺钉之前需要仔细规划。使用 4.0 mm 带部分螺纹松质骨螺钉和垫圈可能会有所帮助
- 直接手法复位干骺端骨折部分，用复位钳或克氏针临时固定
- 如有可能，使用 4.5 mm 皮质骨拉力螺钉固定干骺端骨折块
- 使用 3 枚克氏针来正确定位 DCS 螺钉：第一枚 2.0 mm 克氏针（A）标记膝关节平面；第二枚（B）线位于股骨髁前上方，标记髌股关节平面
- 打入第三枚（C）2.5 mm 克氏针——DCS 导针。用带 T 形手柄成角导向器放置于 DCS 外髁入钉点处，而后打入克氏针，平行于其余 2

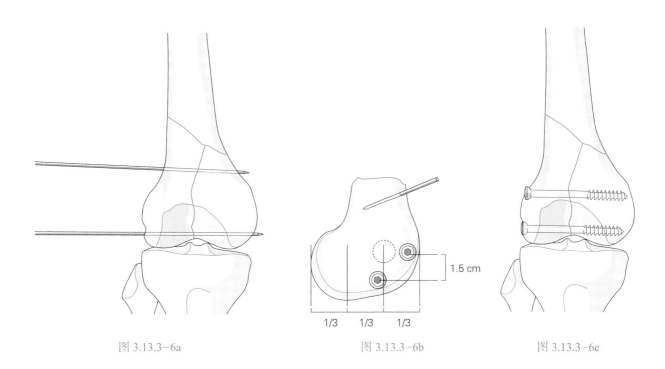

图 3.13.3-6a　　　　图 3.13.3-6b　　　　图 3.13.3-6c

枚导针，直至其尖端顶到内侧髁骨皮质（图
3.13.3-6d~e）

- 透视检查导针深度
- 使用直接测量装置沿 2.5 mm DCS 导针滑入，
  确定 DCS 螺钉长度（图 3.13.3-6f）
- 将 DCS 三联扩孔器的长度设置为比测量的长
  度短 10 mm
- 使用 DCS 快速接头将 DCS 扩孔器连接到电钻
  上，并扩孔（图 3.13.3-6g）
- 导针可能会被扩孔器意外退出，如果发生这种

情况，使用中心套筒和倒置的 DCS 螺钉重新
植入导针。透视检查导针位置

- 如果骨质坚硬，使用丝攻攻出螺纹，直至从中
  心套筒开窗处读出深度

接骨板及螺钉植入步骤

- 组装接骨板，螺钉及套筒
- 将连接螺钉插入扳手内，将合适的接骨板滑动
  到扳手上，然后将 DCS 螺钉与连接螺钉连接，
  并装上中心套筒

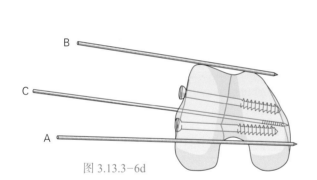

图 3.13.3-6d

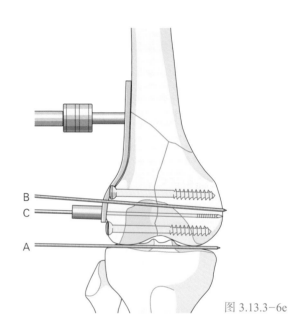

图 3.13.3-6e

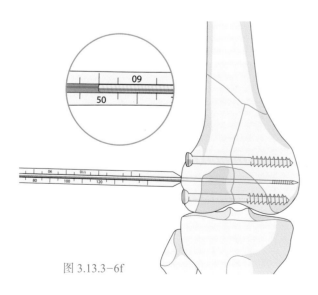

图 3.13.3-6f

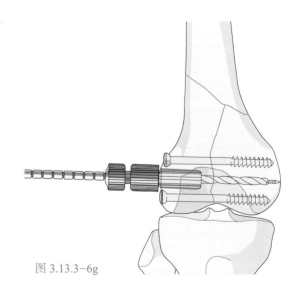

图 3.13.3-6g

- 通过中心套筒将 DCS 螺钉和接骨板沿导针植入，直到零位标记与侧皮质齐平（图 3.13.3−6h）
- 接骨板扳手的手柄必须与股骨干轴线平行
- 正侧位透视检查螺钉深度及位置
- 将 DCS 接骨板滑动到 DCS 螺钉上，使接骨板贴到股骨外侧皮质上。如果接骨板不能完全贴合，可用骨凿将髁突的上部骨削成斜面
- 如果骨质允许，可以使用 DCS 加压螺钉进一步压缩骨折的髁间部分。使用后将其移除
- 如果骨折的干骺端部分很靠近近端，松质骨螺钉可在远端（圆形）一个孔来加固 DCS 板的远端骨折块。钻一个 3.2 mm 的孔，测量深度，对外侧皮质攻丝，植入 1 枚适当长度的 6.5 mm 部分螺纹松质骨螺钉
- 用 4.5 mm 双皮质螺钉将接骨板固定在股骨近端。钻一个 3.2 mm 的孔，测量深度，对钻孔攻丝，植入 1 枚合适长度的 4.5 mm 皮质骨螺钉（图 3.13.3−6i）
- 在整个手术过程中通过影像检查内固定位置和骨折复位情况
- 保存影像资料

- 关闭伤口

使用 DCS 作为桥接接骨板

- 如果骨折的干骺端包含多块骨折块，DCS 也可用作桥接板。步骤相似，但无须暴露干骺端骨折
- 如上文所述固定关节内骨折部分，并将 DCS 螺钉插入髁状突
- 闭合手法复位干骺端骨折
- 将合适长度的接骨板沿肌肉下插入，使接骨板背对外侧髁，并将接骨板沿股骨干向上滑动
- 接骨板旋转 180°，将接骨板接合在 DCS 螺钉上。当 DCS 螺钉固定接骨板时，将导致软组织出现较大的临时变形
- 再做一个近端的切口，露出股骨干和接骨板近端
- 检查复位满意后，用至少 3 枚皮质骨螺钉固定近端，如果可能，用松质骨螺钉加固远端。在插入第一枚螺钉之前，确保接骨板位于股骨干的中心

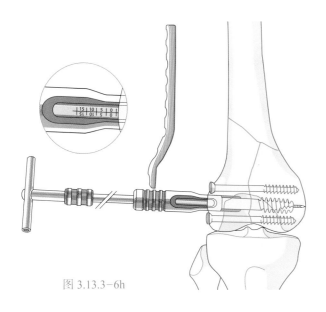

图 3.13.3−6h

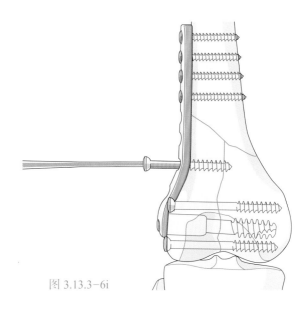

图 3.13.3−6i

9 围手术期特殊护理

- 特别注意受压部位进行活动护理，尤其是老年患者
- 消毒之前确保透视装置有足够的活动区域

- 透视正侧位转换时确保无菌操作
- 术前准备及铺单时避免骨折过度畸形

10 术后特殊护理

- 术中保存透视图像或术后进行 X 线摄片检查
- 术后无须使用四肢夹板固定，除非内固定不稳定或合并其他需要夹板固定的创伤

- 鼓励患者马上进行功能锻炼，最好是被动活动
- 术后 6~12 周后进行有限负重

11 手术室人员注意事项

- 交叉核对患者的基本信息、骨折部位、手术标记和手术部位是否正确
- 检查所有内植物和器械是否可用
- 注意：DCS 器械包含在 DHS 器械套中，DCS 专用器械是 DCS 成角导向器及 DCS 三联扩孔器，其他器械与 DHS 相同
- 确保短刃三联扩孔器（标记 DCS）能使用
- 备用不同尺寸的克氏针，用于骨折的初步固定

- 及定位
- 确保 2.5 mm 带螺纹导针是未使用过的
- 与外科医师确认正确的扩孔设备
- 仔细冲洗空心三联扩孔器
- 确保扩孔器内无残留导针
- 丢弃使用过的导针
- 记录并补充用掉的内植物

12 手术医生注意事项

- 交叉核对患者的基本信息、骨折部位、手术标记和手术部位是否正确
- 了解股骨远端解剖及内固定物的特点
- 决定干骺端骨折处接骨板（加压、保护或桥接）的使用方式，作为术前计划的一部分
- 尽可能减少软组织破坏，但确保有足够暴露满

- 足复位，尤其是骨折关节内部分
- 确保用于固定关节内骨折的螺钉不干扰 DCS 植入
- 确保接骨板够长，为骨折近端提供足够的支撑
- 清楚记录手术过程，包括术后的特殊护理，要做到文字清晰

3.14 髌骨骨折

原著 Wa'el Taha

翻译 饶志涛　审校 樊　健

病　例

- 髌骨关节内横形骨折

介　绍

- 根据 Müller AO/OTA 分类，髌骨编号为 34。髌骨骨折分为三组：
  - 34-A 型：关节外或伸肌破坏型骨折
  - 34-B 型：部分关节内垂直骨折
  - 34-C 型：完全关节内合并伸肌破坏型骨折
- 髌骨是位于股四头肌肌腱内的一个平面三角形半骨。股四头肌联结髌骨的上部、内侧和外侧。髌韧带起源于髌骨下极，衔接于胫骨结节的上、侧面
- 髌骨有上缘（头端）的骨基和下缘关节面外的下极
- 髌骨的关节表面有一层厚厚的软骨层，提示通过关节承受巨大负荷。它与股骨远端滑车及髁侧形成膝关节

- 髌骨骨折最常见于膝关节的直接外伤。典型体征有肿胀、压痛和活动受限或伸肌功能受限或缺失
- 关节外骨折包括髌骨下极骨折。伸膝肌腱的破损造成髌韧带附着的髌骨下极与髌骨体连接中断，这些损伤可以通过拉力螺钉来处理，并在髌骨和胫骨结节之间使用金属环扎线来进一步加固。对于严重粉碎骨折或严重骨质疏松的患者，建议进行部分髌骨切除并修复伸肌装置
- 部分关节内骨折通常是指仅涉及部分关节表面的垂直骨折。如果骨折移位小或无明显移位，可保守治疗。如果移位明显，可使用横向拉力螺钉或钢丝环扎固定

397

Müller AO/OTA 分型——髌骨骨折

34-A	34-B1	34-B2

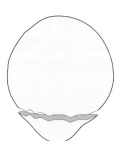 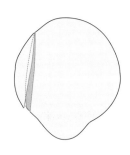 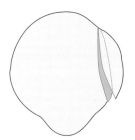

34-A 关节外

34-A1 关节外，撕脱

34-B 部分关节内，垂直

34-B1 外侧

34-B2 内侧

34-C1	34-C2	34-C3

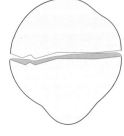 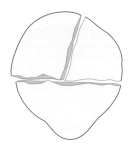 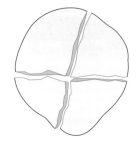

34C 完全关节内，非垂直

34-C1 横形

34-C2 横形加额外骨折块

34-C3 关节内，粉碎

3.14.1 髌骨横形骨折（34–C1）：张力带固定

原著 Wa'el Taha
翻译 饶志涛 审校 樊 健

手术处理

- 张力带固定装置：直径 1.25 mm 的捆绑带结合
  直径 1.8 mm 或 2.0 mm 的克氏针

可选择的内植物

- 张力带结合直径 3.5 mm 或 4.0 mm 拉力螺钉

1 介绍（图 3.14.1–1）

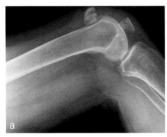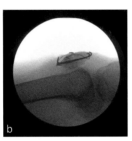

图 3.14.1–1 a. 术前 X 线：髌骨横形骨折。b. 术后 X 线：用 2 枚克氏针和张力带固定

- 完全关节内骨折通常是横形骨折，累及关节面。如果两端骨折块足够大，关节面可以修复，那么可以用克氏针结合张力带来固定
- 张力带也可用于四块或更多块的骨折，这需要增加螺钉或克氏针来固定
- 即使在严重粉碎性骨折中也很少全髌骨切除，全髌骨切除术后疗效不佳

2 术前准备

手术室人员（ORP）需要了解和确认以下方面

- 骨折的部位
- 计划手术的种类
- 确认手术医生已标记手术部位
- 软组织条件
- 使用的内固定
- 患者体位
- 患者的具体细节（包括已签字确认的手术同意书和预防用抗生素及预防血栓形成的药物）
- 合并疾病，包括过敏史

需要的器械

- 直径 1.8 mm 的克氏针（使用的尺寸取决于患者解剖）
- 直径 1.0 mm 或 1.25 mm 的捆绑带
- 钢丝操作设备
- 钢丝引导器
- 复位钳，大号
- 常规骨科器械
- 可兼容的气动钻或电动钻及其配件
- 克氏针穿入装置

设 备

- 可透视手术床
- 图像增强器

- 手术相关人员及患者 X 线防护装备
- 止血带（可选择）
- 垫子

3 麻醉

- 手术在全麻或区域麻醉下进行

4 患者及透视体位

- 患者麻醉后仰卧在可透视手术床上
- 在大腿上绑上大小合适的止血带，并垫上足够的衬垫
- 在同侧臀部下方放置沙袋或垫子，使肢体内旋，并在膝关节下方放置一个滚轴，使其弯曲至约30°（图 3.14.1–2）
- 注意软组织和皮肤受压点
- 将手术台调整到适当的高度
- 将显示屏放在受伤肢体的另一侧，检查前后及侧位视图

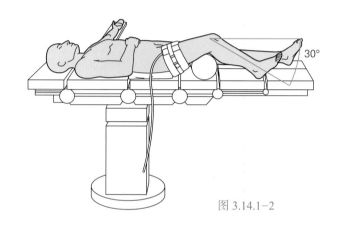

图 3.14.1–2

5 皮肤消毒和铺巾

- 放置好患者，从大腿中部向下消毒腿部，包括足部（图 3.14.1–3a）
- 可使用一次性 U 形袋或下肢专用包袋。用弹力织物覆盖足和小腿，并用胶带固定

- 包裹好患腿后使其自由移动（图 3.14.1–3b）
- 将膝关节依着垫子适当弯曲
- 放置 C 臂

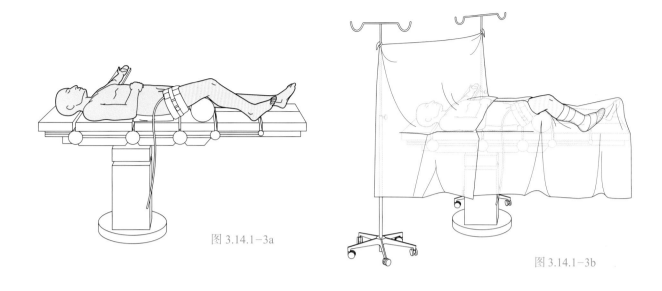

图 3.14.1-3a

图 3.14.1-3b

6 手术室设置

- 手术室工作人员及和外科医生站在患侧
- 助手站在对侧
- 图像增强器放置在患肢对侧
- 图像显示屏置于手术组和放射技师的视野中
  （图 3.14.1-4）

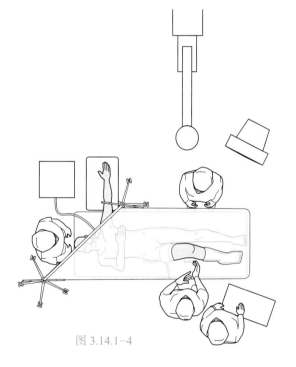

图 3.14.1-4

7　手术器械（图 3.14.1–5）

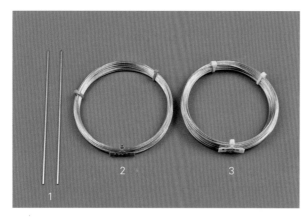

1. 直径 1.8 mm 的克氏针
2. 直径 1.0 mm 带金属箍的捆绑带
3. 直径 1.25 mm 带金属箍的捆绑带

图 3.14.1–5a　内植物

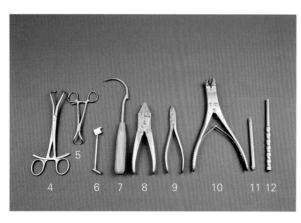

4. 点式复位钳，大型
5. 点式复位钳，中型
6. 三维钻孔导向器
7. 钢丝弯曲导向器
8. 平嘴钳
9. 钢丝折弯钳
10. 钢丝切割钳，大型
11. 克氏针折弯器
12. 克氏针打击器

图 3.14.1–5b　使用张力带治疗骨折的相关器械

8　手术步骤和技术

- 做正中纵向切口。但不建议使用美观的横向切口。其中许多患者可能需要二次手术，如骨折后多年的全膝关节置换术。如果可能，用于骨折固定的切口尽量不应干扰以后可能手术所需的切口
- 沿着皮肤切口打开深筋膜，暴露伸膝装置
- 从分散的髌骨碎片间隙可以暴露膝关节
- 冲洗膝关节和骨折端，清除骨折块外残留
- 在膝关节过度背伸位将骨折良好复位。股四头肌的大部分能被充压的止血带压迫皱褶，这可使复位变得困难。去除止血带或不使用止血带可以避免这个问题
- 用尖头复位钳将骨折复位并固定住

- 通过触摸髌骨关节面平整来检查复位情况，这可以很容易地通过手指进入破损的髌骨支持带来完成。关节面复位的质量是手术成功最重要的预后因素，不能仅通过放射学或检查髌骨表面来评估复位质量
- 克氏针打入骨折端有 2 种方法
- 使用由外向内方法，沿轴向从上到下打入 2 枚平行克氏针（图 3.14.1–6a）
- 使用由外向内方法，将 2 枚克氏针打入未复位的骨折端，将克氏针向上穿过，直到克氏针超出髌骨上缘 5~10 cm，然后拔出克氏针使其尖端刚好至近端骨折块的骨折端。使用克氏针进行撬拨复位远端骨折块，通过触诊确认复位满

意后将克氏针穿过远端骨折块
- 对于任何一种技术，克氏针的理想位置都是距髌骨表面 5 mm
- 在股四头肌肌腱的一侧和突出的克氏针后面插入一个弯曲的穿线器，尽可能靠近髌骨的上缘，而后从另一侧穿出。如果没有合适的穿线器，使用注射器针管
- 将 1 根足够长的（如 30 cm）直径 1.25 mm 或 1.0 mm 的捆绑带手动推入导管的管腔，并将其拉过，使捆绑带保持在适当位置（图 3.14.1-6b）
- 用捆绑带做成 8 字形，将其绕在髌韧带下方的克氏针远端下方
- 在髌骨的一侧将捆绑带的两端连接在一起，同样在另一侧连接形成一个环形
- 在膝关节伸直位，用钳子将捆绑带在两侧均匀扭转并拧紧，确保捆绑带线结位于侧面，这样不会在皮肤下突出
- 术中 X 线透视检查骨折复位情况
- 用克氏剪剪短两侧克氏针，而后用钳子将其弯曲，扣在捆绑带上，并将其压贴髌骨，以防止刺激皮肤和松动
- 为了便于后续取出内固定，修剪但不要弯曲克

氏针远端
- 将环扎线的打结端剪短，用钳子将尖头对着骨端转动使其保持平滑，以防止软组织损伤或突出（图 3.14.1-6c）
- 修复破损的内外侧支持带
- 拍摄并保存最终 X 线图像
- 去除止血带（如果使用）并止血
- 缝合创面
- 在直视下屈曲膝关节至 90°，确认固定牢靠，允许膝关节早期活动

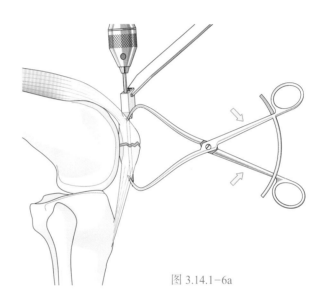

图 3.14.1-6a

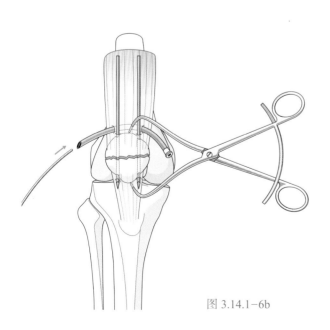

图 3.14.1-6b

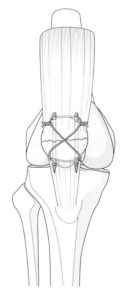

图 3.14.1-6c

9 围手术期特殊护理

- 确认患者用束带和/或侧方支撑安全固定在手术床上
- 确保肢体受压区域安全

- 确保 X 线透视机在外科区域活动时的无菌
- 修剪克氏针时注意残端丢失

10 术后特殊护理

- 术后进行 X 线检查，明确复位情况和内固定物的位置，如果术中透视获得足够图像，则不必行术后 X 线片
- 张力带克氏针固定后不必再使用石膏外固定
- 术后应早期功能锻炼，积极的功能锻炼有利于

关节软骨面的修复。固定应允许早期主动活动，术后应尽快开始活动
- 在股四头肌功能恢复前，膝关节支具保护有益处

11 手术室人员注意事项

- 交叉核对患者的基本信息、骨折部位、手术标记和手术部位是否正确
- 检查是否有全系列的克氏针、张力带等其他器械
- 特别留意是否准备好弯曲的穿线器（或引流管道）和大的复位钳

- 提供 2 把钳子以确保同时拉紧张力带，使骨折端产生更多平衡挤压力
- 准备提供大号复位钳（可供选择）
- 丢弃用过的钢丝，注意剪断的断头
- 记录并补充用掉的内植物

12 手术医生注意事项

- 交叉核对患者的基本信息、骨折部位、手术标记和手术部位是否正确
- 通过伸展膝关节来促进骨折复位
- 通过触摸关节面及结合透视图像来确认髌骨骨折复位情况
- 将 2 枚克氏针的入口点尽可能远离中轴线，以确保内固定稳定，但确保二者平行

- 确保克氏针剪端后断端埋入避免皮肤激惹及感染
- 剪端克氏针时避免断端飞溅
- 术前告知患者骨折愈合后克氏针等内固定需取出
- 清楚记录手术过程，包括术后的特殊护理，要做到文字清晰

3.15 胫骨近端骨折

原著　Peter Campbell
翻译　饶志涛　　审校　樊　健

植入物和手术技术

- 7.0 mm 空心螺钉
- 4.5/5.0 mm LCP-L 形支撑接骨板，左下肢
- 3.5 mm 胫骨近端外侧 LCP（PLT）和胫骨近端内侧 LCP（PMT）

病　例

- 胫骨外侧平台部分关节内劈裂骨折（41-B1）
- 胫骨外侧平台部分关节内劈裂压缩骨折（41-B3）
- 完全关节内骨折——复杂关节内骨折，干骺端多发骨折（41-C3）

介　绍

- 根据 Müller AO/OTA 分型，胫骨近端骨折可分为三组：
  - 41-A 型：关节外骨折
  - 41-B 型：部分关节内骨折，包括单纯劈裂骨折（41-B1）、单纯压缩骨折（41-B2）或劈裂合并压缩骨折（41-B3）
  - 41-C 型：完全关节内骨折，所有关节内骨折块与干骺端分离。这型骨折可进一步分为关节内简单、干骺端简单（41-C1）、关节简单、干骺端多块（41-C2）及关节面和干骺端多块骨折（41-C3）
- 胫骨平台的损伤可由内侧暴力导致膝外翻、外侧暴力导致膝内翻、轴线暴力或内外侧混合暴力所致畸形而成。骨折类型由暴力的方向、能量大小、胫骨一侧的质量及另一侧副韧带强度决定
- 除开放性骨折外，高能损伤也会导致明显的软组织损伤。由于胫骨平台直接位于皮下，因此高能量损伤会损伤皮肤。软组织损伤明显，如

早期手术常易导致伤口裂开和皮肤坏死

- 胫骨平台骨折可能合并膝关节副韧带、交叉韧带、半月板、腓总神经或胭血管等损伤。在内固定过程中神经血管结构也可能受损
- 膝关节是一个主要的负重关节。如果关节面及下肢力学没有得到有效恢复，则可能导致膝关节的僵硬和不稳定，而且可能导致创伤后的退行性改变
- 交叉韧带没有重建或重建失败最终可致关节不稳定，也会使得患者易患创伤后骨关节病

手术的绝对指征包括：

- 开放性骨折
- 骨折伴有骨筋膜室综合征或血管神经损伤
- 关节面骨折移位超过 5 mm（尽管对于年轻或运动量大的患者，超过 2 mm 可能是不可接受的）
- 下肢轴线不良
- 膝关节不稳定

Müller AO/OTA 分型——胫骨/腓骨近端骨折

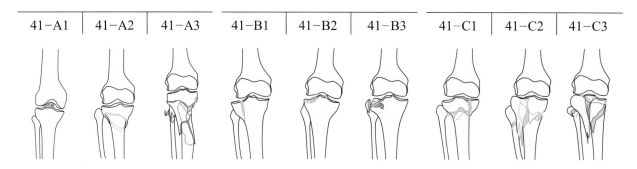

| 41-A1 | 41-A2 | 41-A3 | 41-B1 | 41-B2 | 41-B3 | 41-C1 | 41-C2 | 41-C3 |

41-A　关节外骨折

41-A1　撕脱

41-A2　干骺端简单骨折

41-A3　干骺端多发性骨折

41-B　部分关节内骨折

41-B1　单纯劈裂

41-B2　单纯压缩

41-B3　劈裂加压缩

41-C　完全关节内骨折

41-C1　关节内简单骨折，干骺端简单骨折

41-C2　关节内简单骨折，干骺端多段骨折

41-C3　关节内多段骨折

3.15.1　胫骨外侧平台部分关节内劈裂骨折（41–B1）：7.0 mm 空心螺钉固定

原著　Peter Campbell
翻译　饶志涛　　审校　樊　健

手术处理

- 用直径 7.0 mm 空心螺钉固定

可选择的内植物／技术

- 直径 6.5/7.3 mm 或 4.5 mm 空心螺钉
- 4.5 mm T 或 L 形支撑接骨板
- 4.5 mm LCP–T 或 –L 形支撑接骨板
- 3.5 mm LCP（PLT）
- 关节镜辅助手术

1　介绍（图 3.15.1–1）

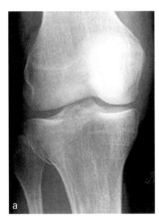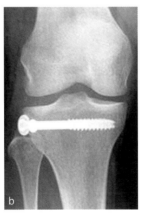

图 3.15.1–1
a. 术前 X 线：胫骨平台劈裂骨折。b. 术后 X 线：用 2 枚直径 7.0 mm 空心螺钉固定

- 胫骨外侧平台劈裂呈楔形、没有关节面塌陷的骨折常见于年轻患者，其强壮、致密的松质骨能够更好地抵抗压缩暴力。这种骨折多由轴向及内侧的联合暴力所致，导致外翻畸形，从而撞击外侧关节面，这在运动或机动车损伤中最为常见
- 外侧半月板可能卷入到骨折线中，因此，即使是在干骺端轻微移位的骨折中，也应该在麻醉或关节镜下检查骨折的稳定性和半月板的完整性
- 应该使用螺钉垫圈，以防拧紧时嵌入松质骨中
- 如果对骨折内固定稳定性或者骨的质量感觉不可靠，可再加用支撑接骨板固定
- 尽管我们描述切开复位内固定，但对于移位很小以及关节镜辅助下复位的，可经皮打入螺钉

2 术前准备

手术室人员（ORP）需要了解和确认以下方面

- 骨折的部位
- 计划手术的种类
- 确认手术医生已标记手术部位
- 软组织条件（开放/闭合）
- 使用的内固定
- 患者体位
- 患者的具体细节（包括已签字确认的手术同意书和预防用抗生素及预防血栓形成的药物）
- 合并疾病，包括过敏史

需要的器械

- 直径 7.0 mm 的空心螺钉系列
- 通用骨科器械
- 可兼容的气动钻或电动钻及其配件

- 层状平台复位器
- 用于复位的股骨牵引器或外固定器

设 备

- 可透视手术床
- 用于辅助患者保持仰卧位及不同双下肢体位的桌子及辅助装置
- 图像增强器
- 手术相关人员和患者 X 线防护装备
- 止血带（实际很少真正使用）

其他可能需要的附加设备

- 关节镜照相机、仪器和监视器、关节镜辅助设备

3 麻醉

- 全麻或区域麻醉
- 如果使用区域麻醉，必须采取适当措施监测小腿筋膜间室的压力。因为骨筋膜室综合征可能会出现，因此，患者如果处于区域麻醉状态，他/她将无法感知疼痛，而这正是骨筋膜室综

合征最早、也是最重要的症状

- 如果使用椎管麻醉，外科医生需要确保手术可以在麻醉消散前的时间内完成。在实际临床中，椎管麻醉有效时间大约是 90 min，其中存有一定的个体差异

4 患者及透视体位

- 患者仰卧在手术床上
- 手术过程中需要膝关节屈曲 90°，这有利于暴露关节面及髂胫束从外侧髁向后滑动。屈曲膝关节可通过在膝关节处移除远端手术床，将小腿垂于手术床末端或在患者大腿下方使用大靠垫来获得膝盖屈曲（图 3.15.1-2）
- 将另一条腿平放在手术床上或外展位置，臀部和膝关节弯曲以便于透视

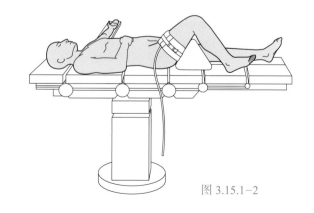

图 3.15.1-2

■ 确保软组织、皮肤压力点和皮下神经（肘部尺神经和对侧腓总神经）得到很好的保护

■ 将手术床调整到合适的高度，透视机放置在损伤的另一侧，从内侧靠近膝关节

■ 确保能进行充分的前后位及侧位 X 线透视

5　皮肤消毒和铺巾

■ 使用大腿止血带，只有在需要时使用

■ 在术前准备过程中可保持轻微的肢体手动牵引

■ 消毒大腿中部至足部的暴露区域（图 3.15.1-3a）

■ 使用一次性 U 形或四肢敷料来覆盖肢体。专业敷料套可包足部和小腿，并用绑带固定（图 3.15.1-3b）

■ 包裹透视装置

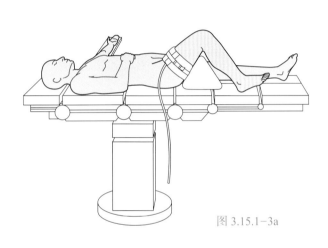

图 3.15.1-3a

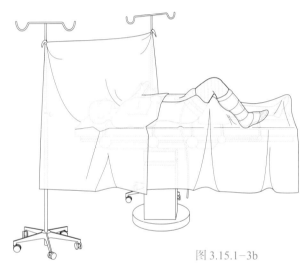

图 3.15.1-3b

6　手术室设置

- 外科医生和助手站（或坐）在患侧
- 手术室工作人员位于外科医生旁
- 将透视机放置在患侧对侧，使屏幕完全对向于
  手术组和放射技师（图 3.15.1-4）

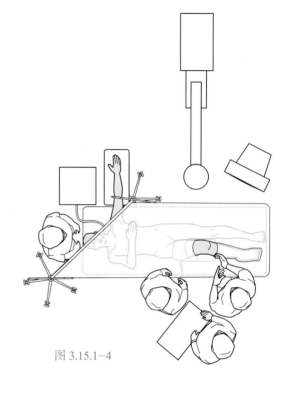

图 3.15.1-4

7　手术器械（图 3.15.1-5）

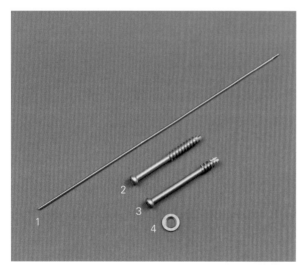

1. 克氏针，直径 2.0 mm，长度 230 mm
2. 7.0 mm 空心螺钉，螺纹 32 mm
3. 7.0 mm 空心螺钉，螺纹 16 mm
4. 垫圈

图 3.15.1-5a　内植物

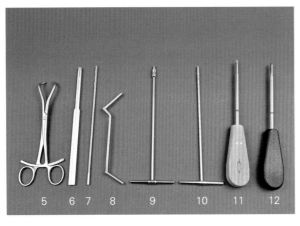

5. 点式复位钳
6. 测深尺
7. 4.5/2.1 mm 钻头
8. 4.5/3.2 mm 双侧钻头定位器
9. 7.0 mm 空心埋头钻
10. 7.0 mm 空心螺钉敲击头
11. 空心拧螺钉器
12. 实心拧螺钉器

图 3.15.1-5b   用空心螺钉固定骨折的工具

8   手术步骤和技术

- 在膝关节的前外侧行6~8 cm的纵向外侧切口，自近端从关节线上方 4~6 cm 处开始，远端延伸至胫骨近端。远端延伸长度将取决于骨折的解剖及内固定方法

- 从近端逐层切入，分离髌骨外侧支持带和关节囊，暴露骨折端，注意尽量减少软组织的分离

- 在略低于半月板层面将关节囊水平切开，暴露并直视关节面。保留足够软组织袖带，以便在闭合过程中回复半月板

- 暴露骨折线，清除血肿和杂碎物

- 复位骨折并使用大型点式复位钳维持（图 3.15.1-6a）。如有必要，可在内侧切个小口，使得点式复位钳内侧端放于骨的坚强处

- 在外侧关节面下缘 1 cm 处打入直径 2.0 mm 的带有尖端螺纹的导针，使用克氏针固定时确保不会影响用作固定的螺钉的打入。注意由于外侧平台层凹陷且比内侧平台要高，因此，要确保导针打至内侧皮质，但不能穿出

- 在关节面下方平行第一根导针植入第二根导针（图 3.15.1-6b）。如果有需要，第三根导针可能被用作固定骨折块的最高点，导针的位置是否合适可通过术中透视来确定

- 导针确认合适后使用测深尺测得螺钉的长度（图 3.15.1-6c）

- 如果有需要，可做另外的合适小口打入导针及螺钉，这比通过原切口做广泛的软组织剥离寻得合适小口更为合适

- 使用 4.5 mm 空心钻沿着第一根导针钻透外侧皮质骨（图 3.15.1-6d），螺钉是自钻自攻的，但在一些良好的骨骼中，可能需要将钻头推进到导针末端 1 cm 以内

- 拧入合适带有垫圈的螺钉（图 3.15.1-6e）。在大多数骨折类型中，螺纹为 32 mm 的螺钉是合适的，以确保整个螺纹穿过骨折线，使骨折端加压

- 使用垫圈以避免螺钉头埋入皮质

- 对其他植入螺钉重复上述步骤（图 3.15.1-6f）

- 最后再行 X 线检查。在正侧位 2 个层面检查手术情况，打印或保存透视机中典型图像

- 闭合伤口，确保半月板附件修复

- 检查膝关节外翻试验的稳定性。内侧副韧带损伤大多可非手术治疗，但在康复过程中可能需要外固定支具固定

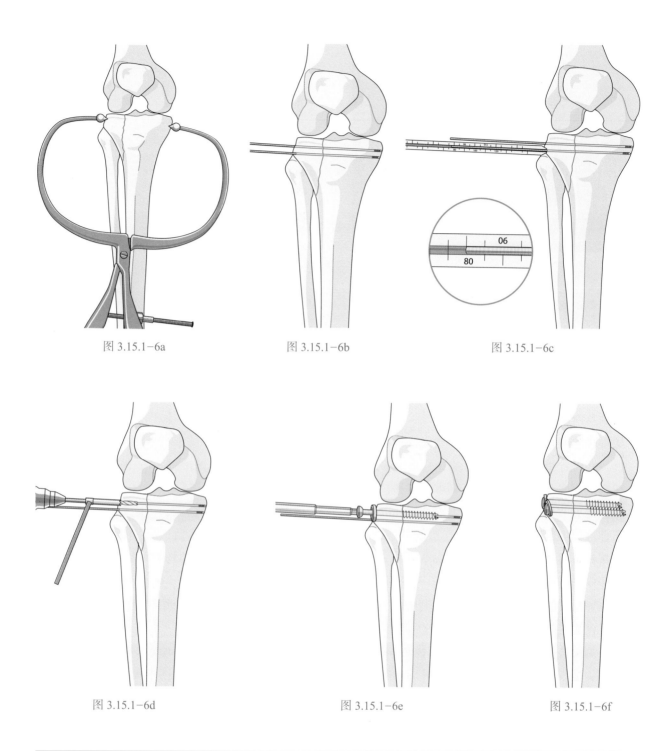

图 3.15.1-6a   图 3.15.1-6b   图 3.15.1-6c

图 3.15.1-6d   图 3.15.1-6e   图 3.15.1-6f

9 围手术期特殊护理

- 特别注意对受压部位进行护理，尤其对皮下神经有压迫危险的部位（肘部和对侧膝关节）
- 正确使用止血带，使用时充气压力要适当

- 术中透视机器在手术区域旋转使用时确保无菌状态

10　术后特殊护理

- 术后进行 X 线检查，确认并记录骨折复位和内固定的位置，如果能从术中透视中获得足够的图像，则不需摄片
- 内固定可允许术后尽早进行患肢主动活动
- CPM 可协助患肢早期功能锻炼，直到术后不适消除

- 使用拐杖的部分负重患者可使用但尽量不使用铰链式膝部支具或石膏。如果有相关韧带损伤，支具是最有用的
- 当临床和放射学表明骨折有逐渐愈合迹象时，可开始进行逐渐负重。通常 6~8 周后可以完全负重

11　手术室人员注意事项

- 交叉核对患者的基本信息、骨折部位、手术标记和手术部位是否正确
- 检查所有内植物和器械是否可用
- 备有大型复位钳
- 确认合适型号的未使用导针。同时备有其他型号的导针
- 检查螺钉长度并选择正确的螺纹长度

- 为外科医生提供一把常规螺丝刀把手，用于最终拧紧空心螺钉
- 使用后检查导针是否卡留在空心螺钉中
- 仔细冲洗和清洁所有套管器械
- 使用后丢弃使用过的导针
- 记录并补充用掉的内植物

12　手术医生注意事项

- 交叉核对患者的基本信息、骨折部位、手术标记和手术部位是否正确
- 术前制订正确的手术计划和策略
- 确认患者体位放置满意
- 确认术中透视正侧位均能获得清晰的 X 线图像
- 正确处理软组织和骨折碎片，以维持其血供避免失活
- 在分离部分半月板外缘时，小心保存其软组织

边缘，以便能进行充分的修复
- 放置导针时要考虑随后的克氏针及螺钉位置，避免导针或螺钉穿透内侧皮质
- 检查导针是否卡在钻头内，并在钻头前进时确保进入内侧皮质
- 确保螺纹在骨折线外，从而使得骨折间加压
- 使用带垫圈的螺钉
- 使用关节镜时要小心，避免液体从膝关节进入小腿筋膜间隙，这可能导致骨筋膜室综合征

413

3.15.2 胫骨外侧平台部分关节内劈裂塌陷骨折（41-B3）：4.5/5.0 mm LCP-L 形支撑接骨板固定（左腿）

原著　Peter Campbell
翻译　饶志涛　审校　樊　健

手术处理

- 4.5/5.0 mm LCP-L 形支撑接骨板固定（左腿）

可选择的内植物 / 技术

- 4.5 mm T 或 L 形支撑接骨板
- 4.5/5.0 mm LCP-T 形支撑接骨板
- 3.5 mm LCP 胫骨近端外侧接骨板（PLT）
- 关节镜辅助手术

1 介绍（图 3.15.2-1）

- 当松质骨不能承受轴向和外翻联合应力时，通常会发生劈裂塌陷性骨折
- 这些骨折通常需要植骨或骨替代物，自体移植骨的最佳部位是同侧髂嵴

- 治疗原则包括关节面骨块的上抬，通过关节一体化原则及胫骨近端外侧支撑接骨板固定来完成

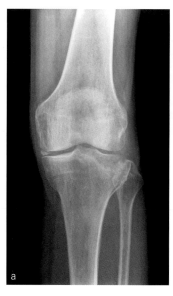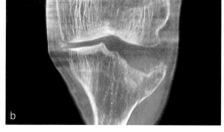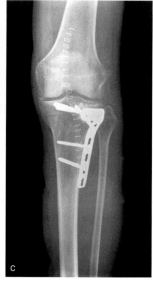

图 3.15.2-1
a. 术前 X 线：胫骨平台裂陷性骨折。b. 术前 CT 扫描：关节面塌陷。c. 术后 X 线：用拉力螺钉和支撑接骨板固定

2 术前准备

手术室人员（ORP）需要了解和确认以下方面

- 骨折的部位
- 计划手术的种类
- 确认手术医生已标记手术部位
- 软组织条件（开放/闭合骨折）
- 使用的内固定（左/右侧接骨板）
- 患者体位
- 植骨来源
- 患者的具体细节（包括已签字确认的手术同意书和预防用抗生素及预防血栓形成的药物）
- 合并疾病，包括过敏史

需要的器械

- 4.5/6.5 mm 基本器械和系列螺钉
- 4.5/5.0 mm LCP-L 形支撑接骨板（左腿）
- 骨科常规器械

- 可兼容的气动钻或电动钻及其配件

可能需要的其他器械

- 7.0 mm 空心螺钉系列
- 小骨块器械及 3.5/4.0 mm 螺钉系列
- 层状平台复位器
- 术中复位用的股骨牵引器或外固定器
- 植骨时使用的骨量计和刮匙

设 备

- 可透视手术床
- 仰卧位及双下肢个性化放置的辅助装置
- 图像增强器
- 手术相关人员和患者 X 线防护装备
- 止血带（很少需要）

3 麻醉

- 手术在全麻或区域麻醉下进行
- 如果使用区域麻醉，必须采取适当的措施来监测下肢筋膜间室的压力。骨筋膜室综合征可能发生，由于患者处于区域麻醉状态，因此患者不能感知疼痛，而疼痛是骨筋膜室综合征最早也是最重要的症状
- 如果使用椎管麻醉，外科医生需要确保手术在麻醉消散前结束，临床中，椎管麻醉一般能维持 90 min，尽管有相当大的个体差异

4 患者及透视体位

- 患者仰卧在手术床上
- 手术过程中需要膝关节屈曲 90°，这可提高膝关节面的可视性，并使得髂胫束从外侧髁向后滑动。膝关节屈曲可通过将膝关节远端的手术台移开，使得小腿从手术床末端下垂或通过患者大腿下方使用大靠垫来获得（图 3.15.2-2）

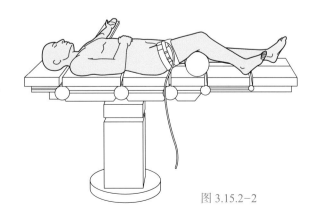

图 3.15.2-2

- 将另一条腿平放在手术台上或置于外展位，臀部和膝关节弯曲，以使得透视机更容易进行透视骨折端
- 必须确保软组织、皮肤压力点和皮下神经（肘部的尺神经和对侧膝部的腓总神经）得到良好保护
- 将手术台调整到适当的高度，将透视显示器放在患肢对侧，并从内侧靠近患侧膝关节
- 确保能完全透视膝关节的正侧位

5　皮肤消毒和铺巾

- 在大腿上绑上止血带，必要时使用
- 在准备过程中保持下肢轻微的手动牵引
- 消毒暴露区域，包括髂骨和足部（图 3.15.2-3a）
- 用一次性 U 形或四肢敷料覆盖肢体（图 3.15.2-3b）
- 髂嵴部分分开铺单
- 用专业敷料袋包住足和小腿，用绑带固定
- 将图像增强器用敷料覆盖

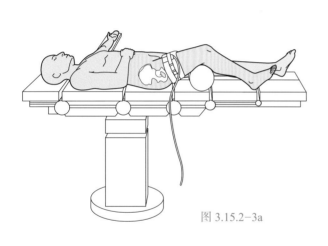

图 3.15.2-3a

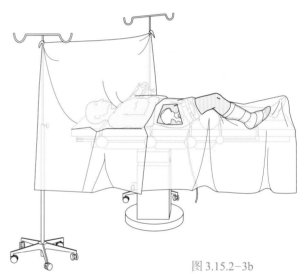

图 3.15.2-3b

6 手术室设置

- 外科医生和助手站（或坐）在患侧
- 手术室工作人员站在外科医生旁
- 将透视机设放在患侧对侧，图像显示确保完全在手术医师和放射技师的视野中（图 3.15.2-4）

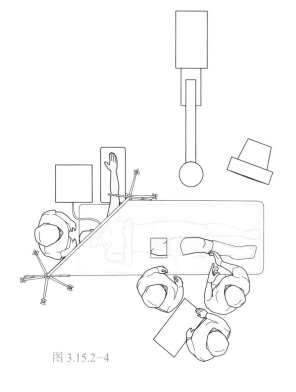

图 3.15.2-4

7 手术器械（图 3.15.2-5）

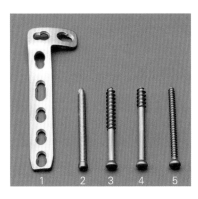

1. 4.5/5.0 mm LCP-L 形支撑接骨板（左腿）
2. 5.0 mm 锁定螺钉，自攻丝
3. 6.5 mm 松质骨螺钉，螺纹 32 mm
4. 6.5 mm 松质骨螺钉，螺纹 16 mm
5. 4.5 mm 皮质骨螺钉

图 3.15.2-5a　内植物

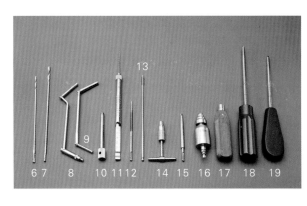

6. 3.2 mm 钻头
7. 4.3 mm 钻头
8. 4.5/3.2 mm 通用钻头导向器
9. 6.5/3.2 mm 双侧钻头导向器
10. 4.3 mm LCP 钻头导向器
11. 测深尺
12. 4.5 mm 皮质骨螺钉打入器
13. 6.5 mm 松质骨螺钉打入器
14. T 形把手
15. 螺钉拧入杠
16. 钻头固定装置，4 Nm
17. 螺丝拧入器手柄
18. 螺钉拧入扭，4 Nm
19. 螺钉拧入器

图 3.15.2-5b　使用常规螺钉及 LHS 的接骨板内固定器械

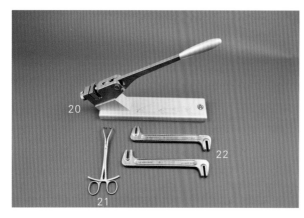

20. 折弯器
21. 带点的复位钳,大号
22. 曲板器(2 把)

图 3.15.2-5c　复位及塑形的器械

8　手术步骤和技术

- 在膝关节前外侧做一个 6~8 cm 的髌骨外侧纵行切口。从关节线上方 4~6 cm 处开始,将切口向远端延伸到胫骨近端。远端延伸的长度取决于骨折的类型及内固定方法

- 从皮肤切口的近端逐层切开,将髌骨外侧支持带和关节囊分开。在尽量减少软组织剥离后,暴露骨折端

- 在略低于半月板层面将关节囊水平切开,暴露并直视关节面。保留足够软组织袖带,以便手术内固定完成后缝合修复半月板

- 暴露骨折端,使用吸引器及小刮匙清除血肿和杂碎片

- 检查外侧半月板,如果撕裂和嵌入骨折端,不要切除,应缝合后将缝合线放在外侧缘,等闭合伤口前将其缝合固定

- 暴露骨折端,评估关节面压缩情况

- 使用扩张器或小的自动牵开器将骨块分开,抬升受压的关节面骨折块(图 3.15.2-6a)

- 外侧平台的关节面比内侧平台要高凸

- 使用自体骨移植、骨移植替代物或二者混合物填充关节面骨块抬升留下的骨缺损

- 通过直接肉眼及透视下检查关节面复位情况

- 使用临时克氏针维持和固定复位的外侧骨皮质(图 3.15.2-6b)

- 选择长度合适的左侧 4.5/5.0 mm LCP-L 形支

撑接骨板,放置外侧骨皮质上。接骨板有时需使用接骨板折弯器进行轻微塑形,以便在拧紧螺钉时接骨板对胫骨外侧平台施加压力。如有必要,确保有足够的空间将另外的螺钉打入到接骨板的上缘

- 在接骨板最上缘的椭圆形孔中设计打入 1 枚皮质骨螺钉,可将接骨板固定于胫骨干上,并对接骨板位置进行适当的调整。确定后钻 1 个 3.2 mm 的孔,测量深度,攻丝后打入 1 枚直径 4.5 mm 皮质骨螺钉(图 3.15.2-6c)

- 使用 2 枚或 2 枚以上部分螺纹的直径 6.5 mm 的松质骨螺钉可以进行骨折块的软骨下加压。在接骨板最上缘 1 个孔上钻 3.2 mm 的孔,注意不要穿透关节或胫骨内侧皮质,测量深度,攻丝皮质后打入 1 枚适当长度的 6.5 mm 部分螺纹的松质骨螺钉,确保螺钉螺纹全部穿过骨折部位,从而实现加压(图 3.15.2-6d)

- 虽然接骨板本身有螺钉或 3.5 mm 皮质骨螺钉可放置在接骨板的上方,但也可在使用直径 7.0 mm 的带螺纹的空心松质骨螺钉

- 通过透视检查骨折复位及螺钉位置

- 打入至少 3 枚 4.5 mm 皮质骨螺钉及一两枚锁定螺钉,完成接骨板与胫骨干的固定

- 在最上缘椭圆孔的上方打入 1 枚斜行 LHS,能有助于加强固定结构。选择合适的钻头(4.3

mm），最后用扭矩限制器最终拧紧螺钉（图
3.15.2-6e）

- 去除克氏针
- 正侧位拍摄并保存最终 X 线图像
- 使用最初放置的缝线缝合修复半月板

- 闭合伤口
- 外侧应力试验检查膝关节稳定性。尽管内侧副
  韧带很少需修复，但对不稳定患者还需铰链支
  具固定

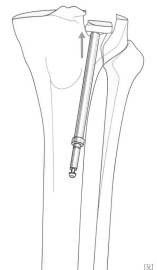

图 3.15.2-6a

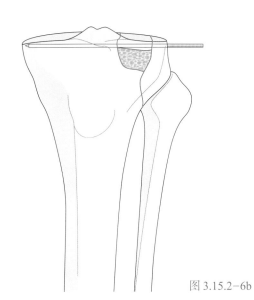

图 3.15.2-6b

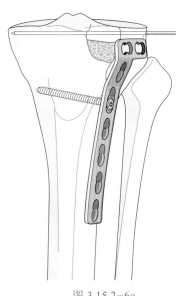

图 3.15.2-6c

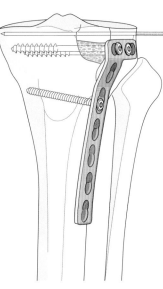

图 3.15.2-6d

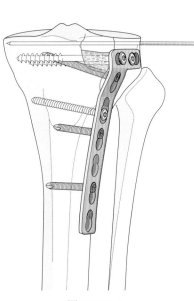

图 3.15.2-6e

9 围手术期特殊护理

- 特别注意对受压部位进行护理，尤其对皮下神经有压迫危险的部位（肘部和对侧膝关节）
- 正确使用止血带，使用时充气压力要适当，不能充气时间过长
- 术中透视机器在手术区域旋转使用时确保无菌状态

10 术后特殊护理

- 术后进行 X 线检查，确认并记录骨折复位和内固定的位置，如果能从术中透视中获得足够的图像，则不需摄片
- 如内固定固定牢靠，可允许术后尽早进行患肢主动活动
- CPM 可协助患肢早期功能锻炼，直到术后不适消除。鼓励积极的膝关节屈曲运动及直腿抬高活动
- 使用拐杖的部分负重患者可使用不锁定的铰链式膝部支具或石膏
- 当临床和放射学表明骨折有逐渐愈合迹象时，可开始进行逐渐负重。通常 6~8 周后可以完全负重

11 手术室人员注意事项

- 交叉核对患者的基本信息、骨折部位、手术标记和手术部位是否正确
- 检查所有内植物和器械是否可用
- 经常检查各种长度的螺钉及带螺纹的松质骨螺钉是否配齐
- 确认各种螺钉的钻头是否正确
- 记录并补充用掉的内植物

12 手术医生注意事项

- 交叉核对患者的基本信息、骨折部位、手术标记和手术部位是否正确
- 术前制订正确的手术计划和策略
- 确认患者体位放置满意
- 确认术中透视正侧位均能获得清晰的 X 线图像
- 正确处理软组织和骨折碎片，维持其血供避免广泛剥离
- 在分离部分半月板外缘时，小心保存其软组织边缘，以便在塌陷关节面抬升后能进行充分的修复
- 放置导针时要考虑随后的克氏针及螺钉位置，避免导针或螺钉穿透内侧皮质
- 在复位时记得外侧平台比内侧平台高凹
- 松质骨空心螺钉的螺纹要穿过骨折线方可加压，不要穿过关节面
- 过分加压平台骨折块可导致整体不协调
- 使用关节镜时要小心，避免液体从膝关节进入小腿筋膜间隙，这可能导致骨筋膜室综合征

3.15.3 完全关节内骨折——关节面复杂、干骺端粉碎性骨折（41–C3）：3.5 mm 胫骨近端外侧 LCP（PLT）和 3.5 mm 胫骨近端内侧 LCP（PMT）固定

原著　Peter Campbell
翻译　饶志涛　　审校　樊　健

手术处理

- 3.5 mm 胫骨近端外侧 LCP（PLT）和 3.5 mm 胫骨近端内侧 LCP（PMT）固定

可选择的内植物

- 6.5 mm 带部分螺纹松质骨螺钉和 4.5/5.0 mm LCP–L 形支撑接骨板
- 7.0 mm 空心螺钉
- 3.5 mm 皮质骨螺钉
- 5.0 mm LISS PLT（胫骨近端外侧）接骨板
- 环形或混合环形外固定架

1　介绍（图 3.15.3–1）

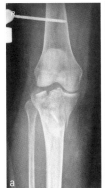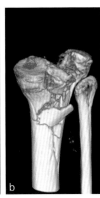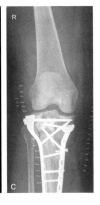

图 3.15.3–1
a. 术前 X 线：胫骨近端复杂双髁骨折。b. 术前 CT 扫描：骨折 3D 重建显示严重骨折。c. 术后 X 线：2 块接骨板固定

- 这种胫骨平台骨折是最为复杂的类型，通常由高能量创伤所致
- 其特征是干骺端骨块与骨干完全分离
- 此类病例软组织常受损严重
- 应用跨关节外固定架是一种标准的术式，可允许软组织在手术前得到充分的恢复
- 外固定架应在入院时或入院后不久使用，Schanz 钉应固定在最终手术的区域以外。软组织恢复大多需要 10 天到 3 周的时间
- 手术治疗时应尽量减少对软组织的进一步破坏
- 骨折需术前进行仔细的临床和放射学检查及评估
- 在条件许可下，必须对受伤部位进行 CT 扫描（图 3.15.3–1b）

- 内固定的原则是必须解剖复位、关节面的牢靠固定并与骨干匹配。没有涉及关节面的骨折的固定必须足够稳定，以允许早期活动，但如果旋转、力线和长度已恢复，则不必追求绝对解剖复位

- 在采用标准外侧入路治疗此类骨折时，常常需要 2 个切口，即使用后内侧入路对内侧平台进行重建

- 手术重建有时可能需转诊到更专业的医院

- 治疗大多使用 2 个事先准备的 LCP，但并不适用于所有此类骨折。手术必须按照每个骨折的具体特点来制订，因为这种复杂的骨折各不相同

- 其他治疗方法包括使用 6.5 mm 带部分螺纹的松质骨螺钉、7.0 mm 带部分螺纹的空心螺钉、3.5 mm 皮质骨螺钉、外侧面 4.5 mm 的支撑接骨板及环形或混合环形外固定架固定

- 骨折内固定方法最终取决于骨折形态、软组织损伤、医疗设备及和当地医疗水平

- 可以选择使用植骨或骨替代物来修复干骺端的骨缺损

---

2 术前准备

手术室人员（ORP）需要了解和确认以下方面

- 骨折的部位
- 计划手术的种类
- 确认手术医生已标记手术部位
- 软组织条件（开放或闭合骨折）
- 使用的内固定
- 患者体位
- 患者的具体细节（包括已签字确认的手术同意书和预防用抗生素及预防血栓形成的药物）
- 合并疾病，包括过敏史

需要的器械

- 小骨块器械及 3.5/4.0 mm 螺钉系列
- 取出外固定架的器械
- 胫骨近端外侧和内侧 3.5 mm LCP 及螺钉系列
- 植骨装置

- 常用骨科器械
- 可兼容的气动钻或电动钻及其配件

其他可能需要的器械

- 平台层状复位器
- 股骨牵引器或外固定器作为复位辅助装置（如果尚未应用）
- 7.0 mm 带部分螺纹的空心螺钉
- 植骨用的骨刀和刮匙
- 大型复位钳

设 备

- 可透视手术床
- 辅助患者仰卧位及双下肢个性化体位的手术床及装置
- 图像增强器
- 手术相关人员和患者 X 线防护装备

3　麻醉

- 手术在全麻或区域麻醉下进行
- 如果使用区域麻醉,必须采取适当的措施来监测下肢筋膜间室的压力。骨筋膜室综合征可能发生,由于患者处于区域麻醉状态,因此患者不能感知疼痛,而疼痛是骨筋膜室综合征最早也是最重要的症状
- 手术时间可能会超过椎管麻醉的有效时间,因此应尽量避免

4　患者及透视体位

- 患者仰卧在手术床上
- 手术过程中需要膝关节屈曲 90° ,这可提高膝关节面的可视性,并使得髂胫束从外侧髁向后滑动。膝关节屈曲可通过将膝关节远端的手术台移开,使得小腿从手术床末端下垂或通过患者大腿下方使用大靠垫来获得(图 3.15.3-2)
- 将另一条腿平放在手术台上,或置于外展位,臀部和膝关节弯曲,以使得透视机更容易进行透视骨折端
- 必须确保软组织、皮肤压力点和皮下神经(肘部的尺神经和对侧膝部的腓总神经)得到良好保护
- 将手术床调整到适当的高度,将透视显示器放在患肢对侧,并从内侧靠近患侧膝关节
- 确保能完全透视膝关节的正侧位

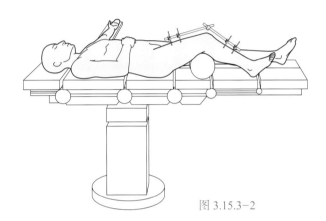

图 3.15.3-2

5　皮肤消毒和铺巾

- 在准备过程中保持下肢轻微的手动牵引
- 消毒暴露区域,包括髂骨和足部(图 3.15.3-3a)
- 特别注意对跨关节的外固定架的消毒
- 术中去除外固定架后可使用无菌止血带
- 用一次性 U 形或四肢敷料覆盖肢体
- 髂嵴部分分开铺单
- 用专业敷料袋包住足和小腿,用绑带固定(图 3.15.3-3b)
- 将图像显示器用敷料覆盖

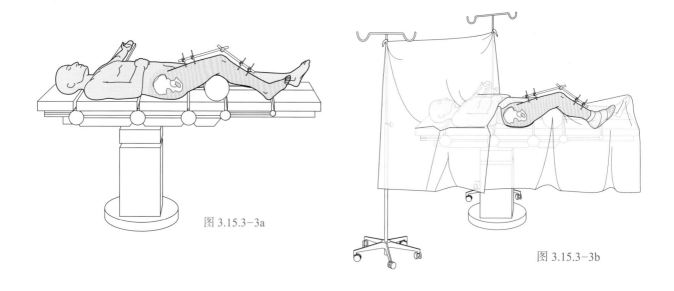

图 3.15.3-3a

图 3.15.3-3b

6 手术室设置

- 外科医生和助手站（或坐）在患侧
- 手术室工作人员站在外科医生旁
- 将透视机设放在患侧对侧
- 透视图像确保完全在手术医师和放射技师的视野中（图 3.15.3-4）

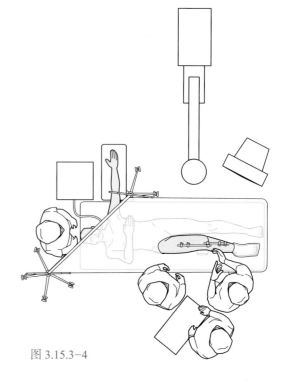

图 3.15.3-4

7 手术器械（图 3.15.3-5）

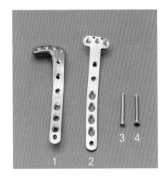

1. 3.5 mm 右侧胫骨近端外侧 LCP
2. 3.5 mm 右侧胫骨近端内侧 LCP
3. 3.5 mm 锁定螺钉，自攻丝
4. 3.5 mm 皮质骨螺钉

图 3.15.3-5a　胫骨外侧近端内植物

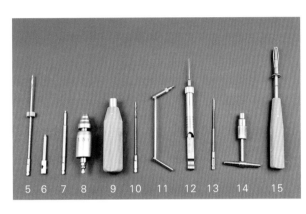

5. 2.8 mm LCP 钻头
6. 3.5 mm LCP 钻套
7. 螺丝刀杆
8. 扭矩限制 1.5 Nm 的便捷钻头接头
9. 带接头的手柄
10. 2.5 mm 钻头
11. 3.5 mm 通用钻套
12. 测深尺
13. 3.5 mm 皮质骨螺钉攻钻
14. T 形手柄
15. 带固定套的螺丝刀

图 3.15.3-5b　3.5 mm 胫骨近端内、外侧 LCP 固定器械

8 手术步骤和技术

- 保留外固定架，以便于术中复位

胫骨内侧平台固定

- 首先行胫骨内侧平台骨折复位内固定手术，因为此部位骨折较为简单，容易解剖复位
- 胫骨近端后内侧边界容易触摸。可在此行纵向切口，长度取决于骨折特点及接骨板长度。切口逐层切开，分离鹅足，显露骨折端，避免过度软组织剥离
- 直视下精准复位内侧骨折块，确保近端骨块远端尖端嵌入到远端骨干
- 8 孔 3.5 mm T 形胫骨近端内侧 LCP（右）用作跨越骨折端至胫骨近端的内固定。对部分病例，也可使用较短的 3.5 mm（4~5 孔）LCP

- 检查接骨板的轮廓与骨是否匹配，并将其直接放在胫骨内侧嵴上，接骨板顶部稍低于关节面水平，并留意有左右侧
- 接骨板滑动孔打入第一枚皮质骨螺钉，使得通过接骨板将骨折块复位。可使用 3.5 mm 通用钻套钻 1 个 2.5 mm 的孔，测深并攻丝（使用金色攻丝锥）后打入 1 枚 3.5 mm 皮质骨螺钉，拧紧螺钉可使接骨板向上和横向挤压近端骨折块，从而将骨折块锁定在合适位置（支撑或弹簧效应）
- 在接骨板最顶端的孔打入 1 枚 LHS，这个螺钉需固定内侧骨折块，但不能过长，以防影响外侧骨折块的复位。选择接骨板顶端 1 个孔，拧入锁定导向器，钻 1 个 2.8 mm 的孔。测深后

425

打入 1 枚 3.5 mm 合适长度短螺纹 LHS, 使用 1.5 Nm 扭矩限制螺丝刀拧紧螺钉（图 3.15.3-6a）

- 等外侧平台复位内固定完成后，再将内侧接骨板其余的内固定完成

胫骨平台外侧固定

- 在膝关节的前外侧行 6~8 cm 纵向外侧切口，近端从关节线上方 4~6 cm 处开始，远端延伸至胫骨近端。远端延伸长度将取决于骨折的解剖及内固定方法

- 从近端逐层切入，分离髌骨外侧支持带和关节囊，暴露骨折端，注意尽量减少软组织的分离

- 在略低于半月板层面将关节囊水平切开，暴露并直视关节面。保留足够软组织袖带，以便在闭合过程中恢复半月板

- 留置缝合于外侧撕裂或嵌入半月板的缝线，待外侧平台骨性结构复位内固定完成后，在进行固定

- 暴露骨折端，使用吸引器及小刮匙清除血肿和杂碎片

- 在椎板扩张器或牵引器的帮助再暴露骨折端，评估关节损伤和塌陷情况

- 外侧平台的关节面比内侧平台要高凸

- 以胫骨内侧平台为参照来复位外侧平台骨块，用 2 mm 克氏针临时固定，确保克氏针的放置不影响随后接骨板的放置（图 3.15.3-6b）

- 按左右侧选择合适长度的 3.5 mm 胫骨近端 LCP（右侧），将 2 枚 2.8 mm 锁定套筒旋入接骨板顶端 2 个孔中，用作操作装置

- 将接骨板放在胫骨外侧边缘，用至少 2 枚 2.0 mm 克氏针打入接骨板顶部的小孔中或锁定套筒中固定，接骨板远端可用复位钳与胫骨固定（图 3.15.3-6c）

- 通过直视或透视，检查关节面复位和接骨板放置情况。克氏针应平行及稍低于关节面

- 复位及重建后的关节面骨块通过接骨板顶部的 4 个小孔打入 3.5 mm LHS 来固定支撑，顶部克氏针必要时也可留置。LHS 应该达到对侧皮质，但不穿透皮质。螺钉钻孔时使用 2.8 mm 钻头沿着锁定套筒逐个钻孔，读取钻头的深度后用 1.5 Nm 扭矩限制螺丝刀拧入长度合适的螺钉并拧紧（图 3.15.3-6d）

- 用常规 3.5 mm 皮质骨螺钉将接骨板固定到骨折远端胫骨干上。螺钉拧入前先钻 1 个 2.5 mm 的

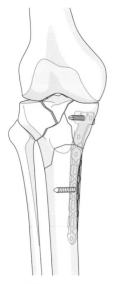
图 3.15.3-6a

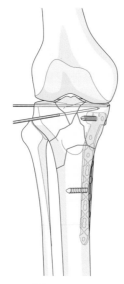
图 3.15.3-6b

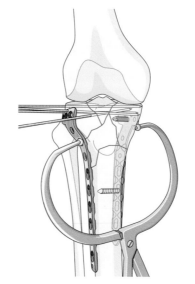
图 3.15.3-6c

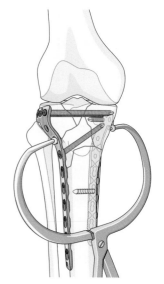
图 3.15.3-6d

孔，测深后拧入长度合适的 3.5 mm 皮质骨螺钉（图 3.15.3-6e），拧紧此螺钉将进一步产生支撑效应，有助于关节面骨折块的加压

■ 通过胫骨干皮质骨螺钉或 LHS 可进一步加紧外侧接骨板与胫骨干的贴合，但紧贴程度取决于骨骼的质量（图 3.15.3-6f）。在接骨板顶端至组合孔之间打入 3 枚 LHS，这些设计的螺钉可在不穿透关节面前提下进一步支撑和固定干骺端

■ 再次确定内侧接骨板的放置，打入近端其余的 LHS，支撑固定关节面骨折块。打入远端皮质骨螺钉或 LHS 进一步加强接骨板与胫骨干的固定（图 3.15.3-6g）

■ 塌陷关节面骨折块抬升后的干骺端缺损，通过自体骨或骨替代物填充来进一步支撑关节面。由于接骨板近端锁定螺钉成排筏状固定，稳定性有所保证，因此部分外科医生不再植骨。在本病例中，使用了骨替代物植骨

■ 通过临床检查及透视确保胫骨长度、旋转和轴线已恢复，接骨板在胫骨上放置妥当

■ 检查膝关节稳定性，评估相关韧带是否损伤

■ 通过直视和透视图像对关节面骨折进行最终检查

■ 正侧位拍摄并保存最终 X 线图像

■ 缝合固定半月板外侧缘

■ 缝合切口

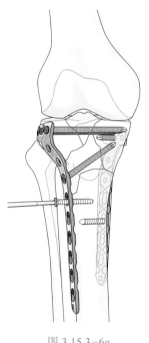

图 3.15.3-6e

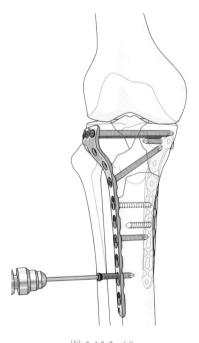

图 3.15.3-6f

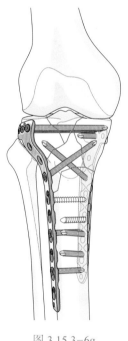

图 3.15.3-6g

9　围手术期特殊护理

■ 特别注意对受压部位进行护理，尤其对皮下神经有压迫危险的部位（肘部和对侧膝关节）

■ 正确使用止血带，使用时充气压力要适当

■ 术中透视机器在手术区域旋转使用时确保无菌状态

10　术后特殊护理

- 术后进行 X 线检查，确认并记录骨折复位和内固定的位置，如果能从术中透视中获得足够的图像，则不需摄片
- 内固定可允许术后尽早进行患肢主动活动
- 连续被动机器辅助运动可协助患肢早期功能锻炼，直到术后不适消除
- 使用拐杖患者允许患者部分负重（10 kg）也可使用铰链式膝部支具或石膏，不要锁定铰链式膝部支具，以获得最大活动度
- 通过临床和放射学评估骨折是否愈合，通常 8~12 周后可以完全负重

11　手术室人员注意事项

- 交叉核对患者的基本信息、骨折部位、手术标记和手术部位是否正确
- 检查所有内植物和器械是否可用
- 检查内植物是否备全
- 检查接骨板的左右侧是否正确
- 检查接骨板螺钉的型号是否备全
- 检查调整和取出外固定架的器械是否备全
- 准备好植骨及骨替代物
- 对拟使用锁定螺钉的骨质钻孔时注意冷却
- 记录并补充用掉的内植物

12　手术医生注意事项

- 交叉核对患者的基本信息、骨折部位、手术标记和手术部位是否正确
- 术前仔细进行临床及影像学检查
- 确保当地设备及医疗技术能处理这类复杂骨折，如不能确保，可使用外固定架临时固定，并与专家团队或治疗中心讨论病情，必要时患者可转院进行确切治疗
- 术前进行详细的手术计划和策略，并告知手术室工作人员
- 确认患者体位放置满意，术中透视正侧位均能获得清晰的 X 线图像
- 小心处理软组织及骨折块，尽量避免完全游离以保护其血供
- 一般先内固定简单骨折，大多通过另外的前内侧入路先进行内侧平台骨折固定
- 在多数复杂骨折中，患者可能首先行后侧切口进行复位固定，这就要在第二个切口前再次定位及复位，这些都应该预先设计和计划好
- 如果要放置内、外侧 2 块接骨板，不建议使用膝前单一长切口，因为该切口需进行广泛皮下剥离，具有较高切口裂开可能
- 在分离部分半月板外缘时，小心保存其软组织边缘，并事先留置缝线便于再次修复
- 放置复位钳及克氏针时要考虑随后接骨板和螺钉的位置，尤其对于随后使用锁定螺钉时，其设计好的角度是固定、不能改变的
- 对于没有被接骨板固定的主要骨折块，需要加用拉力螺钉固定
- 锁定螺钉应最后使用带扭矩限制螺丝刀完全拧入
- 在胫骨干如果锁定螺钉和皮质骨螺钉联合使用，那么应首先使用皮质骨螺钉，将接骨板与骨干贴紧
- 清楚记录手术过程，包括术后的特殊护理，要做到文字清晰

3.16 胫骨骨干骨折

原著 Paulo Barbosa
翻译 刘 佳 审校 樊 健

植入物及外科技术

- 专家级交锁髓内钉（ETN）
- 管型外固定装置

病 例

- 胫骨骨干骨折（42-A1）
- 胫骨骨干开放性骨折（42-B1）

介 绍

- 根据 Müller 分型（AO/OTA 分型），胫骨骨干骨折可按照 4 种骨折类型和 2 种节段类型分为以下类型：
  - 42-A1、2、3 型：简单骨折
  - 42-B1、2、3 型：楔形骨折
  - 42-C1、2、3 型：复杂骨折
- 临床评价必须包括外周动脉搏动检查、感觉检查和肌肉功能检查
- 无论闭合性或开放性胫骨骨干骨折，对软组织的细致评估和管理是治疗成功的关键
- 用外固定装置进行骨折临时固定可用于开放性骨折和有大量软组织损伤的闭合性创伤。此阶段的管理允许软组织充分恢复以利于最终固定

- 对于多发损伤患者，外固定装置的临时使用可使骨折快速固定，控制损伤程度，以最大限度减少患者的额外创伤
- 胫骨骨干骨折通常并发骨筋膜室综合征。骨筋膜室综合征必须在入院时排除，并需在入院后或手术后的最初几天予以密切观察
- 轻微移位和稳定的胫腓骨骨折可通过非手术治疗进行管理。可使用长腿石膏托，其次是可承重的 Sarmiento 型膝下支具。这样的骨折也可以通过手术治疗
- 胫骨不稳定的、移位的、复杂的或开放性骨折最好通过手术治疗

Müller AO/OTA 分型——胫腓骨：骨干骨折

42-A1	42-A2	42-A3	42-B1	42-B2	42-B3	42-C1	42-C2	42-C3

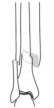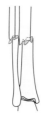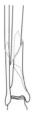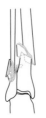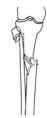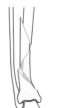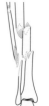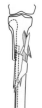

42-A　简单骨折

42-A1　螺旋形骨折

42-A2　斜形骨折（≥30°）

42-A3　横形骨折（<30°）

42-B　楔形骨折

42-B1　螺旋楔形骨折

42-B2　屈曲楔形骨折

42-B3　分段楔形骨折

42-C　复杂骨折

42-C1　螺旋复杂骨折

42-C2　分段复杂骨折

42-C3　不规则复杂骨折

3.16.1 胫骨骨干骨折（42-A1）：交锁髓内钉（ETN）固定

原著 Paulo Barbosa

翻译 刘 佳 审校 樊 健

外科管理

- 通过交锁髓内钉进行间接复位和内固定

可选择的内植物

- 外固定装置
- 4.5/5.0 mm 窄锁定加压接骨板（LCP）
- 4.5 mm 窄有限接触动力加压接骨板（LC-DCP）
- 4.5 mm 窄动力加压接骨板（DCP）
- 通用胫骨髓内钉

1 介绍（图 3.16.1-1）

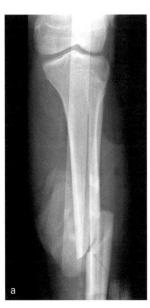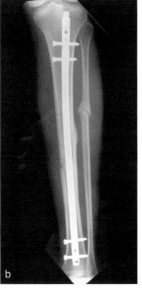

图 3.16.1-1 胫骨骨干骨折（42-B2）：用扩髓髓内钉进行内固定

a. 术前 X 线：短斜形胫骨骨干骨折。b. 术后 X 线：应用髓内钉行内固定

- 交锁髓内钉是为大多数胫骨闭合性骨折和多数胫骨开放性骨折（Gustilo Ⅰ 型、Ⅱ 型和 Ⅲ A 型）设计的
- 交锁髓内钉可通过扩髓或非扩髓植入。扩髓髓内钉可使用更大直径的髓内钉，是治疗闭合性骨折的较好方法。非扩髓髓内钉在开放性骨折中有其优势
- 交锁髓内钉提供实心钉型（直径 8~10 mm）用于非扩髓置钉和空心钉型（直径 8~13 mm）用于扩髓及非扩髓置钉
- 新型髓内钉的设计（例如 ETN）扩展了髓内钉使用的指征，因其锁定螺钉具有的不同选择可将其应用于胫骨近端和远端干骺端区域

2 术前准备

手术室人员（ORP）需要了解和确认以下方面

- 骨折的部位
- 计划手术的种类
- 确认手术医生已标记手术部位
- 软组织条件（开放性/闭合性骨折，是否有骨筋膜室综合征）
- 使用的内固定（扩髓/非扩髓）
- 患者体位
- 患者的具体细节（包括已签字确认的手术同意书和预防用抗生素及预防血栓形成的药物）
- 合并疾病，包括过敏史

需要的器械

- 如果使用牵引床，要有为跟骨牵引提供牵引针的设备
- 髓内钉工具套装——ETN

- 可供选择的 ETN 植入物
- 扩髓系统装置
- 2 根扩髓杆，短杆，950 mm
- 手动扩髓装置
- 大型牵开器或外固定装置（可选）
- 骨科常规工具
- 可兼容的气动钻或电动钻
- 可透视的动力工具

设 备

- 可装配为具有牵引床的功能的可透视手术床
- 用于安置平卧位及针对双腿的特殊体位时用到的手术床和体位配件
- 图像增强器
- 手术相关人员和患者 X 线防护装备

3 麻醉

- 采用全麻或区域麻醉
- 术后患肢避免给予长时间完全镇痛，这可能掩

盖术后骨筋膜室综合征的症状

4 患者及透视体位

胫骨髓内钉手术可在标准可透视手术床或牵引床上进行，这 2 种配置方法如下。

标准可透视手术床上进行胫骨髓内钉手术

- 确保骨盆下整个患肢置于手术床可透视部分，允许 C 臂自由进出
- 进钉时患肢需至少屈膝 90°。可使用三角靠垫支撑，支撑物不能放置在腘窝，而应放置于大腿下（图 3.16.1-2a）
- 可选良好衬垫的支撑物放在大腿远端用于支

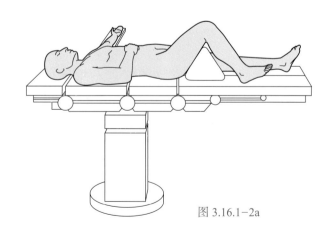

图 3.16.1-2a

撑，应使患肢可完全屈膝以利于置钉（图 3.16.1-2b）

牵引床上进行胫骨髓内钉手术

- 需消毒至踝关节处
- 过跟骨钻一 2 mm 导针，并连接牵引弓

- 将手术床装配为牵引床或将患者转运至牵引床
- 将对侧肢体放于截石位搁脚架上，以留出 C 臂通道，也可将健侧肢体完全伸直，但需特别注意不能干扰患肢远端 1/3 的侧位摄片（图 3.16.1-2c）
- 将衬垫支撑置于患肢大腿远端，避免置于腘窝并屈膝 90°
- 将牵引弓固定于牵引床的支撑臂上，并使患肢与牵引呈一直线
- 将 C 臂置于手术床对侧，透视正侧位确保胫骨长度已恢复
- 解锁牵引关节，通过牵引，内外旋复位骨折，复位后再次锁定牵引
- 注意软组织和皮肤受压点的保护

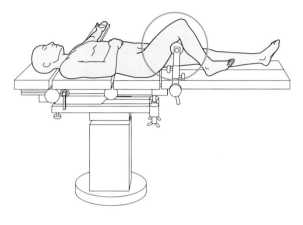

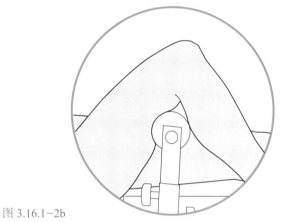

图 3.16.1-2b

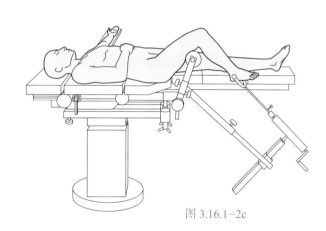

图 3.16.1-2c

5 皮肤消毒和铺巾

- 在无牵引情况下，准备期间确保轻微手动牵引患肢，以避免骨折过度畸形
- 采用合适消毒剂从髋部远端消毒暴露区域，包括整个足部（图 3.16.1-3a）
- 采用一次性 U 形铺巾或下肢铺巾包。采用弹

力袜或消毒手套遮盖足部并用胶带固定，注意不要遮挡远端交锁螺钉位置（图 3.16.1-3b）
- 大腿铺巾时确保患肢可自由活动
- 屈膝并置于衬垫支撑物上
- 将 C 臂铺巾

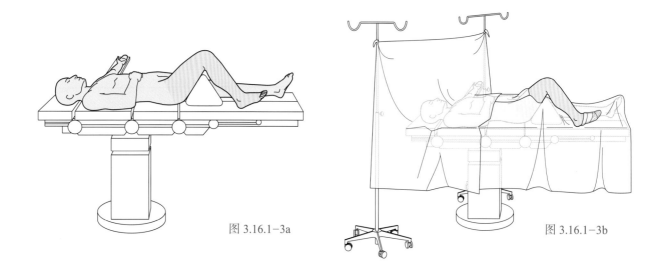

图 3.16.1–3a

图 3.16.1–3b

6 手术室设置

- 手术室护理人员及医生站于患侧
- C 臂置于手术床对侧，骨折部位中部，垂直于胫骨轴线
- 将 C 臂显示器放置于手术团队和摄片者可完全看见的地方（图 3.16.1–4）

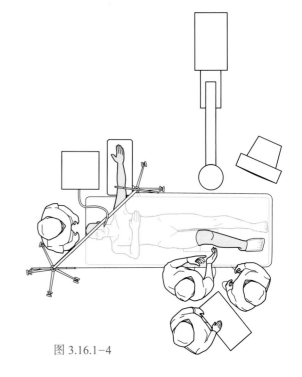

图 3.16.1–4

7　手术器械（图 3.16.1–5）

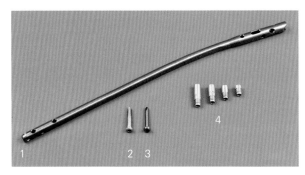

1. ETN 髓内钉主钉
2. 4.0 mm 锁定螺钉
3. 5.0 mm 松质骨锁定螺钉
4. 尾帽

图 3.16.1–5a　内植物

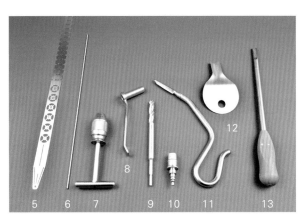

5. 可透视尺
6. 3.2 mm 导引针
7. 通用卡口 T 形手柄
8. 14/12 mm 保护套筒
9. 12 mm 开口钻
10. DHS/DCS 快速接口
11. 管型锥子
12. 软组织保护器
13. 胫骨髓内钉开口器

图 3.16.1–5b　髓腔开髓工具与主钉测量工具

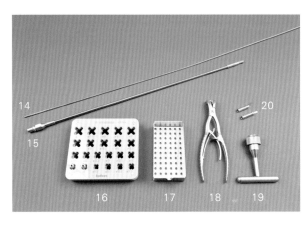

14. 2.5 mm 扩髓导引杆，长 950 mm
15. 弹性扩髓杆
16. 扩髓钻头及托盘
17. 移除工具
18. 扩髓导引杆把持钳
19. T 形手柄
20. 直型小钻头，弯型小钻头

图 3.16.1–5c　髓内钉扩髓工具

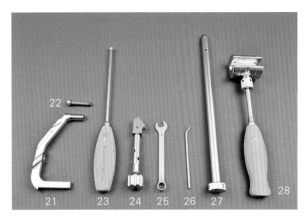

21. 置钉手柄
22. 连接螺钉
23. 球形头螺钉螺丝刀
24. 置钉手柄连接器
25. 11 mm 组合扳手
26. 针型扳手
27. 滑锤导引杆
28. 滑锤

图 3.16.1-5d　置钉工具

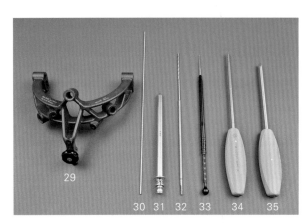

29. 瞄准器连接臂
30. 3.2 mm 导引针
31. 三件组合式套筒和钻头（12/8.0 mm 保护套筒，8.0/3.2 mm 钻头套筒，3.2 mm 曲卡）
32. 3.2 mm 开口钻头
33. 测深尺
34. 锁定螺钉螺丝刀
35. 尾帽螺钉螺丝刀

图 3.16.1-5e　近端锁定工具

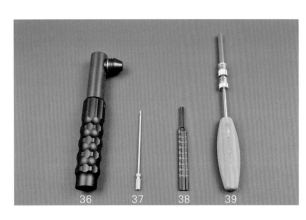

36. 可透视螺丝刀
37. 可透视螺丝刀专用 3.2 mm 开口钻
38. 直接测深工具
39. 带把持套筒锁定螺钉螺丝刀

图 3.16.1-5f　远端锁定工具

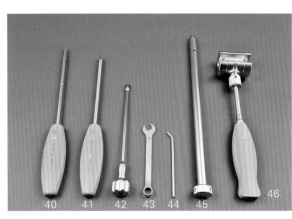

40. 锁定螺钉螺丝刀
41. 尾帽螺钉螺丝刀
42. 取钉螺丝
43. 11 mm 组合扳手
44. 针型扳手
45. 滑锤导引杆
46. 滑锤

图 3.16.1-5g　内植物取出工具

8 手术步骤和技术

- 在正位下用可透视尺在患肢上测量所需髓内钉的直径和长度（图 3.16.1-6a）或者在健侧肢体胫骨上测量

- 屈膝，从髌骨下缘髌韧带近端止点至胫骨结节做一纵切口

- 沿髌韧带内侧切开组织，将韧带从侧面牵开，也可沿髌韧带中线纵向分离

- 选择正确的进钉点至关重要。在正位上，进钉点位于胫骨髓腔正中线上。在侧位上，进钉点位于胫骨平台的前缘（图 3.16.1-6b~c）

- 使用 C 臂确定进钉点的正侧位影像

- 把 3.2 mm 导引针装配至通用卡口 T 形手柄上

- 在进钉点植入导引针 8~10 cm，在正位上，导引针位于胫骨长轴线上。在侧位上，导引针与胫骨轴线成 10° 前倾角（图 3.16.1-6d）。ETN 胫骨髓内钉可作为模板以获取正确的角度。使用 C 臂透视来确定导针位置

- 沿导引针将保护套筒及开口器置入，髓腔开口深度 8~10 cm。注意不要损伤胫骨后方皮质（图

3.16.1-6e）

- 对于骨密度高的年轻患者，可使用 12 mm 空心钻连接导引针，配合保护套通或手持锥子使用

- 移除导引针、开口器和保护套筒

- 在髓腔植入 2.5 mm 扩髓导针直至骨折水平（图 3.16.1-6f），使骨折复位或手持临时复位，将扩髓导针穿过骨折区域

- 用 C 臂确定扩髓导针在胫骨远端的位置（图 3.16.1-6g）

- 用 C 臂确保扩髓导针顶端在胫骨远端干骺端的中心位置，如果未在中心位置应及时调整，这在胫骨远端骨折中尤其重要

- 扩髓导针位置不理想的最常见原因是在扩髓导针通过骨折区域之前的骨折复位失败。对于发生在胫骨近端或胫骨远端 1/3 的骨折，髓内钉在植入时无法进行骨折的复位

- 使用可透视尺或用 1 根相同的扩髓导针和直尺确保髓内钉的长度。使用 1 根相同的扩髓导针

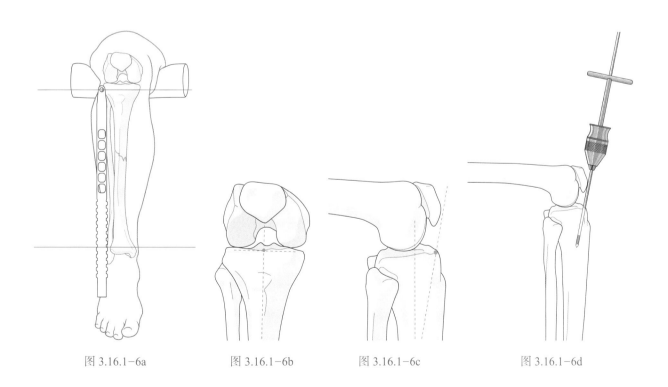

图 3.16.1-6a   图 3.16.1-6b   图 3.16.1-6c   图 3.16.1-6d

时，超出胫骨内扩髓导针头端的部分可以确定髓内钉的长度

- 将弹性扩髓杆与扩髓头连接，通过扩髓导针，从 8.5 mm 开始扩髓（图 3.16.1-6h）
- 扩髓头以 0.5 mm 递进，直至扩髓至比所选髓内钉直径大 0.5~1.5 mm
- 以全速方式进行连续、轻柔地扩髓，不要使用蛮力。如果无法前进扩髓，取出扩髓头清理凹槽内的碎片
- 使用把持钳防止扩髓导针在扩髓杆退回时脱出
- 在扩髓导针远端尾部有一小核，因此在置钉前，不需要再取出弹性扩髓杆以插入髓内钉
- 用连接螺钉和相应的 8 mm 球形螺丝刀将髓内钉与置钉手柄连接（图 3.16.1-6i）
- 确保手柄的刻度面向前方并与髓内钉匹配
- 置钉时，使膝关节过度屈曲，将足部放置于稳定平面
- 通过扩髓导针平稳地，小幅旋转地插入髓内钉
- 通过 C 臂透视，监测髓内钉通过骨折断端，确保正确位置

- 如有需要，可使用轻质锤子敲击。将滑锤杆连接与手柄的滑槽上便可直接敲击
- 髓内钉近端尾部与进钉点一致或低于进钉点时，可以停止置钉。在正侧位透视下确保骨折区域与胫骨远端的最终位置（图 3.16.1-6j）
- 移除扩髓导针
- 如果植入非扩髓实心髓内钉，胫骨近端的手术过程与扩髓髓内钉类似，但是扩髓导针会立即移除并植入髓内钉，并在 C 臂导引下通过骨折断端区域
- 连接髓内钉瞄准臂时再次确保髓内钉近端的最后位置。在瞄准器前方小孔处插入一 3.2 mm 导引针，导引针尖端将精确指示髓内钉近端的位置。确保髓内钉不会穿进膝关节

髓内钉锁紧

- 外科技术上说，先锁紧近端还是远端是不同的。在胫骨干骨折中，推荐先锁紧远端，这样可以应用"倒打"技术收紧骨折线或在横形骨折时应用加压技术以达到更优的骨连接。如果

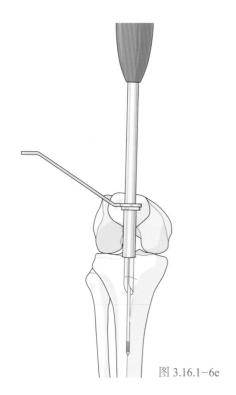

图 3.16.1-6e

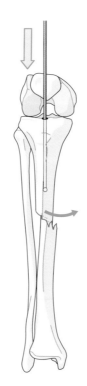

图 3.16.1-6f

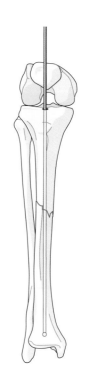

图 3.16.1-6g

计划使用"倒打"或加压技术，髓内钉可再插入 5~10 mm
- 髓内钉、钻头套筒、螺钉都标记了不同颜色用以正确选择匹配髓内钉的相应直径螺钉

远端锁定
- 胫骨髓内钉的远端锁定从内侧，通过使用可透视钻头徒手开始瞄准。锁定螺钉的数量取决于骨折类型和部位
- C 臂的位置应确保 X 线和显示器均在术者对侧
- 校准 C 臂位置直至近骨折侧的钉孔和远端钉孔全部清晰显示在视野中（图 3.16.1-7a）
- 校准钉孔时不要调整下肢的位置，这可能使骨折区域丢失旋转力线，但可以通过倾斜手术床的方式调整
- 将手术刀置于钉孔正中的皮肤上做标记并穿刺一切口（图 3.16.1-7b）
- 钝性分离出骨组织
- 使用相应钻头（3.2 mm 或 4.2 mm），尖头微倾置于切口，用 C 臂确认钻头尖端位于钉孔正中，并把持牢固（图 3.16.1-7c）

- 确保钻头尖端在骨面上不再移动，再改变钻头角度，使其与 X 线照射方向呈一直线（图 3.16.1-7d）
- 钻透第一层皮质后暂停，钻头不能在骨表面移位，钻对侧皮质之前手动导引钻头通过钉孔
- 如果没有尖头钻，在钻孔前可以使用斯氏针及骨锤在钉孔中心的骨面上凿一凹面。这可以减少起初钻孔时钻头滑动的风险
- 用 C 臂确认钻头在钉孔中心
- 用测深尺测量螺钉长度。确保测深尺外套筒与骨面接触，探钩钩住对侧皮质
- 或者可以把钻头从可透视工具上卸载，直接在钻头上测量。这种测量方法需基于钻头与对侧皮质的准确位置
- 如果钻头自带测深刻度，则可以直接读取。如果有必要，则可用 C 臂检查深度
- 用星形锁定螺丝刀植入合适的 4.0 mm 或 5.0 mm 锁定螺钉，如果需要，可用把持套筒。把持套筒可以把持住锁定螺钉，防止其脱落在软组织中
- 在 C 臂导引下确定螺钉长度

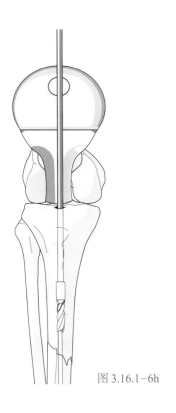
图 3.16.1-6h

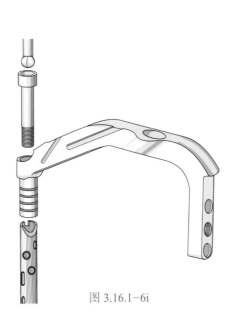
图 3.16.1-6i

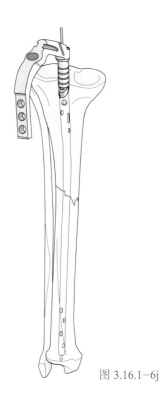
图 3.16.1-6j

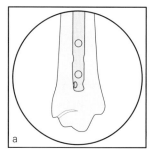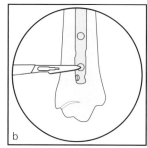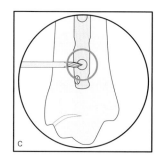

图 3.16.1-7a~c

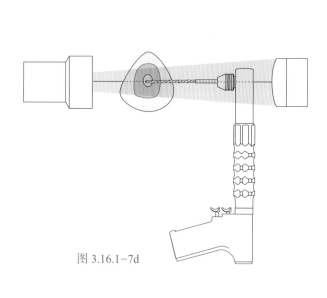

图 3.16.1-7d

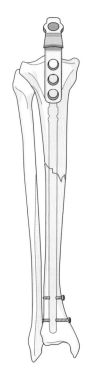

图 3.16.1-7e

■ 一般来说,第二枚远端锁定螺钉可以用相同技
术植入(图 3.16.1-7e)

近端锁定

■ 髓内钉的近端锁定有多种方式。多向锁定螺钉
对近端骨折的安全稳固特别有效。对大多数骨
干骨折来说,标准的内侧至外侧的近端钉孔是
适用的,且允许后期的动力化

■ 在近端锁定前,务必在下肢复位后与对侧肢体
比较是否有旋转,并比对肢体长度

■ 在远端锁定(包括倒打钉的远端锁定)或使用
加压螺钉后,可轻轻敲拔主钉以确定骨折线已
闭合

■ 在置钉过程中,置钉手柄可能松动,因此需再
次锁紧连接主钉与手柄的连接螺钉。连接松动
可能引起瞄准臂的力线不准确。需在置钉手柄
上正确连接瞄准臂(图 3.16.1-8a)

■ 通过瞄准臂上内侧钉孔放置三联套筒,在皮肤
上做一切口,将套筒推入直至骨面,移除套筒
(图 3.16.1-8b)

■ 用相应钻头(4.0 mm 锁定螺钉用 3.2 mm 钻头
或 5.0 mm 锁定螺钉用 4.2 mm 钻头),钻穿双
层皮质

■ 在钻头即将穿透对侧皮质前读取钻头上螺钉长

度，并移除钻头和套筒

- 或者可使用测深尺，读取保护套筒末端的长度
- 选择合适长度和直径的锁定螺钉
- 用星形螺钉螺丝刀通过保护套筒植入锁定螺钉（图 3.16.1-8c）。锁定螺钉尖端最多超过对侧皮质 1~2 mm
- 重复以上步骤，用于植入第二枚近端锁定螺钉

植入尾帽

- 移除瞄准臂，连接螺钉和置钉手柄
- 选择合适尾帽。尾帽尺寸取决于髓内钉植入胫骨的深度。植入尾帽后，其应与骨面齐平

- 特别当髓内钉深埋入胫骨内，植入尾帽可能有难度。在尾帽颈部系一根可吸收线，线尾留长，将尾帽的螺丝刀手柄与线尾一起把持可以加强螺丝刀与尾帽间的稳定性。这样当尾帽与螺丝刀在切口内脱离时，也能被容易地找回
- 通过尽量屈膝可以获取植入尾帽时的良好视野并用螺丝刀锁紧螺钉
- 最后通过透视确保所有锁定螺钉已正确植入且骨折部位已良好对线
- 关闭切口

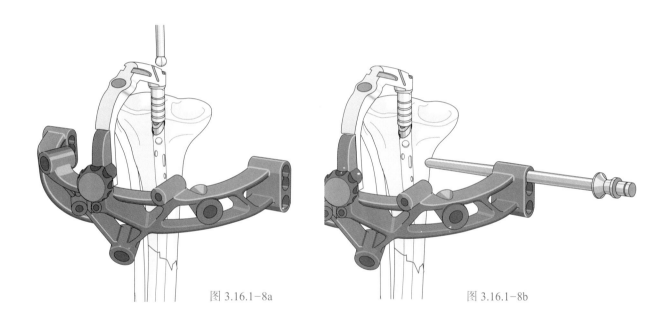

图 3.16.1-8a　　　　　　　　　　图 3.16.1-8b

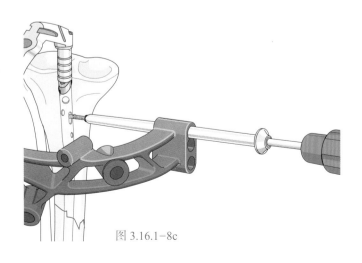

图 3.16.1-8c

9 围手术期特殊护理

- 准备好跟骨牵引装置
- 当使用牵引床时或对于老年患者，特别注意受压部位的护理
- 当使用牵引床时务必确保患者在床上的安全
- 当 C 臂在围绕手术区域旋转时，需始终保持
- 无菌状态
- 当使用长扩髓导引杆和扩髓杆时，特别注意保持无菌状态
- 使用植入物时要检查其正确的尺寸

10 术后特殊护理

- 除非术中 C 臂打印足够清晰的图像，不然术后仍要复查 X 线片，记录复位情况和内植物位置
- 观察术后 24 h 内骨筋膜室综合征的发展情况
- 大多患者允许立即承受可接受范围内的重量。
- 但是，除非组织愈合良好，不然对于 8 mm 和 9 mm 的非扩髓髓内钉不建议最大承重
- 患者出院前再次检查软组织情况
- 对于老年患者，康复情况还受其他健康状况影响

11 手术室人员注意事项

- 交叉核对患者的基本信息、骨折部位、手术标记和手术部位是否正确
- 使用牵引床时，确保设备可用于植入跟骨牵引针
- 检查工具尺寸范围齐全以及内植物备齐
- 准备移除外固定装置
- 可能用到大型牵开器
- 至少有 2 根相同长度的扩髓导引杆，用作髓内
- 钉长度测量
- 以防万一，应备有手动扩髓装置
- 检查每个钻头，套筒和螺钉的颜色，使其一一对应
- 与手术医生确认要使用的扩髓头、髓内钉和螺钉的尺寸
- 记录并补充用掉的内植物

12 手术医生注意事项

- 交叉核对患者的基本信息、骨折部位、手术标记和手术部位是否正确
- 实施适合的手术计划并与手术室护士沟通。特别需确认牵引床是否使用，如果不使用，如何辅助复位，例如股骨牵开器是否使用。决定是否需要扩髓，告知手术室护士预估的髓内钉直径和长度
- 使用牵引床时，有必要先做好患者的骨折复位。这些应在皮肤消毒铺巾前就已完成
- 如果使用牵开器或外固定装置，Schanz 钉的位置不应影响植入髓内钉可能的位置
- 获取胫骨近端正确的进钉点至关重要，务必使用 C 臂确认
- 正确的扩髓导引针的远端平面中心位置非常重

要，务必在扩髓前使用 C 臂确认

- 扩髓时必须采用小心平稳的方式，切勿使用蛮力，以减少对皮质血运的损伤
- 用 C 臂确认髓内钉通过骨折线的位置，避免进一步骨折及力线不稳
- 在近端锁定前，确认扩髓导引杆已从髓内钉中

移除

- 当使用远端锁定钻孔前，确认 C 臂在正确位置。当 X 线完全垂直于髓内钉钉孔平面照射时，C 臂图像应显示完全正圆的圆孔
- 清楚记录手术过程，包括术后的特殊护理，要做到文字清晰

3.16.2 胫骨骨干开放性骨折（42-B1）：大型外固定支架固定

原著 Paulo Barbosa
翻译 刘 佳 审校 樊 健

手术处理

- 在胫骨骨干开放性骨折中应用模块化外固定装置

可选择的内植物

- 专家级胫骨髓内钉
- 通用胫骨髓内钉
- 4.5/5.0 mm 窄锁定加压接骨板（LCP）
- 4.5 mm 窄有限接触动力加压接骨板（LC-DCP）
- 4.5 mm 窄动力加压接骨板（DCP）

1 介绍（图 3.16.2-1）

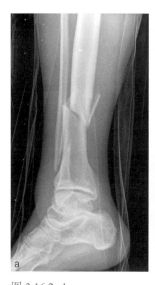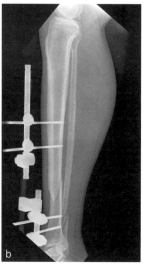

图 3.16.2-1
a. 术前 X 线：胫骨远端 1/3 开放性骨折。b. 术后 X 线：应用大型外固定支架进行固定

- 下列情况可应急使用大型外固定支架作为治疗选择：
  - Gustilo Ⅲ B 型和 Gustilo Ⅲ C 型的开放性骨折
  - 内固定技术受限时的开放性骨折
  - 有长骨干骨折的严重损伤患者（创伤严重程度指数 ISS>25）需优先应用抢救生命时
- 一般的闭合性骨折或资源情况不允许使用内固定时，也可使用外固定支架。然而也需要对固定技术有清晰认知
- 在骨折复位前或复位后均可应用外固定支架

- 在应用固定装置前进行骨折复位，将所有骨针排列成 1~2 排，并跨过骨折区域连接骨针（图 3.16.2-2）。相比骨折复位前应用固定装置，其技术要求更高。其缺点是对辅助力线可能产生限制，然而一旦成功，其可以提供强有力的结构支持
- 在开放性骨折中模块化技术有相当大的优势。Schanz 钉可放置在远离创伤伤口的位置，在损伤区域外操作可减少感染风险。软组织的管理和覆盖通常在骨折稳定后进行，但必须有计划性，尤其是伤口需再整形时

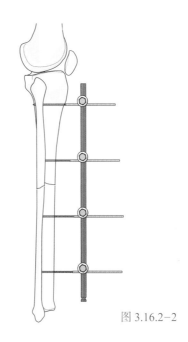

图 3.16.2-2

2 术前准备

手术室人员（ORP）需要了解和确认以下方面

- 骨折的部位
- 计划手术的种类
- 确认手术医生已标记手术部位
- 软组织条件（开放性/闭合性骨折，是否有骨筋膜室综合征）
- 使用的内固定
- 患者体位
- 患者的具体细节（包括已签字确认的手术同意书和预防用抗生素及预防血栓形成的药物）
- 合并疾病，包括过敏史

需要的器械

- 外固定装置套装
- 骨科常规工具
- 可兼容的气动钻或电动钻
- 用于清创的专用设备
- 大量用于冲洗的液体

设　备

- 标准可透视手术床
- 使用可分腿手术床方便手术操作
- 用于安置平卧位的手术床和体位配件
- 图像增强器
- 手术相关人员和患者 X 线防护装备

3 麻醉

- 采用全麻或区域麻醉
- 术后患肢避免给予长时间完全镇痛，这可能掩

盖术后骨筋膜室综合征的症状

4 患者及透视体位

- 患者在可透视手术床上安置平卧位（图 3.16.2-3）
- 在患肢臀部下置一沙包，可使肢体内旋，方便 胫骨侧操作
- 注意软组织和皮肤受压点的保护
- 将 C 臂置于患肢对侧

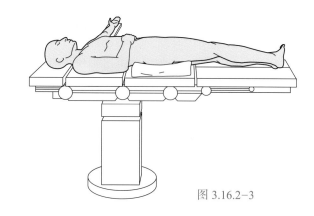

图 3.16.2-3

5 皮肤消毒和铺巾

- 有开放的污染伤口的肢体必须在消毒开始前进 行预清洗；有条件的话，可在手术室外的准备 室进行
- 使用水性除菌剂
- 准备期间确保轻微手动牵引患肢，以避免骨折 过度畸形
- 采用合适消毒剂从髋部远端消毒暴露区域，包

括整个足部（图 3.16.2-4a）
- 采用一次性 U 形铺巾或下肢铺巾包。消毒手 套仅需遮盖前足，暴露踝部
- 大腿铺巾时确保患肢可自由活动（图 3.16.2- 4b）
- 将 C 臂铺巾

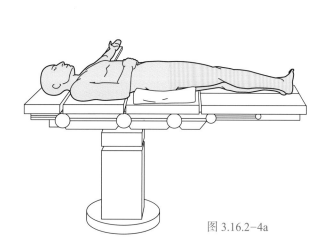

图 3.16.2-4a

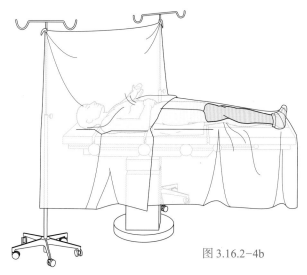

图 3.16.2-4b

6 手术室设置

- 手术室护理人员及医生站于患侧
- 助手可站于手术床末端，以确保可以控制足部
- C臂置于患肢对侧
- 将C臂显示器放置于手术团队和摄片者可完全看见的地方（图 3.16.2-5）

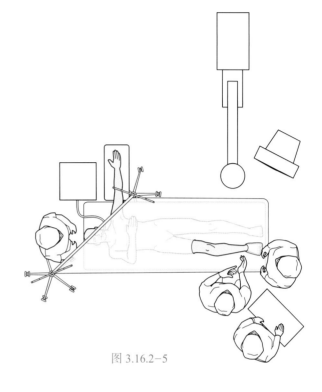

图 3.16.2-5

7 手术器械（图 3.16.2-6）

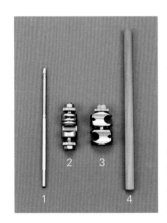

1. 5.0 mm 自钻 Schanz 钉
2. 可把持夹
3. 可把持组合夹
4. 11 mm 碳纤维杆

图 3.16.2-6a 内植物

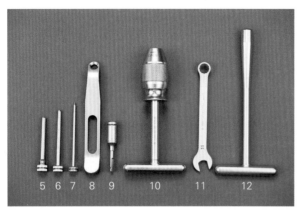

5~8. 三件组合式套筒和钻头（6.0/5.0 mm 钻头套筒，
5.0/3.5 mm 钻头套筒，3.5 mm 曲卡和手柄）
9. 5.0 mm Schanz 钉适配器
10. T 形通用卡口手柄
11. 11 mm 组合扳手
12. 11 mm 套管扳手

图 3.16.2-6b　外固定装置的骨折固定工具

8　手术步骤和技术

- 开放性骨折必须用大量生理盐水彻底清洗，清创去除污染或坏死的组织

- 如果存在大量感染，在应用外固定行手术前可能需要再消毒，并准备新的铺巾和手术器械

- 计划好 Schanz 钉的位置，主要节段至少 2 枚螺钉，最好置于胫骨前内侧面，但重要的是需穿过健康组织，并且螺钉之间尽可能保持一定距离

- 计划螺钉位置时，有必要为将来的整形手术做好标记

- 做一深至骨面的切口

- 通过切口插入短的组装式钻头套筒（手柄、5.0/3.5 mm 钻头套筒和曲卡），并垂直骨面把持住

- 将一 5 mm 自钻 Schanz 钉接于自钻适配器上，并连接动力钻

- 移除曲卡和 3.5 mm 钻头套筒，通过 5.0 mm 钻头套筒将 Schanz 钉植入骨内。Schanz 钉应穿过近侧皮质，尖端停留于对侧皮质（图 3.16.2-7a）

- 自钻 Schanz 钉的尖端不应完全穿过对侧皮质（注意：其尖端十分尖锐）

- 决定何时停止钻钉是有难度的。推荐将电动钻改为通用卡口，一旦近侧皮质已经通过且螺纹已咬合时，采用手动逐步拧入自钻 Schanz 钉

- 用 C 臂确定螺钉位置正确

- 或者也可以选用传统自攻 Schanz 钉，但使用时，必须用相同的 3.5 mm 组合套筒预钻穿双层皮质。自攻螺钉应完全咬合对侧皮质

- 使用相同的技术在每一主要节段尽可能远地插入 2 枚自钻或自攻 Schanz 钉（图 3.16.2-7b）

- 用 11 mm 碳纤维杆或不锈钢杆连接每一对近端和远端的 Schanz 钉，利用传统夹或简易夹

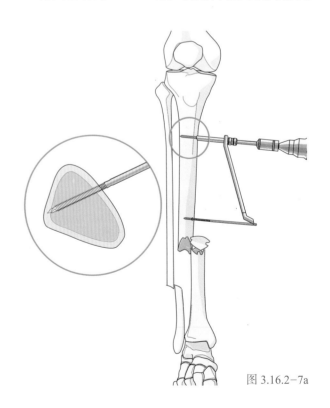

图 3.16.2-7a

形成 2 对"手柄"。每根杆的骨折侧需充分突出超过夹子，以允许添加额外的组合式杆—杆夹（图 3.16.2–7c）

- 锁紧夹子的螺帽，骨折便可通过两个"手柄"来操控
- 在每个突出的杆上放 1 个可把持组合夹，用第三根杆连接 2 个手柄，形成三杆组合装置
- 操控手柄大致进行骨折复位，并锁紧组合夹上

的螺帽（图 3.16.2–7d）

- 用 C 臂确认复位状态，并做最终调整
- 再次锁紧所有夹子上的螺帽
- 最终摄片检查 Schanz 钉的长度和正侧位的骨折复位情况
- 用刀片减小 Schanz 钉周围的皮肤张力，并缝合大型伤口。多数医生不建议对严重开放性骨折患者行一期缝合

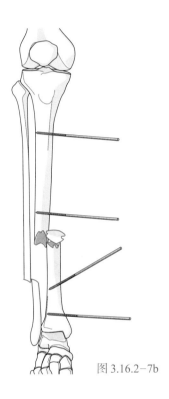

图 3.16.2–7b

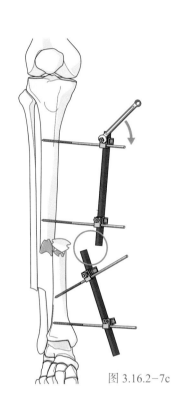

图 3.16.2–7c

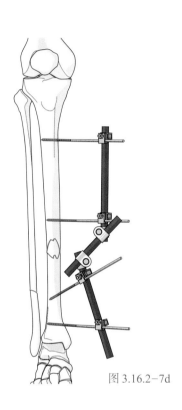

图 3.16.2–7d

9　围手术期特殊护理

- 对任何开放性伤口，进行恰当的去污清创特别护理
- 小心受压部位的护理，尤其是老年患者

- 当 C 臂在围绕手术区域旋转时，需始终保持无菌状态

10　术后特殊护理

- 除非术中 C 臂打印足够清晰的图像，不然术后仍要复查 X 线片，记录复位情况和 Schanz 钉的位置
- 肢体必须抬高，以减少软组织肿胀
- 监测患者发生骨筋膜室综合征的症状和体征。小心在开放性骨折中也会发生骨筋膜室综合征

- 细致的钉道护理对预防感染至关重要。最初，骨针区域必须每日清洁和覆盖
- 一般来说，敞开的开放性骨折伤口需要持续观察，并在 48 h 内进行再清创或二期皮肤缝合
- 最晚在 7~10 天内计划明确的内固定方案

11　手术室人员注意事项

- 交叉核对患者的基本信息、骨折部位、手术标记和手术部位是否正确
- 准备冲洗和清创装置
- 检查工具尺寸范围齐全以及内植物备齐

- 确保外固定夹子没有损坏并正确装配
- 检查 11 mm 碳纤维杆或不锈钢杆长度合适，自钻或传统 Schanz 钉有选择余地
- 记录并补充用掉的内植物

12　手术医生注意事项

- 交叉核对患者的基本信息、骨折部位、手术标记和手术部位是否正确
- 任何开放性伤口的清创和冲洗必须完全彻底。至少需要 5 L 液体。患者可能会在 48 h 后重返手术室进行二次观察和进一步清创
- Schanz 钉的计划位置应远离创伤伤口，不应干扰之后的骨科和整形手术

- 模块化杆—杆固定装置可在日后在无麻醉情况下操控，以校正对线不准
- 清楚记录手术过程，包括术后的特殊护理，要做到文字清晰

3.17　胫骨远端骨折

原著　Fabio Castelli

翻译　刘敬锋　审校　樊　健

内植物和外科技术

- 用微创技术（MIPO）固定，需 3.5 mm 胫骨远端内侧锁定加压接骨板和用作拉力螺钉的 3.5 mm 皮质骨螺钉
- 跨踝关节的大型外固定支架

病　例

- 胫骨远端骨折（43-A1）
- Pilon 骨折（43-C2）

介　绍

- Müller AO/OTA 分型将胫骨远端骨折分为三组：
  - 43-A 型：关节外骨折
  - 43-B 型：部分关节内骨折
  - 43-C 型：完全关节内骨折
- 胫骨内缘无肌肉覆盖，直接位于皮下，因此开放性骨折较常见
- 胫骨和腓骨的远端 1/3 都没有肌肉附着。骨膜血供因此较差，骨折使得该部位的骨骼容易失去活力
- 该区域皮肤的血供也较差，特别是那些患有糖尿病和吸烟的患者。即使是闭合性损伤，高能量创伤也将严重破坏局部软组织。立即手术会破坏血供，将进一步损伤软组织，导致伤口愈合不良和感染
- 小腿的血供由三组动脉提供。它们非常细小而容易受损，在老年患者这些动脉经常堵塞
- 低能量损伤通常导致简单骨折，软组织损伤也较小

- 轴向压缩暴力的高能量损伤导致复杂的关节面撞击损伤、干骺端粉碎、骨缺损和软组织挫伤或挤压伤，有时伴有开放性损伤
- 手术时机和手术方案取决于软组织条件
- 软组织损伤较轻的简单骨折在伤后 6~8 h 可以进行切开复位内固定术
- 比较严重的复杂骨折，如果担心软组织条件，可以按下列步骤分步进行处理：
  - 闭合复位，用临时外固定支架桥接固定（跟骨至胫骨干），根据情况固定腓骨
  - 抬高小腿，利于消肿和软组织恢复
  - 一旦软组织愈合，进行更换内固定治疗
- 对最严重的复杂关节内骨折，建议最好延期手术，直到软组织恢复。通常需要 7~14 天，有时需要等更长时间
- 固定高能量的 Pilon 骨折有多种技术，需要根据具体的骨折类型。在本书中不进行讨论

Müller AO/OTA 分型——胫骨远端骨折

43-A1	43-A2	43-A3	43-B1	43-B2	43-B3	43-C1	43-C2	43-C3

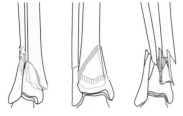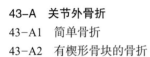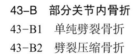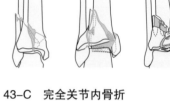

43-A   关节外骨折

43-A1   简单骨折

43-A2   有楔形骨块的骨折

43-A3   复杂骨折

43-B   部分关节内骨折

43-B1   单纯劈裂骨折

43-B2   劈裂压缩骨折

43-B3   多骨块压缩骨折

43-C   完全关节内骨折

43-C1   关节面简单，干骺端简单骨折

43-C2   关节面简单，干骺端粉碎骨折

43-C3   关节面粉碎骨折

3.17.1 胫骨远端骨折（43-A1）：3.5 mm 胫骨远端锁定加压接骨板固定

原著　Fabio Castelli

翻译　刘敬锋　　审校　樊　健

手术处理

- 用微创技术（MIPO）固定，需要 3.5 mm 胫骨远端内侧锁定加压接骨板和用作拉力螺钉的 3.5 mm 皮质骨螺钉

可选择的内植物

- 用作拉力螺钉的 3.5 mm 皮质骨螺钉和 3.5 mm 干骺端锁定加压接骨板
- 用作拉力螺钉的 4.5 mm 皮质骨螺钉和 4.5 mm 有限接触动力加压接骨板
- 专家级胫骨髓内钉（如果骨折线不位于极远端的话）
- 混合环形外固定架

1　介绍（图 3.17.1-1）

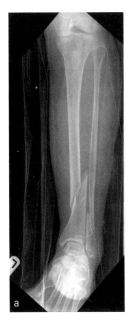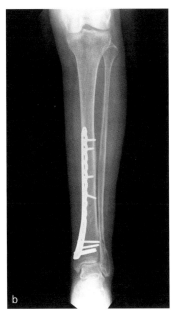

图 3.17.1-1

a. 术前 X 线：螺旋形关节外胫骨远端骨折。b. 术后 X 线：使用 3.5 mm 胫骨远端锁定加压接骨板

- 43-A1 型骨折是胫骨远端的简单（斜形）关节外骨折，可能伴有腓骨骨折
- 简单 A 型骨折只有 2 个骨折块，解剖复位和用拉力螺钉进行骨块间加压是非常重要的。为了保护螺钉确保牢固固定，需要用 1 块接骨板进行保护
- 腓骨骨折进行切开复位内固定可以方便胫骨固定，并能增加稳定性
- 微创接骨板内固定技术（MIPO）有助于保护软组织，减少骨折部位医源性血供破坏的风险
- 使用解剖接骨板避免了术中接骨板的折弯塑形，也使得插入接骨板更容易
- 使用锁定螺钉意味着并不要求接骨板与骨骼完全贴服，因此接骨板也不会紧紧地压在骨面上，避免进一步破坏血供

- 因为锁定螺钉对质量较差的骨骼仍然具有较好的把持力，因此锁定接骨板非常适合骨质疏松症的患者
- 术前必须仔细计划和准备

2　术前准备

手术室人员（ORP）需要了解和确认以下方面

- 骨折的部位
- 计划手术的种类
- 确认手术医生已标记手术部位
- 软组织条件
- 使用的内固定（注意：接骨板是左侧还是右侧）
- 患者体位
- 患者的具体细节（包括已签字确认的手术同意书和预防用抗生素及预防血栓形成的药物）
- 合并疾病，包括过敏史

需要的器械

- 小骨块器械和 3.5 mm 螺钉器械盒

- 2.7/3.5 mm 胫骨远端内侧锁定加压接骨板（注意：右侧或左侧）
- 1/3 管型接骨板
- 通用骨科手术器械
- 可兼容的气动钻或电动钻及其配件

设　备

- 可透视手术床
- 患者仰卧位所需的体位安置附件
- 图像增强器
- 手术相关人员和患者 X 线防护装备
- 止血带（可选）

3　麻醉

- 采用全麻或区域麻醉

4　患者及透视体位

- 患者仰卧位，术侧小腿抬高将膝关节轻度屈曲（图 3.17.1–2a）
- 在同侧臀部下垫一沙袋，使小腿内旋约15°（图 3.17.1–2b）

- 膝关节近端应用止血带，需要时充气加压
- 确认图像增强器的位置，通过旋转 C 臂就可以拍摄前后位和侧位片

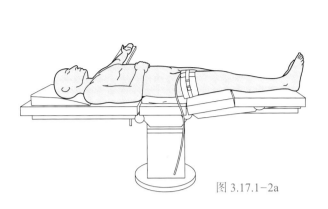

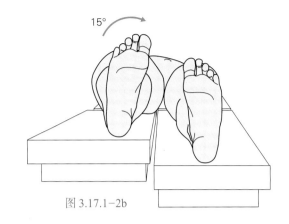

图 3.17.1-2a

图 3.17.1-2b

5 皮肤消毒和铺巾

- 在消毒铺巾时要纵向牵引肢体，以避免骨折处进一步畸形
- 用合适的消毒剂进行消毒，范围从大腿中部至足趾，确保止血带下没有消毒液浸润（图3.17.1-3a）

- 用一次性的U形铺巾或肢体铺巾进行小腿铺巾。弹力织物用胶带固定或用一只手套包裹前足（图 3.17.1-3b）
- 通过无菌垫将踝关节轻度旋转15°
- 图像增强器铺巾

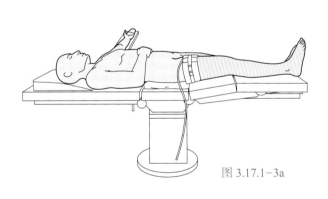

图 3.17.1-3a

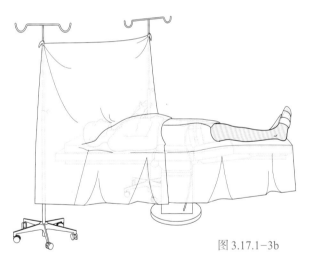

图 3.17.1-3b

6 手术室设置

- 洗手护士和主刀医师站在患侧
- 助手站在床尾侧
- 将图像增强器显示屏对着手术医生团队和放射
  技师（图 3.17.1-4）

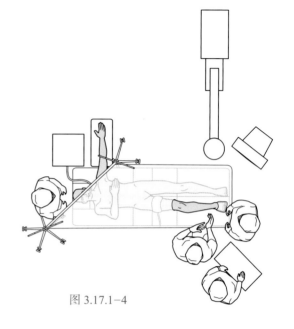

图 3.17.1-4

7 手术器械（图 3.17.1-5）

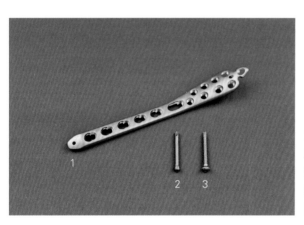

1. 3.5 mm 胫骨远端锁定加压接骨板
2. 3.5 mm 锁定螺钉，自攻型
3. 3.5 mm 皮质骨螺钉
注意：1/3 管型接骨板不在图片内
图 3.17.1-5a　内植物

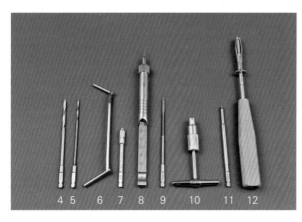

4. 3.5 mm 钻头
5. 2.5 mm 钻头
6. 3.5/2.5 mm 钻头套筒
7. 3.5 mm 埋头孔钻
8. 测深尺
9. 3.5 mm 皮质骨螺钉丝攻
10. T 形手柄
11. 螺丝刀杆
12. 带保持套筒的螺丝刀
图 3.17.1-5b　骨折工具和用传统螺钉固定的接骨板

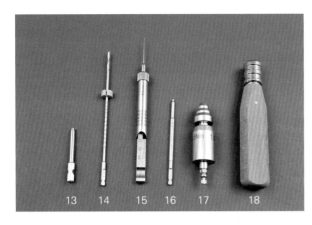

13. 3.5 mm 锁定钻套筒

14. 2.8 mm 钻头

15. 测深尺

16. 螺丝刀杆

17. 1.5 Nm 的扭力限制器

18. 扭力限制器手柄

图 3.17.1-5c　用锁定螺钉固定的接骨板器械

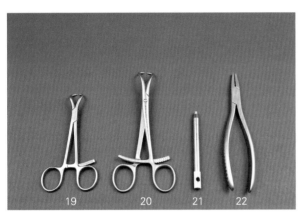

19. 小型点状复位钳

20. 大型点状复位钳

21. 折弯针

22. 折弯钳

图 3.17.1-5d　复位和塑形工具

8　手术步骤和技术

- 首先复位腓骨骨折，用 1/3 管型接骨板固定腓骨。这步需要手术医生的经验来判断，也需要考虑胫骨骨折的具体类型。胫骨骨折越是粉碎和复杂，腓骨固定就越有效。在这里不做讨论

- 在骨折平面的胫骨嵴外侧约 1.5 cm 处做一 4~5 cm 的皮肤直切口

- 暴露骨折，清理并冲洗断端血肿和软组织

- 除了观察骨折线外不要过多剥离骨膜

- 用点状复位钳轻柔地复位骨折，复位钳的一端需要通过另外一个单独小戳口进行钳夹骨折（图 3.17.1-6a）

- 通过图像增强器透视确认和证实骨折已经解剖复位

- 运用拉力螺钉技术，选择合适的位置打入 3.5 mm 皮质骨螺钉。螺钉应垂直于骨折面打

入。根据手术计划，拉力螺钉可在接骨板外打入，也可通过接骨板上的螺孔打入

- 用 3.5 mm 钻头及保护套筒先打滑动孔，再用 2.5 mm 钻头及保护套筒打对侧皮质的攻丝孔（图 3.17.1-6b）

- 打滑动孔的埋头孔，用小的测深尺测深

- 对侧皮质用 3.5 mm 丝攻（金色）进行攻丝（图 3.17.1-6c）

- 拧入合适长度的全螺纹 3.5 mm 皮质骨螺钉（图 3.17.1-6d）

- 在内踝做第二个切口，长 2~3 cm，当心不要损伤位于前侧的隐神经和大隐静脉

- 将锁定钻套筒拧入所选接骨板的远端锁定孔，将它作为手柄可以将接骨板插入皮下

- 在骨膜外插入接骨板，沿着胫骨内侧面向近端

插入
- 触及接骨板近端后做一个小切口，直视下将接骨板置于胫骨内侧面的中央
- 在接骨板最近端螺孔拧入第二个锁定钻套筒，这样可以更方便地操作
- 图像增强器确认接骨板最终的位置，用 1.6 mm 克氏针通过接骨板两端的小孔临时固定接骨板（图 3.17.1-6e）
- 远端第一个螺钉即通过刚才已经拧入接骨板上的远端锁定套筒用 2.8 mm 钻头钻孔，拧入锁定螺钉（图 3.17.1-6f）

- 运用钻头上的刻度或测深尺测量螺钉长度
- 用电动器械拧入合适长度的 3.5 mm 锁定螺钉，最后几圈螺纹要用 1.5 Nm 扭力限定的螺丝刀手动拧入。听到"咔哒"声说明螺钉已安全拧入（图 3.17.1-6g）
- 在接骨板的最近端螺孔拧入第二枚锁定螺钉，方法同前。再次确认骨折复位情况
- 根据需要，在骨折两端分别打入锁定螺钉固定骨折
- 拔除克氏针（图 3.17.1-6h）
- 闭合伤口

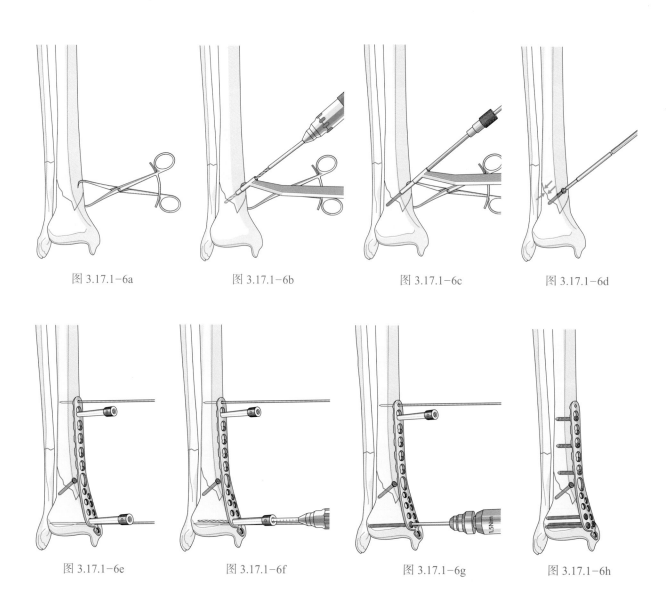

图 3.17.1-6a   图 3.17.1-6b   图 3.17.1-6c   图 3.17.1-6d

图 3.17.1-6e   图 3.17.1-6f   图 3.17.1-6g   图 3.17.1-6h

9 围手术期特殊护理

- 检查患者安全地固定于透视手术床上
- 检查同侧臀部下垫好垫子，以内旋小腿
- 注意保护受压部位（主要是老年患者）

- 检查止血带的部位，如果使用止血带，注意不要超过安全时间
- 旋转使用图像增强器时注意无菌操作

10 术后特殊护理

- 术后摄片，检查骨折复位和内固定位置情况
- 术后保持小腿抬高。U 形支具可以防止术后足下垂
- 术后第一天，根据医生的指导，在理疗师帮助

下开始活动
- 如果患者依从性高而且内固定牢靠，2 周后开始部分负重（5~10 kg）

11 手术室人员注意事项

- 交叉核对患者的基本信息、骨折部位、手术标记和手术部位是否正确
- 检查所有的内植物（注意：接骨板有左侧和右侧之分）和手术器械是否准备完毕

- 注意 2.7 mm 锁定螺钉可以用于接骨板远端
- 确认锁定螺钉套筒的螺纹完好无损坏
- 确认锁定螺钉套筒至少有 2 个
- 记录并补充用掉的内植物

12 手术医生注意事项

- 交叉核对患者的基本信息、骨折部位、手术标记和手术部位是否正确
- 在使用锁定螺钉前，一定要进行骨折部位的正侧位透视，确认骨折解剖复位、轴向对线良好，确认接骨板位置良好
- 内踝切口要保护大隐静脉和隐神经不受损伤
- 摇晃锁定螺钉套筒，以确认套筒与接骨板螺孔连接牢靠
- 用动力器械拧入自攻锁定螺钉，最后几圈螺纹

要用带扭力限制的螺丝刀来手动拧入。螺钉拧入太紧将使得螺钉取出困难或无法取出
- 如果胫骨骨折粉碎严重，不要试用拉力螺钉来固定，而是用桥接接骨板原理来固定胫骨。在这种情况下，推荐首先固定腓骨骨折，以维持正确的长度，在胫骨接骨板两侧至少分别使用 3 枚锁定螺钉来固定
- 清楚记录手术过程，包括术后的特殊护理，要做到文字清晰

3.17.2　Pilon 骨折（43–C2）：大型外固定支架固定

原著　Fabio Castelli

翻译　刘敬锋　审校　樊　健

手术处理

- 用大型跨关节的三角形外固定支架做临时固定

可选择的内植物

- 混合环形外固定架

1　介绍（图 3.17.2–1）

- 复杂的 C 型 Pilon 骨折常常伴有严重的软组织损伤。骨折需要即刻稳定，以利于软组织恢复。固定必须采用外固定支架进行，切开复位内固定会造成软组织进一步损伤，导致伤口愈合不良和感染
- 这些损伤常常需要 CT 检查来进行评估。必须

进行仔细的术前计划

- 因此推荐分期治疗，先用跨关节的外固定支架进行固定，等软组织损伤恢复后再进行下一步手术。这需要至少 7~14 天时间
- 最终手术时机取决于软组织条件
- 关节重建需要遵循下列 4 个原则：①重建腓骨

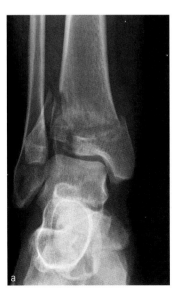
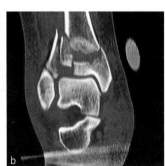
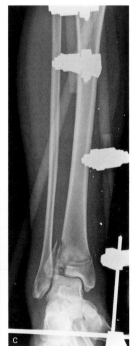

图 3.17.2–1
a. 术前 X 线：胫骨远端关节内粉碎性骨折（Pilon 骨折）。b. 术前 CT：显示关节面移位程度。c. 术后 X线：用大型外固定支架进行初始固定

（如果有骨折）；②重建胫骨关节面；③自体松质骨或皮质松质骨植骨（如果需要）；④胫骨支撑接骨板固定

- 开放性 Pilon 骨折的软组织重建需要整形外科医生进行。在清创后，要仔细计划跨关节外固定支架的打入位置和方向，最好在整形外科医生在场的情况下进行操作，避免干扰和影响后续治疗

- 跨关节外固定支架可用于多发性损伤的创伤控制，也可用于处理急性感染和慢性感染

2   术前准备

手术室人员（ORP）需要了解和确认以下方面

- 骨折的部位
- 计划手术的种类
- 确认手术医生已标记手术部位
- 软组织条件（开放或闭合）
- 使用的内固定
- 患者体位
- 患者的具体细节（包括已签字确认的手术同意书和预防用抗生素及预防血栓形成的药物）
- 合并疾病，包括过敏史

需要的器械

- 大型外固定支架
- 通用骨科器械
- 可兼容的气动钻或电动钻及其配件

设 备

- 可透视的手术床
- 患者仰卧位所需的体位安置附件
- 图像增强器
- 手术相关人员和患者 X 线防护装备
- 止血带（可选）

3   麻醉

- 采用全麻或区域麻醉

4   患者及透视体位

- 患者仰卧位卧于可透视的手术床上，术侧小腿抬高将膝关节轻度屈曲（图 3.17.2-2）
- 在同侧臀部下垫一沙袋，使小腿内旋约 15°
- 在大腿运用止血带，需要时充气加压
- 将图像增强器置于受伤小腿的对侧
- 确认图像增强器的位置，通过旋转 C 臂就可以拍摄前后位和侧位片

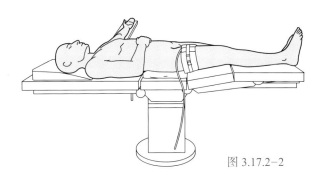

图 3.17.2-2

5 皮肤消毒和铺巾

- 如果是开放性骨折,在铺巾前要先冲洗伤口
- 在消毒和抬腿时要做持续牵引肢体,防止骨折部位畸形加重
- 消毒范围从大腿中段到足趾,确保止血带下不要有消毒液浸透(图 3.17.1-3a)

- 用一次性的 U 形铺巾或肢体铺巾进行小腿铺巾。弹力织物用胶带固定或用一只手套包裹前足(图 3.17.1-3b)
- 图像增强器铺巾

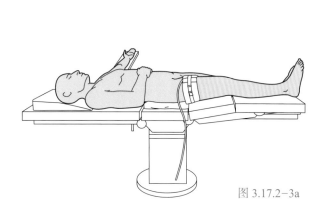

图 3.17.2-3a

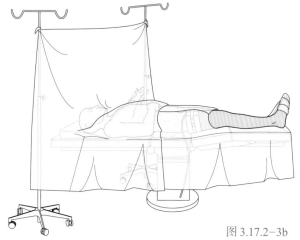

图 3.17.2-3b

6 手术室设置

- 洗手护士和主刀医师站在患侧
- 助手站在床尾侧
- 将图像增强器显示屏对着手术医生团队和放射技师(图 3.17.2-4)

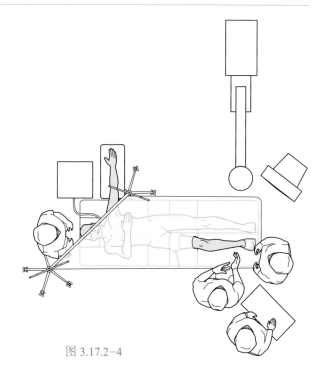

图 3.17.2-4

7 手术器械（图 3.17.2-5）

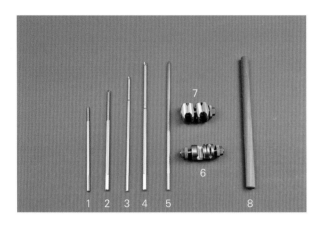

1. 4.0 mm Schanz 钉
2. 5.0 mm Schanz 钉
3. 4.0 mm 自钻 Schanz 钉
4. 5.0 mm 自钻 Schanz 钉
5. 5.0 mm 带中间螺纹的斯氏针
6. 自持夹子
7. 联合夹子
8. 11 mm 碳纤维杆
图 3.17.2-5a　内植物

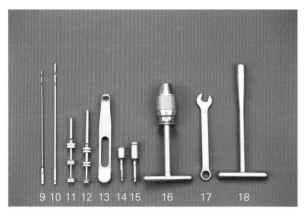

9. 2.5 mm 钻头
10. 3.5 mm 钻头
11. 4.0 mm 三件套钻头套筒（4.0 mm 的钻头套筒，4.0/2.5 mm 的钻头套筒，2.5 mm 套管穿刺针）
12. 5.0 mm 三件套钻头套筒（6.0/5.0 mm 的钻头套筒，5.0/3.5 mm 的钻头套筒，3.5 mm 套管穿刺针）
13. 手柄
14. 用于 4.0 mm 自钻 Schanz 钉的转接器
15. 用于 5.0 mm 自钻 Schanz 钉的转接器
16. 带 T 形手柄的通用夹头
17. 11 mm 联合扳手
18. 11 mm 套筒扳手
图 3.17.2-5b　大型外固定支架的器械

8 手术步骤和技术

- 胫骨嵴内缘约 1 cm 处，在骨折外安全区域（损伤区域外）打入第一枚 Schanz 钉
- 安装短钻头套筒系统：手柄、5.0 mm 和 3.5 mm 直径的钻头套筒、套筒穿刺针
- 做一个戳口，将套筒穿刺针直接顶到胫骨上（图 3.17.2-6a）
- 取下穿刺针。如果使用自钻和自攻 5.0 mm Schanz 钉，3.5 mm 钻头套筒也要取下
- 当要打入 5.0 mm 自钻 Schanz 钉时，确保剩下的钻套不要滑动
- 选择合适长度的 Schanz 钉

- 通过转接器将自钻 Schanz 钉和电动枪钻连接，并钻入近侧骨皮质（图 3.17.2-6b）。Schanz 钉的尖头要锚合对侧骨皮质，而不要完全穿透对侧骨皮质。用带通用夹头的 T 形手柄将 Schanz 钉手动拧几圈就很容易感知到钻头锚合于对侧骨皮质
- 打入 Schanz 钉时建议用生理盐水滴注冲洗钻头
- 如果使用传统的 5.0 mm Schanz 钉，要用 3.5 mm 钻头先钻通两侧骨皮质
- 取下 3.5 mm 钻头套筒，用测量尺测深
- 将 5.0 mm Schanz 钉连接于带通用夹头的 T 形

手柄上
- 将传统的 Schanz 钉拧入两侧骨皮质
- 用图像增强器检查螺钉位置和正确的长度

打入斯氏针

- 注意不要损伤胫后神经血管束
- 触诊检查位于内踝后方的胫后动脉
- 在动脉下方 2 cm 处的跟骨结节外侧做一小切口
- 用 3.5 mm 钻头先打一个孔（图 3.17.2-6c）。当钻头快要穿出内侧皮肤时，在钻头顶起皮肤处做一切口
- 将 5 mm 直径中间带螺纹的斯氏针连接于 T 形手柄上，手动拧入。斯氏针带螺纹的中间部分位于骨内
- 骨质疏松患者，拧入斯氏针前也可以不必钻孔

组装外固定架

- 将 2 个自持夹子连接于胫骨上的 Schanz 钉上，在跟骨斯氏针的两侧也各装上 1 个自持夹子（图 3.17.2-6d）

- 也可以用 MR 安全的夹子，在后续的 MR 检查时不会产生伪影
- 通过夹子在内外侧各安装 1 根 11 mm 直径的碳素杆（图 3.17.2-6e）
- 手动拧紧螺母
- 通过牵引跟骨上的斯氏针，在图像增强器透视下运用韧带复位技术复位骨折
- 一旦骨折对线满意，用套筒扳手拧紧夹子上的所有螺母
- 在内侧碳素杆上 2 个夹子间再安装 1 个夹子，用于与胫骨上较远端的第二枚 Schanz 钉固定
- 将钻头套筒安装于夹子上作为导向，于穿刺针位置做一个皮肤小切口
- 用同样的方法在胫骨上打入第二枚 5.0 mm Schanz 钉，加强固定胫骨
- 为防止足下垂，在第五和 / 或第一跖骨基底部打入直径 4.0 mm Schanz 钉，与外侧碳素杆再用 1 个夹子固定。打 4.0 mm Schanz 钉前需要用直径 2.5 mm 的钻头钻孔（图 3.17.2-6f）
- 检查确认外固定架上所有的螺母均拧紧

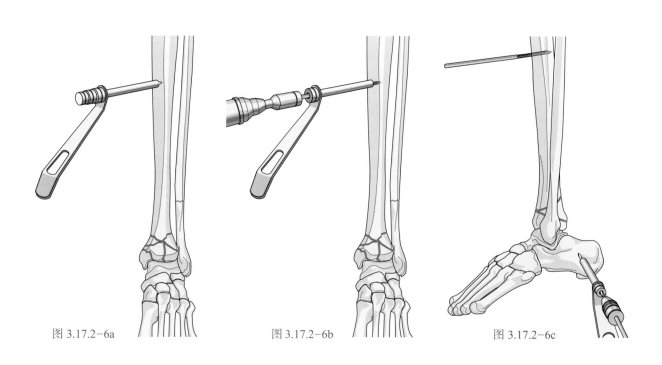

图 3.17.2-6a   图 3.17.2-6b   图 3.17.2-6c

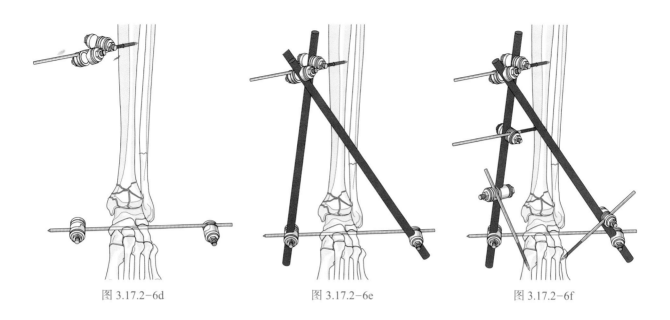

图 3.17.2–6d　　　　　　　图 3.17.2–6e　　　　　　　图 3.17.2–6f

9　围手术期特殊护理

- 确认患者安全地固定于可透视的手术床上
- 检查同侧臀部下垫好垫子，以内旋小腿

- 注意保护受压部位（主要是老年患者）
- 旋转使用图像增强器时注意无菌操作

10　术后特殊护理

- 术后摄片，检查骨折复位和 Schanz 钉位置情况
- 抬高患肢以利于软组织消肿
- 观察软组织条件，注意钉道护理，每天清洁和换药

- 软组织恢复后可以进行最终的内固定手术（7~21 天）
- 术后膝关节立即可以进行 CPM 锻炼

11　手术室人员注意事项

- 交叉核对患者的基本信息、骨折部位、手术标记和手术部位是否正确
- 检查所需使用的所有内植物和手术器械
- 准备额外的清创包和冲洗装备（手术刀片）

- 分清楚传统 Schanz 钉和自钻 Schanz 钉
- 确认所有夹子都有效和安装正确
- 记录并补充用掉的内植物

12　手术医生注意事项

- 交叉核对患者的基本信息、骨折部位、手术标记和手术部位是否正确

- 术前检查患者的准备情况
- 确保 Schanz 钉的位置不能干扰后续内固定手

术或整形外科的手术操作

- 胫骨打入传统 Schanz 钉前要钻孔
- 注意第一枚胫骨 Schanz 钉的位置，要确保远端第二枚胫骨 Schanz 钉不在损伤区域内
- 将中足也固定与外固定架可以防止足下垂或中足旋前畸形，也防止距骨半脱位
- 血性水泡比非血性水泡要严重得多，提示有可能是全层皮肤坏死，可能影响到手术入路

- 如果是开放性骨折，可能需要进行二次清创
- 应拍摄高质量的正侧位片，CT 检查对于后续的内固定治疗作用很大
- 清楚记录手术过程，包括术后的特殊护理，要做到文字清晰

3.18 踝关节骨折

原著 Rodrigo Pesantez
翻译 刘敬锋   审校 樊 健

病 例

三踝骨折（44-B3）
- 外踝：1/3 管型接骨板和 3.5 mm 皮质骨螺钉固定
- 内踝：4.0 mm 松质骨螺钉固定
- 后踝（Volkmann 三角）：4.0 mm 空心钉固定

介 绍

- 根据 Müller AO/OTA 分型，踝关节骨折分为三组：
  - 胫腓下联合以下的损伤：44-A（足旋后位，距骨内收）
  - 胫腓下联合水平损伤：44-B（足旋后位，内翻导致距骨外旋）
  - 胫腓下联合以上的损伤：44-C（足旋前位，距骨外旋）

- 理解损伤机制导致的骨性损伤和韧带损伤对于决定手术计划非常重要
- 踝关节骨折是关节内骨折，除了无移位的稳定骨折外，都具有手术重建和固定的指征。由于内外踝的软组织条件较薄弱，手术时机对于伤口愈合至关重要。对于闭合性踝关节骨折而言，手术可以在伤后 4~6 h 内完成或者伤后数天再进行手术

Müller AO/OTA 分型——踝关节骨折

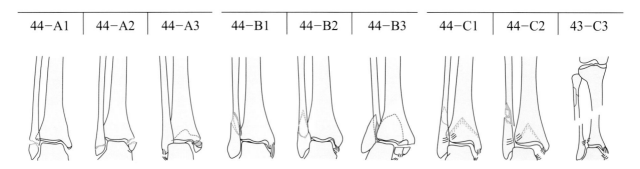

| 44-A1 | 44-A2 | 44-A3 | 44-B1 | 44-B2 | 44-B3 | 44-C1 | 44-C2 | 43-C3 |

44-A 胫腓下联合以下的损伤

44-A1　单纯腓骨损伤

44-A2　合并内踝骨折

44-A3　合并后内侧骨折

44-B 胫腓下联合水平的损伤

44-B1　单纯腓骨损伤

44-B2　合并内侧损伤

44-B3　合并内侧损伤和后外侧 Volkmann 骨折

44-C 胫腓下联合以上的损伤

44-C1　腓骨干简单骨折

44-C2　腓骨干粉碎性骨折

44-C3　腓骨近端骨折

3.18.1 三踝骨折（44−B3）：

外踝：1/3 管型接骨板固定
内踝：4.0 mm 松质骨螺钉固定
后踝（Volkmann 三角）：4.0 mm 空心钉固定

原著 Rodrigo Pesantez
翻译 刘敬锋　审校 樊　健

手术处理

- 外踝：1/3 管型接骨板和 3.5 mm 皮质骨螺钉固定
- 内踝：4.0 mm 松质骨螺钉固定
- 后踝（Volkmann 三角）：4.0 mm 空心钉固定

可选择的内植物

- 内踝
  – 张力带钢丝
- 外踝
  – 3.5 mm 1/3 管型锁定加压接骨板

1 介绍（图 3.18.1−1）

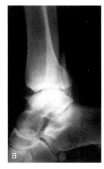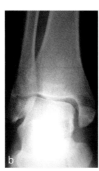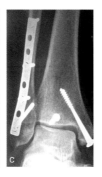

图 3.18.1−1
a. 术前 X 线：三踝骨折。b. 术后 X 线：腓骨用拉力螺钉和 1/3 管型接骨板固定，内踝用 4.0 mm 松质骨螺钉固定，后踝用 4.0 mm 空心钉固定

Müller AO/OTA 分型为 44−B3（Weber B 型）的三踝骨折，其暴力机制是足旋后位受到轴向负荷导致的。距骨在踝穴内外旋，腓骨远端受到剪切暴力，产生位于踝关节平面的斜形骨折，骨折线从前向后向近端延伸。进一步的外旋暴力导致向后方移位产生后踝骨折（Volkmann 三角）。最后，由于距骨向后半脱位，内侧受到张力导致内踝撕脱骨折（图 3.18.1−2）。

469

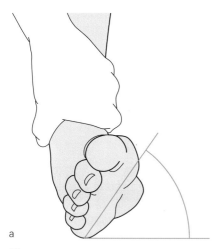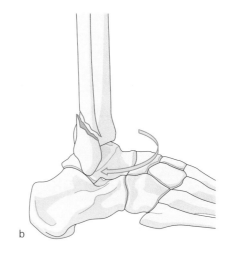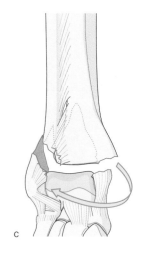

图 3.18.1–2

a~b.踝关节内翻（旋后）产生距骨外旋，导致腓骨远端骨折。c.如果距骨进一步外旋，导致内踝撕脱骨折

2 术前准备

手术室人员（ORP）需要了解和确认以下方面

- 骨折的部位
- 计划手术的种类
- 确认手术医生已标记手术部位
- 软组织条件
- 使用的内固定
- 患者体位
- 患者的具体细节（包括已签字确认的手术同意书和预防用抗生素及预防血栓形成的药物）
- 合并疾病，包括过敏史

需要的器械

- 小骨折块器械盒（3.5/4.0 mm）

- 克氏针器械盒（1.6~2.0 mm）
- 张力带钢丝器械盒（可选）
- 4.0 mm 空心钉及器械
- 通用骨科手术器械
- 可兼容的气动钻或电动钻及其配件

设 备

- 可透视的手术床
- 患者仰卧位所需的体位安置附件（沙袋或垫子）
- 图像增强器
- 手术相关人员和患者 X 线防护装备
- 止血带（可选）

3 麻醉

- 采用区域麻醉或全麻

470

4　患者及透视体位

- 患者仰卧位于可透视的手术床上（图 3.18.1-3）
- 同侧臀部下方垫个沙袋，将患肢内旋
- 将床倾斜、患侧抬高以至于进一步内旋患肢
- 在患侧大腿中部置止血带，需要的话进行充气
- 将图像增强器和显示屏置于患者的健侧
- 在铺巾前查看正位和侧位片

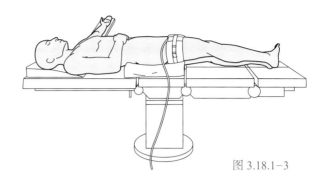

图 3.18.1-3

5　皮肤消毒和铺巾

- 用合适的消毒剂进行消毒，范围从大腿中部至足趾（图 3.18.1-4a）
- 用一次性防水铺巾，接着肢体铺巾（图 3.18.1-4b）

- 前足用无菌手套或袜套包裹
- 术中用无菌垫子可以将足维持于不同的位置
- 图像增强器铺巾

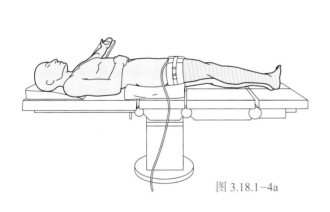

图 3.18.1-4a

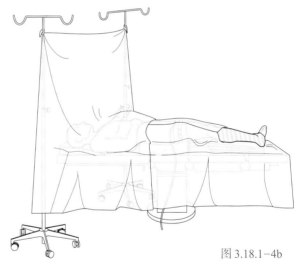

图 3.18.1-4b

6   手术室设置

- 手术医师站或坐于患侧
- 助手站在床尾侧
- 洗手护士站在手术医生旁边
- 将图像增强器从床尾推进来进行侧位和轴位摄片
- 图像增强器的显示屏置于手术团队和放射科医生的视野内（图 3.18.1-5）

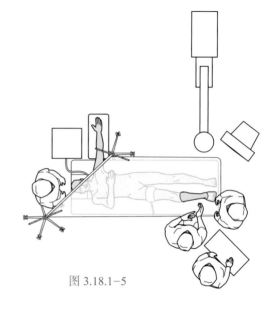

图 3.18.1-5

7   手术器械（图 3.18.1-6）

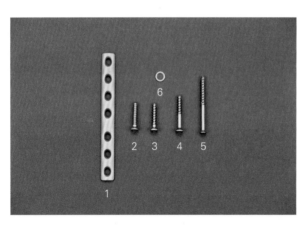

1. 3.5 mm 1/3 管型接骨板，7 孔
2. 3.5 mm 皮质骨螺钉
3. 4.0 mm 全螺纹松质骨螺钉
4. 4.0 mm 半螺纹松质骨螺钉
5. 4.0 mm 半螺纹空心钉
6. 垫圈

图 3.18.1-6a   内植物

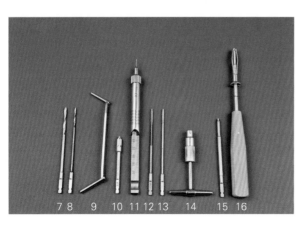

7. 3.5 mm 钻头
8. 2.5 mm 钻头
9. 3.5/2.5 mm 钻头套筒
10. 3.5 mm 埋头钻
11. 测深尺
12. 3.5 mm 皮质骨丝攻
13. 4.0 mm 松质骨丝攻
14. T 形手柄
15. 螺丝刀杆
16. 带有螺钉把持套筒的螺丝刀

图 3.18.1-6b   固定骨折所需的 3.5 mm 1/3 管型接骨板工具

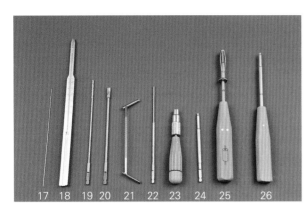

17. 1.25 mm，150 mm 长的空心钉导针
18. 直接测钉器
19. 2.7/1.35 mm 空心钻
20. 3.5/4.0 mm 空心钉埋头钻
21. 2.7/1.25 mm 钻头套筒
22. 4.0 mm 空心丝攻
23. 带快速接口的手柄
24. 空心螺丝刀杆
25. 带有螺钉把持套筒的空心螺丝刀
26. 普通螺丝刀

图 3.18.1-6c　固定骨折所需的 4.0 mm 空心钉工具

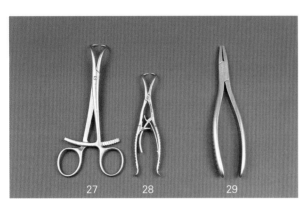

27. 大型棘齿点状复位钳
28. 小型软锁点状复位钳
29. 折弯钳

图 3.18.1-6d　骨折复位和接骨板塑形工具

8　手术步骤和技术

- 手术从腓骨开始。一般来讲（由于胫腓下联合后韧带），复位腓骨有助于复位后踝（Volkmann三角）。如果复位困难，要暴露内侧，清理嵌入的韧带、骨软骨碎片或血肿
- 如果从侧位片上看，后踝的骨块大小超过胫骨远端关节面的 1/4，那么就需要固定后踝

外　踝

- 做腓骨远端直切口，长 10~15cm。保护腓肠神经和腓浅神经
- 轻轻牵开软组织，暴露骨折处并仔细清理关节血肿和碎片
- 解剖复位腓骨，并用点状复位钳维持复位（图3.18.1-7a）。牵引、内旋足部可以帮助复位
- 接着，通过骨折线打入 3.5 mm 皮质骨拉力螺钉

- 在近端皮质用 3.5 mm 钻头钻出滑动孔（图3.18.1-7b）
- 在滑动孔内置入 2.5 mm 钻头套筒作为导向器，向对侧皮质用 2.5 mm 钻头钻孔（图 3.18.1-7c）
- 打埋头孔（图 3.18.1-7d），测深（图 3.18.1-7e），对侧皮质用 3.5 mm 的丝攻（金色）攻丝（图3.18.1-7f）
- 拧入合适长度的皮质骨螺钉，拧紧螺钉时观察骨折块间的加压情况（图 3.18.1-7g）
- 选用 5~6 孔的 3.5 1/3 管型接骨板，根据腓骨远端形态用折弯钳塑形接骨板
- 在拉力螺钉两侧至少各打入 2 枚 3.5 mm 皮质骨螺钉来固定接骨板。用 2.5 mm 钻头钻孔，测深，攻丝，拧入合适长度的 3.5 mm 皮质骨螺钉
- 近端拧入 3.5 mm 皮质骨螺钉

- 远端，可能需要拧入 4.0 mm 松质骨螺钉
- 使用 2.5 mm 的钻头和 4.0 mm（银色）丝攻（图 3.18.1-7h）

- 确保远端螺钉不要穿入关节腔，透视检查螺钉位置
- 接骨板起到的作用是保护作用

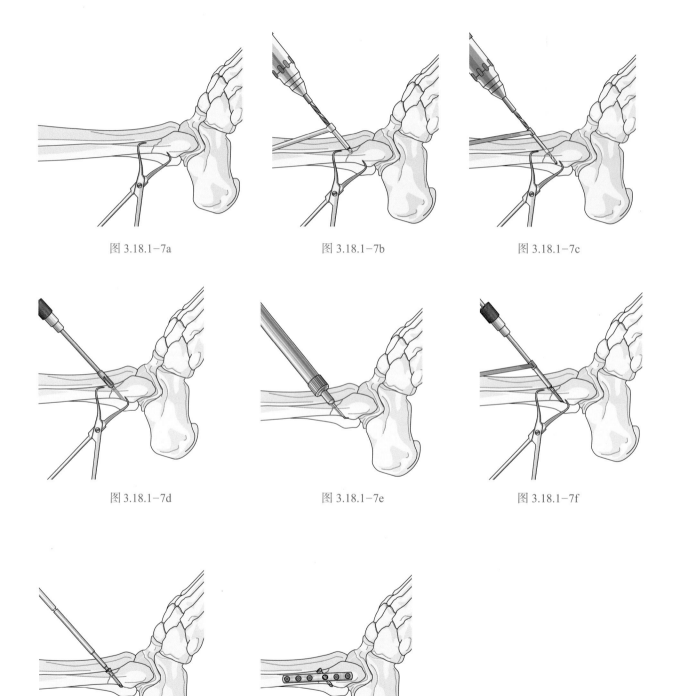

图 3.18.1-7a

图 3.18.1-7b

图 3.18.1-7c

图 3.18.1-7d

图 3.18.1-7e

图 3.18.1-7f

图 3.18.1-7g

图 3.18.1-7h

内 踝

- 内踝偏前方做一弧形切口。注意不要损伤大隐静脉和神经。偏前方的切口有利于探查关节腔
- 暴露骨折，清理骨折间隙妨碍复位的嵌入软组织。冲洗关节腔，清理血肿和碎片
- 用点状复位钳解剖复位内踝骨折（图3.18.1-8a），用1~2枚克氏针临时固定（图3.18.1-8b）
- 图像增强器检查复位情况
- 去除1枚克氏针。用2.5 mm钻头钻孔，拧入半螺纹4.0 mm松质骨螺钉固定（图3.18.1-8c）
- 测深，用4.0 mm银色丝攻攻丝
- 拧入合适长度的4.0 mm半螺纹松质骨螺钉加压固定骨折。骨质疏松患者可以使用垫圈（图3.18.1-8d）

- 螺钉的所有螺纹都要通过骨折线以达到加压作用。尽量选择较短的螺钉，因为研究显示越是靠近关节，骨质量越好。实际操作中，大部分成人的螺钉长度一般为30~35 mm
- 如有可能，平行于第一枚螺钉再打入第二枚拉力螺钉（图3.18.1-8e）。如果内踝骨块只能打1枚螺钉，那么原先打入的1枚克氏针不用取出（尾部折弯）以增加旋转稳定性

后踝（Volkmann三角）

- 有几种技术来复位和固定后踝骨折块。这里介绍的方法是从前向后用4.0 mm空心钉来固定
- 后踝骨折块较大（大于25%的关节面）则需要固定。在外踝和内踝解剖复位和固定后进行

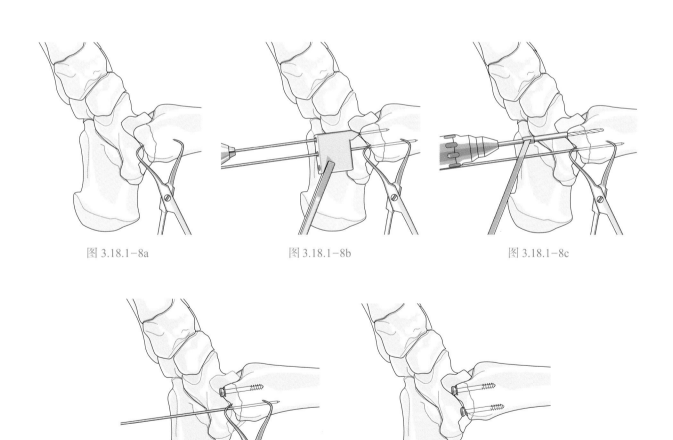

图3.18.1-8a   图3.18.1-8b   图3.18.1-8c

图3.18.1-8d   图3.18.1-8e

后踝固定

- 靠韧带张力将后踝复位,将足背屈,通过外侧切口用齿状钩维持后踝复位
- 前方靠近关节线做一 1 cm 长切口,钝性分离直达骨面
- 用 2.7/1.25 mm 钻头套筒作为导向器,在预定位置,从前向后平行于关节面,打入 1 枚尖端带螺纹的 1.25 mm 导针(图 3.18.1-9a)
- 侧位片透视检查导针位置
- 空心钉测深尺测量螺钉长度(图 3.18.1-9b)
- 有时需要沿着导针用埋头钻钻孔或空心钻开口(图 3.18.1-9c)
- 沿着导针,用空心钉螺丝刀拧入合适长度自钻、自攻的 4.0 mm 空心钉(图 3.18.1-9d)
- 图像增强器透视检查复位和固定情况(图 3.18.1-9e)
- 如果需要,打入第二枚螺钉
- 如果部分螺纹的螺钉上所有螺纹都把持住后踝骨折块,就会产生加压作用。如果骨折块较小,螺纹没有完全通过骨折线,那么就不会产生加压作用。如果遇到这种情况,应该使用全螺纹皮质骨螺钉运用拉力螺钉技术来固定
- 再次正、侧位透视检查骨折固定情况,并打印胶片
- 冲洗、缝合伤口

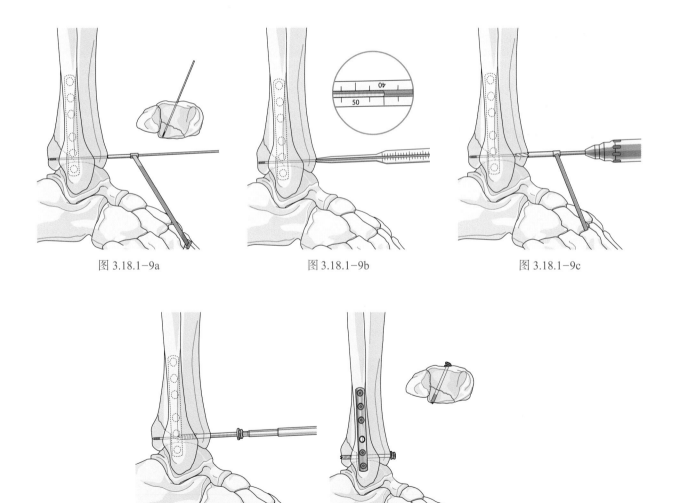

图 3.18.1-9a   图 3.18.1-9b   图 3.18.1-9c

图 3.18.1-9d   图 3.18.1-9e

9 围手术期特殊护理

- 操作 C 臂时注意不要污染手术区域
- 任何螺钉不要穿入关节腔，并用图像增强器进

行检查

10 术后特殊护理

- 使用 U 形支具将足置于中立位，允许主动背屈活动
- 术后第一天开始进行理疗。尽可能早期进行主动背屈活动，去除石膏支具

- 依从性好的患者可以进行部分负重（10~15 kg）。根据骨的质量，6~8 周后可以进行完全负重。支具用于依从性较差和骨质疏松的患者

11 手术室人员注意事项

- 交叉核对患者的基本信息、骨折部位、手术标记和手术部位是否正确
- 检查需使用的所有内植物和手术器械
- 准备使用不同类型的螺钉
- 检查不同种类的螺钉和螺钉长度

- 检查 1.25 mm 空心钉导针
- 拧紧空心钉需要用传统螺丝刀
- 用传统螺丝刀取出空心钉，而不是用空心螺丝刀（太精细）取出空心钉
- 记录并补充用掉的内植物

12 手术医生注意事项

- 交叉核对患者的基本信息、骨折部位、手术标记和手术部位是否正确
- 术前 1 天评估软组织情况，这是手术成功的关键。如果有疑问，将手术延期进行
- 术前计划包括手术入路、复位技术和选用合适的内植物

- 确认没有螺钉穿入关节腔
- 恢复踝穴的完整性——纠正腓骨长度、距胫角和对称的踝关节间隙
- 在关闭切口前，透视检查内固定情况
- 清楚记录手术过程，包括术后的特殊护理，要做到文字清晰

3.19 跟骨骨折

原著　Richard Buckley
翻译　刘敬锋　审校　樊健

病　例

- 跟骨骨折（82-C2）：跟骨锁定接骨板固定

介　绍

- Müller AO/OTA 分型将跟骨标记为 82，进一步跟骨骨折分型如下：
  - 82-A1：跟腱撕脱造成跟骨结节骨折
  - 82-B2：关节前方的移位骨折
  - 82-C2：关节内移位骨折，累及距下关节。这是本章讨论的移位严重的骨折，是跟骨关节面压缩骨折
- 跟骨骨折常见于高处坠下，足跟先着地。运动和登高工作的年轻人多见，也见于爬屋顶或爬树的老年患者

- 高处坠落时，体重导致跟骨接触地面后跟骨骨折移位，也可能伴有其他骨折，例如脊柱骨折、骨盆骨折或肢体损伤
- 骨折导致严重的软组织肿胀和水泡
- 10% 的跟骨骨折是开放性骨折，开放性伤口通常位于足的内侧
- 无移位的跟骨骨折不必石膏固定，等骨折愈合了才能负重。建议早期关节活动度操练
- 移位的跟骨骨折具有手术指征，通常需要进行 CT 检查

Müller AO/OTA 分型——跟骨骨折

82-A1	82-A2	82-A3

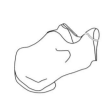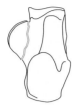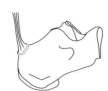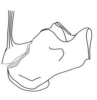

82-A 撕脱或骨突或结节骨折

82-A1 前突骨折

82-A2 内侧，载距突骨折

82-A3 跟骨结节骨折

82-B1	82-B2

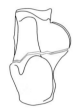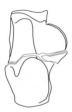

82-B 不累及关节面的体部骨折

82-B1 非粉碎性骨折

82-B2 粉碎性骨折

82-C1	82-C2	82-C3	82-C4

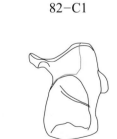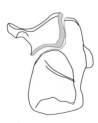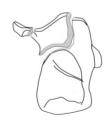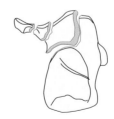

82-C 累及后关节面的关节内骨折

82-C1 无移位

82-C2 两部分骨折

82-C3 三部分骨折

82-C4 四部分骨折

3.19.1 跟骨骨折（82-C2）：跟骨锁定接骨板固定

原著 Richard Buckley

翻译 刘敬锋　审校 樊 健

手术处理

- 用跟骨锁定接骨板固定

可选择的内植物

- 3.5 mm 跟骨接骨板用传统 3.5 mm 皮质骨螺钉和 4.0 mm 松质骨螺钉固定
- 3.5 1/3 管型接骨板固定
- 3.5 mm H 形接骨板固定

1 介绍（图 3.19.1-1）

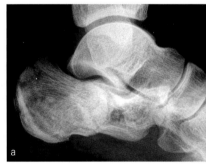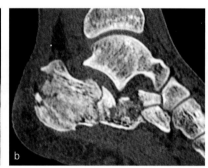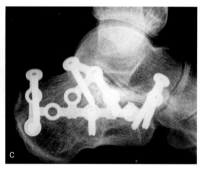

图 3.19.1-1

a. 术前 X 线：移位的粉碎性关节内骨折。b. 术前 CT：骨折严重粉碎和移位。c. 术后 X 线：用拉力螺钉和跟骨锁定接骨板固定

- 通常伴有严重的软组织损伤。术前必须解决软组织问题。如果早期进行手术，那么较大手术切口（外侧皮瓣）的伤口愈合不良风险很高，有时必须等待 3 周时间（图 3.19.1-2）
- 手术的相对禁忌证包括吸烟、骨质量较差和糖尿病
- 关节外的移位跟骨骨折可以通过经皮技术来治疗。但是，关节内的移位和压缩骨折需要切开复位接骨板螺钉固定，接骨板包括锁定接骨板和非锁定接骨板

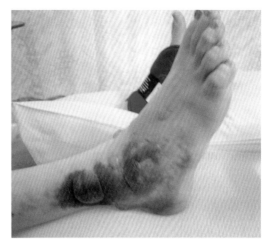

图 3.19.1-2　跟骨骨折患者的软组织损伤和水泡。术前，皮肤的恢复至关重要

2　术前准备

手术室人员（ORP）需要了解和确认以下方面

- 骨折的部位
- 计划手术的种类
- 确认手术医生已标记手术部位
- 软组织条件
- 使用的内固定（注意：接骨板区分左侧和右侧）
- 患者体位
- 患者的具体细节（包括已签字确认的手术同意书和预防用抗生素及预防血栓形成的药物）
- 合并疾病，包括过敏史

需要的器械

- 小型骨折工具
- 跟骨锁定接骨板，根据损伤部位选择左侧或右侧
- 相应的螺钉（3.5 mm 锁定螺钉，3.5 mm 和 2.7 mm 皮质骨螺钉，4.0 mm 松质骨螺钉）

- 接骨板折弯模板和折弯钳
- 克氏针
- 4.0 mm 或 5.0 mm Schanz 钉，T 形手柄，相应钻头
- 用于复位的股骨牵开器
- 取骨和植骨工具
- 生物材料的骨替代物（如果需要，充填大型骨缺损）
- 通用骨科器械
- 可兼容的气动钻或电动钻及其配件

设　备

- 手术床和患者侧卧位所需的体位安置附件
- 图像增强器
- 手术相关人员和患者 X 线防护装备
- 止血带（可选）

3　麻醉

- 采用全麻或区域麻醉

4　患者及透视体位

- 患者侧卧位，患肢在上。与手术床接触的所有骨突部位都要垫垫子保护（图 3.19.1-3）
- 保护重要的软组织区域
- 患者消毒前，手术医生要再次确认患者体位
- 患侧大腿安置止血带，需要时可以充气
- 确认图像增强器可以拍摄真正的后足侧位片和跟骨轴位片

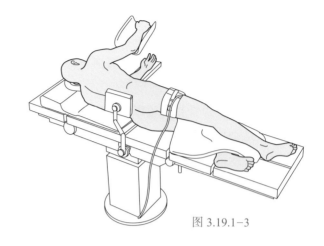

图 3.19.1-3

5　皮肤消毒和铺巾

- 用合适的消毒剂消毒肢体（图 3.19.1-4a）
- 消毒髂嵴部（有些患者需要取自体骨）
- 骨盆髂嵴铺巾，接着下肢铺巾

- 使用一次性的防水铺巾，肢体铺巾（图 3.19.1-4b）
- 图像增强器铺巾

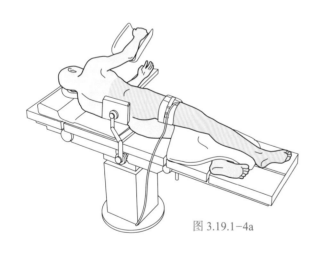

图 3.19.1-4a

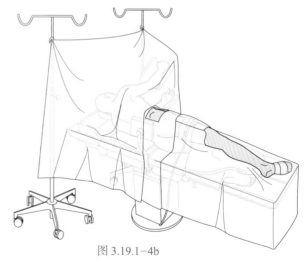

图 3.19.1-4b

6 手术室设置

- 手术医生面对患侧跟骨而站（或坐），助手位于对侧
- 手术室人员位于手术医生旁边
- 在患侧踝关节下方垫一个无菌垫子。使得足部轻度内翻位
- 从手术床的尾侧将图像增强器推入拍摄位置，进行侧位和轴位摄片
- 将图像增强器的显示屏置于手术团队和放射科医生的视野（图 3.19.1-5）

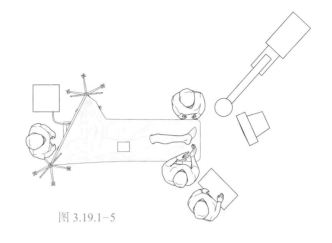

图 3.19.1-5

7 手术器械（图 3.19.1-6）

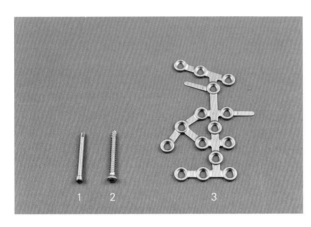

1. 3.5 mm 锁定螺钉
2. 3.5 mm 自攻皮质骨螺钉
3. 跟骨锁定接骨板，右侧

图 3.19.1-6a 内植物

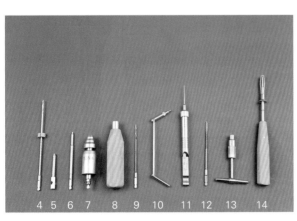

4. 锁定加压接骨板的 2.8 mm 钻头
5. 锁定加压接骨板的 3.5 mm 钻头套筒
6. 螺丝刀杆
7. 带快速接头的 1.5 Nm 扭力限制器
8. 带快速接口的手柄
9. 2.5 mm 钻头
10. 3.5 mm 通用钻套
11. 测深尺
12. 3.5 mm 皮质骨螺钉丝攻
13. T 形手柄
14. 带螺钉把持套筒的螺丝刀

图 3.19.1-6b 3.5 mm 跟骨接骨板所需的工具

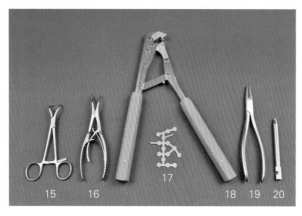

15. 点状复位钳，中型
16. 骨撑开器，软锁，中型
17. 跟骨接骨板的折弯模板
18. 剪接骨板的大力钳
19. 折弯钳
20. 克氏针折弯器

图 3.19.1-6c　复位、塑形和剪接骨板的工具

8　手术步骤和技术

- 在跟骨外侧壁标记 L 形切口，做外侧壁全层皮瓣。腓骨肌腱和腓肠神经通常位于皮瓣内
- 距骨打入克氏针（1.6~1.8 mm），轻柔地牵拉皮瓣
- 向后或向远端翻开跟骨外侧壁，暴露塌陷的距下关节
- 跟骨的后外侧打入 5.0 mm Schanz 钉或 2.0 mm 克氏针，可以牵引下帮助复位（图 3.19.1-7a）
- 延期手术的患者，使用牵开器（中号）可以帮助探查距下关节并维持跟骨的正常高度，用在跟骨结节和胫骨之间
- 大量水冲洗，清除距下关节凝血块
- 用小的骨剥和骨钩，也可以用椎板撑开器来恢复跟骨后关节面的正常解剖
- 如果骨块完全游离和无活力，将它们取出，这样更方便重建骨折。一旦解剖复位并用克氏针固定，取出的游离骨块重新植回距下关节，并用克氏针（1.6 mm）初步固定
- 用克氏针维持复位
- 后关节面重建后，跟骨的高度即可恢复。跟骨中央的骨缺损可以进行自体骨植骨或骨替代物植骨，用于支撑复位骨折
- 取下的自体骨要保持湿润，并置于安全地方（建议 2 个单独的药杯）

- 用小的打击器植入骨块
- 用图像增强器检查骨折重建的效果
- 将外侧壁复位来重建跟骨，运用跟骨外侧锁定接骨板
- 选用右侧跟骨锁定接骨板
- 按需剪断和塑形跟骨接骨板。运用相应的折弯模板，折弯钳和大力剪。需要剪短接骨板的某些部分来匹配每个人的跟骨形态
- 用 2 根折弯针仔细地放置跟骨接骨板
- 拧入螺钉。根据不同的所需功能打入不同的螺钉
- 对于 3.5 mm 锁定螺钉而言，先安装锁定套筒，用 2.8 mm 钻头钻孔
- 对于 3.5 mm 普通皮质骨螺钉和 4.0 mm 松质骨螺钉而言，用通用钻头套筒和 2.5 mm 钻头钻孔
- 对于更小的 2.7 mm 皮质骨螺钉而言，用 2.0 mm 钻头和套筒钻孔
- 可以尝试用拉力螺钉重建距下关节
- 通常并不需要所有螺孔都打上螺钉（图 3.19.1-7b）
- X 线摄片并打印胶片，确认没有螺钉和克氏针进入关节
- 缝合切口

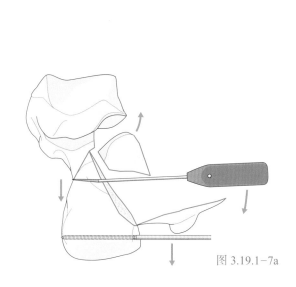

图 3.19.1-7a

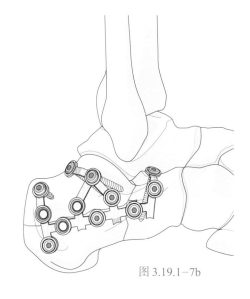

图 3.19.1-7b

9 围手术期特殊护理

- 注意身体的受压部位
- 确保患者安全地侧卧于手术床上
- 注意足部的软组织情况，确保所有的薄弱部位

- 都得到了仔细保护
- 操作 C 臂时注意不要污染手术区域

10 术后特殊护理

- 术后必须拍摄 X 线（也可以 CT 检查）
- 固定应该允许安全地护理患者
- 术后运用支具防止足下垂

- 术后立即开始踝关节和前足在辅助下活动和主动活动
- 术后患者 6~12 周内不能负重

11 手术室人员注意事项

- 交叉核对患者的基本信息、骨折部位、手术标记和手术部位是否正确
- 检查需使用的所有内植物和手术器械
- 确认手术侧的跟骨锁定接骨板
- 注意接骨板分左侧和右侧
- 最好有非锁定跟骨接骨板
- 确认有足够的 1.6~2.0 mm 克氏针

- 确认有 Schanz 钉
- 对于不同种类的螺钉不要混淆钻头
- 手术结束时，检查所有用过的克氏针和剪去的接骨板部分不要残留在患者体内
- 丢弃用过的克氏针
- 记录并补充用掉的内植物

12　手术医生注意事项

- 交叉核对患者的基本信息、骨折部位、手术标记和手术部位是否正确
- 良好的患者管理和术前计划非常重要
- 术前必须等待软组织恢复（10~20 天）
- 从 X 线片和 CT 检查上要清晰地理解骨折形态和类型，并制订手术操作的详细计划
- 仔细重建跟骨的后关节面，解剖复位对于距下关节至关重要。重建跟骨正常的高度和长度也同样重要
- 确认跟骨轴向对线正常（内翻／外翻）
- 建议重建后足的顺序是从内到外，从前到后
- 跟骨后结节插入 Schanz 钉或撑开器是常用的复位方法

- 在最终固定前，用多枚克氏针来辅助复位和维持复位
- 大的关节面骨块可以在接骨板外用拉力螺钉来固定。接骨板用于固定其他骨折块
- 术中必须进行透视来确认解剖复位情况，确认没有内固定穿入关节。术后也建议行 CT 检查
- 必须轻柔地进行软组织操作
- 术后早期进行理疗至关重要
- 清楚记录手术过程，包括术后的特殊护理，要做到文字清晰

术　语

Chris L Colton 编写并向 **Chris G Moran**、**Stephan M Perren** 致谢。

外展（abduction）　指远离中线的运动。如肩部外展是将手臂远离躯干并向外侧移动。对于拇指，外展是指从手指解剖位，远离手掌的移动。这是因为，进化史上，原始人的拇指与其余四指在同一平面，逐渐的外展使它远离了中线，就像手臂利用肩部的外展远离躯干。人类的拇指能从初始位置外展 90°，以完成抓持动作。

内收（adduction）　指接近中线的运动，如髋关节内收使双腿向中线运动，两腿内收使膝关节并拢或双腿交叉。

痛性肌萎缩（algodystrophy）　参见反射性交感神经营养不良，复杂区域疼痛综合征。

痛觉过敏（allodynia）　由不致痛的刺激引起的疼痛或发生在刺激区域以外的疼痛。

同种异体移植物（allograft）　来自同一物种不同个体的移植组织，其基因与受体不同。组织相容性研究（组织分型）在器官移植中是必不可少的，但由于骨骼移植一般不伴有血运，所以在骨移植中不需要。

厌氧（anaerobic）　指其代谢过程不依赖氧气，因此厌氧生物可以在低氧或缺氧的组织中生长。

吻合（anastomosis）　2 个血管或其他管状解剖结构之间的连接。

解剖位（anatomical position）　人体的参照位置，即面向观察者站立，手掌向前的体位。

解剖复位（anatomical reduction）　手术固定前对骨折块的精确还原（骨折线完全匹配），它将完全恢复正常解剖结构，虽然整体稳定性不是完全依靠精确复位，但是精确复位能达到更稳定且增加固定强度的效果。相比骨干骨折，解剖复位对于累及关节的骨折更重要。参见坚强固定。

成角稳定（angular stability）　是骨折固定中植入物的一种属性，指植入物各部分相互之间的成角关系。通常适用于接骨板和螺钉。例如螺钉经接骨板孔固定于接骨板之上，是通过螺钉头上面的外螺纹和接骨板孔的内螺纹相啮合实现的。这一理论在 1935 年由 Rheinhold（法国）首次提出。参见锁定接骨板。

成角（angulation）　2 个骨折块之间形成夹角，而并非以直线形式接触排列。在标准外科惯例中，成角是远端部位就其解剖位置而言。例如对于 Colles 骨折，它的远端部位是向背侧（或向后侧）成角，所以应当描述为向背侧成角，尽管骨折近端顶点向前。同理对于近端顶点向后的胫骨骨折应当被描述为向前成角，因为远端部位在其解剖位前方。参见畸形。

关节强直（ankylosis）　由骨或致密的纤维结合而形成的关节融合，是疾病过程的结果，如感染性关节炎（关节积脓）、强直性脊柱炎、骨结核愈合等。

镇痛的（antalgic）　从字面上来说是用于止痛。用于描述步态的变化，即站立期一侧肢体承重后突然缩短，以避免腿部负重疼痛。

前侧（anterior）　指躯体解剖位的前方。若 A 的解剖位位于 B 的前方，称为 A 在 B 前侧。

抗生素（antibiotic）　由某些真菌、细菌和其他有机体产生的，能抑制微生物（抑菌）的生长或破坏微生物（杀菌）的任何药物。如青霉素，用于预防或治疗感染。

抗体（antibody） 宿主免疫系统在检测抗原时产生的物质。抗体是由抗原刺激产生的，针对特异性抗原有保护作用。

抗原（antigen） 外来生物物质（移植组织、入侵病毒等）的成分，刺激宿主的免疫系统，使宿主产生破坏抗原的抗体，从而攻击外来物质，这通常会导致"入侵者"的损害。

关节炎（arthritis） 字面意思为滑膜关节的炎性病变，关节炎可为感染性的或无菌性的，前者经血液感染（血源性感染）在儿童中更为常见，也可能是关节受伤或手术后的渗出引起。无菌性关节炎通常为类风湿性关节炎（包括 Reiter 综合征、银屑病等）或由于退行性病变（参见骨关节炎、类风湿性关节炎）所致。

关节融合术（arthrodesis） 指关节之间骨性融合，为外科手术的一种。

部分关节内骨折（articular fracture—partial） 这种骨折仅累及关节面的一部分，其余部分仍与骨干相连接。有以下几种类型：

- 单纯劈裂：由剪切力造成的骨折，通常为纵向劈裂。
- 单纯塌陷：关节内骨折部分塌陷没有劈裂。塌陷部位可位于中心或外围。
- 劈裂—塌陷：关节内骨折既有劈裂又有塌陷，骨折端通常分离移位明显。
- 粉碎性塌陷：部分关节面塌陷，骨折块完全分离移位。

完全性关节内骨折（articular fracture-complete） 关节面破坏，并与骨干完全分离。这些骨折的严重程度取决于关节面和干骺端是简单骨折还是粉碎性骨折。

萎缩性骨不连（atrophic nonunion） 因为骨结合的生物学应答受到抑制而导致骨折不能愈合。通常是由于骨折断端的不良生物学状态。此种骨不连被归类为萎缩性骨不连，其没有骨痂，骨折端变圆钝，最后形成假关节。参见骨不连。

自体移植（autograft） 将同一个体内的组织从一个部位移到另一个部位的过程（同种移植）。

缺血性坏死（avascular necrosis） 在没有感染的情况下，骨骼由于失去血液供应而坏死称为缺血性坏死（无菌性坏死）。死骨保持其正常强度，直到爬行替代（参见血供）的血运重建开始才替代死骨，为新骨的形成做准备。然而，承重部位骨骼可能出现塌陷或者部分塌陷。常发生在股骨头和距骨等部位。

撕脱（avulsion） 剥脱、撕落。

杀菌的（bactericidal） 能够杀死细菌的。

生物相容性（biocompatibility） 与相关的生物组织或过程共存而不受伤害的能力。

生物（生物学意义上）内固定［biological（biologically respectful）internal fixation］ 在任何内固定中，适当的手术稳定程度和必要的手术干预造成的生物损伤之间总是有一个巧妙的平衡。每种方法的益处将根据外科医生的丰富经验来判断。生物内固定采用有助于保护血液供应的外科显露技术，从而利于骨和软组织的愈合，同时为骨折提供足够的稳定性，恢复骨折的长度和力线。它依赖于快速的生物愈合反应（早期骨痂形成），以防止植入物失败（疲劳或松动）。

活检（biopsy） 手术切除一块组织送组织学或微生物检查，通常用来确定诊断。

皮质骨的血液供应（恢复）［blood supply to cortical bone（restoration of）］ 皮质骨长时间失去血供会导致坏死。它可以通过血管的生长而无明显的哈弗斯管扩张（Pfister 等，1979 年）或通过形成新的哈弗斯管（由骨细胞穿透引起）来进行血运重建。这种骨重建过程具有明显的滞后期且速度缓慢（根据 Schenk，1987 年，0.1 mm/d）。当无菌性坏死骨通过再吸收和新生骨替代而重新恢复供血时，经常使用"爬行替代"一词。参见血管和缺血性坏死。

骨移植（bone graft） 从骨骼的一个部位取出骨质并植入在另一个部位。骨移植用于促进骨愈合，也可使骨缺失处恢复骨的连续性。参见同种异体移植、自体移植、异种移植。

广谱（broad spectrum）　是指对多种不同微生物有效的抗生素。

蝶形骨块（butterfly fragment）　复杂骨折的骨折横截面不完整，存在第三个骨折块（即在复位后，2个主要骨块不完全接触），小的楔形骨块可能是螺旋形的，有时被归为蝶形骨块。参见楔形骨块。

支撑（buttress）　植入物加压骨折块，防止其在生理压力负荷下轴向位移，维持骨折的复位，被称为支撑作用。例如，在胫骨近端放置1块接骨板，以支撑抬高的胫骨平台骨折的主要骨折块，从而防止其再次移位至塌陷处。《牛津英语词典》将buttress定义为一种由木头、石头或砖砌成的结构，靠墙建造以加固或支撑它。源于Fr. bo（u）terez，一种推拱。大教堂的飞拱就是建筑学的例子。

骨痂（callus）　骨痂的形成是活骨对任何刺激性化学物质（Küntscher，1970）、感染、机械不稳定（Hutzschenreuter等，1969）的反应。骨痂是在骨修复部位形成的一种组织复合物。骨折愈合过程，组织通过以下一系列类型转变：

　　- 血肿。

　　- 肉芽组织。

　　- 纤维组织（或纤维软骨组织）。

　　- 重塑成编织骨，同时也增加了强度。

在解剖复位和坚强内固定中，如果预期直接（无骨痂）愈合的骨折出现骨痂是机械不稳定的迹象，这提示力学不稳定（以前称为"刺激性"骨痂）。在所有治疗方法中，均以骨折相对稳定性为目标，骨痂作为一种修复组织是可以接受的。

松质骨（cancellous bone）　松质骨是由海绵状骨小梁构成（骨松质），常见于骨干的近端和远端，与骨干的致密皮质骨形成对比。松质骨每单位体积的表面积要大得多，因此血液供应更丰富和更易被破骨细胞吸收。它较大的表面与体积比，也提供了更多的表面入侵血管，当尝试再血管化坏死松质骨时，使用松质骨骨移植时的优势得以体现。

尾侧（caudad）　字面意义上的"尾侧"。如果A比B更靠近"尾端"或者尾椎，那么A就在B的尾侧。

尾侧的（caudal）　用于说明和修饰与尾端或尾端区域有关，如尾侧硬膜外注射。

灼烧性神经痛（causalgia）　见复杂区域疼痛综合征。

头侧（cephalad）　字面上的"头侧"。如果A比B更靠近头部，那么A就在B的头侧。

化疗（chemotherapy）　用破坏或阻止细胞增殖的药物，用于治疗恶性病变。

软骨样的（chondral）　属于软骨的，由软骨组成的。

软骨细胞（chondrocytes）　所有软骨样的活性细胞，无论是关节软骨、生长软骨、纤维软骨等，它们产生软骨基质，包括基质中的胶原蛋白和黏多糖。

顺—皮质（cis-cortex）　见近皮质。

粉碎，粉碎性的（comminution, comminuted）指具有2个或2个以上主要骨折块的骨折。同义词：粉碎性骨折。

筋膜室综合征（compartment syndrome）　参见肌间隔。

复杂骨折（complex fracture）　骨折复位后，主要骨折块之间没有接触。

复杂区域疼痛综合征（complex regional pain syndrome）　复杂区域疼痛综合征（CRPS）是一种病理生理学未知的疾病，可累及上肢或下肢。这种致残综合征与单个神经支配区域无关，与起因不符。最突出的特征包括烧灼痛和患肢的功能损害。只有1/5的患者能恢复到正常的功能水平。CRPS分类为Ⅰ型和Ⅱ型。CRPS Ⅰ型的临床特征包括区域性疼痛、感觉变化、痛觉异常、体温调节异常、汗腺异常、水肿、皮肤变色以及伴随而来的其他症状。CRPS Ⅱ型包括上述特征，但与周围神经病变有关。创伤性事件中 CRPS 的发生率约为二千分之一。以前 CRPS Ⅰ 型被称为反射性交感神经营养不良，而 CRPS Ⅱ 型被称灼烧性神经痛。CRP 的诊断，必须至少满足以下 4 个标准中的 3 个：

- 初始的、有害的事件或固定的原因。
- 持续疼痛、痛觉过敏（由不致痛的刺激引起的疼痛或发生在刺激区域以下的疼痛）或与刺激事件不相称的过度疼痛。
- 水肿、皮肤血流量改变或疼痛部位有时出现异常出汗。
- 排除其他可以解释的疼痛和功能障碍。

复合骨折（compound fracture） 长期以来，英国学派将有上覆表皮、存在伤口连通外界的骨折称为"复合"骨折，反之则称为"简单"骨折。但骨折不应被认为是简单的，使用古老的"复合"一词也并不能传达重要的临床意义。现在大多已被开放性骨折一词所取代。

加压螺钉（compression screw） 参见拉力螺钉。

加压（compression） 挤压在一起的动作。它会导致形变（如缩短弹簧），可以提高或产生稳定性。加压可以在骨折固定时提供绝对的稳定性，保护植入物，并通过减少其动态应力提高固定效果。骨骼恢复承载能力后可移除植入物。任何内固定都能承受骨折断端产生的载荷，而不会出现固定失效或临时微动，因此需仔细复位和加压固定。如果在一定张力下使用桥接骨折的植入物（如螺钉、接骨板），那么骨折断端将承受相当的压缩量，可以用加压来固定骨折。加压并不能给骨折愈合带来任何"神奇的生物效应"，它仅仅提供了外科医生认为必要的绝对稳定性。

接触愈合（contact healing） 发生在骨折的 2 个断端之间，保持相对稳定，接触的地方可通过直接骨重建修复骨折。如果间隙只有几微米宽，也可以观察到接触愈合。参见直接愈合。

持续被动活动（continuous passive motion） 参见 CPM。

冠状面（coronal） 从身体一边到另一边的垂直平面，经由这一平面平分就会把身体分为前半部和后半部。之所以称之为"冠状面"，是因为在加冕礼上，双手握住王冠（拉丁语称为"冠"）两侧，然后戴在头上；连接双手的线在"冠状"平面上。

皮质（cortex） 参见皮质骨。

皮质骨（cortical bone） 构成骨干管状部分的致密骨或长骨的骨干（中间部分）。皮质一词也用于形容覆盖干骺端松质骨的致密薄壳。这 2 个术语通常可以互换使用。

骨皮质截骨术（corticotomy） 一种特殊的截骨术，手术将骨皮质截断，但不破坏髓质和骨膜。

CPM——持续被动活动（CPM—continuous passive motion） 研究表明，使用动力装置在可控制的运动范围内活动关节，可以增强关节损伤后关节软骨的愈合，并促进手术后软组织的恢复。Salter、Mitchell 和 Sheperd 等已经证明，连续使用被动运动机器是软骨修复的必要条件。但长时间滥用 CPM 机器扩大指征可能导致肌肉萎缩，应与其他物理治疗技术相结合。

爬行替代（creeping substitution） 参见血液供应、缺血性坏死。

细胞质（cytoplasm） 细胞的非核物质。

脱落（debricolage） 源自法语术语，表示在坚固骨愈合前出现骨折内固定物机械失效的过程。

清创术（débridement） 字面意思是伤口的"清理术"。严格地说，它指在开放性骨折的情况下，延长伤口和开放受伤组织平面，16 世纪 Amboise Par 曾有描述。现已被广泛地用于包括伤口或病理区域（如骨感染）的整个开放过程，以及手术清除所有坏死、污染、感染或其他异常组织。

畸形（deformity） 身体某部位的非正常形态。标准的外科惯例中，畸形的特征是描述远端与解剖位置的偏差。某些畸形有特定的名称，如脊柱侧凸、反屈等。

退行性关节病（DJD）（degenerative joint

disease） 参见骨关节炎。

延迟愈合（delayed union） 骨折未能在正常预期时间内愈合，这取决于年龄、骨折分型和骨折位置。延迟愈合与愈合一样是手术的一种预后。

骨干（diaphysis） 长骨两端之间的圆柱形或管状部分，通常称为骨干。

直接骨愈合（direct healing） 绝对稳定（刚性）固定下的骨折愈合。其特点是：

1. 骨折部位无明显骨痂形成。

2. 骨折部位没有骨吸收。

3. 无任何中间修复组织的直接骨形成。

直接骨愈合在以前被称为"初级"愈合，时至今日这一术语已被取消，目的是禁止暗示任何关于骨折愈合的质量分级。直接骨愈合又分为2种类型，即接触愈合和间隙愈合。

远端（distal） 指远离身体中心或更外围的部位。例如，手在肘部的远端、指骨在掌骨的远端。某些情况下，意味着接近尾端而不是起始部，例如在消化系统中，胃位于食管的远端，在泌尿系统中，膀胱位于输尿管的远端。

背侧（dorsal） 指在解剖位上的背、背侧。脚是例外，脚的顶部，即使在解剖位朝前，也被称为足背。

延展性（ductility） 材料在断裂前产生永久形变的能力。参见塑性形变。

动力化（dynamisation） 在骨折愈合的阶段，通过增加骨折部位应力负荷传导，可以促进骨形成或促进愈合组织的"成熟"。例如通过松开一定宽度的夹板、减少钢针的数量或者扩大管型石膏直径，使其离骨骼更远，从而降低外固定的强度，可以促进骨折愈合。在骨折桥接可靠之前，早期的动力化作用，能有效刺激骨痂组织形成。后期动力化作用的价值仍有争议。

弹性形变（elastic deformation） 参见塑性形变。

骨内膜的（endosteal） 派生于骨内膜的形容词，指骨的内表面，即髓腔壁。

能量传递（energy transfer） 组织受到创伤，是能量传递到组织导致的。常见于汽车、导弹、坠落物等运动物体，引起损伤的能量为它们的动能。向组织传递的能量越多，损伤越大。

骨骺（epiphysis） 指长骨的末端，承载着关节部位。骨骺是由关节表面和生长板之间的软骨成分是在胚胎时期形成的。参见干细胞。

伸直（extension） 指使关节上下方的两部分之间的关系变得更直的关节运动。但依靠踝关节的脚的"延伸"又称为"背屈"，普遍认为在这种情况下，背屈是更好的术语。

伸肌的（extensor） 名词"伸展"衍生而来的形容词。引起身体某部分伸展的肌肉称其为伸肌，这些伸肌附着面成为这部分肢体的伸展面。

关节外骨折（extraarticular fracture） 指不涉及关节面的骨折，但可能是囊内骨折（如股骨颈骨折）。

远皮质（对侧皮质）［far cortex（trans-cortex）］ 指距操作者较远的皮质。在接骨板固定和张力带加压中，由于远（对侧）皮质缺损无法抵抗压力，因此骨缺损在远（对侧）皮质比在近皮质有更严重的后果。

筋膜—皮肤（fascio-cutaneous） 一个描述组织皮瓣的术语，包括皮肤、皮下组织和相关的深筋膜。

筋膜切开术（fasciotomy） 手术切开骨筋膜间室的筋膜壁，通常是为了释放病理性间室内高压，参见筋膜室综合征。

纤维软骨（fibrocartilage） 由软骨和纤维组织组成的组织，可以是正常的解剖结构，例如某些关节内结构（半月板、腕关节处的三角纤维软骨、颞下颌关节或耻骨联合），或者可能构成关节（透明）软骨损伤后的修复组织。

柔性固定（fixation，flexible） 传统上，根据AO/ASIF原则的内固定意味着坚强加压固定、骨折解剖复位。最近，在骨折血运良好的情况下，发现非坚强固定（例使用夹板、髓内钉或固定器的柔性固定）也能取得非常好的效果。所以如果能够保护骨折的血运，就可以诱导大量快速的骨痂组织形成。因此，骨折部位生物学的不稳定性和非致密接触的结合是不利的。参见生物内固定。

弯曲（flexion）　指关节的一种运动，关节上下方两部分之间的角度更小。

屈肌的（flexor）　名词"屈肌"衍生而来的形容词。引起身体局部屈曲的肌肉称其为屈肌，这些屈肌附着面成为这部分肢体的屈曲面。

浮膝（floating knee）　由于同侧肢体的股骨和胫骨骨折而使膝关节与该骨的其余部分分离。

骨折（fracture）　当荷载产生的内应力超过其强度极限时，突然出现的结构的不连续性（断裂）。骨折的复杂性和位移很大程度上取决于骨折部位所积累的能量。骨折断面的形状（横向断裂、螺旋断裂、撕裂、冲击等）与荷载的性质有关：压缩、弯曲、扭转、剪切或任何组合。

骨折后遗症（fracture disease）　是一种以莫名的疼痛、软组织肿胀、骨缺损和关节僵硬为特征的疾病（Lucaschampionnière，1907）。骨折愈合系统能达到骨骼完整性，同时允许部分早期活动（早期功能康复）（Allgöwer，1978），可以最好地避免骨折后遗症。

骨折部位（损伤区）［fracture locus（injury zone）］　来源于拉丁语中的"部位"一词，用于描述由骨折块和与其相关的软组织组成的生物单位，这些组织共同作用产生损伤的愈合。

关节内骨折（fracture，articular）　累及关节面的骨折。可分为部分关节内骨折和完全关节内骨折。

关节外骨折（fracture，extraarticular）　不累及关节面的骨折，包括囊内骨折、骨干和干骺端骨折。

嵌插骨折（fracture，impacted）　指干骺端或骨干发生的一种稳定的、简单的骨折，其中一部分骨折嵌入另一部分中，该种骨折具有一定的稳定性。

粉碎性骨折（fracture，multifragmentary）　用以描述存在1个或多个完全分离的中间骨折块的骨折。多发生于骨干和干骺端，它包括楔形骨折和复杂骨折。而楔形和复杂骨折的术语仅用于骨干或干骺端骨折。

　　– 楔形骨折：具有1个或多个中间骨折块，复位后主要骨块之间部分接触。螺旋或弯曲的楔形骨块可以是完整的，也可以是粉碎的。

　　– 复杂骨折：具有1个或多个中间骨折块，复位后，主要骨折断端之间没有接触。复杂骨折的骨块呈螺旋状、节段性或不规则。另一术语"粉碎"表达并不精确，不推荐使用。

简单骨折（fracture，simple）　描述骨干或干骺端单个层面或关节面的单纯断裂骨折的术语，骨干或干骺端的简单骨折分为螺旋形、斜形或横形骨折。

额面（frontal）　用于描述身体在解剖位置的前部。形成前额的头骨称为额骨，源于此，从身体的正面，平行于额面的称为额状面，其与冠状面意义相同。

融合（fusion）　参见关节融合术。

盖氏骨折（Galeazzi injury）　指伴下桡尺关节脱位的桡骨干骨折。由 Galeazzi（1934年）首先提出，有时被称为"反孟氏骨折"。

间隙愈合（gap healing）　保持在相对稳定位置的、有很小的间隙的2个骨折断端之间的愈合过程，分2个阶段：（a）间隙内平行于骨折间隙平面的板层骨的填充；（b）新形成的板层骨随后的骨重建。

滑动孔（gliding hole）　当全螺纹螺钉用作拉力螺钉时，螺钉头下的皮质不应与螺纹很好地啮合。这可以通过扩大螺纹外径来实现。

滑动夹板（gliding splint）　指一种允许轴向缩短的夹板（如未锁髓内钉）。这种夹板可为骨表面再吸收导致骨折端缩短情况下的骨接合重建提供了可能。

骨折治疗的目标（goal of fracture treatment）　根据 Müller 等（1963）的观点，骨折治疗的目标是

恢复最佳功能的肢体活动性和负荷承载能力。进一步目的是防止早期并发症，如反射交感神经营养不良、骨折后遗症或 Sudeck 萎缩、多发性创伤、多器官衰竭以及如创伤后关节病等晚期后遗症。

血源性（haematogenous）　经血液传播的。

哈弗斯系统（Haversian system）　正常皮质骨由直径约 0.1 mm 的小通道系统组成。这些通道内包含血管，并在血供受到干扰后迅速重建。哈弗斯系统通过持续的骨重建而自然更新，这个过程是动态的、代谢性的，它还参与骨骼适应力学环境的变化。

霍金试验（Hawkin's test）　肩胛下撞击试验。当手臂处于投掷位置，向前弯曲约 30°，被动内旋肱骨时出现疼痛提示冈上肌腱撞击喙肩韧带。同时肩胛下囊也可听见捻发音。有关肩部检查，请参阅 http：//www.usask.ca/cme/articles/fmse/index.php。

治愈（healing）　恢复机体原有的完整性。骨折后的愈合过程持续多年，直到内部骨折重塑消退。然而，在实际应用中，当骨骼恢复了正常的硬度和强度时，则认为已完全愈合。

异种移植（heterograft）　参见同种移植和异种移植。

同种移植（homograft）　参见同种移植和自体移植。

水平线（horizontal）　与地平线平行，与解剖位置无关。

肥厚性骨不连（hypertrophic nonunion）　尽管骨折部位生物学特性良好，但由于力学环境不稳定，致使组织反应受阻，而导致骨折未能愈合称为肥厚性骨不连。大量的新骨形成往往会在 X 线片上产生所谓的"象脚"现象。参见骨不连。

低容量血症（hypovolaemia）　指血液循环量减少的状态，病因可能为出血或其他液体损失，如脱水。可导致休克。

缺氧（hypoxia）　动脉血或其他组织中的氧含量在病理学上降低的状态。

嵌插骨折（impacted fracture）　参见嵌插骨折。

间接愈合（indirect healing）　相对稳定或无须治疗的骨折中所见的骨愈合方式，其过程中骨痂形成占主导地位，骨折断端末端被吸收，由纤维和 / 或软骨组织转化成骨痂形成骨。

下面（inferior）　字面上指低于或小于。在解剖位置上，如果 A 低于 B，则在 B 下面，反之亦然。

接种（inoculation）　将微生物意外或有意地注入人体组织或培养基中。

骨折块间压缩（interfragmentary compression）　骨折断面的静态压缩能使骨具有高度的稳定性，从而减少微动和应变，使得骨表面再吸收不会发生。还没有明显的证据表明，骨折块间压缩本身对皮质骨的内部重塑有任何影响（Matter 等，1974）。

髓内钉——锁定或非锁定（intramedullary nail—locked or unlocked）　髓内钉的（弯曲）刚度能提供一定程度的稳定性。非锁定式髓内钉骨折端可以沿着钉子滑动；因此，这种骨折必须提供坚实的固定支撑以防止短缩。具体参见滑动夹板。对于多发骨折的治疗，如果存在轴向不稳定（恐于塌陷到短缩的位置），可以在骨折线的两端打入锁定钉，且至少 1 枚螺钉穿过骨皮质，这样可以防止短缩和旋转移位。如果锁紧孔是圆的，并且与锁定钉的尺寸相匹配，则实现了静态固定。如果锁紧孔在轴向位置是椭圆的，则在保持旋转控制的同时，可以实现轴向运动的有限偏移，这是所谓的动态锁定。

缺血（ischaemia）　缺乏血供。

动能（kinetic energy）　参见能量转移。指由于身体运动而储存的能量。由于能量不能被破坏或消失，当一个运动物体减速或停止时，它的动能就转化为其他能量。当一个移动的物体撞击一个速度更慢或静止的物体，它会将一些动能传递给它所撞击的物体。这可能会加速其他物体（或某部分），而造成损坏或产生其他能量传递效应。例如当金属弹头撞击岩石时所看到的火花产生的热量。动能按公式 $E=1/2\ mv^2$ 计算，其中 m 为运动物体的质量，v 为运动物体的速度。

脊柱后凸（kyphosis） 一种脊柱畸形，指脊柱在矢状面向前成角。锐角可能是只有 1 个椎体的后凸所致，称为成角后凸或驼背（如严重的楔状骨折或椎体结核性塌陷后）。弧形脊柱后凸是由于多个相邻椎骨的畸形，如影响胸椎的骨质疏松症。

拉力螺钉技术（lag screw technique） 指通过利用螺钉使 2 个骨折块间产生加压作用。打入的螺钉产生的加压直接作用于骨折断端，固定非常有效。一种专门为此目的而设计的螺钉，这种螺钉只有部分螺纹，称为拉力螺钉；还有一种全螺纹螺钉，需在骨折近端皮质造成一个很大的孔，提高近端骨折块螺纹把持力，严格来说不是拉力螺钉，而是一种采用拉力技术的螺钉，然而，通常我们也将它称为拉力螺钉。通过螺纹与滑动孔壁的啮合，可减小骨折块间的加压。使用螺钉穿过接骨板并穿过倾斜位置的断面可以避免在附近的骨折中固定，这种技术可以保持有效的加压。

外侧的（lateral） 字面上指属于或朝向侧面的。身体在解剖位置的某一侧称为外侧面。如果 A 比 B 更靠近身体的侧面（离中线更远），那么 A 在 B 的外侧。相反的是内侧。

锁定接骨板（locking plate） 带有螺纹孔的接骨板，允许机械耦合的螺孔锁紧螺钉。微创稳定系统（LISS）只接受这种类型的螺钉，而锁定加压接骨板（LCP）有 1 个可打入普通螺钉或锁定螺钉的组合孔。参见成角稳定性。

锁定头螺钉（locking head screw） 在螺钉头上切有外螺纹的螺钉，它可为接骨板的螺孔内螺纹提供机械耦合，从而形成固定角度的装置。

淋巴水肿（lymphoedema） 淋巴引流不畅所致，通常是由于淋巴管功能不全或阻塞而导致组织内水肿液体的积聚。

畸形愈合（malunion） 骨折部位的畸形结合。

基质（matrix） 从字面上来说，指某物被培育、生产或发展的地方或媒介。在软骨中，它是指软骨细胞之间的物质。它由胶原纤维网组成，中间散布着浸有的黏多糖大分子的"胶状物"（大分子链中的复杂有机化合物）。

内侧的（medial） 字面上指属于或朝向中线的。身体在解剖位置靠近中线的称为内侧面。如果 A 比 B 更靠近身体的中线（离中线更近），那么 A 在 B 的内侧。相反的是外侧。

干骺端（metaphysis） 位于关节末端（骨骺）和骨干之间的长骨段。它主要由薄皮质外壳内的松质骨组成。

甲基丙烯酸甲酯（methylmethacrylate） 一种化学物质，单体可以被诱导聚合，产生硬质塑料。它有不同的聚合形式，可以是骨水泥（聚甲基丙烯酸甲酯或 PMMA）或有机玻璃。

微血管（microvascular） 指显微镜下可见的微小血管。微血管组织转移与操作需要有显微镜吻合技术（参见吻合术）。

中线（midline） 身体解剖位置的中心线。

微创接骨板技术（MIPO）（minimally invasive plate osteosynthesis） 在不直接手术暴露骨折部位的情况下，使用小的皮肤切口和接骨板的皮下插入进行复位和接骨板固定。

孟氏损伤（Monteggia injury） 一种移位的尺骨骨折，与肘部上尺桡关节脱位有关。最早是在 19 世纪由意大利医生 Giovanni Battista Monteggia 描述的。

粉碎性骨折（multifragmentary fracture） 通常指存在 1 个或多个完全分离的中间骨折块的骨折。

肌间隔（muscle compartment） 解剖学上的一个空间名词，由骨膜和 / 或深筋膜包膜在各边包围而成，包含 1 个或多个肌腹。其壁的相对无弹性意味着，如果肌肉组织膨胀，骨筋膜包膜中的压力可以增加到切断流向该肌肉组织的血液流动的水平，从而导致严重的缺血或组织死亡，即所谓的肌筋膜室综合征。

肌筋膜室综合征（muscle compartment syndrome）

诊断

在由 Tscherne 和 Gotzen（1984）编写的《骨折的软组织损伤》中，有一个关于间室综合征的章节。其在"筋膜室综合征的诊断、临床检查"（第 83 页）标题下写道："在有意识的患者中，最早出现也是最重要的症状是急性发作的刺骨的灼烧样疼痛，这种疼痛在本质上可能是组织痉挛，并且往往随着时间的推移而加重。感觉异常表现为感觉减退和逐渐或快速感觉丧失。在查体合作的患者中，在缺血 2~4 h 后肌肉功能紊乱可表现为运动无力。触诊时，受影响的肌肉从柔软逐渐过渡到有一定的硬度。早期肢体外周动脉搏动和毛细血管灌注是完整的，到晚期伴随的动脉搏动消失。"

他们和大多数现代文献一样，描述了在可能对诊断有疑问的情况下直接测量间隔压力的技术。在 Browner、Jupiter、Levine 和 Trafton（1992）编写的《骨创伤》一书中，Rorabeck 说道："当患者有意识时，提示是否将发生筋膜室综合征最重要的症状是疼痛。"筋膜室综合征是一种与患者治疗方案的预期不相称的疼痛。患者经常出现相对无疼痛时间域，可能是骨折复位后的几个小时，然后出现与原发疾病不相称的疼痛。疼痛的程度通常可以通过对止痛的要求来评估，有时是需要更强效的止痛药。患者感到的疼痛是持续的，与四肢的位置或固定方式无关。患者也可能会主诉患肢麻木或刺痛，但这些症状特异性差，不值得依赖。急性筋膜室综合征的临床体征包括：病因不一、触诊肿胀肢体时的疼痛，被动牵拉肌肉疼痛，相应神经支配区域感觉缺损和肌无力。急性筋膜室综合征的早期症状是筋膜室紧张肿胀，然后是触诊时的疼痛。

筋膜室切开术：立即的筋膜间室切开术并不能够确切地确定肌肉的活性，通常在发病后 24~48 h 后，复查肌肉时最明显。Tscherne 和 Gotzen（1984）主张：筋膜减压切开术是一种紧急手术，该手术的设施应随时可用，手术及时性对预后有重要影响。根据 McQuillen 和 Nolan（1968 年）以及 Matsen 和 Clawson（1975 年）的研究，持续超过 12 h 的肌肉微循环紊乱会产生明显的运动和感觉障碍以及肌源性挛缩。Keays（1981）指出，根据他的经验，只有在肌筋膜室综合征发作 6 h 内进行减压，才能取得良好的效果。他进一步指出，8 h 后可能会出现永久性功能障碍，如果手术延迟超过 12 h，很可能需要截肢。在他实施腓骨切除术的 10 例患者中，只有 4 例获得了良好的治疗效果，大多数关于循环损伤和组织修复性耐受之间的关系的结论是基于实验获得。缺血仅 30 min 后，神经出现功能性损伤，完全缺血 12~24 h 后出现不可逆性轻瘫（Holmes 等，1944；Malam，1963）。仅在缺血 2~4 h 后观察到可逆性的部分肌源性紊乱，4~12 h 后观察到不可逆的功能丧失（Harman，1948；Whitesides，1971）。这些发现与本文作者的临床观察一致，即永久性功能缺损发生在一个彻底的、未经治疗的筋膜室综合征发病后的 4~6 h 内。同时我们还引用了 Oestern 和 Echtermeyer（1982 年）的研究结果，他们诊断了 123 例筋膜综合征，包括晚期转诊而来的。他们报道说："36 名患者出现晚期后遗症，其中 35 名患者出现下肢筋膜室综合征。29 例表现为足背无力，4 例表现为爪趾畸形，9 例表现为感觉丧失。通过分析筋膜切开术后的后遗症，我们发现只有 3 名患者在受伤后的前 6 h 内接受了筋膜切开术。相比之下，22 例减压延迟超过 24 h 的患者出现晚期不可逆变化。10 名患者最终不得不接受截肢；在这些病例中，没有一例在最初 6 h 内（1 例在最初 12 h 内，2 例在受伤后 12~24 h 之间，7 例在受伤后 24 h 以上）"。Oestern 和 Echtermeyer（1982）的结果表明，筋膜综合征临床发作 6 h 内进行筋膜室减压可能不会导致晚期后遗症。死亡和溶解的肌肉细胞可以将肌红蛋白释放到周围组织液体中，然后到达血液循环，特别是在释放了升高的组织内压力后。这可能导致尿中出现肌红蛋白（肌红蛋白尿），这是广泛肌肉死亡的迹象。肌红蛋白尿可能在肌筋膜切开术恢复肌肉循环后的几个小时内出现。

近皮质（near cortex）　靠近术者和植入物应用侧的骨皮质。通常是与接骨板、骨折块间螺钉固定和张力带有关的术语。在弯曲面，皮质的凸起对固定的稳定性起到的作用甚小。例如，在波形接骨板应用中，当波形接骨板与近皮质之间的距离增加时，骨和修复组织才获得更好的愈合条件。

中和（neutralization）　一种因其硬度而起作用的植入物（接骨板、外固定架或钉）。刚度是"中和物"对功能负荷起影响的关键所在。植入物承载了大部分功能负荷，从而将负荷转移到远离骨折部位，可以有效保护固定复合体中更脆弱的元件。例如，螺旋骨折使用骨折间螺钉固定，然后用接骨板保护主钉，可以防止其受到可能破坏其功能负荷的影响。使用这样的保护或称做中和板，可以比螺钉固定其他材料保护的情况下更早地进行后期处理。它实际上并没有完全"中和"，而是将力的影响最小化（参见保护）。

非甾体抗炎药（non-steroidal infl ammatory drugs）　参见 NSAID。

不愈合［nonunion(or non-union)］　（参见愈合、假关节、延迟愈合）不愈合是骨愈合失败的结果。如果在损伤后理论上骨折可愈合的期限内出现不愈合的迹象，该骨折就可判定为不愈合，这一期限的长短根据年龄、骨折部位和病理解剖而有所不同。骨不连的症状包括骨折部位持续疼痛和/或压痛、骨折部位压痛和/或活动疼痛，以及无法恢复功能。如果骨折部位在皮下，还可能会有轻微的皮温升高。X 线片可以显示骨连续性重建失败。骨折内部固定的植入物出现松动和/或断裂，表明不愈合存在不稳定性。如果尽管骨折良好，但是由于骨折部位的力学环境不利于成骨反应，导致不愈合，称为肥厚性不愈合（"象脚"），

解决办法为依靠力学支撑的生物强化。

非甾体抗炎药（NSAID）　请访问 http：//www.healthline.com/galecontent/nonsteroidal-antiinflammatory-drugs-1。

开放性骨折（open fracture）　有表皮覆盖的，贯通的表皮伤口的骨折，骨折部位暴露于污染和易感染的环境之中。开放性骨折根据 Gustilo、Mendoza 和 Williams（J Trauma，1984）的建议按严重程度分为 1、2、3a、3b 和 3c 级，分别表示从最轻微到最严重的软组织损伤。

对立（解剖学上）［opposition（anatomical）］　指将一部分相对另一部分的动作；如果拇指的指尖与手指的指尖接触，拇指的运动或动作就可以描述为相对于手指的如何运动。

ORIF（切开复位和内固定）　切开复位和内固定的缩写。

骨关节炎（osteoarthritis）　这是一种影响滑动关节（滑膜关节）的退行性疾病，其特征是关节软骨丢失、反应性软骨下骨硬化（有时伴有软骨下囊肿）和周围骨生长出骨赘。原发性病变可能是感染、创伤、过度使用、先天性骨骼异常或一部分老化而导致关节软骨退化。原发性骨关节炎没有原发损伤（通常与老化过程相关）；继发性关节软骨退化可能是由先天性关节异常、损伤、感染、肢体畸形、关节不稳定、过度使用、炎症性关节疾病，如"劳累性"风湿性关节炎等引起的。

骨关节病（osteoarthrosis）　参见骨关节炎。

成骨细胞（osteoblast）　形成新骨的细胞。

成骨（osteoblastic）　产生骨。

破骨细胞（osteoclast）　破坏骨骼的细胞。破骨细胞位于 Howship 陷窝（骨表面的小空间）。它们通常存在于重塑骨的尖端，也存在于所有通过生理过程移除骨的部位。

溶骨性（osteolytic）　吸收、破坏或去除骨质。

骨髓炎（osteomyelitis）　一种影响骨骼及其髓腔的急性或慢性炎症状态，通常是细菌（偶尔是病毒）感染的结果。常发生在儿童或免疫学受损

部位的大多为血源性感染（血源性骨髓炎）的结果，也可能发生在开放性骨折（创伤后骨髓炎）之后。如果早期诊断并积极治疗，急性形式可以治愈而不产生任何残余。如果诊断延迟，那么感染和随后对局部骨骼血供的干扰可能会导致 1 个或多个死骨（参见死骨片），因为死骨片无法获得血管供应，因此长期保持感染状态。慢性骨髓炎的治疗通常为外科手术，包括广泛切除所有死亡和感染的组织、明确感染菌种、局部和系统地应用抗生素。

骨单位［osteon（osteone；cutter cone）］　一种与骨重建有关的正常血管结构，可以是生理性骨转换的一部分，也可以是骨折后愈合过程的一部分。骨素包括顶端是破骨细胞簇的血管芽。在破骨细胞后面，血管被成骨细胞围住。当破骨细胞移除骨骼时，血管先前进，随后的成骨细胞会形成同心的骨样圆筒，成熟后形成哈弗斯系统壁上的骨环。骨单位有效地钻穿现有骨的通道，然后将该通道与新骨柱排列。

骨质疏松症（osteopaenia）　骨量异常减少。这可能是全身性的，如某些骨骼疾病，也可是局部性的，作为对炎症、感染、废弃等的反应。参见骨质疏松症。

骨质疏松（osteoporosis）　骨量的减少。这是一个自然老化过程，但可能是病理性的。它会导致病理性骨折（老年人股骨颈的大多数骨折是由于骨质疏松症加上轻微的创伤所致）。参见骨髓炎和病理性骨折。

骨合成（osteosynthesis）　Albin Lambotte（1907）创造的一个术语，用来描述通过外科手术使用植入材料对骨折进行的"合成"（源自希腊语 suntithenai，用于组装或融合）。不同于"内固定"，它还包括外固定。

截骨术（osteotomy）　一种可控制的骨分离的外科手术。

过度弯曲（overbending）　参见预弯。

掌侧的（palmar）　与手掌有关，如手掌筋膜、手掌面。

病理性骨折（pathological fracture）　由于病理过程而导致的骨折，需要的力小于在相应正常骨骼中产生骨折所需的力。

骨膜的（periosteal）　源自骨膜的形容词。

骨膜（periosteum）　骨外表面的非弹性膜。骨膜在皮质骨的血液供应、骨折修复和骨重塑中起着重要的作用，与限定骨骼生长的软骨膜相连。

Pilon（pilon）　胫骨的远端，来源于法语"树桩"或"杵"。胫骨远端因超过其轴向负荷而引起的骨折称为"Pilon 骨折"。

导向孔（pilot hole）　如果一个全螺纹螺钉要起到拉力螺钉的作用，为了能更好地固定远端骨块，应钻一个原始钻孔导向全螺纹螺钉进入骨骼。在螺钉头部附近的骨块，螺纹不宜固定，应选用滑动孔。当打入斯氏针时，都会准备导向孔。

针松动（pin loosening）　外固定支架的针通过将骨骼连接到支架来稳定骨折。稳定性取决于针和骨块之间的接触面积。当骨表面在针—骨界面发生吸收时，由于过度的骨循环负荷，固定针发生松动，从而降低了稳定性。然而，针松动促进针道感染的有害作用远大于其导致的稳定性丧失。

天花板（源于法语）［plafond（French）］　字面意思是"天花板"，用来表示胫骨远端关节面的水平部分。参见 Pilon。

跖底的（plantar）　与脚底有关的，即贴地面的脚的表面。例如跖筋膜和脚趾的跖面。跖屈是指脚踝处的一种运动，它使脚向下或向足底方向移动。

塑性形变（plastic deformation）　如果物体在允许其恢复原状的范围内发生形变，一旦形变力消除，就能恢复原貌，就称其发生了弹性形变。如果力大于弹性形变上限，就会产生永久性形变（在工程术语中称为"永久形变"），这就是塑性形变。当形变力被移除时，物体不能回到原来的形状。在施加形变力后，无骨折的塑性形变可以以骨折后的骨骼状态继续生长。形状上的改变不会"反弹"到原来的，因为骨骼已经受到超过其弹性极限的应力，但没有达到断裂点。

多发伤（polytrauma） 身体1个或多个系统的损伤。损伤严重度评分（ISS）超过16通常表示多发性创伤。

后面（posterior） 身体解剖位置的后部。如果A在解剖位置上比B更接近身体的背部，那么A在B的后面。相当于背侧，除了脚的背侧在解剖位置上的前面。参见背侧。

接骨板预弯（prebending of plate） 精确的轮廓接骨板，当使用外部压缩装置或DCP处理时，会产生不对称压缩，即近皮质比远皮质压缩得多。实际上，后者可能根本不会被压缩。为了实现对扭矩和弯曲的稳定，远皮质的压缩比近皮质更重要。为了在整个骨骼宽度（包括远端皮质）上提供均匀的压缩，接骨板应额外弯曲以桥接骨折。在固定到骨骼和施加压缩之前，弯曲接骨板的中间部分，使贴附于骨折表面部分略微升高。预弯是提高骨小梁和/或骨质疏松骨稳定性的重要过程。参见骨髓炎。

精确复位（precise reduction） 参见解剖复位。

预载（preload） 施加骨块间压缩力使骨块保持在一起，直到载荷总和达到最佳压缩状态。

内旋（pronation） 前臂旋转的动作，使手掌从解剖位置向后。内旋有时也被用来描述脚跟远离中线的倾斜运动，也被称为足外翻；这样，内旋的脚在内侧边界比外侧边界承受更多的重量。

预防性（prophylactic） 预防的。

保护（protection） 虽然"中和"一词经常用于固定接骨板和螺钉，但"保护"一词应取代它。事实上，没有什么是完全中和的。在接骨板固定中，接骨板减少了施加在骨折间螺钉固定上的负荷。因此，它可以防止螺钉固定过载。参见中和。

近端（proximal） 在解剖位置接近身体中心。是远端的反义词。因此，肘部位于手腕近端。在某些情况下，意味着接近起始部而不是尾端，例如在消化系统中，胃在回肠近端，在尿路中，肾脏在膀胱近端。

假性关节炎（pseudarthrosis） 参见延迟愈合、不愈合、愈合。字面上的意思是"假的关节"。当不愈合的骨折是活动的，并长期不愈合时，不愈合的骨端变得硬化，中间的软组织分化形成一种粗糙的滑膜关节。这个术语常被广泛地用来错误地形容所有骨不连。假性关节炎有时可以通过手术故意造成，例如髋关节的关节成形术（Girdlestone，Judet，Robert Jones）或下桡尺关节融合术（Kapandji）。

单纯塌陷（pure depression） 一种累及关节面的骨折，只有关节面塌陷，没有劈裂，见嵌插骨折和单纯劈裂。

单纯劈裂（pure split） 一种累及关节的骨折，包括纵向干骺端和关节骨折，没有任何额外的骨软骨损伤。

径向预载（radial preload） 为防止外固定针松动，可预先加载植入物与骨之间的接触区的载荷，即施加静态压缩力。迄今为止，预加载是通过在针的弹性范围内对针施加永久的弯曲力矩来实现的。目前，针的设计有一个自动产生径向预紧力的螺纹和柄，也就是说，通过插入比钻孔稍大的针而产生的紧密的压缩力。径向预载的作用是尽量减少针松动，并密封针的轨道，使潜在的感染无法从外部到达髓腔。孔直径和针直径之间的差别不应超过0.05~0.1 mm。这种精确的几何误差只能通过使用自动切割头来保证。参见预载。

放射治疗（radiotherapy） 用电离辐射治疗病理状况，通常是用于恶性疾病。建议低剂量使用，以阻止异形骨骼形成。

反屈（recurvatum） 一种通常是长骨的成角畸形，其远端向前成角，使角的顶点向后。

复位（reduction） 移位骨折或脱臼关节的再排列。

反射性交感神经营养不良（RSD）（reflex sympathetic dystrophy） 慢性局部疼痛综合征

（algodystrophy）的总称之一。通常发生在受伤之后，不一定是骨折后。临床症状以慢性疼痛为特征，这种疼痛不能在与损伤导致的部位肿胀、关节僵硬、皮肤颜色、质地和／或温度变化相称的时间内缓解，可能与局部骨脱钙有关，尤其是关节软骨下方的骨（软骨下骨）。见复杂区域疼痛综合征。

二次骨折（refracture）　骨折牢固桥接后，在正常骨骼所能承受的负荷水平上，以前的骨折部位发生的骨折。由此产生的骨折线可能与原始骨折线重合或者远离原始骨折线的位置，但位于由于骨折及其治疗而发生变化的骨骼区域内。

相对稳定（relative stability）　参见固定稳定性。

骨的重塑［remodelling（of bone）］　外部骨骼形状（外部重塑）或内部骨骼结构（内部重塑或哈弗斯体系的重塑）的转变过程。

骨的再吸收［resorption（of bone）］　破骨细胞负责的骨的去除过程，包括矿物质和基质的溶解及其被细胞吞噬。

类风湿性关节炎（rheumatoid arthritis）　一种致残的、无菌的滑膜炎性疾病，通常累及多关节（多关节炎），可导致严重的滑膜炎，最终侵蚀关节软骨和软骨下骨。

坚强固定（rigid fixation）　骨折的固定，在负荷下几乎不允许形变。参见固定稳定性。

刚性植入物（rigid implants）　一般来说，当植入物由金属制成时，则被认为是刚性的。植入物的几何结构比材料的性质更重要。大多数金属植入物比相应的骨骼更灵活。

刚度（rigidity）　这个词常与硬度同义。但一部分人（Timoshenko，1941）认为，其使用应仅限于考虑剪切力的情况下（例如在板和骨之间的界面）。

肩袖（rotator cuff）　一种肌腱的复合体，由冈上肌、冈下肌和肩胛下肌的肌腱组成，从肩胛骨开始，进入肱骨上结节。这组肌腱组织位于肱骨头部和肩锁关节下表面之间的肩峰下间隙，在控制肩部运动和稳定肩关节中起着重要作用。肩袖断裂可导致肱骨头向上移动，并与肩锁关节下表面形成异常关节，之后导致退行性改变。

矢状面的（sagittal）　字面意思是指与箭矢有关，因为箭头通常会从身体的前面射入，并以矢状方向穿过（矢状面是拉丁文中箭头的意思）。身体在矢状面上的二等分会被分成左右两半。

围巾测试（scarf test）　一种应用于肩锁关节功能不全的测试，当患者前屈的手臂越过身体前部时，即好像要把围巾"扔到"对肩上（水平内收运动），肩锁关节会感到疼痛，提示肩锁关节功能不全。

脊柱侧凸（scoliosis）　一种脊柱畸形，冠状面有1个或多个弯曲，可以是姿势导致或结构异常。后者通常与旋转畸形有关。另见后凸畸形。

二次检查（second look）　在骨折或伤口最初处理的24~72 h后对伤口或损伤区进行的外科检查。

节段性（segmental）　如果骨骼轴向的在2个层面上断裂，即在2个骨折部位之间留下1个单独的轴段，则称为"节段性"骨折复合体。

死骨（sequestrum）　存在于正常骨骼旁，但与骨床分离的一块死骨。当一段骨骼失去血液供应，在该骨骼和活性骨之间自然形成了裂痕时，就形成了死骨。死骨可以是无菌的，例如当有大量的骨膜剥离时，植入接骨板，接骨板与其下方骨骼高度接触，可杀死底层的骨骼。如果在插入扩孔髓内钉的同时在皮质上加上接骨板，这种情况尤其明显。感染的死骨多形成于慢性骨髓炎。参见骨髓炎。

剪切力（shear）　使物体的一部分在另一部分上滑动的力，而不是使物体拉长或缩短的拉力。

休克（shock）　组织灌注减少的一种状态，通常是由于低血压、严重脓毒症（革兰阴性休克或"红色"休克）或过敏反应引起的血压下降。

肩部检查（shoulder examination）　见http://www.usask.ca/cme/articles/fmse/index.php。

简单骨折［simple（single）fracture］　只有2个

主要骨折块的骨骼断裂。以前用来表示不是"复合"或"开放"的骨折。

夹板固定（splinting） 通过硬物使主要的骨折块复位来减少骨折部位的活动性。夹板可以是外夹板（石膏、外固定器）或内夹板（接骨板、髓内钉）。

劈裂塌陷（split depression） 关节内骨折中的劈裂塌陷结合在一起，参见单纯劈裂和单纯塌陷。

腰椎滑脱（spondylolisthesis） 一个椎体相对下位椎体向前滑脱。可能是由于椎体关节间部先天性延长、腰椎峡部裂、影响椎体关节面的退行性关节疾病，以及很少发生的急性关节间骨折所致。

椎弓峡部裂（spondylolysis） 椎体的关节间部失去连续性，这会导致不稳定。下一个椎体的前向滑动，即腰椎滑脱症。

脊椎病（spondylosis） 脊柱1个或多个层面的退行性改变，即退行性椎间盘病。

自发性骨折（spontaneous fracture） 在没有足够造成创伤的应力下发生的骨折，通常发生在异常骨骼中。参见病理性骨折。

自发性愈合（spontaneous healing） 指没有经过治疗的骨折的愈合模式。大多数情况下可以观察到稳定的愈合，但常常会导致骨不连。这也是野生动物骨折愈合方式。

固定稳定性（stability of fixation） 其特征是固定后骨折部位的残余运动程度较小（即骨折块之间很少或没有位移）。从技术角度来说，稳定性描述了恢复到低能量状态的趋势，但在骨折手术的口头语上并没有坚持这个严格的定义。

绝对稳定性（Stability, absolute） 压缩的骨折表面在施加的功能载荷下不会发生位移。绝对稳定性的定义仅适用于特定时间和特定地点，因为某些断裂的区域可能相互位移，而相同断裂轨迹的其他区域可能不会，不同区域也可能在不同时间表现出不同的位移。实际上，实现绝对稳定性的唯一方法是骨块间加压。加压通过预加载骨折断面和产生摩擦来实现稳定性（Perren，1972）。

相对稳定性（Stability, relative） 一种允许与施加的荷载成比例的少量运动内固定。这种情况下的固定完全取决于植入物的刚度（如螺钉或接骨板，桥接多个骨折段）。残余形变或位移与植入物的刚度成反比。这种运动在金属针固定时总是存在，但通常是无害的。根据AO/ASIF的原则，如果可以防止运动，接骨板固定更可靠，但决不能牺牲骨折部位的生物学特性。参见生物固定。

稳定固定（stable fixation） 使骨折块在生理应力作用下保持静止不动。任何试图移动骨折肢体的动作都会产生疼痛，而稳定的骨折使早期的无痛功能康复成为可能。因此，稳定固定能使可能导致骨折疾病的刺激最小化。

刚度（stiffness） 结构对形变的抵抗力。在一定载荷下，植入物的刚度越高，其形变越小，骨折块的位移越小，修复组织中产生的应变越小。过度的组织应变会影响愈合。结构的刚度由其杨氏弹性模量表示。刚度和几何特性的关系是：结构的厚度的三次方能影响形变能力。因此，对于刚度几何结构的变化比材料特性的变化更为关键，这一事实往往被非工程师所忽视。因此，如果以柔性固定为目标，通过内植物尺寸的微小变化，可以比使用"不太硬"的材料更有效、更可控地实现。

应变（strain） 材料的相对形变，例如修复组织时的形变。骨折部位的运动本身并不是重要的特征，而是能导致愈合组织的相对形变，即应变。由于应变是一个比值（骨块的位移除以骨折间隙的宽度），即使在位移不可察觉的情况下，小骨折间隙内也可能出现非常高的应变水平。

应变诱导（strain induction） 组织形变等可能导致愈伤组织的诱导。这是机力学诱导生物反应的一个例子。对于由应变引起的反应，如骨痂形成和骨表面吸收，应考虑应变下限的概念，即最小应变。

应变耐受性（strain tolerance） 这决定了修复组

织对力学条件的耐受性。当长度（即张力）的增加导致组织破坏时，任何组织都不能正常工作即临界应变水平，超过这一临界水平，组织应变将破坏组织或阻止愈合形成。

应变理论（strain theory）　由于骨折间隙较小，任何移动都会导致长度变化较大（即高应变）。如果超过了组织的应变耐受性，就不会发生愈合。如果一个较大的骨折间隙受到相同的运动，长度的相对变化将变小（即应变较小），如果不超过临界应变水平，则会出现正常的组织功能和由愈伤组织间接愈合。

强度（strength）　承受载荷而不发生结构破坏的能力。材料的强度可以表示为极限抗拉强度、弯曲强度或扭转强度。骨或植入物的局部破坏标准是以单位面积的力为单位来衡量的：应力或单位长度（应变）的（等效）形变或断裂伸长。

应力保护（stress protection）　这个术语最初用于描述骨骼对功能负荷降低的反应（Allgower 等，1969），现在主要用于表达骨的任何应力减轻的负面影响。基本的假设是，由于减少了力学负荷，骨骼失去了必要的功能刺激，变得密度更小，强度也更弱（沃尔夫定律）。应力保护在纯力学意义上通常与应力屏蔽同义。它经常被用来描述骨质流失，即应力屏蔽的负面含义。关于皮质骨的内固定，应力保护似乎没有起到重要作用，但与血管因素相比，应力保护也起到了保护作用。由于应力保护，可以更好地解释在骨皮质供血不足情况下，接骨板的"足迹形"压力下在接骨板深部看到的早期骨丢失，而由此产生的坏死骨随后被骨蛋白重塑，骨蛋白来源于血管化良好的邻近皮质。这一重塑过程与暂时性骨质疏松症有关。使用定量计算机断层扫描对内固定临床条件下晚期骨丢失的研究显示在植入物移除时残留的骨丢失非常少（Cordey 等，1985 年）。总之，骨骼的内固定存在一定不良效应，但这种情况在皮质骨骨折的内固定中是次要的。

应力集中点（stress riser）　任何受形变影响的物体，其材料内部都会产生应力。如果任一部分比其他部分更弱，这个地方就会有一个应力集中（高于平均压力）。如果植入物处理不当造成缺口，缺口区域将作为应力集中点，并在循环载荷下产生疲劳失效的风险。如果在骨骼上钻一个洞，然后让它空着，这也会导致应力集中和有骨折的风险。除了强度均匀的 LCD-CP 外。大多数接骨板中孔的位置比板孔之间的部分要弱：在用这种板固定的过程中，如果在固定处未填充螺孔，则空孔起到应力集中点的作用，也会在高功能负载下产生故障。

应力遮挡（stress shielding）　当结构内部依赖于螺钉和接骨板时，结构的稳定性主要是通过拉力螺钉施加的骨块间的加压来实现的。单独使用拉力螺钉是非常稳定的，但在高功能负载下安全性很低。因此，通常会加上一个提供保护（或中和）的接骨板。这种接骨板的作用是降低通过拉力螺钉固定的峰值载荷水平，这种保护是由接骨板的刚度提供的。接骨板和螺钉用于骨折一期愈合。见中和和保护作用。

软骨下的（subchondral）　软骨下的意思。

Sudeck 萎缩（Sudeck's atrophy）　痛觉异常、复杂区域疼痛综合征或反射前交感神经营养不良的名称之一。

高于 / 高位的（superior）　字面意思是高于，在解剖位置上，如果 A 高于或超过 B，则 A 高于 B。

旋后（supination）　旋转前臂使手掌朝前的动作，即使手恢复到解剖位的动作。仰卧时也用来描述脚跟向中线倾斜的动作，也称为倒转，因为仰卧位足的外侧比内侧承受更多的重量。

滑膜切除术（synovectomy）　切除滑膜。

滑膜关节（滑动性关节）（Synovial joint）　是人体最常见的关节形式，有两个骨骼端，每个骨端都覆盖着透明软骨，由关节囊和韧带连接在一起，彼此相接，关节内部除软骨表面外，由滑膜包覆，滑膜分泌滑膜液作为润滑剂和营养转运液。

滑膜（synovial membrane）　位于关节内部的膜，

501

其表面关节内部没有关节软骨。

全身性给药（systemic）　指除胃肠道外的任何给药途径，通常为注射给药。

张力带（tension band）　根据张力带原理工作的植入物(钢丝或接骨板)，当骨骼承受弯曲载荷时，附着在骨凸面上的植入物抵抗拉力。骨骼尤其是远侧皮质，随后被动态压缩。接骨板能够抵抗非常大的拉力，而骨骼最能抵抗压缩载荷，因此这种骨—植入物复合材料非常适合抵抗弯曲力。

螺纹孔（threaded hole）　与导向孔一起讨论。

胫骨髁间嵴（tibial intercondylar eminence）　指位于胫骨近端内外侧平台之间，为非关节性结构，有内外半月板角的附着处，前、后交叉韧带胫骨附着于胫骨前、后棘。

胫骨棘（tibial spine）　参见胫骨髁间嵴。

圆凸（torus）　一种几何形体，形状为实心圆环，横截面为圆形或椭圆形，如充气轮胎内胎。原为建筑术语，用来描述在古典建筑房柱的顶部和底部看到的圆形凸起。多见于成角骨折或儿童骨骼（隆起骨折)所致压缩皮质后的皱折或形变现象。

毒素（toxins）　有毒的化学物质。有的致病生物体能在繁殖时释放出强大的毒素，有些则在死亡时释放。

骨小梁［rabecula（pl. trabeculae）］　由松质骨构成的坚实的骨性支柱。就如字面上的，指小的横梁或棒状物。

气管切开术（tracheostomy）　一种外科手术，用于气管切开，通常用于辅助通气支持。

束、道（tract）　从字面上来讲，可以指一篇论文或文件（通常是宗教的）、一首赞美诗、一段领土或由多种组织组成的解剖结构，这些组织具有特殊的生理功能（如脊髓丘脑束、尿道、胃肠道等）。通常被误用来描述外科手术中通过打入外固定装置在组织中创建的路径。在这种情况下，应该使用入路这个词（即任何事物通过时留下的痕迹——牛津词典）。

对侧皮质（trans-cortex）　参见远侧皮质。

横断面（transverse）　即横向的平面，在解剖位的横向面将躯体分成上半部分和下半部分，它与地平线平行的水平面不同。当身体仰卧，水平面将与冠状面相同，当身体在解剖位置站立，水平面与横向面相同。换句话说，水平面总是与地平线相关，而冠状面、正面、矢状面、横向面等则总是与解剖位置相关。

愈合（union）　严格地说，union 是指婚姻联盟、工人联盟，甚至是国家团体（如美国）等一个整体。同样严格地说，如果骨折是作为一个单一的单元固定的，那么它已经是手术意义上的联合（骨合成）了，然而这种情况下骨骼是没有愈合的。骨骼的愈合是一个由骨折开始并持续到骨骼通过重塑恢复到原来的状态的过程，这个过程可能需要数年的时间。我们平时粗略地说骨折已愈合是一种口语化的表达。真正愈合性骨折是上述过程已经达到了某一临界点，经验丰富的外科医生可以估计出这一阶段损伤区已可以承受患者的正常功能负荷。因此，愈合是一种判断，通常基于时间、临床表现和影像信息的综合。这就引申出了"愈合时间"的概念，此概念在许多外科文献中被报道为判断不同治疗的比较有效的一个参数。

外翻（valgus）　从解剖位偏离中线。因此，膝外翻是一种膝关节的畸形，导致小腿与中线成角（叉形腿）。而按照惯例，任何畸形偏差描述是用远端部的运动来描述的。

内翻（varus）　解剖学上向中线的偏移。因此，膝内翻是膝关节的一种畸形，小腿向中线倾斜(弓形腿)。而按照惯例，任何畸形偏差描述是用远端部的运动来描述的。

血管分布（vascularity）　是组织的一种特性，它决定了组织有没有血液供应及血液供应的程度。如果一个组织的固有血管网络与循环系统相连，那么这个组织就被称为血管化组织。某组织血管可以暂时与循环系统隔绝，但若与主循环的连接被永久中断或者存在血管功能障碍，例如血栓闭塞，则该组织被认为是无血供或断流。另外，若组织没有功能性血管也应被认为无血供组织，例如透明软骨。

垂直的（vertical）　身体直立，垂直于水平位。从顶点（vertex）派生的，意思是顶部，如头骨的顶点。

波形接骨板（wave plate）　一种在中心部螺钉孔的距离上与近端皮质稍分开的接骨板，它会在板和骨之间留下一个间隙，能保持板下骨骼的生物学特性，为植骨提供了一个插入空间，因为植入物的"波浪"部分与骨的中心轴之间的距离稳定性得到增加。这种波形接骨板在骨不连的处理中很有用。

楔形骨折（wedge fracture）　发生在长骨干的骨折，存在第三个骨折块，其中 2 个主要骨折块复位后有直接接触，参见蝶形骨折。也用于描述椎体的压缩骨折，即椎体被向前挤压并形呈楔状。

工作长度（working length）　植入物（通常是髓内钉）与骨之间的 2 个连接点（骨折两侧）之间的距离。

异种移植（xenograft）　从一个物种的个体（供体）到另一个物种的受体（宿主）的组织移植。

损伤区（zone of injury）　创伤时因能量传递而损伤的整个骨和软组织区域。